全国中医药行业高等教育"十三五"创新教材

瘟疫学

（供中医学、针灸推拿学、中西医临床医学等专业用）

主　编　冯全生

中国中医药出版社
·北京·

图书在版编目（CIP）数据

瘟疫学 / 冯全生主编 . —北京：中国中医药出版社，2019.4
全国中医药行业高等教育"十三五"创新教材
ISBN 978 – 7 – 5132 – 5453 – 3

Ⅰ . ①瘟… Ⅱ . ①冯… Ⅲ . ①瘟疫 – 高等学校 – 教材 Ⅳ . ① R254.3

中国版本图书馆 CIP 数据核字（2018）第 301264 号

中国中医药出版社出版

北京市朝阳区北三环东路 28 号易亨大厦 16 层
邮政编码　100013
传真　010-64405750
廊坊市晶艺印务有限公司印刷
各地新华书店经销

开本 787×1092　1/16　印张 24　字数 536 千字
2019 年 4 月第 1 版　2019 年 4 月第 1 次印刷
书号　ISBN 978 – 7 – 5132 – 5453 – 3

定价　98.00 元
网址　www.cptcm.com

社 长 热 线　010-64405720
购 书 热 线　010-89535836
维 权 打 假　010-64405753

微信服务号　**zgzyycbs**
微商城网址　**https://kdt.im/LIdUGr**
官 方 微 博　**http://e.weibo.com/cptcm**
天猫旗舰店网址　**https://zgzyycbs.tmall.com**

如有印装质量问题请与本社出版部联系（010-64405510）

全国中医药行业高等教育"十三五"创新教材

《瘟疫学》编委会

编写说明

全国中医药行业高等教育"十三五"创新教材《瘟疫学》，是由成都中医药大学联合广州中医药大学、北京中医药大学、上海中医药大学、广西中医药大学、南京中医药大学、黑龙江中医药大学、湖南中医药大学、湖北中医药大学、山东中医药大学、长春中医药大学、陕西中医药大学、河南中医药大学、福建中医药大学、贵州中医药大学及首都医科大学、西南医科大学、暨南大学中医学院等高校专家编写而成。供高等中医药院校本科生使用。

目前尚无全国统编的关于瘟疫学的教材，本教材以成都中医药大学编写的特色教材《瘟疫学新编》（中国中医药出版社出版，2006年）为基础，组织全国专家根据近年来的疫病理论研究和新发、突发传染病防治的成果，进行重新修订编写。

本教材分为三部分：上篇概论，主要介绍瘟疫学的基本理论，包括瘟疫学的含义和特点、学术发展历程、相关概念和研究意义，以及瘟疫的病因和发病、辨证和防治等。中篇各论，分别对湿热疫、温热疫、暑热疫、寒疫和杂疫五大类瘟疫的概念、理论渊源、病因病机、诊断要点、辨证要点、常见证型、治法方药等进行介绍，并介绍十五个现代常见传染病的诊断要点及辨证治疗，部分病附有该病的诊疗指南或诊疗方案之中医药治疗。下篇为原文节选，遴选《温疫论》《伤寒瘟疫条辨》《疫疹一得》，以及《伤寒论》《伤寒总病论》《景岳全书》《温病条辨》《重订通俗伤寒论》《松峰说疫》《疫痧草》等著作中的代表性条文，释义阐述。此外，附篇选录了部分瘟疫医案和瘟疫防治方剂。总之，本教材在编写过程中，力图既重视对经典理论的传承，又突出临床的实用性，以期为现代传染性疾病的防治提供有价值的参考。

在原文节选和方剂选部分，为充分尊重原著，原文中的药名有个别与现今通行的药名不同者，但因是常用的药物异名，仍予保留，如"元参"不改为"玄参";但药名误写者,予以改正,如"姜蚕"改为"僵蚕"。药物剂量仍保留旧制。原文底本中的中医名词术语,一般采用现代规范用语,如"藏府"改为"脏腑";但原文中的中医术语现在仍为常用术语,仍予保留,如"膜原"一词,又或作"募原",不作更改。

由衷感谢成都中医药大学张之文教授及《瘟疫学新编》全体编写成员,感谢各兄弟院校的大力支持,感谢成都中医药大学温病学教研室吴文军博士等在协助教材编写方面做了许多具体工作。

为进一步提高本教材的编写质量,有利于教学,我们殷切希望全国各中医药院校同道在教学过程中提出宝贵意见。

《瘟疫学》编委会

2018 年 10 月

目 录

附篇 1

附篇 2

上篇 概 论

第一章　绪　论 ▷▷▷▷

第一节　瘟疫学的含义和特点

瘟疫学是研究瘟疫发生发展规律及其预防和诊断的一门学科。

瘟，《辞源》解释为："疫病，人或牲畜家禽所生的急性传染病。"进而解释瘟疫为"急性传染病的总称"。可见，瘟与疫的含义相同，故刘松峰曾说："'瘟疫'二字，乃串讲之辞，若曰瘟病之为疠疫，如是也。"疫，《说文解字》解释为："民皆疾也。"吴又可、刘松峰等温疫学家都进一步阐述，指出：疫"如徭役之役，众人均等之谓也"，"以其为病，延门阖户皆同，如徭役然。去'彳'而加'疒'，不过取其与疾字相关耳"。

瘟疫是具有强烈传染性并能引起流行的一类疾病的总称。根据其疾病性质寒热之不同，可分为温疫、寒疫和杂疫三类。所谓温疫，是指具有温热性质，具有强烈传染性并能引起流行的外感热病，温疫包括湿热疫、暑热疫、温热疫等。所谓寒疫，是指具风寒性质，具有强烈传染性并能引起流行的外感疾病，一年四季皆可罹患。"杂疫"除具有强烈传染性并能引起流行的特点外，还具有临床表现千奇百怪（如出现特殊症状和体征的大头瘟、烂喉痧等）、病机多端（属寒、热、上寒下热、上热下寒、寒热错杂者皆有），以及治疗"往往以平素治法治之不应"等特点。

瘟疫学是总结古代医家关于瘟疫发生、发展规律的认识及其诊治方法和经验，运用其基础理论及诊治方法，有效地指导急性传染病防治的学科。

瘟疫学家强调瘟疫是由特殊的致病因素引起。如吴又可认为系杂气所感，杨栗山宗之；刘松峰认为是感邪毒而起；余霖认为是运气之变，为旺气为病。瘟疫有相对稳定的病变部位，如吴又可所论者，邪踞于募原而传胃；杨栗山述者，邪气怫郁三焦；余霖则认为邪毒炽盛充斥表里。

瘟疫学家所面对的是由特殊致病因素引起、威胁健康人群、呈流行性发展的外感热病，为控制其蔓延，有效地治疗现有患者无疑是非常紧迫和关键的。基于这个因素，瘟疫学家在治疗方面，以温疫学派为例，有如下特点：

一是倾向于寻找针对病因治疗的特效药。如吴又可用大黄祛邪治本，认为"三承气功效俱在大黄，余皆治标之品也"；余霖强调重用石膏，直清胃热，而诸经之火自平；杨栗山重视芩、连、栀、柏、大黄等，亦是针对体内怫郁之邪气而用的。

二是注意选择直达病所的药物。正如刘松峰所说："瘟疫用药，按其脉症，真知其邪在某处……单刀直入，批隙导窾。"如吴又可以达原饮直达其巢穴，使邪气溃散，速离募原，其中槟榔、草果、厚朴是主药，以除伏邪之盘踞；余霖之所以选择石膏，是为了直入于胃，"先捣其窝巢之害"。

三是强调攻击性祛邪治疗。瘟疫学家认为无邪不病，邪气为本，发热为标，故"但能治其邪，不治其热而热自已"。刘松峰还直接提出了"舍病治因论"，吴又可认为"大凡客邪贵乎早逐，乘人气血未乱，肌肉未消，津液未耗，病人不至危殆，投剂不至掣肘，愈后亦易平复。欲为万全之策者，不过知邪之所在，早拔去病根为要耳"。"治邪"方法主要包括：

攻下逐邪。温疫初起，邪在募原，吴又可用达原饮使伏邪内溃，速离募原。疫邪或从表解，或内陷入胃。其入胃者，早用攻下，逐邪外出，以承气逐邪，主张攻邪勿拘结粪。瘟疫学派虽不用卫气营血辨证，仍用气血概括病机，其逐邪侧重气分。如吴又可之治在募原与胃，余霖之治在胃，杨栗山之清热解毒、苦寒攻下方药，均以气分为主，盖由"邪在气分则易疏透，邪在血分恒多胶滞"，故积极逐邪外出，御邪深入，无疑对疾病的预后具有积极的意义。

清热解毒。吴又可不重视清热解毒，认为邪在募原，妄用寒凉则损生气；邪热在胃不用攻下，采用寒凉则抑遏胃气，火更屈曲，发热反盛。清热解毒之黄连只能清本热（正气被郁而发热），不能清邪热。吴又可忽略了清热与"治邪"之间在很大程度上的一致性。故乾隆癸丑年（1793）京师大疫，以又可法治之者不验。余霖看出了吴又可轻视清热解毒的缺陷，认为达原饮、三消饮、诸承气有附会表里之意。余氏吸取教训，结合临床，创制了"大寒解毒之剂"清瘟败毒饮。凡一切大热，表里俱盛之证，以此方为主。邵登瀛提出"疫重解毒"，盖"疫病感天地之疠气，故有大毒"，"古人治疫，全以解毒为要。尝考古方以解毒、消毒、败毒名，及以人中黄、生犀、大青、青黛、玄参、黄连立方者凡几十首，皆解毒之品"。

清热解毒与苦寒攻下并举。杨栗山既注重清热解毒，又重视苦寒攻下，两者常结合使用，使解毒与攻下并举。温疫轻者清之，包括神解散、清化汤、芳香饮、大清凉饮、小清凉饮、大复苏饮、小复苏饮、增损三黄石膏汤等 8 首方剂，这些几乎均以黄芩、黄连、黄柏、栀子等为主药，有时还加入龙胆草、金银花、知母等，以行清热解毒之功。重者泻之，即增损双解散、加味凉膈散、加味六一顺气汤、增损普济消毒饮、解毒承气汤等方是也。这些无不是清热解毒配伍苦寒攻下，常以芩、连、栀、柏等与大黄、芒硝并用，共成大清大下之剂。杨氏治法，兼有又可、余霖之长。

为了有效地击中病邪，瘟疫学家使用的方剂多是直接针对病机而提出的，组方稳定，用方不多。如吴又可首用达原，继用承气攻下；余霖之清瘟败毒饮，"不论始终，以此方为主"；杨栗山虽有 10 余首清、下之剂，但组方原则基本相同，"而升降散其总方也"。治疗方剂稳定，便于广大群众的防治，也较易观察疗效，如乾隆戊子年（1768）桐城温疫流行，乾隆癸丑年（1793）京师大疫，均以清瘟败毒饮授之，并皆霍然。这些方剂或解毒或攻下，充分体现了对病邪的攻击性。为了祛邪有力，余霖擅长使用大剂量石膏。

瘟疫学在学术上的独特见解，在当时不能为一般医家所接受，故遭到了强烈的抨击，如其时舆论"益复集矢于余氏"，汪曰桢说："偶有特立之士，力排众论，别出心裁如师愚（余霖）者，且群目为怪物矣，欲求医学之昌明何可得乎。"疫病理论对传染病的防治发挥了重要作用，为中华民族繁衍做出重要贡献。因此，我们今天应当兼收并蓄，系统整理历代瘟疫理论，指导当今传染病的防治。

第二节　瘟疫学的形成与发展

瘟疫学的形成与发展经历了漫长的过程，可概括为以下几个阶段。

一、先秦时期

早在先秦时期的一些古典文献中就已经出现有关疫病的记载，如《吕氏春秋》中有"季春行秋令，则民大疫"，《礼记·月令》中有"孟春行秋令，则民大疫；季春行夏令，则民多疾疫；仲夏行秋令，则民殃于疫；仲冬之月，地气沮弛……民必疾疫"；《墨子·尚同篇》中有"若天降寒热不节，雪霜雨露不时，五谷不熟，六畜不遂，疾菑戾疫"。可见先秦时期已有疫病发生，并且先人认为它的发生与气候的反常有密切关系。

中医学对传染病的认识有着悠久的历史。在中医学的第一部理论著作《黄帝内经》中的《素问·气交变大论》及《素问·刺法论》中已开始出现了"温疫""温疠""金疫""木疫""水疫""火疫""土疫"等病名。在病因学上，《素问·刺法论》指出："初之气，地气迁，气乃大温，草乃早荣，民乃厉，温病乃作。"认为温疫的产生与自然界气候的反常变化直接相关。病机上，《素问·刺法论》着重强调"重虚""三虚"的作用。所谓"重虚"，指天运不及、人体正气内伤；所谓"三虚"，指天运不及、人体正气内伤、复受虚邪侵袭。提示正虚是感邪的前提。《素问·刺法论》指出："五疫之至，皆相染易，无问大小，病状相似。"说明疫邪具有传染性和流行性。关于瘟疫的治疗，《刺法论》提出要"全神养真""避其毒气"，预防第一。及至疫疠已患，首先振作精神，不必恐惧；同时，可根据五运六气的推演规律，采取针刺的方法，刺治相应经脉的有关腧穴。

二、汉至金元时期

汉代末年战乱频繁，疫病流行，正如东汉时期张仲景所著《伤寒杂病论》原序中所述："余宗族素多，向余二百，建安纪年以来，犹未十稔，其死亡者，三分有二，伤寒十居其七。"因此，从这个意义上来讲，《伤寒杂病论》可谓是第一部防治瘟疫的著作。晋·王叔和重新整理撰次《伤寒杂病论》，在《伤寒例》中指出"从春分以后至秋分节前，天有暴寒者，皆为时行寒疫也"，"阳脉濡弱，阴脉弦紧者，更遇温气，变为温疫"。开始把疫病分为"寒疫"与"温疫"两类，并认为引起疫病的原因是"时行之气"或"时行疫气"。如其谓："凡时行者，春时应暖而反大寒，夏时应热而反大凉，秋时应凉而反大热，冬时应寒而反大温，此非其时而有其气，是以一岁之中，长幼之病，多相似者，此则时行之气也。夫欲候知四时正气为病，及时疫气之法，皆当按斗历占之。"隋朝巢元方在《诸病源候论》中列有"疫疠病诸候"三篇专论，阐述了温疫的病源、病候。宋代庞安时《伤寒总病论》中创定了五种温疫的病名，即青筋牵、赤脉攒、黄肉随、白气狸、黑骨温，治疗上采用了犀角、羚羊、石膏、大青叶、栀子等寒凉之品，对治疗温疫病已有所突破，对后世瘟疫的治疗产生了积极的影响。

这一时期众多研究《伤寒论》的医家，对于广义的伤寒在病因、发病、治疗、预防上有了更为明确具体的论述。为明清温疫学派的崛起奠定了坚实的基础。

三、明清时期

明代著名温病医家吴又可提出疠气说，著有我国医学史上第一部温疫学专著《温疫论》，创新瘟疫病因理论。《温疫论》自序言："夫温疫之为病，非风非寒，非暑非湿，乃天地间别有一种异气所感。"此种不同于六淫的异气，吴又可称其为杂气。杂气侵入人体，伏于半表半里之募原，伏邪内溃，有表里九传之变。治疗上常用达原饮、三消饮、承气类方等方，至今为医者所习用。在吴又可《温疫论》的影响下，继之而起研究温疫学说者层出不穷。如清代戴天章的《广瘟疫论》，其在《温疫论》的基础上，对温疫的辨证施治大加阐发，特别在辨气、辨色、辨舌、辨脉、辨神、辨温疫兼证与夹证等方面尤有心得，并立汗、下、清、和、补五法施治。清代余师愚的《疫疹一得》不仅是一部论治疫疹的重要专著，而且对温疫学说的充实和发展也有一定的影响和贡献。他对疫疹的病机、形色和治疗等方面均进行了详细的阐述，并指出："火为疹之根，疹为火之苗。"火毒迫于血分，外发肌肤，形成疫疹，治宜清热解毒、凉血滋阴为法，主张重用大剂石膏以清胃火，创制清瘟败毒饮等名方。清代医家叶天士创立了卫气营血辨证，总结出"在卫汗之可也，到气才可清气，入营犹可透热转气……入血就恐耗血动血，直须凉血散血"的治疗原则。吴鞠通创立了三焦辨证，提出"治上焦如羽（非轻不举），治中焦如衡（非平不安），治下焦如权（非重不沉）"的治疗原则。

温疫学说肇始于《黄帝内经》，经历代医家的完善和发展，至明清时期达到较高的水平，可以说是温疫学说的成熟阶段。

四、近现代

中华人民共和国成立后，中医学在防治疾病、保障人民健康方面继续发挥着重要作用，并运用温疫学说在防治急性传染病、急性感染性疾病，尤其是病毒性疾病中取得可喜成就。如1954～1956年，我国部分地区乙型脑炎流行，医务工作者采用白虎汤加味治疗，取得了满意的疗效，降低了乙型脑炎的病死率，提高了治愈率，减轻了后遗症，得到医学界的认可。近几十年来，国内不同地区先后发生了危害广大人民健康的传染病，如麻疹、小儿麻痹症、流行性乙型脑炎、流行性脑脊髓膜炎、流行性腮腺炎、白喉、疟疾、流行性出血热、登革热、病毒性肝炎、流行性感冒等，尤其是面对新发、突发传染病，如 2003 年传染性非典型肺炎，各地中西医工作者团结协作，取长补短，摸索出许多宝贵的治疗经验，有效地控制了疫情的蔓延，这其中中医药发挥的重要作用，在基础和临床研究方面取得丰硕成果。

因此，今天有必要重新审视温疫学说，挖掘和整理其中的精华，为当今传染病的诊断、治疗提供可靠的理论依据和可行的治疗、预防的方法和手段，更好地发挥中医药防治各种感染性疾病和急性传染性疾病的积极作用。同时，总结中医药近年来治疗传染病的经验，不断丰富温疫学说的内容，在理论上有所突破。

第三节　瘟疫与相关概念辨

一、瘟疫与四时温病

瘟疫区别于四时温病的一大特点在于其具有强烈传染性并能引起流行。尽管四时温病也具有传染性，但其强烈程度及引起流行的范围，都与瘟疫有着显著的区别，如周扬俊说："一人受之则谓之温，一方受之则谓之疫。"究其原因，其中重要的一点在于瘟疫的致病因素致病力强，传染性强，导致瘟疫起病急骤，病情重笃，流行范围广。如雷少逸《时病论》中说："温热本四时之常气，瘟疫乃天地的疠气，岂可同年而语哉。"因此，瘟疫与四时温病的治疗也存在很大的区别，雷少逸就指出："瘟疫之证，与温病因时之证之药，相去径庭，决不能温、瘟混同而论。"不难看出，将瘟疫与四时温病这两类外感疾病加以区分，有助于分别对其病因、病机及证治进行深入研究，提高疗效，古代医家都认识到这一点的重要性，如陆九芝说："欲得温热之真，必先严瘟疫之界。"

二、瘟疫与温疫

瘟疫是具有强烈传染性并能引起流行的一类疾病的总称。温疫是其中具有温热性质的一类，所谓温疫，"温"指病变性质，"疫"指其具有强烈传染性并能引起流行，故温疫是指性质温热，具有强烈传染性并能引起流行的外感热病。可见，温疫是具有温热性质的一类瘟疫。

就温疫而言，尚可按病邪性质分出温热疫、暑热疫及湿热疫三类。明、清著名医家对这三类温疫皆有专著，其理论和临证心得丰富多彩，不拘一格。

瘟疫涵盖的范围则较广，除包括温疫外，尚包括寒疫和杂疫。所谓寒疫，是指性质属寒，具有强烈传染性并能引起流行的外感疾病，一年四季皆可罹患。"杂疫"除具有强烈传染性并能引起流行的特点外，还具有临床表现千奇百怪，如出现特殊症状和体征的大头瘟、烂喉痧等；其病机则属寒、热、上寒下热、上热下寒、寒热错杂者皆有；以及治疗"往往以平素治法治之不应"等特点。

三、瘟疫与伤寒

瘟疫是具有强烈传染性并能引起流行的急性传染病。瘟疫与伤寒在概念与关系上的认识存在不同。

瘟疫隶属于广义伤寒。在中医学历代文献中，伤寒有广义和狭义之分。广义伤寒是一切外感热病的总称；狭义伤寒则专指外感风寒邪气所引起的疾病。《难经》确立了伤寒病名，并明确把温病归属于广义伤寒之中。《难经·五十八难》曰："伤寒有五，有中风，有湿温，有热病，有温病。"广义伤寒包括了温病与狭义伤寒，瘟疫属于温病范畴，瘟疫则隶属于广义伤寒。《伤寒论》从《难经》之说，所论为广义伤寒，概及温病。王叔和整理编次《伤寒论》，在《伤寒例》中指出："从春分以后至秋分节前，天有暴寒者，皆为时行寒疫也。"亦在伤寒体系内研究瘟疫之寒疫，并首创时行疫气之说。瘟疫从属于伤寒的认识，影响深远。

瘟疫有别于伤寒。明代温疫学家吴又可《温疫论》设"辨明伤寒与时疫"专篇，从病因、感邪途径、传染、发病、病位、传变、初起证候、治疗及预后等方面详论伤寒与温疫之不同，标志着温疫学说从伤寒学说中独立出来。《清史稿·吴有性传》谓："古无瘟疫专书，自有性书出，始有发明。其后有戴天章、余霖、刘奎，皆以治瘟疫名。"明清瘟疫脱离于伤寒，改变了瘟疫与伤寒的关系。近现代瘟疫受到广泛重视，对瘟疫病种的认识越来越深入细化，而瘟疫从属于广义伤寒的观点逐渐被淡化。

瘟疫与伤寒名异而所指相同。《肘后备急方·卷二》："伤寒、时行、温疫三名同一种耳，而源本小异：其冬月伤寒，或疾行力作，汗出得风冷，至夏发，名为伤寒……其年岁中，有疠气兼夹鬼毒相注，名为温病。"认为伤寒与温病（此指瘟疫）基本上是同一类疾病，只是称呼不同，伤寒为雅称，温病为俗称。

瘟疫为伤寒之兼证。清代俞根初认为"伤寒是外感百病之总名"，而温病则为伤寒之兼证。所谓兼证，或寒邪兼他邪，或他邪兼寒邪，二邪兼发。在《通俗伤寒论·伤寒兼证》中载"大头伤寒""春温伤寒""伤寒兼疫"等，在"伤寒兼疫"中指出："春应温而反寒，夏应热而反凉，感而为病，长幼率皆相似，互相传染。其所以传染者，由寒气中或挟厉风，或挟秽湿，病虽与伤寒相类，而因则同中有异。"认为时行寒疫是感非时之寒兼夹厉风、秽湿之邪而致。

《伤寒杂病论》产生于疫病流行的年代，虽然仲景将温病置于伤寒体系内研究，所论温病的主症与鉴别、误治与变证，创制了一部分适宜温病（包括瘟疫）治疗的治法与方药，实开伤寒方治温病之端，为后世温病学家所重视。如吴又可治温疫常用三承气、桃仁承气、抵当、茵陈蒿等伤寒方，在《温疫论》中指出："伤寒时疫皆能传胃，至是同归于一，故用承气汤辈，导邪而出。要知伤寒时疫，始异而终同也。"《温病条辨》中的增液承气汤、化斑汤、加减复脉汤等，即是从承气汤、白虎汤、炙甘草汤衍化而来。俞根初在"伤寒兼疫"的治疗中指出，"如有变证，可仿正伤寒传变例治之"。王孟英在《温热经纬》中，将仲景之论分为"仲景伏气温病篇""仲景伏气热病篇""仲景疫病篇"

等。因此，有些医家认为《伤寒论》中包括了温病，如周禹载主张："仲景于《伤寒论》中，温热之法，森森俱载，黄芩、白虎等汤，是其治也。"这些虽为温病借用，但是并非为温病而设。

瘟疫有温疫、寒疫和杂疫之分。寒疫与狭义伤寒在感邪病性上均属寒，有相同之处，故在治法用方上可借用；温疫、杂疫与狭义伤寒在疾病演变过程中的某一阶段如阳明气分、阳明腑实等在治法与用方上可借用。伤寒之治法与方药被瘟疫治疗所用，为温病学的发展做出了贡献，但瘟疫与伤寒不可交混不分，而执泥于伤寒法治疗瘟疫。

第四节　瘟疫学的研究意义

一、人类与传染病做斗争的需要

瘟疫学蕴涵着古代医家防治具有强烈传染性并能引起流行的急性传染病的丰富理论及其诊治方法。传染病肆虐给人类带来的巨大灾难，不胜枚举。曹植就曾描述了家家有僵尸之痛、室室有号泣之哀的悲惨情景；近现代瘟疫的流行也十分猖獗，其危害有时甚至超过战争或自然灾情。自1948年4月世界卫生组织（WHO）正式成立以来确立的49个世界卫生日的主题，其中有10个与传染病有关。

国家卫生计生委制定的《突发急性传染病防治"十三五"规划（2016–2020年）》指出，自20世纪70年代以来，全球几乎每年都有一种及一种以上新发生的突发急性传染病出现，随着全球一体化进程的加快，突发急性传染病对人类健康安全和社会经济发展构成的威胁不断增大。2003年传染性非典型肺炎疫情导致我国5327人发病，死亡349人，经济损失占当年GDP的0.8%。截至2016年6月30日，人感染H7N9禽流感已导致我国770人发病，315人死亡。境外突发急性传染病输入我国的风险也在不断增加。近年来，我国境内先后发生中东呼吸综合征、黄热病、寨卡病毒病、脊髓灰质炎等多起输入性疫情。此外，传统烈性传染病，例如鼠疫死灰复燃的风险不能排除。2005年以来，我国先后发生人间鼠疫20起，对当地的社会稳定和正常生产生活秩序造成冲击。

10余年来，我国成功应对了2003年"非典"、2005年四川人感染猪链球菌病、2009年甲型H1N1流感大流行、2013年人感染H7N9禽流感疫情、2015年中东呼吸综合征输入疫情，以及鼠疫、人感染H5N1和H5N6高致病性禽流感等多起重大突发急性传染病疫情，特别是经受住了2014年西非埃博拉出血热疫情的严峻考验，成功组织实施了中华人民共和国成立以来规模最大、持续时间最长的医疗卫生援外行动，夺取了国内疫情防范应对"严防控、零输入"和援非抗疫工作"打胜仗、零感染"的双重胜利，得到了党中央、国务院充分肯定和广大人民群众的一致好评，赢得受援国政府和人民及国际社会的广泛赞誉。因此，对瘟疫学进行研究、发掘并运用于临床，充分发挥中医药在传染病中的防治作用，具有积极的现实意义。

二、中医学术发展的需要

瘟疫学是对中医外感病学的一大补充，是对中医学术体系的丰富和发展。

瘟疫学中居核心地位的是温疫学说，与以叶天士、吴鞠通为代表的卫气营血、三焦辨证论治体系，有很好的互补作用。

吴又可的《温疫论》，代表了温病学派初起阶段的学术成就，对温病学说的发展起了极大的推动作用。受吴又可直接影响的医家较多，戴天章、陆九芝、何廉臣等均以《温疫论》为蓝本，或增订，或重订，或增删而分别写成《瘟疫明辨》（1722）、《广温热论》（1878）、《重订广温热论》。杨栗山的《伤寒瘟疫条辨》（1784）、刘松峰的《松峰说疫》（1785），在吴又可立论的基础上，复有创见。余霖的《疫疹一得》（1794），虽不赞同吴又可，但以《温疫论》为借鉴，结合临床而写成。除《温疫论》《瘟疫明辨》外，上述著作都晚于温热大家叶桂的《温热论》（1746）。这提示了一个值得关注的问题，即这些医家为何不以卫气营血、三焦学说为指导，而宗《温疫论》自成体系。

叶桂与吴又可相比较，叶氏声望更大，按理上述医家应受到叶氏学术思想影响，而实则不然。陆九芝反对、排斥叶氏学说为众所周知，故似不能完全用这些医家没有看到叶氏之书作解释，因为他们的著作晚于叶氏《温热论》数十年甚至上百年。特别是余霖与吴瑭的医疗活动时间相近，《疫疹一得》仅早于《温病条辨》4年时间问世，但从两书内容看，吴瑭宗叶桂，余氏则否。说明了他们对学术的继承是有选择性的。从温疫学家长于攻击性的治疗这点看，他们似不同意叶氏按卫气营血分阶段治疗。

从目前大量的临床应用来看，温疫学家所擅长的清热解毒、苦寒攻下，对急性传染病、急性感染性疾病，确有肯定的疗效。古今应用比较一致。例如杨栗山说："凡见表证，皆里证郁结，浮越于外也，虽有表证，实无表邪，断无正发汗之理，故伤寒以发表为先，温病以清里为主。"说明直清里热，"表证"可自解。现在对于急性传染病、急性感染性疾病的治疗，总的倾向是清热解毒。只要"感染"一经控制，不仅作为菌血症、毒血症反映出的"表证"可以消失，而且复不传里。不按卫、气分治，同样可取得疗效。现代医学的"抗感染"，与温疫学家朴实的"治邪"论，其出发点是一致的。限于古代科学发展水平，不可能从病原学高度筛选出针对病原体的、具有抗病原活性的中医药方剂。但是，温疫学家从"治邪"的角度而常应用的清解、攻下等方药，确为今天的进一步研究提供了宝贵的资料。已有的一些研究证明，清热解毒药虽然真正具有抗病原体活性的作用者不多，但它们的作用是广泛的，例如有增强单核吞噬细胞系统的作用，能提高细胞免疫能力，或抑制体液免疫功能，或能增强肾上腺皮质功能等。至于攻下方药，也具有消炎、排毒、改善局部血循环等作用，所以从清热解毒、苦寒攻下等法着手，研究温疫的祛邪治疗措施，无不具有深刻的意义。

叶桂、吴瑭对以吴又可为代表的温疫学家攻击性的治疗持不同看法。吴瑭说："在又可当日，温疫盛行之际，非寻常温病可比，又初创温病治法，自有矫枉过正，不暇详审之处，断不可概施于今日也。"实际上，吴又可并非没有从整体观念出发，按邪正盛衰辨证施治。他已注意到邪在气分容易疏透，主张从战汗而顿解；邪在血分发斑，由于邪气胶滞，则"当图渐愈"；还有上、中、下焦的区别；并对数下亡阴、下后反吐、主客交等均有较详的论述。只不过这些内容不完备、欠系统罢了。叶桂、吴瑭等正是继承、完善、发展了又可在以上方面的学术理论。他们创立的卫气营血、三焦学说，与其说是引申了《黄帝内经》的有关内容，毋宁说是直接受了吴又可学术思想的较大影响。他们在按卫、气、营、血及三焦的分治中，吸取了吴又可的有关治法，如五汁饮源于又可治疗热极渴饮的梨汁、藕汁、蔗浆、西瓜等，增液汤、增液承气汤分别受清燥养荣汤、承气养荣汤的启发而立，青蒿鳖甲汤、加减复脉汤仿三甲散意而成……继叶桂、吴瑭之后，王孟英宗叶氏之说。由此，产生了以叶桂、吴瑭、王孟英为代表的，以卫气营血及三焦学说为理论指导的另一学术体系。从今天来分析，他们着重于非特异性的治疗措施的研究，如创立了在卫则汗、到气才清气、入营要透热转气、到血就采取凉血化瘀的顺应调节的治疗原则。这样，温病治疗学日臻完善。例如以前温疫学家对六脉细数沉伏、面色青惨、头汗如雨的闷疫，仍用大剂的清瘟败毒饮；对于身冷如冰，脉搏伏匿之体厥，仍用承气攻下。这种治法，在当时只能起到"与其束手待毙，不如含药而亡"的效果。正如西医对感染性休克的治疗一样，如果仅仅是有效地抗感染，而不采取随着对感染性休克的深入认识而产生的行之有效的其他抗休克治疗，如扩容、纠酸、恰当地应用血管活性药物等，也是难于救治成功的。随着叶天士关于逆传心包学说的问世，以及关于开窍法、凉血散血法的应用，对于"闷疫""体厥"等难治之证，开辟了新的前景，从而提高了治愈率。至今应用的醒脑静、清开灵等，都是在开窍方药的基础上推陈出新而取得疗效的药物。可见忽略卫气营血辨证指导下的治疗，忽略帮助机体自稳调节能力的恢复，片面强调攻击性治疗，往往是不完全现实的。在今天的研究中，对于邪在卫气分阶段，正盛邪实，应以温疫学家治邪为主导思想，攻击祛邪，力求把好气分关，有效地截断疾病的发展。一旦病邪深入营血，机体处于失代偿期，正气已虚，则应邪正合治，或扶正祛邪，务使邪去而正安。这样将两者结合，既可避免脱离中医学理论走上单纯追求中药抗菌的狭窄道路，又能发挥其他丰富多彩的有效治法。

温疫学说的理论和经验，还给后世温病学家以重大启迪与借鉴，促进了温病的学术发展。如吴又可擅长攻下，主张急症急攻，祛邪勿拘结粪，并列大便"溏垢""胶闭"为应下之征，提出只要"黏胶一去，下证自除，霍然而愈"，突破了《伤寒论》"腹微满，初头硬后必溏，不可攻之"的局限。此对后世叶桂颇具启迪。叶氏认为温病湿邪夹滞搏结肠腑，虽大便溏垢，然"亦须用下法"，此与吴氏攻下勿拘结粪的观点一致，并强调此法运用要领在于"下之宜轻"。其后俞根初据此创立枳实导滞汤，清热祛湿、导滞攻下并举，进一步发展和充实了吴氏、叶氏有关湿热类温病用下法的理论与经验。同时，对于吴又可提出的峻下频下之法，吴鞠通认为其初创温病下法有矫枉过正之弊，故合补正、宣肺、增液、清火、开窍等而创五承气汤。此外，吴又可使用攻下，重视舌诊，如言："邪在胃家，渐上黄苔，苔老变为沉香色者也。白苔未可下，黄苔宜下。"叶天士承其说，在《温热论》中极大地丰富和发展了包括使用下法在内的舌诊内容，详见《温热论》。

吴又可的其他许多重要观点，亦对后世颇多启示。如其认为气属阳而轻清，邪在气分，容易疏透，主张从战汗而求顿解；血属阴而重浊，邪在血分，恒多胶滞，当从发斑而求渐愈。这一见解，在叶天士《温热论》中得到了更充分的阐释与发挥。再如吴又可提出的疏利透达膜原法、养阴法、搜络散血法等，后世医家加以发展，方药配伍更加合理，疗效得以提高。温疫派虽强调祛邪治疗，主张早拔病根为要，但反对妄用寒凉。在《温疫论》中，吴氏撰写了数篇专文批评只知"热者寒之"、迭用寒凉所致之冰伏凉遏之弊。杨栗山《伤寒瘟疫条辨》则更明显地承袭了河间"阳热怫郁"之说，倡导清、透、通、利诸法并施。这一重要的治疗思想，在其后的温病学著作中得以继承和发扬，关于寒凉药物运用的时机、分寸、配伍监制等，得到足够的重视与更全面的阐述。

戴天章的《广瘟疫论》（又名《瘟疫明辨》），更是一部承前启后之作。从其书名顾名思义，不难看出此书的初衷在于推广发扬《温疫论》。该书对《温疫论》的内容进行了重大的补充与梳理，将其分列为诊断、表证、里证、遗症及治法等几大部分，使吴又可的理论与经验更趋系统。在有关的诊断内容方面，增订发挥尤多，载有辨气、辨脉、辨舌、辨神及辨兼证、辨夹证等。在"表证"及"里证"两卷中，突出主证，以主证列条目，共列 73 条，使辨治内容更为翔实与清晰。该书经陆九芝略加改易后，易名为《广温热论》，意为该书内容不仅适于温疫，亦对温病论治有很好的指导意义。其后又经何廉臣增删补订而成《重订广温热论》。由此可见，此书承启作用之一斑。

瘟疫学对温病学发展做出积极贡献，然其学术上的粗疏或缺陷也值得注意。首先，其学术体系与以叶天士、吴鞠通为代表的卫气营血、三焦辨证论治体系相比较，显得驳杂而缺乏系统，正如王孟英所评价为"纯疵互见"。其次，吴又可的杂气论虽别开生面，但由于与传统理论脱节，使审证求因、审因论治无从着手，恰如吴氏所感叹"杂气无穷，茫然不可测"。尽管吴氏已认识到有"物"能制"气"，然而由于当时的历史条件限制，却无法寻找到这样的特效药。同时，吴氏认为邪离膜原后的机转有九种传变，其大要仍不出表里辨证之外，故后世评其为"附会表里"，也颇中肯。治法虽擅长汗、吐、下三法，其偏颇和缺陷也很突出。尽管如此，瘟疫学家在急性外感疾病论治方面的成败得失，都为后世温病学的发展提供了宝贵的正反两方面的经验与启示。

综上可见，对瘟疫学的发掘整理，不仅是人类面临急性传染病挑战的需要，也是对温病学学术思想及内容的丰富和深化。将瘟疫学作为温病学的一大补充，势必有助于提高中医学防治急性传染病的水平，丰富其治疗手段和方法。

第二章　瘟疫的病因和发病 ▷▷▷▷

瘟疫学家认为无邪不病，邪气为本，发热为标，"但能治其邪，不治热而热自已"，瘟疫名家刘松峰甚至提出"舍病治因论"。因此，深入了解瘟疫的病因，掌握各疫邪的致病特点，对各种瘟疫的治疗殊有裨益。此外，人的体质因素、自然气候变动及社会因素对瘟疫的发生发展有较大的影响，亦需酌加关注。

第一节　瘟疫的病因

瘟疫的病因指引起疫病的外来病邪。基于"审证求因"的原则，考查瘟疫的证候表现可知，引起瘟疫的外邪以温热性质的为多，风寒性质的外邪亦可引发疫病。因此，温性和寒性的病邪俱可导致瘟疫。温性主要是指具有风热特性、暑热特性、湿热特性、燥热特性、温热特性、温毒特性的疫疠病邪；寒性指具有风寒特性的疫疠病邪，称为风寒疫邪。温热性质的疫疠病邪是温邪中能引起强烈传染性和流行性疾病的病邪，主要导致人体卫气营血和三焦所属脏腑功能失调及实质损伤；风寒性质的疫疠病邪不属于温邪，但亦是引发强烈传染性和流行性疾病的病邪，主要引起六经功能失调与实质损害。人体感受疫邪是否发病还与人体的抗病能力密切相关。

了解掌握瘟疫病因，对临床揭示疫病的病变特点、区分不同性质的证候类型、指导临床立法用药等具有重要意义。学习疫病的病因，重点要了解各种瘟疫病因的致病特点。

一、瘟疫病邪的特征

瘟疫病邪，古代医家又称为杂气、疠气、戾气、毒气、异气等，均指具有强烈传染性和能引起流行性疾病的外来致病因素。瘟疫病邪具有以下致病特点：

（一）具有强烈的传染性，易引起流行

疫邪所致的疾病具有强烈的传染性，常可通过空气、疫水、蚊虫叮咬及饮水食物，或不洁性接触等多种传播方式引起传染和流行。如吴又可在《温疫论·杂气论》中说："大约病遍于一方，延门阖户，众人相同者，皆时行之气，即杂气为病也。"

（二）多通过口鼻、接触等方式入侵机体，病变部位具有特异性

疫气主要从口鼻入侵人体，此即吴又可所谓的"天受"；也有通过直接接触而感染

人体的，吴又可称之为"传染"。疫气具有转入某经络、某脏腑，专发为某病的特性。例如暑热疫多在阳明，湿热疫先发于膜原，温热疫多发于中焦等。

（三）致病暴戾，病情凶险，病变复杂

疫气致病力强，起病急，外邪入侵人体后传变迅速，病情复杂。初起可见寒战、高热、头痛如劈、身痛如杖、蒸蒸汗出，或腹痛如肠绞，或呕逆胀满，或斑疹显露，或神迷肢厥、舌苔垢腻等严重而凶险的证候。疫气不仅致病毒力强，而且证候演变迅速，如吴又可论述的湿热疫的舌象，晨起舌苔白厚如积粉而滑腻，病变尚在膜原；午前苔始变黄，疫邪初入胃腑；午后苔全变黄，邪已入胃；入暮则已伤下焦之阴舌变焦黑。一日而有多变，吴又可归纳其邪有九传之变。

（四）具有种属感染特异性

不同种类疫气对人和动物的感染具有一定的选择性。吴又可称这种选择性为"偏中"性，如其在《温疫论·论气所伤不同》云："然牛病而羊不病，鸡病而鸭不病，人病而禽兽不病，究其所伤不同，因其气各异也。"也就是说不同的疫邪对于感染物种具有特异性。

（五）温热属性为多，易耗伤阴津

疫气之性多属温热，故其致病以发热为主症，易耗伤人体阴津。因此，在治疗中应注意保存阴津，禁用温燥方药，病程后期，更应注意滋养阴津。吴又可在《温疫论·解后宜养阴忌投参术》中说："夫疫乃热病也，邪气内郁，阳气不得宣布，阳气不得宣布，积阳为火，阴血每为热搏，暴解之后，余焰尚在，阴血未复，大忌参芪白术。"

（六）一年四季均可发病

疫邪所导致的疾病，无严格的季节性，一年四季均可发病。冬季出现风寒疫，如天应寒而反温则为风热疫；春季多为温热疫；夏季多发暑热疫、暑湿疫，长夏多发湿热疫；秋季多燥热疫等。

二、瘟疫病邪的致病特点

疫邪为瘟疫致病的总因，其突出的特点是导致瘟疫的传染性和流行性，但同时存在着寒热、燥湿等方面的不确定性，因而造成临床辨证、治疗上的困难。而六淫病因学说对外邪的寒热、燥湿等属性具有明确的标示，将其与疫气结合，有助于分析疫气病邪的寒热、燥湿属性特征，或说明疫邪夹风热、湿热、燥热、火热等的复合之性。以下即对各种不同属性疫邪的致病特点加以概括。

（一）风热疫邪

风热疫邪多发于冬春季节，是具有风热之性的一种疫邪。

现代临床发生于冬春季节的流行性感冒、大叶性肺炎、病毒性肺炎、传染性非典型肺炎、麻疹、风疹、水痘、流行性出血热、流行性脑脊髓膜炎等，均可由风热疫邪所致。

风热疫邪的致病特点：

1. 多从口鼻而入，首先犯肺，病变以肺胃为中心

风为阳邪，其性主升散疏泄，易袭阳位。肺为华盖，居于人身之高位，外主皮毛，开窍与鼻，故风热疫邪入侵，手太阴肺首当其冲，如叶天士《三时伏气外感篇》说："肺卫最高，邪必先伤。"风热疫邪初袭肺卫，继而出现肺经气分热炽，症见发热、口渴、喘咳等肺热证表现；肺经之热可累及胃肠，形成肠热证或肺与大肠同热证；后期热伤肺胃之阴。风热疫邪所致疫病，病变总以肺胃为中心。

2. 传变迅速，肺卫之邪可逆传心包

风热疫邪致病，病情变化较快，与风"善行而数变"的特点密切相关。所谓变化快，主要体现在两个方面：一是风热疫邪致病总的来说起病急、传变快，病程亦短；二是在正气素虚或邪气较盛等情况下，可出现肺卫表证未解而突然出现神昏谵语等逆传心包，或内陷营血的表现。诚如陆子贤《六因条辨·风温辨论》说："倘治失宜，传变最速，较诸温热，则尤险也。"

3. 易损肺胃阴津

风热疫邪属阳邪，风热相搏，易损耗阴津，叶天士称其为"两阳相劫"（《温热论》）。风热疫邪化燥损伤肺胃之阴，症见口咽干燥、干咳、痰少而黏、口渴、舌红少苔等。

（二）暑热疫邪

暑热疫邪产生于夏暑季节，是具有暑热之性的一种疫邪。

现代临床的流行性乙型脑炎，以及发生于夏季的钩端螺旋体病、登革热和登革出血热、流行性感冒等，均可由暑热疫邪所致。

暑热疫邪的致病热点：

1. 暑性酷烈，伤人急速，直入阳明

暑性酷烈，伤人急速。暑热病邪侵袭人体，多从口鼻吸受而直入于里，多径犯阳气分，初起即可出现壮热、口渴、脉洪大等暑热内炽的证候，此即叶天士所谓的"夏暑发自阳明"。

2. 暑热易于闭窍动风

暑为火热之气，与心气相通，故暑热疫邪可直中心包，闭塞机窍，扰乱心神，症见身灼热、神昏谵语等心神内闭表现，如王孟英说："暑为火邪，心为火脏，邪易入之。"发生于夏季的流行性乙型脑炎，病变初起即可出现神志异常的表现，即与暑热疫邪的致病特性有密切的关系。暑热疫邪的另外一个特点是易于直入肝经，引动肝风，出现四肢抽搐、脚弓反张见症，俗称暑风、暑痉或暑痫。临床中，暑热疫邪引动肝风常与闭窍扰神同时存在，并称为痉厥，流行性乙型脑炎初起即可见痉厥表现。

3. 可直入营血，迫血妄行

暑热疫邪致病亦可直入血分迫血妄行。如吴鞠通《温病条辨》所记载的暑瘵，类似于现代医学的钩端螺旋体病肺出血型病变，即由暑热疫邪内侵血分，迫血外溢所致。

4. 易耗气伤精

暑热疫邪属于亢烈的火热之气，燔然酷烈，既易伤津，又易耗气，症见身热、汗出、口渴、齿燥、神倦、脉虚等。耗气伤津太甚，可致津气外脱。《素问·举痛论》说："炅则气泄。""炅则腠理开，荣卫通，汗大泄，故气泄。"指出暑热逼津外泄，气随津耗，或气随津脱的致病特点。

5. 常兼湿邪为病

夏暑季节，天阳下迫，地湿上蒸，暑热之中常夹湿邪为病。暑热疫邪夹湿，称为暑湿疫邪。暑湿疫邪既有火热的酷烈之性，易伤津耗气，内陷心肝等特征，又有与湿邪郁阻气机的特点，症见胸脘痞闷、肢体酸楚、舌苔厚腻等。如叶天士《三时伏气外感篇》中指出："长夏湿令，暑必兼湿。暑伤气分，湿亦伤气分。"

（三）湿热疫邪

湿热疫邪多产生于长夏季节，是具有湿热之性的一种疫邪。

现代临床中发生于夏季的肠伤寒、副伤寒、沙门菌属感染、部分肠道病毒感染等疾病，可由湿热疫邪引起。

湿热疫邪的致病特点：

1. 氤氲淹缠，传变较慢，难以速去

湿热疫邪致病缓慢，化热较慢。治疗上不似寒邪一汗即解，温热一清而愈，邪气缠绵，不易于速除。尤其是气分阶段病程较长，如叶天士《温热论》所说的湿热"在一经不移"，即指湿热病传变慢、病程长的特点。这些病变特点与湿性黏腻、阳热之邪相搏后胶着难解有密切关系。

2. 病变以脾胃为中心

阳明胃为接纳饮食水谷之腑，太阴脾为胃行其津液，中焦脾胃是人体全身气机升降、水液代谢的枢纽；脾胃同属中土，脾为湿土之脏，湿土之气同类相召，始虽外受但终归脾胃。湿热疫邪所致的疾病在湿邪未化燥化火之前，不论病在卫表或入于气分，其病变均与中焦脾胃有密切关系。湿热疫邪使脾胃运化失常，出现胸脘痞闷、苔腻等症。

3. 易阻滞气机，困遏清阳

湿为重浊阴邪，易于困遏清阳。初袭人体，郁遏卫阳，可致恶寒、头重如蒙、身重痛等表现；困阻中焦脾胃之阳，则见胸闷脘痞、腹胀便泄、呕恶等；湿邪偏盛，最终还可衍生为寒湿而损伤阳气，症见畏寒、肢冷、便溏、舌苔白滑等湿盛阳微的表现。

（四）燥热疫邪

燥热疫邪多产生于秋季，是具有燥热之性的一种疫邪。

现代临床中发生于秋季的流行性感冒、传染性非典型肺炎等疾病，可由燥热疫邪引起。

燥热疫邪的致病特点：

1. 多从口鼻而入，病变以肺经为主

燥为秋令主气，肺属燥金，同气相求，燥热疫邪先侵犯肺经，使肺失清肃，症见发热，咳嗽及口咽、鼻、皮肤等燥伤津液表现。

2. 易伤肺胃津液

燥热疫邪其性为燥，燥盛则干，热盛则伤津，燥热疫邪易伤肺胃阴津，除见口咽、鼻、唇及皮肤干燥等外燥证表现外，还可见到咳嗽无痰或少痰、大便干燥难下等内燥证表现，严重者可燥伤肝肾之阴。

3. 可化火上干

燥热疫邪亢盛则可从火化，燥热化火，上干清窍，症见耳鸣、目赤、龈肿、咽肿痛等，如叶天士《临证指南医案·燥》所云："燥火上郁，龈胀，咽痛，当辛凉清上。"

（五）温热疫邪

温热疫邪多发生于春季，具有温热之性的一种病邪。

现代临床中发生于春季的重型流行性感冒、流行性脑脊髓膜炎、化脓性脑膜炎、败血症及非典型肺炎等，可由温热疫所致。

温热疫邪的致病特点：

1. 邪自内发，初病即里热内炽

温热疫邪初起可见灼热、斑疹、神昏、舌绛等营血分证。但不论见气分证还是营血分证，如有新感引发都兼见表证。若是阴虚火旺之体，易成燎原之势，病邪迅速充斥气血表里。

2. 致病力强，易现险恶证

温热疫邪的致病力较强，对人体的气血津液及脏腑组织损伤也多较严重。在病变过程中易导致郁热内炽，扰神闭窍，引动肝风，迫血妄行，出现高热、神昏、痉厥、出血及虚脱等危急重症。另外，由于病情变化较快，病势多凶猛，数种危重症有易同时出现。

3. 易耗伤阴液，后期多肝肾阴伤

温热疫邪其性炎热，易于耗伤阴液。在病变过程中，不但肺胃阴液易被耗伤，病变后期多耗伤肝肾之阴，严重者导致虚风内动，出现低热，颧赤，口燥咽干，脉虚，神倦，或手足蠕动，舌干绛而萎等症状。

（六）疫毒病邪

疫毒病邪即疫疠病邪夹毒，一年四季均可产生，但以冬春季多见，具有蕴蓄难解致病特点的一类病邪。

疫毒病邪的致病特点：

1. 攻窜走毒，蕴结壅滞

疫毒病邪可内攻脏腑，外窜经络、肌腠，上冲头面，下注宗筋、阴器。外窜肌肤，可见皮肤丹痧、斑疹；流注经脉，可形成结核、包块等。疫毒病邪导致局部血脉阻滞，特征性的表现是局部出现红肿疼痛，甚则破溃糜烂等毒聚热盛之象。疫毒病邪引起的肌肤斑疹或皮下结节也与其蕴结壅滞的致病特点有关；疫毒内攻脏腑，可致脏腑功能失调和实质性的损害，严重者可出现肺化源欲绝、闭窍神昏、动风抽搐等。

2. 毒力强，致病急重

疫毒病邪是一种强烈致病性和毒害性的疫疠病邪，侵犯人体后迅速形成热、痰、瘀互结之势，使多个脏器同时受损，出现严重证候，如《广温疫论》的"周身红肿""鼻如煤烟"等，皆非一般病邪所能为。

（七）风寒疫邪

风寒疫邪即狭义之伤寒，多发于冬春季节，具有风寒之性的一类病邪。

风寒疫邪的致病特点：

1. 多从皮毛入侵体内

风寒疫邪犯人多从皮毛而入，初起邪犯足太阳膀胱经，引起卫外功能失调，可见恶寒较重，发热相对较轻；肺主皮毛而司呼吸，风寒疫邪从皮毛而入则出现咳嗽、气喘、鼻塞、声重等肺气失宣之症。

2. 可凝滞经脉气血

风寒疫邪其性属寒，寒主收引，易引起经脉凝滞，气血运行失畅，出现头痛、项背酸楚、关节凝重疼痛等症；邪中太阴、少阴，出现小腹拘紧疼痛、腰背引痛等症；邪入厥阴，出现囊缩茎痛等寒凝经脉、气血不通之症。

3. 可郁而化热

风寒疫邪在卫表郁久可逐渐化热入里，出现里热证。如伤寒初起太阳经受邪，病变以风寒袭表为特点，寒邪郁久化热入里而出现高热、口渴、汗出、舌红、苔黄等阳明气分热盛之证。

4. 后期可伤阳

风寒疫邪伤人，可随病情的发展而发生演变，特别是在人体正气不足的情况下可从三阳经传入三阴经，逐渐出现寒伤阳气的病变，症见纳呆、呕吐、下利、脉弱等太阴脾胃虚寒、阳虚湿盛表现，以及但欲寐、小便清白、脉微等心肾阳虚之象。

第二节　瘟疫的发病

外感疫疠病邪是疫病发生发展的首要条件，此外诸如人体体质因素、自然气候因素、社会制度因素等亦是疫病发病的重要因素。

一、体质因素

体质因素主要是指正气的情况。古代对体质因素在抵御外邪入侵中所占的重要地位有精辟的论述，如《素问·刺法论》说："正气存内，邪不可干。"《灵枢·百病始生》

云："卒然逢疾风暴雨而不病者，盖无虚，故邪不能独伤人。此必因虚邪之风，与其身形，两虚相得，乃客其形。"疫病即是如此，如果人体正气不足，不能抵御外邪侵袭则易发生。从发病学角度看，人体正虚抗病能力低下主要包括以下几种情况：素禀体虚，御邪力弱；气血失调，卫外失固；饥饿、劳倦、寒热冷暖失宜，导致卫外功能下降，不能有效地抵御外邪的侵袭。另一方面，疫邪太甚，致病力太强，超过了正气所能抵御的限度，出现正气相对不足而正不胜邪的状况，也可导致疫病的发生。

二、自然因素

自然因素主要包括季节、气候等环境因素及地域因素等。

疾病的发生和流行，与季节、气候有很大关系。例如，春季温暖多风，故多风热疫邪为患；夏季暑热炎蒸，又兼气候潮湿，故多暑热、暑湿疫邪为患。不同季节、不同气候条件也会影响人体反应性及抗病能力，如寒冷干燥可使呼吸道黏膜抵抗力下降。炎热潮湿可使消化道黏膜抵抗力下降。此外，异常的气候变化与疫病的流行也有直接关系，非其时有其气，骤冷骤热，疾风霪雨，人体不能适应寒热剧变，则易感疫邪而致疫病流行。自然灾害与疫病的发生和流行也密切相关，自然灾害包括大旱、久雨、虫害等。如隋代大业八年（612）"大旱疫，人多死"；南宋宁宗五年（1199）"久雨，民疫"；明崇祯十三年（1640）"大旱，蝗盈尺……至秋田禾尽蚀，疫病大作"等。地震、干旱、泥石流等灾害后，往往亦容易暴发传染病，即所谓"大灾之后必有大疫"。

瘟疫的发生和流行还表现出一定的地域性。例如江南地势低平，湖泊稠密，气候湿润，多湿热、暑热疫邪为患；岭南地区气候炎热潮湿，多山岚瘴气、蚊虫滋生，容易导致疟疾传播。又如某些地区经济滞后，卫生条件差，鼠类、虱子、跳蚤较多，也为疫病的发生和流行提供了有利条件。

三、社会因素

社会因素包括国家的政治制度、经济实力及人民的文化程度和生活习惯等方面。国家若有良好的社会制度为保障，有一定的经济实力为支撑，则可在医疗卫生条件、工作生活环境、防疫措施等方面提供较好的保障，极大地降低疾病的发病率，即使疫病发生和流行，亦能够尽快地得到控制并消灭。而某些经济滞后的国家，人民生活贫困、营养不良，卫生及防疫设施较差，人口迁徙流动，便常有疫病的发生和流行。

战争也是引起大疫的重要原因，即所谓"大兵之后，必有大疫"。《内外伤辨惑论》记有金代（1232）一次战争之后的疫病流行，50天死亡约90万人。

第三节　感邪途径

感邪途径是指外邪首先侵犯人体的部分。疫病感邪的途径主要有以下几种：

一、空气传播

空气传播是疫病重要的感邪途径之一。古代医家很早就认识到："一人病气足充一室。"病室空气被疫邪污染，足以感染健康人。吴又可称这种途径为"天受"，叶天士称之为"上受"。王清任在《医林改错》更明确地指出："遇天行触浊气之瘟疫，由口鼻而入气管。"被疫邪污染的空气随呼吸进入闭窍，疫邪因而得以侵入肺系引起发病，初起病变多在手太阴肺。例如白喉、百日咳、麻疹、传染性非典型肺炎、猩红热等就是通过空气经呼吸道传染的。

二、饮食传播

被疫邪污染的水、食物，可随饮食从口而入侵于胃肠。古代医家很早就认识到了这种感邪途径，例如《诸病源候论·食注候》说："人有因吉凶坐席饮啖，而有外邪恶毒之气，随饮食入五脏，沉滞在内，流注于外，使人肢体沉重，心腹绞痛，乍瘥乍发，以其因食得之，故未之食注。"晋代葛洪的《肘后方》亦认为"凡所以得霍乱者，多喜饮食"，肠伤寒、痢疾、霍乱等疫病都与进食不洁饮食有关。

三、接触传播

接触传播指通过皮肤、肌腠、经络侵入人体。如《灵枢·百病始生》说："虚邪之中人也，始于皮肤，皮肤缓则腠理开，开则邪从毛发入。"《素问·热论》和《伤寒论》均认为伤寒六经传变始于太阳经，即邪气是从体表皮毛而进入人体的。与温疫患者直接接触，疫邪即可从皮毛入侵而染易于人。疫邪还可以由蚊虫、鼠类等媒介传播给人类，如疟疾传染是由雌性按蚊叮咬人体皮肤时，将体内疟邪（疟原虫）经由皮肤而注入人体；属疫病范畴的流行性斑疹伤寒、地方性斑疹伤寒，则分别由虱子、鼠蚤为媒介，将疫邪（普氏立克次体、莫氏立克次体）经皮肤感染于人体。此外，人体接触疫水，疫邪也可通过健康皮肤或破损皮肤入侵人体，如《肘后方》载"沙虱病乃因沙虱钻入皮里"所致，巢元方《诸病源候论》中说的水毒病、射工病则是由"人行水上及以水洗浴"而致病的。可见，疫邪从皮肤入侵也是一种重要感邪途径。

四、血液传播

某些疫邪还可通过血液进入人体，通过血液传播的方式除因虫媒叮咬而把病原体带入体内外，如登革热与登革出血热、流行性乙型脑炎等都是通过蚊虫叮咬把病毒带入体内，也有因不洁输血或输入不洁血制品而导致血液传播的，如乙型肝炎通过输血传播、艾滋病通过血制品传播。

第三章　瘟疫的辨证 ▷▷▷▷

辨证是立法用药的依据，吴鞠通在《温病条辨》中说："着眼处全在认证无差，用药先后缓急得宜，不求识证之真，而妄议药之可否，不可与言医也。"疫病的辨证方法通过历代医家的不断充实与发挥，内容较为丰富，除了温病学卫气营血辨证和三焦辨证两大主要辨证纲领之外，还包括六经辨证、表里辨证、气血辨证等，使疫病的辨证理论体系不断趋于完善。

疫病为疫疠邪气引起的，具有广泛传染性和广泛流行性的一类急性发热性疾病。根据病邪性质分类，有湿热疫、暑燥疫、杂疫与寒湿疫。温热性质的疫病属温病的范畴，临床可应用叶天士卫气营血辨证及吴鞠通三焦辨证进行辨治。但疫病又有其独特的特点，如起病多急骤，表证持续时间短，病位复杂，传变迅速多样，变幻莫测，症状特别，病情危重等特点。故刘松峰《松峰说疫》提出：治疫最宜变通。历代疫病学家因所遇疫病的特征创立或应用不同的辨证方法，如吴又可的表里辨证、杨栗山的三焦辨证等。还有多种辨证方法结合使用的医家，如吴又可论表证时，借助三阳经说明病位差异；余师愚提出的热毒致疫，气血两解等。

第一节　卫气营血辨证

卫气营血辨证的理论体系由清代温病大家叶天士所创立，《温热论》中："肺主气属卫，心主血属营。""卫之后方言气，营之后方言血。"指出温病卫气营血四个阶段发展演变的规律，并强调心肺在温病辨治中的重要性，与《难经·三十二难》之"心者血，肺者气，血为荣，气为卫，相随上下，谓之荣卫。通行经络，营周于外，故令心肺在膈上也"含义一致。卫气营血辨证体系也适用于指导温疫病的辨证施治，卫气营血证候发展规律是病情从浅至深、从轻到重的演变过程。

一、卫分证

卫分证是温邪初袭，引起人体以卫外功能失调为主要表现的一类证候。卫气的功能是保卫人体肌表，抵御外邪侵犯，调节肌肤皮毛开阖等。如《灵枢·本脏》所说："卫气者，所以温分肉，充皮肤，肥腠理，司开阖者也。"卫分证的临床特征体现卫气功能失常的表现。

临床表现：卫分证因感邪的性质不同，故其主要证候表现亦各不同。

温热类疫病：发热，微恶风寒，头痛，无汗或少汗，或有咳嗽，口微渴，舌苔薄白，舌边尖红，脉浮数等。以发热、微恶寒、口微渴为辨证要点。

湿热类疫病：身热不扬，恶寒，少汗，身困重，脘痞，口渴不欲饮，舌苔白腻，脉象濡缓。以身热不扬、恶寒、脘痞、苔白腻为辨证要点。

病机特点：温热类疫病：邪袭卫表，肺卫失宣。湿热类疫病：湿热遏卫，气机受阻。

卫分证是疫邪初袭人体，与人体卫外之气相争所出现的临床证候。卫气与温邪相争则见发热；卫气被邪郁，肌肤失于温养，而见恶寒。如章虚谷所说："凡温病初感，发热而微恶寒者，邪在卫分。"邪袭肌表，腠理开阖失职，则见无汗或少汗，阳热上扰清空则头痛。邪袭卫表多病及肺经，导致肺气不宣则咳嗽。温邪易伤津，所以可见口渴，但病变初起在卫表，邪热伤阴津不严重，故口虽渴但不明显。前人认为"有一分白苔便有一分表证"，"有一分浮脉便有一分表证"，苔薄白、脉浮数为疫邪在卫表的重要征象。湿热疫邪在表，可见苔白腻。

卫分证因感邪不同而表现略有差异。如风热在卫：发热，微恶风寒，口微渴，咳嗽，咽痛，头痛，无汗或少汗，舌边尖红，脉浮数；暑湿在卫：发热，微恶风寒，头痛胀重，身困重，肢节酸楚，无汗或微汗，胸痞，舌质红，苔薄腻，脉浮滑数；湿热在卫：身热不扬，恶寒，少汗，头重如裹，肌肉或者关节酸痛，胸脘痞闷，口渴不欲饮，舌苔白腻，脉濡缓；燥热在卫：发热，微恶风寒，头痛，少汗，咽痒而干，干咳，口唇鼻窍干燥，甚则胸痛，或见大便干，小便短少，舌边尖红，苔薄白而干，脉浮数。

卫分证治疗及时得当则邪从表解，疾病向愈；或邪由卫表入里，进入气分；邪热亢盛或正气虚无力御邪，病邪可由卫分逆传内陷手厥阴心包经而致神昏；或从卫分直接传入营分甚至血分，此时病情较为险重。

二、气分证

气分证是温邪在里，脏腑或组织气机活动失常的一类证候。气分证的病变较广泛，涉及的病变脏腑部位主要有肺、胃、脾、肠、膀胱、胆、膜原、胸膈等。气分证可由卫分证传变而来；或温邪直接犯于气分，例如暑热疫邪可以径犯阳明，湿热疫邪则直犯于脾胃等；或气分伏热外发；或由营分邪热转出气分等。

临床表现：气分证的临床表现可因疫邪性质及病变部位不同而各异。

温热类疫病：壮热，不恶寒，汗多，渴喜凉饮，尿赤，舌质红，舌苔黄，脉洪数。以发热、不恶寒、口渴、苔黄为辨证要点。

湿热类疫病：身热汗出不解，胸脘痞满，大便溏，小便赤，舌红，苔黄腻，脉濡数。以身热不扬、脘痞、苔黄腻为辨证要点。

病机特点：温热类疫病：里热蒸迫，热盛津伤。湿热类疫病：湿热交蒸，郁阻气机。

温热类气分证中，人体正气奋起抗邪，邪正剧争，热炽津伤，如邪入阳明，见全身壮热而不伴有恶寒；里热亢盛，迫津液外泄而多汗；热炽津伤而口渴喜饮；气分热炽而见舌苔黄燥，脉洪大而有力。湿热类疫邪多留连于气分，呈现湿热交蒸之势。气分有热，则见发热汗出；湿热胶着，所以汗出而热不解；内有湿邪所阻，故渴不欲多饮；湿阻气机，脾胃升降失常，则脘闷呕恶、便溏；湿热交蒸，则苔黄腻、脉濡数。

气分证通过及时、正确的治疗，大多病情能向好的方面发展，但如因治疗失当，或邪热亢盛难以即除，则气分之邪进而深入，温热类疫病病发较快，由气分深入营分或血分，证型更加复杂，病情更加危重。湿热类疫病因其湿性黏腻，传变较慢，可化燥化火深入营血分。

需要强调的是，气分阶段正气尚强，故应积极治疗，以冀使病邪消灭于气分，因此，"把住气分关"是治疗温疫病的关键。

因气分证涉及的脏腑较多，病变部位广泛，证候表现也因涉及脏腑不同而有差异，如邪热壅肺，见发热，口渴，气喘息粗，甚则鼻翼扇动，咳嗽痰稠色黄或带血丝，或见胸痛，咳吐脓血腥臭痰，小便短赤，舌质红，苔黄燥或黄腻，脉滑数；热盛阳明，见高热，汗多，气粗，口渴多饮，小溲黄赤，舌红苔黄，脉洪大而数；热结肠腑，见日晡潮热，大便秘结或下利恶臭稀水，腹部胀满硬痛，舌苔黄厚干燥或焦燥起刺，脉沉数有力；湿热困阻中焦，见身热不扬，汗出热退，继而复热，身重肢倦，脘痞呕恶，口渴不欲饮，舌苔黄腻，脉濡数；湿热蕴毒，发热，口渴，胸闷腹胀，咽痛，溲赤，或身目发黄，舌苔黄腻，脉滑数。

三、营分证

营分证是疫邪侵犯营分，引起以邪热灼伤营阴，扰乱心神，损伤血络为主要病理变化的一类证候。《素问·痹论》："荣（即营）者，水谷之精气也，和调于五脏，洒陈于六腑。"营分受邪，则以阴液受损为特征，同时因营气通于心，邪气入营可导致明显的神志异常。营分证可由邪热传入营分所致；或温邪不经卫气分而直接深入营分；或内伏于营分的伏邪自内而发出。

临床表现：身热夜甚，口干反不甚渴饮，心烦不寐，或时有谵语，斑疹隐隐，舌质红绛，脉细数等。以身热夜甚、心烦、舌质红绛为辨证要点。

病机特点：疫热入营，伤阴扰神，损伤血络。

疫邪深入营分，营分邪热劫伤营阴，人体脏器组织的实质损害较为明显，表现为身热夜甚，脉细而数。营热蒸腾于上，则口虽干不甚渴饮，舌质红绛。因营气通于心，营阴受热，可见神志异常，轻则心烦不寐，甚则时有谵语，但单纯营热阴伤，其神志异常较轻，与热入心包必见神昏谵语自是不同。营热窜于肌肤血络，则出现斑疹隐隐。

营分证病情演变，一是通过清营养阴及清心开窍等治疗之后，营分的邪热消除，病情趋愈，或营分之邪热转出气分而解。二是在营分的邪热进一步深入血分，出现血热迫血妄行的出血见症，如诸窍道出血、斑疹密布等均为病情加重的表现。亦可见营热亢盛引起肝风内动而出现痉厥，或热闭心包进一步导致内闭外脱等危急重症。

气分证不解，同时又出现营分证者，称为气营两燔证，表现为高热、口渴引饮、心烦躁扰、夜寐不安、斑疹外发、小溲短赤、舌红绛、少量黄苔或无苔、脉弦细数或细滑数。热闭心包证亦属于营分证范畴，为邪热炼痰，闭阻心窍所致，见身灼热、神昏谵语或昏聩不语、舌蹇肢厥、舌绛脉细数等表现。

四、血分证

血分证是疫邪入于血分，引起以血热亢盛、动血耗血为主要病理变化的一类证候。血分病变仍属极期，易现血、昏、痉、厥、脱之危重表现。血分证可由营分邪热未解而传入血分所致；或邪由卫分或气分直接传入血分；或伏邪自里而发，直接出现血分证。

临床表现：身热灼手、吐血、衄血、便血、尿血，斑疹密布，躁扰不安，甚或神昏谵狂，舌质深绛。以出血、斑疹密布、舌质深绛为辨证要点。

病理特点：血热动血，瘀热内阻。

血分证的病理特点体现在以下几方面：一是由于血分热毒过盛，热迫血妄行，出血多窍（腔）道的急性出血，如呕血、咯血、鼻衄、便血、尿血、阴道出血等，如血溢于肌肤则出现斑疹或肌衄等。二是由于血热炽盛，煎熬和浓缩血液，加上又有离经之血，导致瘀血内阻，并与邪热互结而形成热瘀胶结，在脉络内形成广泛的瘀血阻滞，如何廉臣说："因伏火郁蒸血液，血液煎熬而成瘀。"表现为斑疹色紫、舌色深绛等。三是由于血分瘀热扰心，从而逼乱心神而见严重的神志异常症状，如躁扰不安、神昏谵语等。血分证以血热导致的出血及瘀血为病理特征。另外，血热也易波及肝经而引起肝经热盛风动，出现痉厥之变。

血分证与营分证的区别在于血分证有明显的"动血"症状，即表现为急性多部位、多窍（腔）道出血，斑疹密布；而营分证只表现为营热窜络而引起的斑疹隐隐，并未有明显"动血"现象，同时血分证可表现为舌质深绛、斑色紫黑等瘀血表现，而营分证舌多红绛、斑疹隐隐。

血分证经积极恰当的救治，可逐渐恢复；若热毒极盛，正不敌邪，终因血脉瘀阻，脏气衰竭或急性失血，气随血脱而亡；或因阴血大伤，出现肝肾阴伤证，吴鞠通三焦辨证理论对此有论述。

血分的常见证型有：血热妄行证，可见肌肤灼热，吐血衄血，便血，尿血，或妇女经血妄行，斑疹显露，或心烦不寐，甚则神昏、发狂，舌质深绛或者紫绛，脉细数；气血两燔证，可见壮热，烦渴喜饮，吐血衄血，斑疹密布，舌质深绛，脉弦数或者细数；热与血结证，见身热夜甚，少腹硬满，按之痛，小便自利，大便色黑或结，神志如狂，或时清时乱，口干，舌紫绛或有瘀斑，脉沉实或涩。

五、卫气营血证候的传变

卫气营血的关系中，卫与气关系密切，营与血关系密切，如《难经·三十二难》认为："血为荣（即营），卫为气。"所以，营血同属，卫气同类，举气可以赅卫，举血可以赅营。

疫病的传变趋势一般由卫分证开始，再向气分、营分、血分传变。但感受不同性质的疫邪，传变方式有别。如暑热邪气其性酷烈，伤人急速，传变不分表里渐次，病初往往径入阳明气分或直入心营、肝经。湿热疫邪其性黏腻，传变较慢，多呈渐进深入，病邪多久留气分，化燥化火后亦可传入营血分。二是所感受的病邪毒力强弱，传变的快慢亦有异。如《温疫论》中所说的"毒气所钟有厚薄"。感邪较重的，超过人体正气的抵御能力，则多起病急骤，病情较重，传变迅速，有时病邪可很快由卫气直陷营血，也有从卫分证发生逆传而致心包证，有时起病即见阳明热盛证，也有的病邪自营血而外发；反之感邪较轻的，传变较少或较慢。三是不同类型的体质，对传变也有影响。如素体阴虚火旺者，感受疫邪后，更易耗伤阴液，后期出现阴虚之证。素体阳虚者，在感受湿热病邪后，易损伤阳气，病之后期出现"湿胜阳微"的变化。

此外，治疗及时恰当，可祛除病邪而不发生传变；若误治或失治，伤及正气，则可促使病邪深入内陷，导致病情恶化。

第二节　三焦辨证

《中藏经·论三焦虚实寒热生死顺逆脉证之法》称："三焦者，人之三元之气液，号曰中清之腑，总领五脏六腑，营卫经络，内外左右上下皆通也。其于周身灌体，和内调外，荣左养右，导上宣下，莫大于此者也。"可见，"三焦"可包含周身脏腑组织，并概括其功能。历代著作医家对三焦辨证在外感病中应用奠定了基础，如《诸病源候论·冷热病诸候》："客热者，由人脏腑不调，生于虚热。客于上焦，则胸膈生痰湿，口苦舌干；客于中焦，则烦心闷满，不能下食；客于下焦，则大便难，小便赤涩。"刘河间治疗温热界划三焦的观点和罗天益用药分上焦热、中焦热、下焦热的论述，启发叶天士提出"邪留三焦"、强调"三焦分治"的理论和治法。叶氏指出："仲景伤寒，先分六经；河间温热，须究三焦。"此外，薛生白《湿热病篇》邪在气分有"浊邪蒙闭上焦""湿伏中焦""湿流下焦"之说，即以三焦分证，适用于湿热之邪为患。为了与吴鞠通创建的"三焦辨证"有所区别，也被称为"薛氏三焦辨证"或"水湿三焦辨证"，用于湿热类温病的辨证。吴又可虽强调疫病的表里传变，而其在证候辨识中仍借鉴三焦概念，如《温疫论·妄投破气药论》："……肠胃燥结，下既不通，中气郁滞，上焦之气不能下降，因而充积，即膜原或有未尽之邪，亦无前进之路，于是表里上中下三焦皆阻，故为痞满燥实之证，得大承气一行，所谓一窍通，诸窍皆通，大关通而百关皆通。"杨栗山也推崇刘河间观点，认为："温病得天地之杂气，由口鼻入，直行中道，流布三焦……"并引用喻嘉言在《尚论篇·详论温疫以破大惑》提出的"上焦如雾，升而逐之，兼以解毒；中焦如沤，疏而逐之，兼以解毒；下焦如渎，决而逐之，兼以解毒"。

当今三焦辨证理论以清代医家吴鞠通在其代表著作《温病条辨》中创立所创立的三焦辨证为代表。吴氏在《黄帝内经》三焦学说的基础上，参考了历代医家运用三焦理论进行热性病辨证的论述，并结合其诊治热性病的经验总结出的辨证理论，以三焦辨证反映温病发展演变过程，归纳证候类型。《黄帝内经》三焦为六腑之一，在人体的生理过程中主要起到疏通水道，主持气机升降的作用。吴鞠通则把心肺作为上焦，脾胃作为中焦，肝肾作为下焦，分析了三焦病证的发病机制，概括疫病过程中涉及的病变部位，疫病发展的初、中、末期的发展过程，病变间的相互联系和传变，从而为临床提供治疗依据，为热病的治疗开辟了新的治疗思路。吴氏在《温病条辨》中说："《伤寒论》六经由表入里，由浅入深，须横看；本论论三焦，由上及下，亦由浅入深，须竖看。"又指出："凡病温者，始于上焦，在手太阴。""肺病逆传则为心包，上焦病不治则传中焦，胃与脾也；中焦病不治，即传下焦，肝与肾也。始上焦，终下焦。"三焦辨证较卫气营血更加详尽，从而使温病的辨治理论趋于系统、完善，它不但作为一般温病的辨治论治纲领，亦同样适合作为疫病的辨治论治纲领。

一、上焦证

上焦证包括肺及心包的病变，上焦证一般多见于发病初期。病邪初犯肺卫时，如感邪轻者，正气抗邪有力，邪气不向里传，可从表而解；如感邪重而邪热转甚者，病邪由表入里，可引起肺热壅盛。如肺气大伤，严重者导致化源欲绝而危及患者生命。若患者心阴心气素虚，肺卫之邪可直接内陷心包，甚至导致内闭外脱而死亡。

（一）温热性证候

1. 邪犯肺卫

临床表现：发热，微恶风寒，咳嗽，头痛，口微渴，舌边尖红赤，舌苔薄白欠润，脉浮数。以发热、微恶风寒、咳嗽为辨证要点。

病机特点：邪袭肺卫，肺气失宣。

叶天士提出："温邪上受，首先犯肺。"肺合皮毛而主卫气、司呼吸，所以邪气犯肺之初主要表现为卫受邪郁及肺气失宣。正气抗邪，卫阳亢奋，故发热；温邪犯肺，导致清肃失司，故咳嗽；肺气不宣，卫气不能敷布，肌肤失于温煦，故微恶风寒；温邪易伤津液，故口渴。

2. 邪热壅肺

临床表现：身热，汗出，咳喘气促，口渴，苔黄，脉数。以发热、咳喘、苔黄为辨证要点。

病机特点：邪热壅肺，肺气闭郁。

犯于肺卫的疫邪进一步由表入里，肺热亢盛，可造成邪热壅肺，肺气闭阻。肺经邪热耗伤津液，则见身热、汗出、口渴。邪热壅肺，肺气郁闭，可引起咳喘气促。苔黄脉数是里热偏盛征象。

3. 肺气衰竭

临床表现：身热已降，汗出淋漓，鼻翼扇动，喘促息微，四肢逆冷，脉散大而芤或细微欲绝。以汗出淋漓、喘促息微、四肢逆冷为辨证要点。

病机特点：肺气虚衰，化源欲绝。

邪热犯肺病变严重者，可导致肺气虚衰。吴鞠通在《温病条辨》中称之为"化源欲绝"，并作深入论述，"化源"在此指肺气输布化生津气之源。化源欲绝，指外邪侵入手太阴肺经，耗伤肺气，使其输布化生从中焦吸收输送而来的水谷精微及吸收自然界清气功能失司，导致人体所必需的津气亏虚，出现汗出淋漓、鼻翼扇动、喘促息微、脉虚弱或散大而扎等肺气"欲绝"之证。导致化源欲绝的原因主要有：邪热亢盛，耗气伤津严重；素体肺之气阴虚，感邪后更致其虚；大汗、大吐、大泻等误治伤及肺之津气。传染性非典型肺炎病变中易出现肺气虚衰的化源欲绝之证，应引起足够的重视。

4. 热入心包

临床表现：身灼热，神昏，肢厥，舌蹇，舌绛。以神昏、肢厥、舌绛为辨证要点。

病机特点：邪陷心包，扰神阻窍。

心包位处上焦，所以心包的病变也属于上焦病变。邪陷心包是指邪热内陷，引起心包络机窍阻闭，心不能主神明的病理变化。邪热内陷心包的途径有多种：有肺卫之邪逆传至心包者，称为逆传心包；有气分邪热渐传心营者；有营血分邪热犯于心包者；有外邪直中，径入心包者等。热陷心包，闭阻心窍，则见神昏谵语，甚或昏聩不语；心窍为邪热所闭，气血周行郁阻，不能布达四肢，故四末失去温煦而厥冷不温；心主血属营，邪乘心包，营血受病，故舌质红绛。

（二）湿热性证候

1. 湿阻肺卫

临床表现：身热不扬，恶寒，头重如裹，胸闷脘痞，咳嗽，苔白腻，脉濡缓。以恶寒、身热不扬、脘痞、苔白腻为辨证要点。

病机特点：湿热阻肺，肺失清肃。

肺主皮毛、司卫气，因此湿热性质的病邪初犯人之体表，使卫受邪郁，肺失肃降，即吴鞠通说："肺病湿则气不得化。"由于湿邪郁于卫表，困遏卫阳，则表现为恶寒；湿热互结，热为湿遏则身热不扬；湿热郁肺，导致肃降功能失司，则见胸闷、咳嗽、咽痛等。该病证的初期，多为湿邪偏盛，故见舌苔白腻、脉濡缓等。

2. 湿蒙心包

临床表现：身热，神识昏蒙，似清似昧或时清时昧，间有谵语，舌苔垢腻，脉濡滑数。以神志似清似昧、舌苔垢腻昧为辨证要点。

病机特点：湿热酿痰，蒙蔽心包。

湿蒙心包指湿热疫病在气分阶段，湿热久留酿蒸痰浊，蒙蔽心包的病理变化。痰湿蒙蔽心窍，机窍不利，心神困扰，故神志昏蒙，间有谵语。邪留气分，未入营血，故舌质不绛，湿热上泛，故舌苔垢腻。

3. 湿热蒙闭上焦

临床表现：身热口渴，胸膈满闷，心烦喜呕，或脘闷懊憹，眼欲闭，时谵语，苔黄腻，脉濡滑数。

病机特点：湿热蒙闭，清阳不舒，上焦胸膈之气失于宣展，则胸膈满闷；邪热伤津扰神，则口渴心烦；湿热阻逆胃气，则多呕懊憹；湿热上熏心包清窍，则昏谵目瞑；黄腻苔、濡滑脉为湿热为患的典型舌脉表现。

上焦证的转归：疫病上焦证如治疗得当，正气抗邪有力，则病邪渐除，而病情好转。如病邪未除，或转入中焦，或出现危重症。上焦危重症有二：一为化源欲绝，即邪热耗伤肺阴、肺气，致使肺气虚衰，津气欲绝，严重患者死亡；二为内闭外脱，病人素体心气虚，或治疗不当，邪从肺卫内陷逆传心包，心窍闭塞，又见大汗淋漓、喘促气微、四肢厥冷、脉细欲绝。吴鞠通在《温病条辨》中说："温病死状百端，大纲不越五条。在上焦有二：一曰肺之化源欲绝者死；二曰心神内闭，内闭外脱者死。"

二、中焦证

中焦所包括的脏腑主要是胃、脾、肠等。温病中焦证一般发生于疾病的中期和极期，病邪虽盛，正气亦未大伤，故邪正斗争剧烈，只要治疗得当，尚可祛邪外出而解。若邪热过盛或腑实严重，每可导致津液或正气大伤，或湿热秽浊阻塞机窍等危重病证。疫病多起病急骤，甚者可径见阳明病证，如《伤寒瘟疫条辨》中说："温病之邪，直行中道，初起阳明者十八九，信乎治之宜早，而发表清里之宜谛当也。"

（一）温热性证候

1. 阳明热炽

临床表现：壮热，口渴引饮，大汗，心烦，面赤，脉洪大而数。以壮热、汗多、渴饮、苔黄燥为辨证要点。

病机特点：胃经热盛，灼伤津液。

足阳明胃被称为十二经之海，为多气多血之经，抗邪有力。邪热入胃，里热蒸迫，故见壮热、大汗出；邪热扰心则心烦，邪热上蒸于面，则面红赤；邪热耗伤阴液则口渴而多喜凉饮。脉洪大而数亦是邪热盛于内外的表现。阳明热炽出现高热病变，往往可由此而引动风、厥逆、扰神或动血，因此，强有力地消除邪热，有效地抑制高热是疫病辨证论治的重要环节。

2. 肠腑热结

临床表现：日晡潮热，大便秘结，腹部硬满疼痛，或热结旁流，或有谵语，舌苔黄燥或起芒刺，脉沉实有力。以潮热、便秘、苔黄燥为辨证要点。

病机特点：肠道热结，津伤便秘。

肠道中邪热与糟粕相结，阴津耗伤，大便燥而秘结不通；津伤则舌苔老黄而干燥，甚则可见黑燥之苔。脉沉实有力是肠道热结之征。热结肠腑日久不愈，消烁津液，甚则耗伤肾阴，则预后极差。另外，还有因邪热损伤肠络，血溢肠间，而致肠腑蓄血者，症见身热夜甚、神志如狂、大便色黑等。该证病位虽在肠腑，但属邪热与瘀血互结，通常划归血分证范畴，与阳明热结证之邪热与燥屎互结不同。

（二）湿热性证候

1. 湿热中阻

临床表现：身热不扬，胸脘痞满，泛恶欲呕，舌苔白腻；或身热汗出，热稍退继而复热，脘腹满胀，恶心呕吐，舌质红，苔黄腻。以身热、脘痞、呕恶、苔腻为辨证要点。

病机特点：湿热困阻脾胃，气机阻遏。

湿热性质的疫邪困阻于中焦脾胃，湿重热轻者，脾气受困，气机郁阻，症见身热不扬；湿困太阴，气机不畅，故胸脘痞满；脾失健运，胃失和降，浊气上逆，故泛恶欲呕；舌苔白腻，白苔满布，或白多黄少等均系湿邪偏盛的征象。如湿渐化热，形成湿热并重或热重湿轻者，症见身热汗出，不为汗衰；湿热相蒸，故虽汗出而热势不衰；中焦湿热互结，气机失于宣展，则脘腹痞满或疼痛；湿热中阻，胃气上逆，则恶心呕吐。舌苔黄腻或黄浊，亦为湿热互结的征象。

2. 湿热积滞搏结肠腑

临床表现：身热汗出不畅，大便溏垢如败酱，便下不爽，烦躁，胸脘痞满，腹痛，苔黄腻或黄浊，脉滑数。以身热、腹痛、大便溏垢、苔黄腻为辨证要点。

病机特点：湿热积滞，胶结肠腑。

湿热熏蒸则身热，烦躁；湿热郁阻气机则胸脘痞满；湿热积滞内阻肠道，气机不通，故见腹痛，便溏不爽；舌赤，苔黄腻、黄浊，脉滑数为湿热内盛之象。

中焦证的转归：中焦证邪热虽盛，但正气未至大伤，抗邪有力，则病情向愈。但若中焦胃经邪热过于亢盛，腑实热结津伤严重而耗竭真阴，中焦湿热秽浊极盛，弥漫上下，阻塞机窍，均可导致病情危重。如吴鞠通在《温病条辨》中所说："中焦死证有二：一曰阳明太实，土克水者死；二曰脾郁发黄，黄极则诸窍为闭，秽浊塞窍者死。"疫邪严重损伤，阴液耗损亦可传入下焦。

三、下焦证

温疫邪气深入下焦，多阴液重伤，主要表现为邪少虚多证，以肝肾阴虚为主要病理特征，属病变后期阶段。

1. 肾精耗损

临床表现：低热，神疲委顿，口燥咽干，消瘦无力，耳聋，手足心热甚于手足背，舌绛不鲜干枯而痿，脉虚。以手足心热甚于手足背、口干咽燥、舌绛不鲜干枯而痿、脉虚为辨证要点。

病机特点：邪热久羁，耗损肾阴。

邪热深入下焦，耗伤肾阴，阴不养神，则神疲委顿；精不养形，则消瘦无力，耳聋脉虚；阴液不充，故口燥咽干；肾精枯涸，阴虚内热，或夹余热未净，症见低热持续、手足心热甚于手足背，舌绛不鲜干枯而痿为肾阴不足之象。多由中焦证发展而来，正如吴鞠通说："温邪久羁中焦，阳明阳土未有不克少阴癸水者，或已下而阴伤，或未下而阴竭。"如肾阴耗伤过甚，导致阴竭阳脱，可危及生命。

2. 虚风内动

临床表现：手指蠕动，甚或瘛疭，神倦肢厥，耳聋，五心烦热，心中憺憺大动，脉虚弱。以手指蠕动，或瘛疭，舌干痿绛，脉虚为辨证要点。

病机特点：肾精虚损，肝木失养，虚风内动。

虚风内动证往往是在肾精虚损的病理基础上发展而形成，故临床特征具备肾精虚损的表现。肝为风木之脏，依肾水而滋养，如肾水受劫，肝失涵养，筋失濡润，则风从内生，症见手指蠕动，甚或瘈疭。此外，肾水枯竭，不能上济心火，心神不能内舍，则见心中极度空虚而悸动不安，即所谓憺憺大动。

下焦证的转归：病入下焦，一般属于疾病后期，多表现为邪少虚多，其转归有两种情况：一是若正气渐复，驱除余邪外出，则可逐渐向愈。二为阴液被耗伤严重，肝肾之阴耗竭至尽，阴损及阳，阴阳虚衰可致病人陷入危亡。如《温病条辨》云："在下焦则无非热邪深入，消灼津液，涸尽而死也。"

湿热类疫病下焦证以湿热疫邪阻滞膀胱气化所致小便不利或尿闭，或湿热阻滞大肠而致下利或大便不通为临床特征，与吴氏下焦证不尽相同。如《温疫论·小便》云："热到膀胱……干于气分，小便胶浊，干于血分，溺血蓄血，留邪欲出，小便数急。膀胱不约，小便闭塞。"又如《湿热病篇》："湿热证，数日后，自利，溺赤，口渴，湿流下焦，宜滑石、猪苓、茯苓、泽泻、草薢、通草等味。"

四、三焦证候的传变

上、中、下三焦证候可反映三焦所属脏腑的病理变化和证候表现，同时也标志着温病发展过程中的不同阶段，是疫病辨证中较多采用的辨证方法。如杨栗山《伤寒瘟疫条辨》有："温病得天地之杂气，由口鼻入，直行中道，流布三焦，散漫不收，去而复合……"即以三焦认识疫病的发生传变。一般来说，上焦手太阴肺的病变，多为疫病的初期阶段；中焦足阳明胃、足太阴脾的病变，多为疫病的极期阶段；下焦足厥阴肝、足少阴肾的病变，多为疫病的末期阶段。三焦的证候传变，一般多由上焦手太阴肺开始，由此而传入中焦。中焦病候不愈，则多传入下焦肝肾。此即吴鞠通在《温病条辨》中所指"始上焦，终下焦"之意。

由于感邪性质不同，体质类型有异，疫病三焦病机的发生及演变不一定都是按照上述程序。例如暑热疫邪可直犯阳明、心包，未必始于上焦手太阴；湿热疫邪直犯中道；肾精素虚者，邪气伏藏下焦，病起即兼见肾阴亏损表现。传变较快的疫病也可呈现三焦俱病的表现，故上焦、中焦、下焦的病变不是截然划分的。

卫气营血辨证理论与三焦辨证理论，既是独立的，又是相辅相成的，共同构成了疫病辨证理论体系的核心。卫气营血辨证和三焦辨证在疫病的辨证意义上是相同的，二者均用以分析温病病理变化，辨别病变部位，掌握病势轻重，认识病情传变，归纳证候类型，从而为确定治疗原则提供依据。吴氏的三焦辨证既与卫气营血辨证理论有密切的联系，又补充了卫气营血辨证理论的不足，尤其是对下焦证辨治的补充和完善，临床二者结合使用，如《谦斋医学讲稿》："温病从发生到痊愈……以上、中、下三焦和卫、气、营、血为次序。这次序不是一般的分类法，而是根据脏腑和卫气营血在发病过程中生理和病理机能紊乱的客观反映，因此上中下三焦不能离开卫气营血的分辨，卫气营血也不能离开三焦部位。温邪自上焦而中焦而下焦，越来越深；自卫分而气分而营分而血分，越来越重，从病邪的发展可以看到生理的损害，这样，临床上要随时制止其发展，并且要使之由深转浅，化重为轻，才能减少恶化的机会。"

两种辨证方法之间纵横交错，相辅而行，经纬相依，相得益彰，形成了较完整的疫病辨证论治体系。上焦肺卫辨证，相当于卫分证；但上焦邪热壅肺证，则属于气分证范围；上焦邪陷心包的病变，可归属于营分证范围。但邪陷心包证的病机变化与营分证不完全相同：前者主要是邪热内陷，包络机窍阻闭，心神逼乱；后者则是营热阴伤，心神受扰。气分病变不仅限于中焦阳明胃肠及足太阴脾，也包括上焦手太阴肺经气分的病变，其范围较广，只要温邪不在卫表，又未深入营血，皆可属于气分证范围。中焦阳明胃热过盛迫血而妄行，引起斑疹者，属气血同病；中焦湿热化燥化火入血，亦属瘀热互结的血分病变。下焦证于血分证虽都属两种辨证纲领的末期阶段，但下焦病变是邪热耗伤肝肾真阴，其证属虚；血分证病变以热盛迫血为主，其证属实，或属虚实相杂证候。由上可见，只有把两种辨证方法有机地结合起来，才能够比较准确地、全面地认识疫病由表入里、由浅入深、由实转虚的整个发展过程，同时，亦能区别两种不同辨证方法的各自的长处与不足。

第三节　表里辨证

表里辨证主要是把疫病的病变部位、病程阶段及病机特点分为表里两个方面加以区别。这种辨证方法突出体现在明代吴又可《温疫论》。如《温疫论·统论疫有九传治法》曰："夫疫之有九传，然亦不出乎表里之间而已矣。""察其传变，众人多有不同者，以其表里各异耳。有但表而不里者，有但里而不表者，有表而再表者，有里而再里者，有表里分传者，有表里分传再分传者，有表胜于里者，有里胜于表者，有先表而后里者，有先里而后表者，凡此九传，其病则一。医者不知九传之法，不知邪之所在……未免当汗不汗，当下不下，或颠覆误用，或寻枝摘叶，但治其证，不治其邪，同归于误一也。"其后对表里九种病证特点做了详细的辨析，同时论及表里不同证型的治法及方药。如"但表而不里者，其证头疼身痛发热，而复凛凛，内无胸满腹胀等证，谷食不绝，不烦不渴，此邪外传，由肌表而出……但求得汗得斑为愈"；"若但里而不表者，外无头疼身痛，继而亦无三斑似汗，惟胸膈痞闷，欲吐不吐，虽得少吐而不快，此邪传里之上……若邪传里之中下者，心腹胀满，不呕不吐，或大便燥，或热结旁流，或协热下利，或大肠胶闭"。以头身痛、发热恶寒、胸腹胀满等症可明辨表里。吴又可认为"表里分传，始则邪气伏于募原……半入于里则现里证，半出于表则现表证，此疫病之常事"。可见，从表里证认识疫病传变是符合疾病发展的客观规律的，其重在强调表里变化的动态过程，且表里证往往错综复杂，表里俱病，或半表半里，或表胜于里，或里胜于表，先表而后里，先里而后表，治法依表里证的轻重主次定夺。

戴天章、杨栗山等均为温疫学派的代表，受吴又可的影响，继承发扬了吴又可表里辨证的学术观点，重视疫病病位之在表在里，清代杨栗山在《伤寒瘟疫条辨》亦列有"表证"与"里证"，并论其脉证和部分治法方药。其表证为"发热恶寒恶风，头痛身痛，项背强痛，目痛鼻干不眠，胸胁痛，耳聋目眩，往来寒热，呕而口苦，脉浮而洪，或紧或缓，或长或弦，皆表证也"。里证为"不恶寒反恶热，掌心并腋下汗出，腹中硬满胀痛，大便燥结或胶闭，或热结旁流，或协热下利，谵语发狂，口渴咽干，舌黄或黑，舌卷或裂，烦满囊缩而厥，脉洪而滑，或沉实，或伏数，此里证之大略也"。吴又可与杨栗山分表里证的意义体现在对治法的指导，即指导汗、下法应用的先后缓急宜忌等，如《伤寒瘟疫条辨》中："表里俱见之证，疑似之间最宜详晰。盖在表者宜汗，在里者宜下。今既两证相兼，如欲汗之，则里证已急，欲下之则表证尚在。"戴天章在《广瘟疫论》中以表证、里证分卷，分类论述疫病常见的 70 余个症状，虽然戴氏以症状深浅层次分表里，其仍强调"疫邪见症，千变万化，然总不出表里二者"。

表里辨证是辨病位与病势浅深的纲领。疫邪自外侵袭人体，首犯皮毛肌肤，病位与病势均轻浅，证属表；再犯内在脏腑，病位与病势均深重，证属里。

一、表证

感邪途径：疫疠病邪从皮毛、口鼻侵犯人体肌表、经络而发病，多见于疫病的初期。

临床表现：按一般温病初起的表现，见恶寒、发热、头痛、舌苔薄白、脉浮为主，常伴有鼻塞流涕、咽痒、咳嗽等症状。疫疠之邪致病性强，其表证可概括为发热，恶寒，头痛、头眩，项强背痛、腰痛、腿膝足胫酸痛，自汗、无汗，以及头肿、面肿、耳目赤痛、项肿，发斑、发疹。(《广瘟疫论》)

病机特点：疫邪犯表，正邪相争于体表。

发展趋势：病情好转，邪气出表而病愈；病情进展，表邪入里成为里证，或表证与里证同见。

二、里证

感邪途径：表证未及时治疗，转化为里证；疫疠病邪从口鼻直入于里，损害脏腑功能，导致脏腑病变；情志内伤、饮食劳倦等因素使脏腑功能失调，疫疠病邪乘虚而入，出现疫病里证。

临床表现：里证包括的范围很广，大多具有内脏病变的表现。如心悸、咳喘、腹痛、呕吐、气短、乏力、便秘、尿赤等。疫病里证可概括为渴、呕，胸满、腹满、腹痛、胁满、胁痛，大便不通、大便泄泻、小便黄赤涩痛，以及烦躁、谵妄、神昏，舌燥、舌卷、舌强，口咽赤烂等。(《广瘟疫论》)

病机特点：疫疠之邪入里，脏腑功能失调和实质性损害。

发展趋势：病情好转，邪气出表而病愈；病情恶化，邪气深陷，由气入血，由腑到脏，或由上中焦到下焦，出现危重症。

三、半表半里证

感邪途径：疫气从口鼻而入，其所客内不在脏腑，外不在经络，舍于夹脊之内，去表不远，附近于胃，乃表里之分界，是为半表半里。

临床表现：初得之二三日，其脉不浮不沉而数，昼夜发热，日晡益甚，头疼身痛。舌上苔如积粉，满布无隙。

病机特点：湿热疫邪，郁伏膜原。

发展趋势：药后二三日即溃离膜原；或不传里者，邪可传表，从汗解；如不能汗，邪从内陷，舌根先黄，渐至中央；或邪离膜原，脉长洪而数，大汗多渴，为欲表未表；邪气入胃，见里证，舌上纯黄色。

四、表里俱病证

感邪途径：邪气伏于膜原，继而邪气平分，半入于里，半出于表，则表里俱病。

临床表现：发热恶寒，头疼身痛，心胸痞闷，脘腹胀满，便秘或下利，舌上白苔，根渐黄至中央。

病机特点：邪气充斥表里，内外壅闭。

发展趋势：下法通里，里邪先去，邪去则里气通，中气方能达表，表邪随势透发，消内消外消不内外；或失治误治，疫邪内陷，劫夺精液而成脱证。

第四节　气血津液辨证

疫病为乖戾之气所致，发病急骤，病情危重，传变迅速，预后较差为其突出特征，故多以吴又可"客邪贵乎早逐"为治疗原则，重在大力去除疫邪。疫病传变多以疫邪的病位为主线，而气血津液的病理变化对治法的确立和预后的判断有意义。温疫邪气多劫伤津液，津液的状态决定温疫的预后，如《素问·金匮真言论》云："夫精者，身之本也，故藏于精者春不病温。"疫病以热证为主，邪入血分最常见血热、血瘀证，除卫气营血辨证中血分证外，还可见一些兼夹证型。

疫病中常见的与气血津液相关的证型有：

一、气滞阳郁证

气滞证是人体某一脏腑、某一部位气机阻滞，运行不畅所表现的证候。引起气滞的因素很多，凡是病邪内阻，疫邪过盛，或夹湿夹痰，七情郁结等，均能导致气机郁滞。

临床表现：以脘、胁、胸、腹等部位的胀闷满痛或窜痛为主。或在疫病治疗过程中，服发汗药而无汗，如《温疫论》中："大剂麻黄连进，一毫无汗，转见烦躁……里气结滞，阳气不能敷布于外。"多伴四末厥逆，口燥舌干而渴，身反热减，四肢时厥，欲得近火拥被，脉反数，是为阳气郁伏。

病机特点：气机阻滞，阳郁不伸。

气机以通顺为贵，一有郁滞，轻则胀闷，重则疼痛。随着病变部位的不同而出现不同部位的胀痛，或疼痛攻窜移动。胀痛、窜痛、攻痛为气滞疼痛的特点。胀闷疼痛的病理反应是气滞证的基本特征。疫病中湿热疫邪导致的气滞证最多，以脘腹痞满胀痛为主；疫邪以汗、便为外出通路，邪热盛则郁，若更兼痰湿，则阳热郁伏于内，阳热不展，则可见高热无汗、四肢逆冷、反欲衣被等。如《广瘟疫论·夹郁》："时疫夹气郁者，初起疫症悉同，而多脉沉，手足冷，呕逆胸满，颇类夹食……舌苔白薄，胸膈满痛串动而可按，宜先宣通其郁，然后解表清里，自无不效。"

二、气机上逆证

气逆证是指气机升降失常，逆而向上所引起的证候。临床以肺胃之气上逆和肝气升发太过的病变为最多见。

临床表现：喘咳或呃逆，嗳气，恶心呕吐，或头痛、眩晕、昏厥，或呕血。

病机特点：气机上逆，干犯清窍。

肺气上逆，多饮感受疫邪或痰浊壅滞，使肺气不得宣发肃降，上逆而发喘咳。胃气上逆，可由疫邪、痰浊、食积等停留于胃，阻滞气机，使胃失和降，上逆而为呃逆、嗳气、恶心、呕吐。疫邪夹肝气上逆，上扰清窍而见头痛、眩晕，清窍壅闭见则昏厥；血随气逆而上涌，可致呕血。

三、热瘀互结证

凡离经之血不能及时排除和消散，停留于体内，或血行不畅，壅遏于经脉之内，或瘀积于脏腑组织器官的，均称瘀血。不论伤寒时疫，盖因失下，邪热久羁，无由以泄，血为热搏留于经络证。

临床表现：发热夜重，疼痛如针刺刀割，痛有定处，拒按，常在夜间加剧。瘀血在体表成肿块者，色呈青紫；在腹内者，坚硬按之不移，称为癥积；发斑者，色紫红或紫黯；或便色如漆，大便反易；小腹硬满，而小便自利；妇女适逢经期感邪，常见经闭。舌质紫黯或有瘀斑瘀点，脉细涩。或疫之表证，而脉芤涩。

病机特点：热瘀互结，阻络致痛。

血属阴分，入夜发热益甚；热与瘀结，溢于肠胃，腐为黑血，便色如漆，大便反易，吴又可认为"温疫起无表证，而惟胃实，故肠胃蓄血多"；小腹硬满，但小便自利，责之膀胱蓄血；瘀血内停，脉络不通则痛，疼痛剧烈，如针刺刀割，部位固定不移，或成肿块；瘀热内阻胞宫，则妇女可见经闭。舌体紫黯，脉象细涩，常为瘀血之征；表证见芤涩脉，说明患者本有内伤停瘀，复感时疫。

四、痰饮停聚证

痰饮停聚证，是指体内津液失于正常布化，津液停聚而表现的证候。津液停聚，其稠浊者为痰，清稀者为饮，两者合称痰饮。痰饮停聚形成的主要因素有：一是宿有停痰留饮，感受疫邪以后，与痰饮搏结，阻遏气机；二是瘟疫发病过程中，肺、脾、肾功能失调，三焦气化不利，津液停聚，产生痰饮；三是邪热炽盛，煎津为痰，痰热互结。

临床表现：胸脘痞闷，胃脘拒按，泛恶欲吐，渴喜热饮而不欲多饮，或神昏如迷，口吐涎沫，舌苔黏腻，脉滑。或发热，胸下按痛，咳痰不爽，痰色白稠或黄稠黏浊，或身热，咳喘，胸闷，口渴，咯唾黄浊痰，脉滑数，或神昏，舌蹇肢厥，喉间痰鸣，甚则肢体抽搐，角弓反张，舌红或红绛，舌苔黄腻或黄浊，脉滑数或弦滑数。

病机特点：痰饮停聚，气机阻滞。

由于痰饮停聚、气机阻滞的部位不同，随之出现不同病症。痰湿阻遏中焦气机，则胸脘痞闷、胃脘拒按、泛恶欲吐；痰饮为阴邪，阻滞气机，津液不能上承，则渴喜热饮而不欲多饮；痰浊内闭心包，则神昏如迷、口吐涎沫；舌苔黏腻、脉滑，为痰浊停聚之征。痰热阻于胸，则发热、胸下按痛、咳痰不爽、痰色白稠或黄稠黏浊；痰热阻于肺，则身热、咳喘、胸闷、口渴、咯唾黄浊痰；痰浊阻于喉，则喉间痰鸣；痰热闭窍，则神昏、舌蹇肢厥；痰热阻于肝经，引动肝风，则肢体抽搐、角弓反张。舌红或红绛、舌苔黄腻或黄浊、脉滑数或弦滑数，为痰热互结之征。

五、痰瘀互结证

痰瘀互结证，是指津停为痰，血滞为瘀，痰瘀互结而表现的证候。痰瘀互结形成的主要因素有：一是宿有痰饮、瘀血，感受疫邪以后，痰瘀互结，气机阻滞；二是瘟疫发病过程中，肺、脾、肾、三焦功能失调，津停为痰，痰阻血滞，痰夹瘀血；三是邪热炽盛，深入血分，损伤血络，血溢经脉，离经为瘀，瘀热互结，炼津为痰，瘀血夹痰，或邪热煎灼津血，炼血为瘀，煎津为痰，痰瘀互结；四是恰逢女子经血适来或产后而病瘟，热陷血室，热瘀互结，炼津为痰，瘀血夹痰；五是温病后期，脏器衰弱，气血虚损，鼓动无力，津血运行不畅为痰为瘀，痰瘀互结。

临床表现：咳嗽痰多，胸闷痞满，痰白清稀，或黄稠带血，或凝结成块成条，咳逆难咯，剧则带血，舌苔白滑，脉滑。或发热，胸闷，胸胁或脘腹刺痛或拒按，甚则情绪躁扰不宁，多言不序，神思如狂，舌质有瘀斑或紫晦，扪之湿润，少苔或苔薄黄而干，脉弦细或细涩；或壮热或寒热往来，小腹胀满，月经停闭，或恶露不行，肢体肿胀，昼日明了，暮则谵语；或神疲气短，吞咽困难，或喉中痰鸣，肢体麻痹，行走不稳或瘫痪，或二便失禁，舌苔白浊，脉滑；或神志痴呆，精神异常，言语障碍，肢体废用，肌肉萎缩，舌质黯红，脉细软或细涩。

病机特点：痰瘀互结，津停血滞。

由于痰瘀互结，津停血滞的部位不同，发病阶段不同，或感染于女子特殊生理期，随之出现不同病证。痰浊阻肺，肺失肃降，血络受损，则咳嗽痰多，胸闷痞满，痰白清稀，或黄稠带血，或凝结成块成条，咳逆难咯，剧则带血；舌苔白滑，脉滑，为痰浊停聚之征。停痰宿瘀与邪热搏结于胸胁脘腹，则发热，胸闷，胸胁或脘腹刺痛或拒按；痰热瘀阻，蔽塞神窍，则情绪躁扰不宁，多言不序，神思如狂；热入营血，痰瘀互结，则舌质有瘀斑或紫晦，脉弦细或细涩。瘟疫过程中热陷血室，热瘀互结，痰瘀阻滞，冲任不通，经血、恶露运行不利，则壮热或寒热往来，月经停闭，或恶露不行，小腹胀满，肢体肿胀；热陷营血，瘀热扰神，则昼日明了，暮则谵语。瘟疫后期，气阴受伤，津血受损，心神、清窍、筋脉失却润养，加之痰湿阻滞，瘀血阻络，清窍、筋脉不通，则神呆、失语、瘫痪等后遗症。

六、气虚血瘀证

气虚血瘀证，是气虚运血无力，血行瘀滞而表现的证候。常由疫病日久气虚，渐至瘀血内停而引起。

临床表现：面色淡白或晦暗，身倦乏力，胸胁、小腹部疼痛加剧，舌淡黯或有紫斑，脉沉涩。

病机特点：气虚不运，血行瘀滞。

证属虚中夹实。面色淡白，身倦乏力，少气懒言，为气虚之证。气虚运血无力，血行缓慢，终致瘀阻脉络，故面色晦暗。血行瘀阻，不通则痛，故疼痛加剧。气虚则舌淡，血瘀则舌紫黯，沉脉主里，涩脉主瘀。

七、津液枯损证

里证下后，或下证以邪未尽，不得已而数下之，或自利日久，或他病先亏，或病久不痊，或反复数下，而致周身血液枯涸。

临床表现：唇口燥裂，津不到咽，或兼有两目干涩，舌体枯干，脉微细弦，或见脉浮数而无汗。

病机特点：阴津干涸，失于濡养。

下法过用伤阴，或患者平素多火而阴亏，复感疫邪，阴津迅速劫伤则唇干咽燥，目失所养，则两目干涩严重；邪热浮于肌表，里无壅滞，而血液干涸，病虽迁延数日而不得汗。

八、气虚血弱证

气虚证常由久病劳累、年老体弱等因素引起；素有吐血，衄血，便血或崩漏，产后失血过多，则血虚易感疫邪。疫邪克伐，导致气血虚损证候。《温疫论》："邪之伤人也，始而伤气，伤肉，伤筋，伤骨。"

临床表现：少气神疲，四肢脱力若瘫，面色萎黄，头晕目眩，自汗盗汗，活动时诸症加剧，舌淡苔白，脉虚细；下后反见痞满；或见肢体浮肿；通身萎黄，两唇寡白，感邪虽重，面反无赤色。

病机特点：元气虚弱，失于固摄，气机不运。

气血亏虚则少气懒言、神疲乏力；气虚不能温养头目，则头晕目眩；气虚卫外不固则自汗；劳则耗气，故活动时诸症加剧；气虚无力鼓动血脉，血不上荣于舌，而见舌淡苔白；运血无力，故脉虚；虚痞下后，元气更虚，气机不行，则痞益甚；大病过后，三焦受伤，气虚三焦无力通调水道，可见肢体浮肿；或病后虚弱，饮食渐进而忽然肢体浮肿，为病后虚损，阳气先复所致。

九、血瘀邪恋证

素体虚弱，或久病吐衄便血，或女子崩漏带下，血枯经闭，男子遗精白浊，导致精血枯损，疫邪留恋。

临床表现：肌肉消烁，不欲饮食，胸膈痞闷，或胸胁锥痛，身疼发热，彻夜不寐，迁延不愈，舌黯脉数。

病机特点：血瘀不行，余邪胶结。

久病正虚，无力驱邪，表邪留而不去，与血脉胶结。邪与脉中营气搏结则肢体时痛；邪气内郁化火则脉数；火与疫邪结于膈膜，则胁下锥痛。如《温疫论》所说："客邪交固于血脉，主客交浑，最难得解，久而愈锢，治法当乘其大肉未消、真元未败，急用三甲散，多有得生者。"

十、气随血脱证

形成因素：指大出血时引起气脱的证候。疫病血分证中，正气突然败馁，可见此证。

临床表现：吐、衄、便、溺血过程中，或出变证，突然面色苍白，四肢厥冷，大汗淋漓，甚至昏厥。舌淡，脉微细欲绝，或浮大。

病机特点：血液大亏，元气外亡。

气与血相互依存。大量出血，则气无所附而随之外脱。气脱亡阳，不能上荣于面，则面色苍白；不能温煦四肢，则手足厥冷；不能固护肌表，则大汗淋漓；神随气散，神无所主，则为晕厥。正气大伤，舌体失养，则舌淡，脉道失充见浮大而散。本证进而突然出现血气脱亡阳证，证情更为险恶。

第五节　六经辨证

六经辨证是《伤寒论》的核心辨证体系，其理论基础为《素问·热论》，将伤于寒邪的外感热病的发生、发展及传变，概括为太阳、阳明、少阳、太阴、少阴、厥阴六经病证，以揭示其演变规律。六经辨证是在温病学派形成前，辨治外感热病的主要方法。疫病亦属于广义的外感热病范畴，疫病学家在辨治疫病过程中也会用六经概念来说明病变部位或传变，如刘松峰《松峰说疫·瘟疫六经治法》论述了依据六经理论辨治瘟疫病的治法，但已变仲景本意而活用之。《松峰说疫》提出"瘟疫六经治法"，并卷二有："仅读伤寒书不足以治瘟疫，不读伤寒书亦不足以治瘟疫。"但杨栗山在《伤寒瘟疫条辨》中指出："伤寒多有此（三阴证）证治，温病无阴证，热变为寒，百不一出，此辨温病与伤寒六经证治异治之要诀也。"可见，疫病以热证为常见。

一、太阳病证

太阳病证主要指伤寒病初起的表证。太阳经循行于督脉两侧，分布在项背统摄营卫，太阳腑为膀胱。太阳主人体的表层，外邪侵袭人体，由外而内，从皮毛经络到肌肉脏腑，太阳首当其冲，出现太阳经受邪的表现。太阳经受邪不解可循经入太阳腑。

临床表现：恶寒发热，脉浮，头身疼痛，甚则头痛如劈，周身酸痛不适，四肢拘急，或见烦躁口渴。继而发热重恶寒轻，寒邪逐渐化热。辨证要点是脉浮、头项强痛而恶寒。

病机特点：邪束太阳，卫闭营郁。

瘟疫邪气可呈现表证表现，但非表邪所致，故解表为误治。若先感受疫邪后感受风寒，则有外来表邪，应当先解表，后解决瘟疫矛盾。瘟疫邪气兼夹寒邪可以借鉴六经辨证辨治太阳病方法治疗。《温疫论·感冒兼疫》云："疫邪伏而未发，因感冒风寒，触动疫邪，相继而发也。既有感冒之因由，复有风寒之脉证，先投发散，一汗而解。一二日续得头疼身痛，潮热烦渴，不恶寒，此风寒去，疫邪发也，以疫法治之。"即瘟疫初起，先憎寒而后发热，日后但热而无憎寒。二三日后，脉则转数，昼夜发热，日晡益甚，头疼身痛。或者初起即表现为肺胃热盛，淫热布散十二经。寒疫初起可以采用六经辨证中太阳病的辨治思路。如刘松峰认为："太阳在六经之表，是以感则先病，其经自头下项，行身之背，故头项痛而腰脊强……瘟疫在太阳，脉浮头痛发热汗出，以风强而气不能闭也。若脉浮而紧，发热恶寒，身痛腰疼，烦躁、无汗、喘促者，是寒束而邪不能泻也。"初起以卫闭营郁为病机特点的瘟病，治法应当清营热而泄卫闭，"凉金补水"而开皮毛。综上所述，疫病辨治借鉴六经辨证概念，但非伤寒六经辨证。

二、阳明病证

阳明病是外感热病过程中，正邪相争激烈，邪热鸱张，津液耗伤的病变阶段，病位在足阳明胃与手阳明大肠两经。感温热疫邪较重；阳气素旺，感受外邪后迅速入里从阳化热；误汗、误下伤阴而阳气偏亢等均可导致阳明病证。其证候性质属于里实热证。其多病势急重，传变迅速，极易动血。阳明病证可分为经证和腑证两类。

1. 阳明经证

临床表现：通身发热，不恶寒，大渴复大汗，面赤，甚则肢厥，苔黄燥，脉洪大而数。以发热、汗自出、口渴为辨证要点。

病机特点：阳明热盛，津液耗伤。

吴又可说："胃为十二经之海，十二经皆都会于胃，故胃气能敷布于十二经中，而荣养百骸，毫发之间，弥所不贯。"阳明多气多血之经，故抗邪有力，表现为通体皆热、高热烦躁、口渴汗出、苔黄、脉数大有力，也是疫病极期常见的表现，如吴又可说："温疫脉长洪而数，大渴复大汗，通身发热，宜白虎汤。"纪晓岚曾记载：乾隆癸丑，京师大疫，以景岳法治之多死，以又可法治之亦不验。桐城医士余师愚投大剂石膏药，并创立清瘟败毒饮，挽救了许多人的生命。余师愚当时所治疗的疫病应该归于暑燥疫，从阳明气分论治疫病，《疫疹一得》中记载了大量使用生石膏治疗疫病的案例。他认为：疫疹由乎淫热，侵及肺胃，布散十二经，总由外来淫热所致。余氏所创的疫病专方清瘟败毒饮，主要由白虎汤、犀角地黄汤、黄连解毒汤三方合方而成，重用石膏大清胃热，解肌热同时清泄实热。

2. 阳明腑证

临床表现：日晡潮热，大便秘结，或者热结旁流，或见神昏谵语，舌苔黄厚干燥，甚者焦黑燥裂，脉沉实。以日晡潮热、大便秘结为辨证要点。

病理特点：阳明热结，腑气不通。

腑证为阳明疫邪与有形之邪相结而成，与燥屎相结为多见，故气机闭敛于内而见沉实有力的脉象。如吴又可说："及邪传胃，烦渴口燥，舌干苔刺，气喷如火，心腹痞满，午后潮热，此应下之证。""目赤、咽干、气喷如火、小便赤黑涓滴作痛、大便极臭、扬手踯足、脉沉而数皆为内热之极，下之无辞。"舌黄，心腹痞满，烦躁加重，舌苔焦黑起刺，焦裂，舌体硬，鼻孔如烟煤，口臭，口燥渴，目赤咽干，小便赤红，大便臭秽等，均为吴又可使用下法、活用大黄的依据。下法，是祛除疫邪的有效途径和截断疫病发展的有效方法。杨栗山在《伤寒瘟疫条辨》中，记载了阳明腑证的内容，载有转矢气极臭、大便焦闭、热结旁流、潮热等瘟疫大便燥结特征。

刘松峰在《松峰说疫·瘟疫六经治法》中，记载了瘟疫病阳明腑证的特点：汗出，潮热，谵语，腹满，便秘。病传阳明经，不得汗解，如果病人体质素旺，则经热内蒸，腑热内作。如果误用汗法，则大汗淋漓，反伤津液，燥热转重。腹中有燥屎相结，壅遏腑气，会见到腹满而痛，兼见潮热谵语。如果不及时驱邪，则脏阴消亡，病情危重。刘氏的记载体现了瘟疫邪入阳明，毒热炽重，阴伤尤速的病理特点，故治疗上注重攻补两施，承气汤中合用芍药、地黄等。

3. 阳明变证

阳明病在发展和治疗过程中，可以出现很多变证。比如热郁胸膈的栀子豉汤证；热移于下焦，水气不得下泄，可见发热、渴欲饮水、小便不利的猪苓汤证；胃阳不足，呕逆，不能食，食后呕吐的阳明寒化证；郁热在里，湿热蕴结的阳明发黄证；瘀热在里的阳明蓄血证等。吴又可《温疫论》记载了阳明蓄血、发黄、邪在胸膈的特征及证治。

瘟疫应下未下，邪热久羁，与血相搏。若肠道出血，与肠中粪便裹杂在一起，由燥结的大便变为黑漆色且柔润的大便，容易解出，为胃热波及血分，即热与肠中瘀血相搏，宜攻下逐瘀、凉营泄热。发黄亦是阳明变证的一种类型。《金匮要略·黄疸病脉证并治》："脾色必黄，瘀热以行。"《温疫论》云："发黄一证，胃实失下，表里壅闭，郁而为黄。""发黄疸是腑病……疫邪传里，移热下焦，小便不利，邪无输泄，经气郁滞，其传为疸。"宜茵陈汤。瘟疫见胸膈满闷，心烦喜呕，欲吐不吐，虽吐而不得大吐，为邪在胸膈，但腹部不满，说明没有涉及阳明胃肠。

三、少阳病证

临床表现：往来寒热，休作定时，先寒后热，日晡益甚，头身疼痛，胸痞脘闷，时作呕恶，舌红，苔白腻如积粉，脉弦数等。

病机特点：邪犯少阳，湿遏热伏。

少阳包括足少阳胆与手少阳三焦两经及其所属的胆与三焦两腑，可表现为邪犯少阳经腑，胆火内郁，枢机不利；湿热疫中则表现为湿热疫邪盘踞膜原，湿阻热伏，越郁越热，则表里传变，变幻莫测，即吴又可指出的疫病初起"邪伏膜原"理论，可表现为初起先憎寒而后发热，继而发热但不憎寒。俞根初《通俗伤寒论》认为，膜原为人一身之半表里，并指出："《内经》言邪气内薄五脏，横连膜原，膜者横膈之膜，原者空隙之处，外通肌凑，内近胃腑，即三焦之门户，实一身之半表半里也。凡外邪每由膜原入内，内邪每由膜原达外。"认为膜原为邪气入内及达外的必由之路。吴又可云："疫者，感天地之戾气……邪从口鼻而入，则其所客，内部在脏腑，外不在经络，舍于伏膂之内，去表不远，附近于胃，乃表里之分界，是为半表半里，即针经所谓横连募原者是也。"

刘松峰在《松峰说疫·少阳经》中指出：少阳经以相火主令，居表里之半。瘟疫病寒水失藏，相火炎蒸，卫闭营郁。瘟疫病中少阳经受邪，邪气容易从阳化热，形成咽干口苦等相火内郁、克犯脾土的表现，同时见胸胁疼、耳聋、目眩等，应当以清凉和解之法。他在"目眩耳聋口苦咽干胸痛胁痞呕吐泄利"篇指出：少阳病寒盛则传太阴之脏，阳盛则传阳明之腑，为入腑入脏之门户。但因为瘟疫营郁热盛，火旺木枯，则多传胃腑，少阳阳明合病，鲜有传脾脏之情况，故清散经邪为主要治法。

另有吴又可用三阳经辨别疫病在表证候："邪在经为表……如浮越于阳明，则有目痛、眉棱骨痛、鼻干；如浮越于少阳，则有胁痛、耳聋、寒热、呕而口苦。大概述之，邪越太阳居多，阳明次之，少阳又其次也。"此与六经辨证迥异。

四、太阴病证

临床表现：腹部胀满，大便难下，或自利便溏，或见发黄，身重肢胀，苔腻，脉濡或滑。

病机特点：疫湿困脾，气机阻滞。

《松峰说疫·卷之二》曰："每见患瘟疫者，腹胀满，大便实，或自利发黄，以及四肢诸证，非传入足太阴经乎？"患者素体脾阳虚弱，或病后脾气受损，所感湿热或寒湿疫邪则易入太阴，见脘痞腹胀、便溏发黄、身重肢困等表现。薛生白《湿热病篇》指出湿热类温病的成因是"太阴内伤，湿饮停聚，客邪再至，内外相引，故病湿热"。说明了脾失健运为外感湿邪的前提条件。发黄多为脾不运湿，湿热郁蒸而致胆汁外溢所致，多采用清利湿热法使湿热从小便而出。

五、少阴病证

少阴病是外感病发展过程中的危重阶段，包括少阴寒化证和少阴热化证。瘟疫病多温热偏盛，阴液重伤，甚至灼伤血络，故以少阴热化证为多见。

1. 少阴热化证

临床表现：心烦不得卧，口燥咽干，舌尖红赤，苔薄黄，脉细数。

病机特点：心肾阴虚，虚火上炎。

心肾之阴严重损伤，则阴虚阳亢，扰及心神，可见心中烦；心火独亢，阳亢不入于阴，阴虚不受阳纳，则不得卧；阴虚失养则口燥咽干、舌尖红赤、脉象细数；阴虚水热相搏，水气不化，津液不升，可见下利、小便不利、咳嗽、呕吐、口渴、心烦不寐；下利伤阴虚火上浮，可见下利咽痛、心烦胸满。

2. 少阴寒化证

临床表现：无热恶寒，但欲寐，四肢厥冷，下利清谷，呕不能食，或者食入即吐，舌淡，脉沉微而细。

病机特点：阳气虚衰，失于温煦。

本证由阳气虚衰，病邪从阴化寒，呈现全身性虚寒征象；中阳衰微，则四肢厥冷，下利清谷，呕不能食，或者食入即吐等，以胃肠道症状突出；若阴盛于内，格阳于外，则四肢厥冷、下利清谷，同时可见面赤、脉微欲绝；若阴盛阳虚，寒邪郁滞者，可见口中和、背恶寒、身体痛、手足寒、骨节痛、脉沉；若为下焦阳虚，水气不化者，可见腹痛下利、小便不利、四肢沉重疼痛、身𥆧动、振振欲擗地、心下悸、头眩；虚寒滑脱，可见下利脓血、滑脱不禁、小便不利、腹痛、舌淡口和。

六、厥阴病证

1. 厥阴热证

临床表现：发热作渴，烦满囊缩，斑疹外发，舌红少苔，脉细弦。

病机特点：经郁营热。

厥阴病是六经病证的最后阶段。厥阴包括足厥阴肝和手厥阴心包两经及其所属的肝与心包两脏。厥阴证候特点是寒热混杂，病理机转可以归纳为阴阳胜负和上热下寒。刘松峰《松峰说疫·瘟疫六经治法》论述了瘟疫的厥阴经病证，厥阴以风木主令，手厥阴以相火化气于风木，若病邪性质属热则易火郁而生热。瘟疫病卫郁营热，木火过旺，表现于厥阴经循行部位，症见烦满囊缩、发热作渴。从其选用苍霖丹（浮萍、生地黄、当归、丹皮、芍药）治疗瘟疫厥阴证来看，刘氏认为疫病厥阴证病机以"卫郁营热"为主。瘟病传至厥阴，营热内逼，不得透达，加上营阴不足，则易发斑动血。

2. 上热下寒证

临床表现：消渴，气上撞心，心中疼热，饥而不欲食，食则吐蛔，下之利不止，手足逆冷，咽喉不利。

病机特点：上热下寒。

阳并于上则上热，阴并于下则下寒，即下寒阳微，上热壅遏而成上热下寒之证。如属于膈上有热，症见消渴，气上撞心，心中疼热；肠中有寒者，则饥而不欲食，食入即吐，或食则吐蛔，下之利不止；寒热错杂者，可见泄利不止，手足厥逆，咽喉不利，唾脓血，寸脉沉而迟，下部脉不至。

第四章　瘟疫的防治 ▷▷▷▷

第一节　瘟疫的预防

一、预防原则

瘟疫的传染和流行有传染源、传播途径和易感人群三个环节，如其中任何一个环节得以控制，就不会发生疾病的传染和流行。一般来说，对所有传染病均应采取针对传染源、传播途径和易感人群三个环节的综合措施，以达到取长补短、相辅相成的作用。但在采取综合措施时，应根据各种疾病的特点及不同时间、地区的具体条件，分清主次，突出主导措施，才能取得最大的效果。一旦发生疫情，应立即按规定上报，并采取各种防疫措施，以减少或杜绝其传染和形成流行。

（一）避其毒气

在《黄帝内经》提出的"避其毒气"原则指导下，对某些具有传染性的温病采取了各种严格的隔离措施。我国晋代就有"朝臣家有时疾染易三人以上者，身虽无疾，百日不得入宫"这一严格的隔离措施。早在汉代，在军队里发生疫病时，设"庵庐"，即可视为我国早期的临时传染病医院。清初设有"查痘章京"一职，专司检查京城的天花患者，一旦发现，即令其迁出四五十里以外。与此同时，古代医家还提出与疫病患者接触时应注意的一些问题，如熊立品《瘟疫传症全书》说："当合境延门，时气大发，瘟疫盛行，递相传染之际……毋近病人床榻，染具秽污；毋凭死者尸棺，触其臭恶；毋食病家时菜，毋拾死人衣物……"隔离疫病患者对于切断传染源、防止疫病的传播具有重要的意义。

（二）药物预防

我国古代医家一直在寻求能够预防温病的药物、方剂。早在《山海经》中就载有预防疫病的药物、食品，如"箴鱼食之无疫疾"。到《诸病源候论》更明确提出，对伤寒、时气、温病等可"预服药"以预防。《备急千金要方》也认为："天地有斯瘴疠，还以天地所生之物防备之。"至于具体的方法，早在《黄帝内经》的《素问·刺法论》中就有用小金丹预防疫病的记载。在晋代《肘后方》、唐代《备急千金要方》等古医籍中都列有辟温方，也是以药物预防温病的发生。如《备急千金要方》中有雄黄丸、赤散、太乙流金散、雄黄散、杀鬼烧药、虎头杀鬼丸、金牙散等，分别采用药囊佩带、熏烧、内服或作用于体表等方法来预防温病的发生。元代滑寿则主张在麻疹流行期间用消毒保婴丹、代天宣化丸等来预防发病。

（三）存其正气

古代医家非常强调通过保护和增强人体的正气来预防温病。《素问·金匮真言论》说："夫精者，身之本也，故藏于精者，春不病温。"《素问·移精变气论》指出："失四时之从，逆寒暑之宜，贼风数至，虚邪朝夕，内至五脏骨髓，外伤空窍肌肤，所以小病必甚，大病必死。"我国至少在明代以前就已发明了种痘法以预防天花，开创了世界人工免疫之先河，这是医学科学的一项重大成就。当时采用的是人痘接种术，据《医宗金鉴》记载，已有痘衣法、痘浆法、旱苗法、水苗法等。

二、预防方法

（一）培固正气，强壮体质

《素问·刺法论》指出："五疫之至，皆向染易，无问大小，病状相似……正气存内，邪不可干，避其毒气。"认为只要"正气存内"，就能"避其毒气"。人体正气充足，体质壮实，温邪就不易侵犯人体，即使发病其病情也较轻微，易于治愈康复。培固正气，强壮体质的方法，大致有以下四种：

1. 锻炼身体，增强体质

古代医家创造了许多强身健体的方法，如五禽戏、太极拳、八段锦、气功、推拿按摩和武术等，都可以增强人的体质。还可以根据个人的条件，如年龄、职业爱好等选择瑜伽、游泳、跑步等锻炼项目，提高自身的防病抗病能力。

2. 顺应四时，调适寒温

《素问·本能病》曰："厥阴不退位，即大风早举，时雨不降，湿令不化，民病温疫，疵废。风生，民病皆肢节痛、头目痛，伏热内烦，咽喉干引饮。"指出温疫具有传染性、流行性、临床表现相似、发病与气候有关等特点。人类生存在大自然中，与自然界的四时气候变化息息相关。在日常生活中，应根据季节的变化和气温的升降，及时调整衣被和室内温度。冬日不可受寒也不宜保暖过度，夏日不可过分劳作，也不宜贪凉安逸、恣食生冷。这对小儿尤为重要，因小儿脏腑娇嫩，形气未充，易受气候变化的影响而生病。

3. 保护阴精，固守正气

人体内的阴精具有抵御外来温邪侵袭的作用。保护阴精的方法除避免早婚早育、房劳过度外，还要注意日常生活中必须劳逸结合，保持心情舒畅、情绪稳定等。《素问·金匮真言论》说："夫精者，身之本也，故藏于精者，春不病温。"强调了保护体内阴精对预防温病的重要意义。《素问·阴阳应象大论》指出："冬不藏精，春必病温。"

（二）早诊治，控制传播

对具有传染性的瘟疫患者，必须早期诊治，及时隔离，控制传播。并迅速向有关防疫部门报告，使防疫部门能随时掌握疫情，采取相应措施。

1. 早期诊治

早期发现并治疗传染患者，是彻底治愈患者，使患者早日康复的重要基础。确诊和治疗是否及时，直接关系到病势的发展及预后。尽早诊治对提高治愈率、缩短病程、减少病死率和后遗症有重要意义。

2. 早隔离

对感染瘟疫的患者，立即隔离，尽量减少患者与健康人的接触，如需接触时，也要有一定的隔离措施，如戴口罩、穿隔离衣等。对患者的排泄物、衣物及生活用具集中消毒处理。

3. 控制传播

采用不同的措施来阻断瘟疫的传播途径。如呼吸道传染病，可在流行期间进行室内空气消毒，保持公共场所的空气流通，尽量避免或减少去人群拥挤的地方，外出时可戴口罩。通过消化道传染者，应特别注意饮食和环境卫生，不饮生水，保护水源，管好粪便，勤剪指甲，消毒饮食用具，谨防"病从口入"。

（三）预防接种

预防接种的目的是使人体产生特异性免疫力，提高人群免疫水平，阻断传染病的传播。人工自动免疫：将免疫原性物质接种人体，使人体自行产生特异性免疫。免疫原物质包括处理过的病原体或其提炼成分及类毒素等。人工被动免疫：以含抗体的血清或制剂接种人体，使人体获得现成的抗体而受到保护。抗体的半衰期短，一般不超过25天，主要在有疫情时应用。

（四）计划免疫

计划免疫是根据传染病的疫情监测和人群免疫水平的分析，按照科学的免疫程序，有计划地进行预防接种以提高人群免疫水平，达到控制以及最终消灭传染病的目的。

（五）中医学特色预防方法

1. 熏蒸预防法

熏蒸预防法即用药物燃烧烟熏，或将药物煮沸蒸熏。此法一般适用于以呼吸道为传播途径的瘟疫的预防。如用艾叶烟熏剂在室内燃烧烟熏，对预防水痘、流感等有显著效果。

2. 滴喷预防法

滴喷预防法即用药物滴入鼻腔内，或用药粉吸入鼻腔内或喷入咽喉。此法用于呼吸道为传染途径的瘟疫的预防。如在春温流行期间，将食醋用冷水稀释后滴鼻，有一定预防作用。

3. 食物预防法

有意识地食用某种食物，有助于预防传染病。此法简便且容易被人们接受。如马齿苋加大蒜煎服，可预防痢疾。每日吃大蒜 5g 左右可预防流脑。鱼腥草是近些年来被大家所熟知的一种食物，它药食两用、气味奇特，其中含有鱼腥草素、丁香烯、月桂烯等十几种挥发油，具有芳香开窍和提神醒脑的作用。同时鱼腥草还可以增强白细胞的吞噬功能，对一些呼吸道、肠道炎症比较有效。鱼腥草还可以提高机体免疫力，可以明显抑制病原微生物，对流行感冒和春季菌痢的预防和缓解有积极作用。

4. 中药大锅汤预防法

在疫病流行期间，选取单味中药或中药复方，煎成大锅汤，让易感人群服用也是常采用的预防方法。如在流行性感冒流行期间，以金银花、连翘、野菊花、桉树叶、贯众、蒲公英、大青叶等煎成大锅汤服用预防。在流行性脑脊髓膜炎流行期间，可选用大蒜、银花、连翘、千里光、贯众、野菊花、蒲公英、鲜狗肝菜、鲜鬼针草等煎汤服用预防。在流行性乙型脑炎流行期间，可选用大青叶、板蓝根、牛筋草等煎汤服用预防。在肠伤寒（属湿温范围）流行期间，可选用黄连、黄柏等煎汤服用预防。在猩红热（烂喉痧）流行期间，可选用黄芩、忍冬藤等煎汤服用预防。在麻疹流行期间，可选用紫草、丝瓜子、贯众、胎盘粉等预防。在甲型肝炎流行期间，可选用糯稻根、茵陈煎汤服用预防。在菌痢（痢疾）流行期间，可选用马齿苋、大蒜、食醋预防。

5. 中药香囊预防法

中药香囊预防法是指将芳香性中草药装入特制布袋中，悬挂于门户、帐前，或随身佩戴，戴于头顶、系在手臂、挂于胸前，以预防疫病，此法简、便、廉、验，气味芳香容易被人们接受。如用香佩疗法预防儿童手足口病，采用藿香、肉桂、山柰、苍术等药物粉碎细末，制成香囊袋剂，挂胸前佩戴，具有芳香辟秽解毒之功效。

第二节 瘟疫的治疗

瘟疫发病急重，病状多端，病情复杂凶险，其治疗首重祛邪，明辨病性，确定病位，根据不同证候，随病机变化，灵活择用治法。

一、治则

（一）首重祛邪

瘟疫病邪，性质暴烈，致病力强，起病急骤，传变迅速，是导致瘟疫出现的各种凶险病症及复杂变证的根本原因。吴又可云："大凡客邪贵乎早逐，乘人气血未乱，肌肉未消，病人不至危殆，投剂不要掣肘，愈后亦易平复，欲为万全之策者，不过知邪之所在，早拔去病根为要耳。"故治疗瘟疫首要任务是祛逐疫邪，祛邪亦是治疗瘟疫的核心治则。祛邪越早、越快，则疫邪对机体的伤害越小。

（二）明辨病种

瘟疫不外寒热两端，大体分为湿热疫、温热疫、暑热疫、寒疫和杂疫。不同疫病其病机和证候发展、变化各不相同。如湿热疫为湿热疫邪所致，多由口鼻而入，遏伏于表里分界之膜原，初起即现邪遏膜原之证。继而，疫邪传变，可表现为表病、里病、表里同病等不同见症。表病多为热壅肌表之证，里病则有上、中、下三焦病位之不同，其表现出的证候各异。病在上焦，则热盛胸膈；病在中焦，则阳明实热；病在下焦，则劫烁真阴。如暑热疫为暑热疫邪引起。初起即表里同病而见表寒里热之证。继而，邪热入里而见邪热充斥表里上下内外之证。两类瘟疫，在疫邪炽盛之时，均可波及十二经脉，导致变证峰起。疫邪外窜经络、肌肤则发为疮疡、肿毒，迫血妄行则发斑。疫邪内陷厥阴则昏谵痉厥，内犯脾胃则腹痛吐泻，内伤于肾则少尿、无尿或多尿。疫病后期，表现为邪去正虚之候。故临证之时，当明辨病因，对所诊治的疫病的发展趋势及可能变证心中有数，早期治疗，既病防变，防患未然。

（三）确定病位

卫气营血、上中下三焦，皆可以是疫邪所居之地。临证之时，可运用卫气营血、三焦辨证，辨清疫邪病位，然后可据叶天士之"在卫汗之可也，到气才可清气，入营犹可透热转气……入血就恐耗血动血，直须凉血散血"及吴鞠通之"治上焦如羽（非轻不举），治中焦如衡（非平不安），治下焦如权（非重不沉）"，确定针对相应病位的治则。另外，还要兼顾兼证。由于体质强弱、地理位置、气候特点、生活习惯等差异，不同病者在感受同种疫邪之后，除表现出该种疫邪所致瘟疫的主要证候外，还可能兼夹痰、瘀、食积、气滞等兼证。因而，在确定瘟疫种类、疫邪病位后，还要进一步确定是否存在其他兼证，从而确立最终的治则治法。例如，湿热疫邪侵袭人体，辨证在气分，在确定"到气才可清气"的治疗方向后，同时亦要根据疫邪属性及兼夹证候，在清气的同时，分别施以解毒、化湿、和解、祛痰、活血、消食、行气等治法。

（四）顾护正气

虽然瘟疫治疗以祛邪为第一要务，但人体正气的盛衰对瘟疫的发生、发展和转归有重要作用。吴又可云："昔有三人，冒雾早行，空腹者死，饮酒者病，饱胀者不病。"提示正气强盛则有利于抵抗疫邪，正气不足则容易感受疫邪。故在治疗瘟疫过程中，要权衡疫邪轻重与正气盛衰情况，合理使用祛邪与扶正的方法，根据具体情况，或先祛邪后扶正，或先扶正后祛邪，或祛邪辅以扶正，或扶正辅以祛邪，务使邪去而正安。即使使用同一治法，针对不同体质状况的患者，亦要斟酌所用药量的轻重及用药疗程等因素，处处顾护其正气，务必使祛邪而不伤正。例如，使用清泄气热法施于阳虚体质的瘟疫患者时，将疫邪清解了十之六七后，即需谨慎使用寒凉药物，以防过用寒凉药物而损伤患者阳气。同样使用清泄气热法，当施于阴虚火旺体质的瘟疫患者时，即使患者服药后热退身凉，仍应仔细审察是否存在余热未尽的情况，若邪热仍未尽去，仍然要继续投以寒凉清热药物，尽祛余邪，以防余热复燃，再损正气。

瘟疫治疗应根据具体证候特点，灵活运用各种治法，不能墨守成规。例如，温病学中的瘟疫虽然总以热证为主，治疗上多用清热之剂，但亦有需要使用温热之方的情况，尽管这些情况相对较少。例如，暑热疫初起，可表现为暑热疫毒之邪燔炽阳明而兼表寒证，治宜清泄阳明、解毒泻火，兼以辛温解表。又如瘟疫病邪，内陷心包，闭窍动风，阳气暴脱，出现厥脱之证时，当投以辛热回阳救逆之剂，不应墨守瘟疫不可以用温热之剂之成规，而应随病机转化而相应调整治则治法及方药。

二、治法

瘟疫的治法与温病相似，但由于疫邪特殊的致病及传变特点，故其治法又不完全与一般温病相同，具有其独特之处。具体可概括为表里双解法、辛寒清透法、清热解毒法、泻热通腑法、芳香化湿法、开达膜原法、清营凉血法、开窍息风法、扶正透邪法、活血化瘀法、益气养阴法等多种治法。

（一）表里双解法

表里双解法，指辛散卫分在表之疫邪，同时清泄气分在里之疫邪的治疗方法，适用于瘟疫初起，表里同病之证。表里双解法的作用一是直接宣散束于卫分的疫邪，二是使气分的疫邪一方面透泄出卫分，另一方面直接在气分被清化。疫病初起，表里同病，倘若延误治疗，则疫邪可迅速传变入里，内陷营血。因此，运用表里双解法及早解除表里之病邪，从而防止疫邪传变入里，对瘟疫的治疗和预后有十分重要的意义。

1. 辛凉解表，清泄里热法

辛凉泄热法，指辛散凉泄卫分之疫邪，同时清透气分之疫邪的治法。主治温热疫初起，疫邪侵袭肺卫之表、肌肤腠理，同时又传入气分，卫气同病之证，症见发热恶寒，无汗或少汗，头身疼痛，肢体酸楚，或骨节疼痛，口微渴，心烦少眠，舌边尖红，苔薄腻微黄，脉濡数。方用柴葛解肌汤（柴胡、葛根、甘草、黄芩、羌活、白芷、芍药、桔梗、石膏、生姜、大枣）、银翘白虎汤（石膏、甘草、粳米、知母、金银花、连翘）等。

若外感邪热，内有湿热，症见身热不扬，恶寒，身重酸痛，肢体困倦，口干饮水不多，或伴胸闷，脘痞，恶心纳差，大便烂，或见干咳，气促，舌淡红，苔薄白腻，脉濡数，则用三仁汤合升降散（北杏仁、滑石、通草、白蔻仁、竹叶、厚朴、黄芩、生薏苡仁、法夏、白僵蚕、姜黄、蝉蜕、苍术、青蒿）。

若瘟疫初起，外有热邪，内有郁热，症见憎寒体重、壮热头痛、四肢无力、遍身酸痛、口苦咽干、胸腹满闷等，治疗可用升降散（白僵蚕、蝉蜕、大黄、姜黄）、神解散（白僵蚕、蝉蜕、神曲、金银花、生地黄、木通、车前子、黄芩、黄连、黄柏、桔梗）、清化汤（白僵蚕、蝉蜕、金银花、泽兰叶、广陈皮、黄芩、黄连、炒栀、连翘、龙胆草、玄参、桔梗、白附子、甘草）、芳香饮（玄参、白茯苓、石膏、蝉蜕、白僵蚕、荆芥、天花粉、神曲、苦参、黄芩、陈皮、甘草）等方以辛凉清热。

2. 辛温解表，清泄里热法

辛温泄热法，指辛温发散卫表之疫邪，同时清透气分在里之疫邪的治法。主治暑燥疫初起，风寒束表，同时邪热藏伏于里，而致表寒里热之证，症见发热恶寒，无汗或汗不多，头项强痛，肢体酸痛，腹胀便结，或见目眩耳聋，皮肤斑疹疮疡，唇干或焦，苔黄燥，脉弦滑而数。方用增损双解散（酒炒僵蚕、滑石、蝉蜕、姜黄、防风、薄荷叶、荆芥穗、当归、白芍药、黄连、连翘、山栀、甘草、黄芩、桔梗、酒浸大黄、芒硝、石膏）。

若外有表寒，内有暑湿，症见头痛、恶寒、身形拘急、发热无汗、口渴心烦、尿短赤、脘痞、苔白腻、脉濡数等，方药可用新加香薷饮（香薷、金银花、鲜扁豆花、厚朴、连翘）。

3. 辛温凉解法

辛温凉解法，指辛温与辛凉并用解除在表之疫邪的治疗方法，其目的在于增强辛凉药物解表之力。主治瘟疫初起，表里同病，在表之疫邪较盛或疫邪寒热属性不明显，而在内之疫热尚不炽盛之证，症见发热与恶寒程度均等，兼见里热之证，但里热热势尚不炽盛。方用张氏银翘散加麻黄方（薄荷、荆芥、淡豆豉、金银花、连翘、牛蒡子、竹叶、桔梗、苇茎、麻黄）、葛根橘皮汤（葛根、麻黄、橘皮、杏仁、知母、黄芩、炙甘草）。辛温凉解法的优势在于祛除表邪、解除表证之力强，而无过用寒凉而导致的凉遏冰伏疫邪之弊。

（二）辛寒清透法

辛寒清透法，指辛透与寒泄并举，清透气分疫热的治法。主治疫邪内传阳明气分，里热炽盛之证，症见壮热、口渴、汗多、心烦、苔黄燥、脉洪数。方用白虎汤（石膏、甘草、粳米、知母）。阳明疫热炽盛，此时属疫病病程中的极期，邪正激烈交争，若失治误治，疫邪可迅速深入营、血分，导致神昏、动风、出血等多种危候。故在疫邪尚在阳明气分，未内陷营血之时，抓紧外透卫表疫邪之机，用辛透之品透达疫邪出表。同时，阳明气分热炽，非寒泄之品不能清解。故治疗上应辛寒透泄与甘寒清泄并举，以清透气分疫邪。

若疫热内传阳明之腑，出现阳明热盛、腑有热结之证，症见谵语发狂、昏不识人、咽干腹满、大热大烦、大渴大汗、大便燥结、小便赤涩，方用白虎承气汤（生石膏、生大黄、生甘草、知母、玄明粉、陈仓米、鲜荷叶），以辛寒之白虎汤辛透、清泄阳明疫热，透邪外达，同时以苦寒攻下之承气汤导热下行，使邪随便解。

若阳明疫热炽盛，津液已伤，而见阳明热盛津伤之证，症见壮热，恶热，汗大出，渴喜冷饮，脉洪大，而舌光绛无苔，或舌干红少苔，治以辛寒清气与甘寒生津并举，方用白虎汤合五汁饮（石膏、甘草、粳米、知母、梨汁、荸荠汁、麦冬汁、藕汁）。

若阳明疫热炽盛，兼太阴湿阻，症见高热汗出、面赤气粗、口渴欲饮、脘痞身重、苔黄微腻、脉滑数，方用白虎加苍术汤（石膏、知母、炙甘草、粳米、苍术）以清阳明胃热，兼燥太阴脾湿。

若阳明疫热炽盛，兼外有表热，表里皆热，应辛寒清气配合辛凉透表，方用新加白虎汤（苏薄荷、生石膏、鲜荷叶、陈仓米、白知母、益元散、鲜竹叶、嫩桑枝、活水芦笋）。

（三）清热解毒法

清热解毒法，是指使用苦寒解毒之品清解在里的疫热火毒之邪的治法，主治疫热火毒郁闭于里之证。与辛寒清透法比较，前者是针对疫邪浮盛于内外者，本法是针对疫邪内郁化火蕴毒者。疫邪充斥三焦，里热亢盛，症见壮热不恶寒、头目身痛、口苦而渴、鼻咽干燥、胸腹满痛、大便秘结、小便短赤、舌红苔黄燥、脉洪数而滑者，方用升降散（僵蚕、蝉蜕、姜黄、大黄、黄酒、白蜜）。

若疫热内盛，火郁上焦，症见壮热、烦渴甚、大便秘结者，方用加味凉膈散（僵蚕、蝉蜕、姜黄、大黄、黄连、黄芩、栀子、连翘、薄荷、芒硝、竹叶、甘草）。

若疫病初起，疫邪内郁，火毒较盛，外达肌表，症见憎寒体重、壮热头痛、四肢无力、遍身酸痛、口苦咽干、胸腹满闷者，方用神解散（白僵蚕、蝉蜕、神曲、金银花、生地黄、木通、车前子、黄芩、黄连、黄柏、桔梗）、清化汤（白僵蚕、蝉蜕、金银花、泽兰叶、广陈皮、黄芩、黄连、炒栀、连翘、龙胆草、玄参、桔梗、白附子、甘草）等。

如杂疫之大头瘟，毒盛肺胃，症见壮热口渴，烦躁不安，头面焮肿疼痛，咽喉疼痛加剧，舌红苔黄，脉数实，方用普济消毒饮（黄芩、黄连、玄参、连翘、板蓝根、马勃、牛蒡子、薄荷、僵蚕、桔梗、升麻、柴胡、陈皮、生甘草）、三黄二香散（黄连、黄柏、生大黄、乳香、没药）等。

如暑热疫热毒燔炽阳明，症见壮热头痛，烦渴汗出，狂躁谵语，舌红、苔黄腻生芒刺，脉沉实有力，方用黄连解毒汤合白虎汤加减（黄连、黄柏、黄芩、甘草、石膏、知母、粳米），邪闭心包者可加安宫牛黄丸或紫雪丹。

临床上，运用清热解毒法应注意以下问题：①若邪热与有形实邪相结合，需同时祛除有形之邪方可有效清解疫热，如夹痰饮则加入燥湿化痰之品，如夹血瘀则需酌加活血化瘀药。②若素体阳虚者，则需中病即止，避免久服苦寒之药败胃或寒凉郁遏阳气，或酌情加入健脾和胃之品。③应注意与其他治法配合，若表邪未解则需加入透表之品；若热邪伤及肺胃阴液，则需佐加甘寒养阴之品滋养肺胃；如邪热内炽，引动肝风者，则需酌情加入凉肝息风药以平肝息风。

（四）泻热通腑法

泻热通腑法，是指使用苦寒攻下之品泻下肠腑热结之燥粪，以清除内蕴疫邪的一种治法。适用于瘟疫病邪内传阳明肠腑之证，症见大便秘结不通，午后潮热，腹胀满闷，拒按，或下利稀水，气味恶臭，或谵语神昏，舌苔黄燥或焦黑起刺，脉沉实。

本治法临床应用广泛，如温疫邪伏膜原欲离未离之时，症见舌苔黄燥、心腹痞满，可用达原饮加大黄（槟榔、厚朴、草果、知母、芍药、黄芩、甘草、大黄）治疗，为开门祛邪之法。如伏邪未尽，复传阳明，则改用小承气汤（厚朴、枳实、大黄）清泻之。如疫邪在肺经流连不解，传入阳明，与肠中糟粕互结，成热结腑实之证，症见日晡潮热，腹胀硬满，大便秘结不通，热结旁流，烦躁不安，舌苔黄、灰、黑而燥，脉沉实有力，方用调胃承气汤（大黄、芒硝、炙甘草）。

临床应用时，若腹硬满较重者，则可加入厚朴、枳实等攻下有形邪热；若伤津较甚，则可加入麦冬、玄参、北沙参等滋润肺胃；若神志烦躁者，可加入牛黄、竹叶、栀子等清心除烦。如温疫里热充斥三焦，邪炽阳明，症见壮热、腹胀满闷、便秘不通、口干唇燥、谵妄发狂、舌苔黄焦燥起芒刺、脉沉实有力，方用白虎承气汤（生石膏、生大黄、生甘草、知母、玄明粉、陈仓米）。

临床上，泻热通腑法常与其他治法配合使用，常见有以下几种：

1. 泻热通腑法与清气解热法配合　如表证未尽，邪入阳明，热结肠腑，则泻热通腑配合轻宣清气，攻下热结兼宣畅气机，代表方如栀子豉汤合调胃承气汤；如阳明热盛，热结腑实较甚者，则泻热通腑配合辛寒清气，代表方如白虎承气汤；如疫炽阳明，热毒极盛，热结肠腑，则泻热通腑配合清热泻火，方如加味六一顺气汤（白僵蚕、蝉蜕、大黄、芒硝、柴胡、黄连、黄芩、白芍、甘草、厚朴、枳实）或解毒承气汤（白僵蚕、蝉蜕、黄连、黄芩、黄柏、栀子、枳实、厚朴、大黄、芒硝）。

2. 泻热通腑法与益气法配合　如热结肠腑，损耗元气，则泻热通腑的同时需健脾益气，方用调胃承气汤配合保元汤（芒硝、大黄、炙甘草、人参、黄芪、甘草、肉桂）。如肠腑热盛，耗伤津液，则泻热通腑的同时需益气养阴，代表方如新加黄龙汤（细生地、生甘草、人参、生大黄、芒硝、玄参、麦冬、当归、海参、姜汁）或增液承气汤（玄参、麦冬、细生地、大黄、芒硝）。

3. 泻热通腑法与凉血散瘀法配合　如阳明热盛，热入营血分，邪热胶滞，瘀血互结，则泻热通腑法配合凉血散瘀法，方如拔萃犀角地黄汤（水牛角、生地黄、川黄连、黄芩、生大黄）。

此外，泻热通腑法多用攻下峻猛之品，若使用不当，容易耗伤正气，故临床上应注意权衡正邪虚实，不可妄用。如里热亢盛，但尚未与有形实邪相结者，不可妄下；若年老或体虚者，或温疫毒邪耗伤正气较甚者，此时虽有热结肠腑，然需权衡利弊，此时可佐以益气扶正之品，不可一味单用攻逐竣下之药。若温病后期伤阴过甚，出现阴津不足，肠燥便秘，属无水舟停，此时慎用苦寒坚阴之品，需攻补坚施，宜滋养肺胃、润肠通便以增水行舟。若温疫下后若邪气复聚需再用下法，但同时应注意防过下伤正。

（五）芳香化湿法

芳香化湿法，是指运用芳香化浊之品祛除湿邪的治疗方法，具有宣通气机、醒脾化浊、运化水湿的功能，适用于湿热疫或瘟疫夹湿等证的治疗。本治法的代表方如雷氏芳香化浊法，见于清·雷少逸《时病论》之"芳香化浊法：治五月霉湿，并治秽浊之气"。主要用于治疗"痧气""瘴疟""霉气"等病。主要药物为藿香、佩兰、陈广皮、制半夏、大腹皮、厚朴、鲜荷叶，"君藿兰之芳香，以化其浊；臣陈夏之温燥，以化其湿；

佐腹皮宽其胸腹，浓朴畅其脾胃，上中气机，一得宽畅，则湿浊不克凝留；使荷叶之升清，清升则浊自降"。

如湿热秽浊疫邪，由膜原直走中道，邪正清浊相干胃肠，郁阻中焦，脾胃受伤，升降失常，症见发热，暴吐暴泻，甚则呕吐如喷，吐出酸腐物，泻下臭秽，头身痛，烦渴，脘中痞闷，小便黄赤灼热，舌苔黄腻，脉濡数，方用蚕矢汤（晚蚕砂、木瓜、薏苡仁、制半夏、黄连、大豆黄卷、黄芩、通草、吴茱萸、焦山栀）或燃照汤（酒黄芩、焦山栀、制厚朴、佩兰、滑石、炒豆豉、制半夏、白蔻仁）。

临床应用时，对于脘痞较重者，可先服玉枢丹；苔腻而厚浊者，去白豆蔻，加草果仁；若兼夹食滞者，可选神曲、焦山楂、鸡内金等。

如内有脾虚，复感湿热疫邪，内外相引，则困阻脾土，水谷运化失司，气机升降失常，症见脘痞腹胀，口不渴，身重乏力，大便溏泻，或恶心呕吐，苔白腻者，方用胃苓汤（苍术、厚朴、陈皮、甘草、生姜、大枣、桂枝、白术、泽泻、茯苓、猪苓）或甘露消毒丹（飞滑石、绵茵陈、淡黄芩、石菖蒲、川贝母、木通、藿香、射干、连翘、薄荷、蔻仁）。

如湿热秽浊疫邪闭阻中焦，症见发热，腹中绞痛，欲吐不能吐，欲泻不能泻，方用玉枢丹、行军散之类。如感受山岚瘴毒寒湿疟邪，内困中焦，脾胃运化失司，症见呕吐泄泻，苔白厚腻，脉弦滑，方用雷氏芳香化浊法加草果仁、槟榔（藿香叶、佩兰叶、陈广皮、制半夏、大腹皮、厚朴、鲜荷叶、草果仁、槟榔）或一加减正气散（藿香根、厚朴、杏仁、茯苓皮、广陈皮、神曲、麦芽、绵茵陈、大腹皮）。

芳香化湿法在临床上应注意湿邪与邪热的轻重，湿邪偏重者，虽有热邪亦当以温运为主，不可早用寒凉困遏气机，避免助湿阻碍脾运。另外，素体阴液不足者，慎用芳香化浊法，以免温燥伤阴，反致湿不去而阴已伤，甚者化燥化火。

（六）开达膜原法

开达膜原法，是指用辛通苦燥之品疏利透达膜原湿热秽浊疫邪的治法。适用于湿热秽浊疫邪郁闭膜原的证候。如湿热疫初起，疫邪郁遏表里分界之膜原，症见初始憎寒而后发热，后但热不寒，昼夜发热，日晡益甚，头疼身痛，脘痞腹胀，脉不浮不沉而数，舌苔白厚腻如积粉，舌质红绛或紫绛。治疗上应以透达膜原、疏利化浊为法。方药可用达原饮（槟榔、厚朴、草果、知母、芍药、黄芩、甘草）。方中槟榔、厚朴、草果温运辛温燥湿，疏利气机，三味力专直达病所，促使疠气溃败，速离膜原；知母、芍药和营血而护阴；黄芩泄蕴热；甘草和中，共奏疏利透达之功效。如症状以寒甚热微为主，可选雷氏宣透膜原法（厚朴、槟榔、草果仁、黄芩、粉甘草、藿香叶、半夏、生姜）。如寒热往来如疟状，可选薛生白加味达原饮（柴胡、厚朴、槟榔、草果、藿香、苍术、半夏、干菖蒲、六一散）。

需要注意的是，湿热疫邪遏伏膜原，邪不在表，一般忌汗散。另外，疫邪尚未入里，又不宜苦泄。开达膜原法以疏化湿浊为主，若热象较著或热盛津伤者不宜单用，可配合清热法、养阴法等。临证运用依病情灵活加减。如秽浊内盛，选加藿香、苍术、石菖蒲、六一散等辟秽化浊渗泄之品。疫邪游溢诸经，应根据具体受累经脉，选用相应引经药物，以助升泄：溢于少阳，胁痛、呕而口苦加柴胡；溢于太阳，腰背项痛加羌活；溢于阳明，目痛鼻干加葛根。若舌苔转黄，心腹痞满，可加大黄下之。疫邪传脾，胶闭大肠，宜枳实导滞汤加减。

（七）清营凉血法

清营凉血法，是用寒凉药物清解营血之热、消散营血分瘀滞的治法。本法具有清营养阴、凉血解毒、滋养阴液、散血活络的作用。适用于瘟疫病营血分证候。瘟疫病的营分证和血分证没有本质的区别，但有症情轻重和病位浅深之不同，所以将清营法与凉血法合并论之。大致可分为清营泄热、凉血散血和气营（血）两清等治法。

1. 清营泄热法

清营泄热法，即用甘苦寒合轻清凉透之品，清营养阴，清透热邪外达，以祛除营分疫邪的治法。适用于瘟疫病热入营分，营热阴伤之证。症见身热夜甚、心烦时有谵语、斑疹隐隐、舌质红绛等。方用清营汤（水牛角、生地黄、玄参、竹叶心、麦冬、丹参、黄连、金银花、连翘）。叶天士在营分证的治法上指出："入营犹可透热转气。"故营分证的治疗应注重透邪外达，使疫邪转透至气分而解。清营汤中用金银花、连翘、竹叶心等药物即是"透热转气"之意。

2. 凉血散血法

凉血散血法，指凉血养阴、散瘀通络的治法，主治疫邪深入血分，血热炽盛，迫血妄行，离经为瘀，而致血热与瘀血并见之证。症见身热，躁扰不安，甚或狂乱谵妄，斑点密布，急性多部位、多脏腑、多窍道出血，如衄血、咯血、呕血、便血、尿血、口鼻喷血、阴道出血等，舌质深绛或紫绛。方用犀角地黄汤（干地黄、生白芍、牡丹皮、水牛角）。

3. 气营（血）两清法

气营（血）两清法，即用清营法或凉血法与清解气热法互相配用，双解气营或气血之邪热的治法。适用于温病气分与营（血）分的同病证候，即气营（血）两燔证。若偏于气营同病，则出血倾向不重。症见壮热口渴、烦扰不寐、舌绛苔黄，代表方如加减玉女煎（生石膏、知母、玄参、细生地、麦冬）；若为气血两燔、热毒深重之证，则见壮热躁扰，甚或神昏谵妄，两目昏瞀，口秽喷人，周身骨节痛如被杖，斑疹密布，出血，舌质紫绛，苔黄燥或焦黑，代表方如化斑汤（生石膏、知母、生甘草、玄参、水牛角、白粳米）、白虎汤合犀角地黄汤（石膏、甘草、粳米、知母、干地黄、生白芍、牡丹皮、水牛角）、清瘟败毒饮（生石膏、生地黄、川黄连、水牛角、栀子、桔梗、黄芩、知母、赤芍、玄参、连翘、生甘草、丹皮、鲜竹叶）、凉营清气汤（水牛角、鲜石斛、黑栀、牡丹皮、鲜生地、薄荷叶、川雅连、京赤芍、京玄参、生石膏、生甘草、连翘壳、鲜竹叶、茅芦根、金汁）等方。

清瘟败毒饮治疗瘟疫病邪亢盛，流连气分，深入营血之气血两燔证。疫毒充斥表里十二经，外浮、内郁、上攻、下窜，表里俱盛，症见壮热，烦渴，目赤，头痛，呕吐，夜寐不安，斑疹隐隐，甚或狂躁谵妄，斑疹外现，吐血、衄血、便血，舌绛或深绛，苔黄或黄燥，脉数。清瘟败毒饮实为白虎汤、黄连解毒汤及犀角地黄汤加减，有清瘟败毒、气血两清的治疗特点。方中石膏、生地黄、黄连、水牛角四味依病证轻重而有小、中、大用量的不同，即脉浮大而数用小量，沉而数用中量，六脉沉细而数用大量；重用石膏体现"甚者先平"之意，故诸经之火无不自安；黄连、黄芩、连翘、栀子、竹叶清泄气分疫邪；生地黄、水牛角、赤芍、玄参、丹皮凉解营血疫邪。寓辛寒、苦寒、甘寒、咸寒为一体，乃邪正兼顾之良方。临证运用依病情灵活加减：斑疹色青紫，紧束有根，加紫草、红花、归尾以通络行瘀。斑疹外出不快，兼见腹满胀痛、大便秘结，合调胃承气法，祛气分之壅，畅血分之滞。津伤而筋肉抽动，去桔梗之开肺，轻则加菊花、龙胆草凉肝泻肝；重则入羚羊角、钩藤凉肝息风。斑疹显露，神昏谵语，选加"三宝"以清心开窍。若高热持续，出血发斑，加西牛黄、焦栀子、丹皮，合紫草以清热解毒、凉血止血。烦躁，时有谵语，加郁金合石菖蒲，痰瘀同治，开心窍以防内陷。若神昏抽搐，为内陷厥阴，"须用牛黄丸、至宝丹之类以开其闭"。如邪在血分为主，可选神犀丹（水牛角、石菖蒲、黄芩、粪清、连翘、鲜生地、银花露、板蓝根、香豉、玄参、天花粉、紫草）。

以上三种治法中，清营泄热法强调在清解营分同时，注意透达营分郁热从气分外出而解。凉血散血法在凉血解毒宁络的同时，重在养阴化瘀以达到瘀散血止的目的。而气营（血）两清法则是针对温病过程中两个阶段相兼证的代表治法。热入营血，易致伤阴、闭窍、动风之变，须分别配合养阴、开窍、息风等法。运用本法应注意热在气分而未入营、血分者，不可早用。营分、血分病变兼有湿邪者，应慎用本法，以防本法所用药物寒凉滋腻之弊。

（八）开窍息风法

开窍息风法，包括了开窍与息风两种治法。开窍法是开通窍闭、苏醒神志的治法，具有清泄心包邪热、芳香清化中焦湿热痰浊、醒神利窍的作用。适用于瘟疫病邪入心包或痰浊上蒙机窍所起的神志异常证候，具体分为清心开窍法和豁痰开窍法。息风法是平肝息风、解除挛急的治法，具有凉泄肝经邪热、滋养肝肾阴液的作用，以控制抽搐。适用于瘟疫病热盛动风或阴虚生风的证候，具体分为凉肝息风法和滋阴息风法。由于在瘟疫病过程中神昏、痉厥经常并见，为热犯手足厥阴所致，因此将开窍法、息风法合并讨论。

1.清心开窍法

清心开窍法，即用辛香透络、清心化痰之品清泄心包痰热，促使神志苏醒的治法，适用于瘟疫病痰热内闭心包的证候。症见神昏谵语或昏聩不语，身体灼热，舌塞肢厥，舌质红绛或纯绛鲜泽，脉细数等。代表方如安宫牛黄丸（牛黄、郁金、水牛角、黄连、朱砂、冰片、麝香、珍珠、山栀、雄黄、黄芩、蜂蜜、金箔）、紫雪丹（滑石、石膏、木香、磁石、羚羊角、寒水石、水牛角、沉香、丁香、升麻、玄参、麝香、辰砂、朴硝、硝石、炙甘草）、至宝丹（水牛角、朱砂、琥珀、玳瑁、牛黄、麝香、安息香）等。

2. 豁痰开窍法

豁痰开窍法，即用芳香辟秽、化痰清热之品宣通窍闭的治法，适用于瘟疫病湿热郁蒸，酿生痰浊，蒙蔽清窍的证候。症见神识昏蒙，时清时昧，时有谵语，舌苔黄腻或白腻，脉濡滑或数。方用菖蒲郁金汤〔鲜石菖蒲、广郁金、炒山栀、青连翘、细木通、鲜竹叶、粉丹皮、淡竹沥、灯芯、紫金片（即玉枢丹）〕或苏合香丸（白术、青木香、水牛角、香附、朱砂、诃藜勒、檀香、安息香、沉香、麝香、丁香、荜茇、龙脑、苏合香油、乳香）。

3. 凉肝息风法

凉肝息风法，即用甘苦合酸寒之品凉肝解痉、透热养阴的治法，适用于瘟疫病邪热内炽，肝风内动的证候。症见灼热躁扰，四肢拘急，甚则角弓反张，口噤神昏，舌红苔黄，脉弦数。方用羚角钩藤汤（羚羊角、桑叶、菊花、钩藤、鲜生地、白芍、竹茹、川贝、茯神、生甘草）。

4. 滋阴息风法

滋阴息风法，即用咸寒合酸甘之品育阴潜阳，滋水涵木的治法，适用于瘟疫病后期热入下焦，日久真阴亏损，肝木失涵，虚风内动的证候，症见低热，手足蠕动，甚则瘛疭，或心中憺憺大动，肢厥神疲，舌干绛而萎，脉虚细等。方用三甲复脉汤（炙甘草、干地黄、生白芍、麦冬、阿胶、麻仁、生牡蛎、生鳖甲、生龟板）、大定风珠（炙甘草、干地黄、生白芍、麦冬、阿胶、麻仁、生牡蛎、生鳖甲、生龟板、五味子、鸡子黄）。

使用开窍法必须首先辨别窍闭的性质，清心开窍法属凉开，非热入心包而病在营血分者不用；豁痰开窍属芳香开窍，适用于湿热酿痰，病在气分。开窍息风法是一种应急措施，须根据证情与他法配合运用。开窍息风法常与清营、凉血、息风、化瘀、益气固脱等治法同用，豁痰开窍法常与清热化湿法同用。若为气分热盛引起的神昏、动风则要配合清气或攻下之法。小儿患者病在卫气分阶段，热扰心神或热邪淫及肝经，出现神志异常或抽搐，要结合其他脉症，多以清热透泄为主，热势一退，抽搐自止，或根据病情需要酌用息风之品。痉厥也有实风、虚风之异，实风之治重在凉肝，虚风之治重在滋潜，虚实二证的治法不可混淆。另外，热入营分而未至神昏、痉厥者一般不宜早用本法。壮火尚盛，不得用滋阴息风法。用驱风药止痉，尤其是虫类药须防其劫液，用滋阴药须防其敛邪。使用开窍法后神苏即止，不可过用，因辛药易耗气。元气外脱，心神外越的脱证禁用开窍法。

（九）扶正透邪法

扶正透邪法，是指通过补充人体气血阴阳之不足，以扶助人体正气，同时祛除疫邪的治法。适用于瘟疫后期，大热已去，余邪留恋，正气已虚之证。此时邪气未尽，邪热与正虚并存，故要权衡疫热与正虚孰轻孰重，斟酌扶正与祛邪的配合比例。其次，瘟疫病邪亢盛，正气未致大伤时，不可滥用或早用，或纯用扶正之品，以免收敛余邪，致疫病缠绵不愈。由于瘟疫病邪为阳热之邪，易伤阴津，故在正虚方面，临床多见阴津亏损之证。又因气为血帅，血为气母，气血互根，津血同源，故阴津耗伤，易致气耗，故在阴虚的同时，又常常并见气虚之证。本治法主要包括滋阴清热法和扶正祛湿法。

1. 滋阴清热法

滋阴清热法，指以生津养阴之品滋补阴液，同时以清热之品清解在里之疫热，降泻邪火的治法。临证之时，应审察疫邪之多少，阴伤之程度，斟酌清热与滋阴药物使用之轻重。一般而言，上焦瘟疫病以清热为主，养阴为辅；中焦瘟疫病热盛与阴伤多兼见，应养阴与清热并用；下焦瘟疫病邪少虚多，则以填补真阴为主，清热为辅。①邪在上焦：若素体阴虚，外感疫邪，邪遏肺卫者，症见发热，微恶风寒，头痛，无汗或少汗，心烦不寐，口干不甚渴饮，舌赤或红绛，少苔，脉浮细数，方用加减葳蕤汤（生葳蕤、生葱白、桔梗、白薇、淡豆豉、薄荷、炙甘草、红枣）。②邪在中焦：若暑热疫邪内郁，津气两伤，症见身热心烦，小便短黄，口渴汗出，气短而促，肢倦神疲，苔黄干燥，脉虚无力，方用王氏清暑益气汤（西洋参、石斛、麦门冬、黄连、竹叶、荷梗、知母、甘草、粳米、西瓜翠衣）。若肺胃热盛，阴津耗伤，症见发热，口渴，汗出，咳嗽，痰少而黏，大便干燥，小便短少，舌质红苔薄黄而干，脉细数有力，方用清燥救肺汤（冬桑叶、杏仁、冰糖、石膏、麦冬、柿霜、南沙参、生甘草、鸡子白、秋梨皮）。若阳明气分热盛，阴津已伤者，方用白虎汤合五汁饮（石膏、知母、炙甘草、粳米、梨汁、荸荠汁、鲜苇根汁、麦冬汁、藕汁）。若疫邪未尽，气阴两伤，症见低热持久不退，口干唇燥，不思食，或有泛恶不适，舌光红少苔，脉细数，方用竹叶石膏汤（竹叶、生石膏、半夏、麦冬、人参、甘草、粳米）。若阳明气分疫热加剧，化火伤阴，症见阳明温病，无汗，小便不利，但尚未成腑实证者，方用冬地三黄汤（麦冬、黄连、苇根汁、玄参、黄柏、银花露、细生地、黄芩、生甘草）。若阳明腑实，阴津耗伤，症见身热，便秘，腹满时痛，口干唇裂，舌苔焦燥，脉沉细，方用增液承气汤（玄参、麦冬、细生地、大黄、芒硝）、千金生地黄汤（鲜生地、生大黄、生甘草、红枣、芒硝）、护胃承气汤（生大黄、玄参、生地黄、丹皮、知母、麦冬）等。若阳明气分疫热炽盛，又兼气虚但无阴伤之证，症见大热、大渴、大汗，但脉不具洪大之象，甚至反见沉数有力者，方用白虎加人参汤（石膏、知母、炙甘草、粳米、人参）。若阳明腑实，又兼气虚但无阴伤之证，方用参黄汤（人参、大黄）。③邪在下焦：当疫邪深入下焦，灼伤真阴，但大热已去，邪少虚多者，症见低热不退，面赤，五心烦热，颧红，盗汗，手足心热甚于手足背，口干咽燥，神倦欲眠，或心悸失眠，或心中震震，舌绛少苔，或干绛枯萎，或舌红少苔，脉虚细或结代或细数，方用加减复脉汤（炙甘草、干地黄、生白芍、麦冬、阿胶、麻仁）。

2. 扶正祛湿法

扶正祛湿法，指以养阴或益气或温阳之品扶助正气，同时以祛湿之品清利瘟疫湿邪的治法。适用于瘟疫病中后期，湿邪内阻，正气虚损之证。湿热疫邪久羁气分，流连不去，耗伤人体阴津而致阴津亏虚，损伤脾胃而致湿热内阻，症见小便不利，发热，口渴，或心烦不寐，或兼咳嗽、呕恶、下利，舌红苔白或微黄，脉细数。此时，阴伤与湿热并存，单纯养阴则湿邪不去，单纯祛湿则更伤阴津，故应祛湿与滋阴并举，以化湿而不伤阴，滋阴而不碍湿。方用猪苓汤（猪苓、茯苓、泽泻、阿胶、滑石）。若热势不显而湿邪偏盛，气阴两伤，症见身热自汗、心烦口渴、胸闷气短、四肢困倦、神疲乏力、小便短赤、大便溏薄、苔腻、脉大无力或濡滑带数，方用东垣清暑益气汤（黄芪、苍术、升麻、人参、炒白术、橘皮、六曲、泽泻、麦冬、当归、炙甘草、黄柏、葛根、青皮、五味子、生姜、大枣）。瘟疫病后期，脾胃受损，水湿不化，症见肢倦乏力，饮食不香，大便溏薄，甚或有轻度浮肿，苔薄白微腻，脉虚弱，若单纯投以祛湿之品，则湿邪难以尽祛，因脾胃失运，水湿病邪滋生之源不绝，故治疗上应益气健脾与祛湿并用，方用参苓白术散加豆卷、泽泻等（党参、白术、茯苓、怀山药、莲子肉、砂仁、桔梗、法半夏、甘草、豆卷、泽泻）。湿热疫病失治、误治，如过用寒凉，或误用攻下，或因患者素体阳虚，出现阳虚水泛之证，症见面色无华，心悸怔忡，动则气短气喘，甚则不能平卧，颜面或下肢浮肿，手足欠温，纳呆，便溏，尿少，舌淡黯红，苔薄白或白腻，脉沉细或结代，法应温阳利水，方用真武汤合苓桂术甘汤（茯苓、芍药、白术、生姜、附子、桂枝、炙甘草）。若水泛之象不显，而以阳虚为主，症见身冷，汗泄，胸痞，口渴，苔白腻，脉沉细，法以扶助脾肾阳气之虚，兼逐内蕴之湿，方用薛氏扶阳逐湿汤（人参、附子、益智仁、白术、茯苓）。

（十）活血化瘀法

活血化瘀法，是通过活血化瘀之品，消散血分停滞之瘀血的治法。适用于瘟疫病夹血瘀的证候。包括凉血散血法、化瘀开窍法、化瘀固脱法等。其中，凉血散血法在"清营凉血法"部分已经论述，在此不再赘述。

1. 化瘀开窍法

化瘀开窍法，指活血化瘀与清热开窍并用的治法，主治瘀热互结，内陷心包，闭阻神明之证，症见昏迷，不省人事，或谵语狂乱，目瞪口呆，四肢厥冷，身热灼手，入夜尤甚，口干而漱水不欲咽，斑疹紫黑，唇、指、趾青紫，舌色深绛无苔，望之若干，扪之尚润，或紫晦而润等，方药可用犀珀至宝丹（水牛角、羚羊角、广郁金、琥珀、炒山甲、连翘心、石菖蒲、蟾酥、辰砂、真玳瑁、麝香、血竭、藏红花、桂枝尖、粉丹皮、猪心血）、犀地清络饮调入牛黄膏（犀地清络饮：水牛角、粉丹皮、青连翘、淡竹沥、鲜生地、生赤芍、原桃仁、生姜汁；牛黄膏：西牛黄、郁金、丹皮、梅片、辰砂、生甘草）、犀地三汁饮（水牛角、连翘、白薇、皂刺、羚羊角、郁金、天竺黄、丹皮、竹沥、石菖蒲、藕汁）。

2. 化瘀固脱法

化瘀固脱法，指以活血化瘀之品疏通气血，同时以甘温辛热或甘寒收敛之品固摄阳气阴津的治法。瘟疫病邪，性质暴烈，传变迅速，病情凶险，稍有失治、误治，即可能出现阳气、阴津败脱之证。气为血帅，阳气败脱，则可致血行瘀滞而见阳气败脱兼血脉瘀滞之证。症见神识不清、面色紫暗或青灰、肢厥大汗、息微神疲、倦卧唇青、爪甲青紫、斑疹色紫、舌淡暗、脉微脉沉伏而涩等，方用王氏急救回阳汤（人参、附子、干姜、白术、甘草、桃仁、红花）、四逆加人参汤加丹参、桃仁、赤芍（制附子、干姜、炙甘草、人参、丹参、桃仁、赤芍）。此类方剂一方面振奋阳气以回阳，另一方面疏通气血以通阳，以使阳气回复，气行血行。当疫邪深入血分，煎熬血液则成瘀，可致热与瘀结。邪热动血，迫血妄行，气随血脱，则可出现热瘀互结、气阴两脱之证。症见身热面赤，皮肤及黏膜出现出血斑且斑色紫暗，心烦躁扰，四肢厥冷，汗出不止，舌色黯绛，脉虚数。治以凉血化瘀、益气养阴固脱，方选犀角地黄汤合生脉散（干地黄、生白芍、牡丹皮、水牛角、麦冬、人参、五味子）。

（十一）益气养阴法

益气养阴法，是指甘温之品补中益气，同时以甘酸之品滋养阴津的治法。瘟疫病后期，大热已退，气阴已伤，但余邪未尽，症见斑疹渐退，低热持久不退，头目不清，倦怠乏力，脘痞纳呆，或有泛恶不适，口干唇燥，小便短少，舌苔未净，脉细数，治以益气养阴，兼清余邪，方用竹叶石膏汤（竹叶、生石膏、半夏、麦冬、人参、甘草、粳米）、薛氏五叶芦根汤（藿香叶、薄荷叶、鲜荷叶、枇杷叶、佩兰叶、芦根尖、冬瓜仁）等。

若纯虚无邪，症见精神委顿，寝卧不安，倦语不思食，或食不甘味，口干咽燥，唇齿皆干，舌干少津等，则用薛氏生脉汤（人参、麦冬、石斛、木瓜、生甘草、生谷芽、鲜莲子）、三才汤（人参、天冬、干地黄）、七鲜育阴汤（鲜生地、鲜石斛、鲜茅根、鲜稻穗、鲜雅梨汁、鲜蔗汁、鲜枇杷叶）、炙甘草汤（甘草、生姜、桂枝、人参、生地黄、阿胶、麦门冬、麻仁、大枣）、加减复脉汤（炙甘草、干地黄、生白芍、麦冬、阿胶、麻仁）等方。

若疫病极期，出现气阴两脱之亡阴证，症见吐泻不止，吐泻物如米泔水样，疲软无力，目眶凹陷，指螺皱瘪，声嘶，面色㿠白，心烦，口渴引饮，呼吸短促，尿少尿闭，舌质干红，脉象细数，治以益气养阴固脱，方用生脉散（人参、麦冬、五味子）、大定风珠（生白芍、阿胶、生龟板、干地黄、麻仁、五味子、生牡蛎、麦冬、炙甘草、鸡子黄、生鳖甲）等。

若阴阳两脱，症见热退，躁扰不安或神昏，时见抽搐，喘喝欲脱，汗多气短，脉细无力，甚则面色苍白，四肢厥冷，汗出淋漓，舌红少津，脉微细欲绝，方用生脉散合参附汤（人参、麦冬、五味子、附子）。

总之，瘟疫的治法多种多样，此处仅仅是列举具有代表性的治法。虽然瘟疫的治法纷繁多样，但临床上要注意辨证施法，不可机械搬用。在卫气营血、三焦、六经、表里、气血津液等辨证框架下，使瘟疫的治则治法不断趋于丰富完善。

中篇 各　论

第五章　湿热疫 ▷▷▷▷

湿热疫是由湿热疫邪所引起的急性外感热病。其特点为初起以疠气遏伏膜原的表现为主要证候，临床可见寒热交作、苔白厚腻如积粉、脉数等表现。以夏季和热带多雨季节多见。

对湿热疫的论述，以明代医家吴又可为代表，吴又可《温疫论》所论之温疫，即为湿热秽浊之疫。其云："瘟疫初起，先憎寒而后发热，日后但热而无憎寒也。初得之二三日，其脉不浮不沉而数，昼夜发热，日晡益甚，头疼身痛。其时邪在夹脊之前，肠胃之后，虽有头疼身痛，此邪热浮越于轻，不可认为伤寒表证，辄用麻黄桂枝之类强发其汗。"指出湿热疫邪初起客于膜原，出现恶寒发热、后但热不寒、昼夜不休、日晡益甚、头身疼痛、脉数等表现。湿热疫患者初起出现的头身疼痛，为热邪波及经络所致，不可误以为是伤寒表证而用麻黄汤、桂枝汤之类发汗。同时邪在膜原而不在肠胃，亦不可攻下，下之则徒伤胃气。唯宜达原饮，疏利透达，使伏邪内溃，速离膜原。创制名方达原饮，治疗舌上白苔如积粉，邪在膜原者。该方以"槟榔能消能磨，除伏邪，为疏利之药，又除岭南瘴气；厚朴破戾气所结；草果辛烈气雄，除伏邪盘踞，三味协力，直达其巢穴，使邪气溃败，速离膜原，是以为达原也"。

现代传染病中的登革热、手足口病、甲型 H1N1 流感、非典型流行性肺炎、钩端螺旋体病、寨卡病毒病、黄热病、流行性出血热、霍乱、急性无黄疸型肝炎、重型肝炎等具有湿热疫特征者，可参考本病辨证论治。

一、病因病机

湿热疫的病因是具有湿热性质的疫邪，其发生与气候条件、地理环境、卫生条件、生态环境等因素相关。

湿热疫邪多从口鼻而入，侵入人体之初，病邪既非在表，亦非在里，而是遏伏半表半里之膜原。即吴又可所云："邪从口鼻而入，则其所客，内不在脏腑，外不在经络，舍于伏膂之内，去表不远，附近于胃，乃表里之分界，是为半表半里，即《针经》所谓横连膜原是也。"疫邪溃离膜原，必行传变。吴又可提出九传之说，概而言之，不外出表入里两端。所谓出表，指邪热浮于太阳经、阳明经、少阳经，病情轻浅，稍加治疗病邪即可外出，疾病向愈。所谓入里，指邪热势必由膜原内传入里，而犯及脾胃、大小肠、三焦等脏腑，病情深重，变化多端。邪热与积滞夹杂郁蒸肠腑，则大肠胶闭；损伤脾胃，波及大肠、小肠，致清浊相干、升降失常而吐泻交作；疫毒夹秽浊或夹冷气过重，郁闭中焦，气机窒塞而上下不通，病势深重；若疫毒遏伏而无出路，夹秽浊蒸郁波及营血，则病三焦俱急，甚则邪入心脑。病久深入厥阴，主客浑受，络脉凝滞，正衰邪恋而为痼疾。诊治恰当，客邪早逐，未行化燥而转入恢复期，则与一般湿热类温病转归相近。如果化燥深入营血，却与暑热疫营血证病机相似。

总之，本病起病急，病情大多凶险，具有强烈的传染性。疫气始伤，遏伏膜原，虽然传变无常，总以流连气分为多。

二、诊断

（一）诊断要点

1. 具有强烈的传染性和流行性，应根据流行特点作为重要诊断依据。
2. 起病急，病情重，病初多见邪伏膜原证候。
3. 病程中易见脾胃、大小肠，或流连三焦气分证候。
4. 有本病接触史。

（二）鉴别诊断

湿温　湿温与湿热疫均由感受湿热邪气引起，病多发于暑夏季节。但湿温多由外感湿邪和内生湿邪同类相召而生，病变以脾胃为中心，少具传染性。而湿热疫从口鼻而入，伏于膜原，伏邪内溃，故有病发于表、病发于里之不同，具有强烈的传染性。

三、辨证论治

（一）辨证要点

1. 辨感邪之轻重

湿热疫初始以先憎寒而后发热、头身疼痛、乏力、苔白腻为特点。因感邪轻重而膜原之证不尽相同，苔薄白而腻，发热不甚，脉不数者，为病较轻；身热持续，苔白腻厚如积粉，脉不浮不沉而数，则为病重。其中，白苔薄与厚是辨别病邪轻重的关键。

2. 辨脏腑之病位

本病病程中易见邪入脾胃、大小肠、三焦、营血、心脑等脏腑病位。如胶闭大肠，则腹痛痞满，泻下极臭之物，状如胶黏；清浊相干，随之剧烈吐泻，伤津耗液严重则显转筋；疫秽郁闭中焦，致腹中绞痛，欲吐不得吐，欲泻不得泻；疫漫三焦，波及营血，以身大热、烦躁、发黄、尿黄赤、苔黄腻、舌质红绛为特征；邪入心脑，形显烦躁谵妄，或嗜睡，或昏迷；化热内传阳明者，可见壮热、口渴、脉洪大，或身热不退，腹满痛，舌黑起刺。

3. 辨阴阳之耗伤

病程中阴液耗竭，故尿短赤、舌干红、脉细数；阴竭阳脱，症见身冷、汗出不止、脉微欲绝。病至后期，若主客交浑，则身热，肢体时疼，或神识不清，脉数等。

（二）治则治法

湿热疫的治疗，原则上视其前后可解之处，以逐邪为主，兼顾气阴。具体而言，本病初起疠气遏伏膜原，治宜疏利透达。感之轻者，服达原饮一二剂，其病自解；稍重者，亦以本方促其战汗而解。"凡疫邪游溢诸经，当随经引用，以助升泄"。溃离膜原，传变入里，依其病候，随证变法。如胶闭大肠者，直行导滞通腑逐邪之法，轻法频下。清浊相干，治宜芳香化浊，分利逐邪；疫秽郁闭中焦，急以辟秽解毒，利气宣中；疫困脾土，当渗利逐邪；疫漫三焦，波及营血，直须芳化解毒，渗利逐邪，清凉并施；邪入心脑，开窍为先，以复苏心神为急务；湿热疫邪化燥，可内传阳明，若阳明热盛，则清热生津；邪结肠腑，宜攻下逐邪；若耗气亡阴，急急益气养阴，生津救逆；阴竭阳脱，速予益气固脱，回阳救逆；化燥深入营血者，视其在气在血之不同，气分为主兼入营血者，治气分湿热为主，兼治营血；营血证为主，参照暑热疫证治。病情转入恢复期，气阴亏损者，益气养阴，阴伤络郁者，辛润通络。

（三）常见证型

1. 湿郁卫气

【临床表现】头痛恶寒，身重疼痛，不渴，面色淡黄，胸闷不饥，午后身热，舌苔白，脉弦细而濡。

【病机分析】本证为湿热疫初起，湿重热轻，卫气同病之候。肺主气属卫，卫阳为湿热疫邪所遏，故见恶寒；湿热疫郁遏卫表，清阳被郁，故头痛；湿性重着，困阻肌腠则身重疼痛；脾主湿，脾阳为湿所困，故胸闷不饥。湿为阴邪，自旺于阴分，故午后身热。湿遏气机，中焦失运，故面色淡黄，舌苔白脉弦细而濡，均为湿热之象。

【治法】宣畅气机，祛湿清热。

【代表方】三仁汤（《温病条辨》）

杏仁五钱　飞滑石二钱　白通草二钱　白蔻仁二钱　竹叶二钱　厚朴二钱　生薏苡仁六钱　半夏五钱

甘澜水八碗，煮取三碗，每服一碗，日三服。

本方以三仁宣上、畅中、渗下，寓启上闸，开支河，导水下行之理，使气机宣畅，气畅湿行，湿去热清。并配伍滑石、通草、竹叶甘寒淡渗，利湿清热，疏导下焦，使湿有出路，并以甘澜水煎煮，意在取其下走之势，以促湿邪外泄。

【临床运用】流行性感冒、手足口病、登革热等疾病初起，若为湿郁卫气，可参考本证辨证论治。恶寒重者，加藿香、香薷、佩兰以解表化湿；若呕恶脘痞较重，舌苔垢腻者，加苍术、石菖蒲、草果以芳香化湿，加淡豆豉以助杏仁宣上之功。若湿中蕴热者，加连翘、黄芩。三仁汤是宣上畅中渗下并用之剂，常有邪尽遂伤气阴之虞，故中病即止，不宜久服，若湿已化燥者更是所禁。

【注意事项】三仁汤是湿热疫初起的常用方，凡属湿热性质的疫病，临床辨证准确均可加减使用。若湿已化燥，则不宜使用。

2. 湿遏膜原

【临床表现】初始憎寒而后发热，后但热不寒，昼夜发热，日晡益甚，头疼身痛，脉不浮不沉而数，舌苔白厚腻如积粉，舌质红绛。

【病机分析】湿热疫初起，虽症见寒热、头身疼痛，然其脉不浮不沉，说明邪不在表，又未深入，而是疫毒郁遏表里分界之膜原；加之舌苔浊腻白厚如积粉，脉数，舌质红绛，与伤寒初起明显不同，乃湿热疫疠秽浊之邪遏阻膜原之象。寒热、头身疼痛，为膜原之邪浮越之势。

【治法】疏利化浊，透达膜原。

【代表方】达原饮（《温疫论》）

槟榔二钱　厚朴一钱　草果仁五分　知母一钱　芍药一钱　黄芩一钱　甘草五分

槟榔、厚朴、草果三味力专直达病所，疏其郁滞，促使疫毒溃败，速离膜原；知母、芍药和营护阴；黄芩泄蕴热，甘草和中，共奏疏利透达之功效。

【临床运用】秽浊内盛，选加藿香、苍术、菖蒲、六一散等辟秽化浊渗泄之品。疫毒游溢诸经，当随经引用，以助升泄；溢于少阳，胁痛、呕而口苦加柴胡；溢于太阳，腰背项痛加羌活；溢于阳明，目痛、鼻干加葛根。本方偏于温燥，用后苔减，病势有变，随即斟味酌量，甚或更方。若舌苔转黄，心腹痞满，可加大黄下之。疫毒传脾，胶闭大肠，宜枳实导滞汤加减（《重订通俗伤寒论·六经方药·攻下剂》）。

【注意事项】此证须注意与湿热阻滞中焦相区别，疫邪阻遏膜原，多表现出寒热、头身疼痛、脉不浮不沉、胸膈紧闷、苔白厚腻如积粉半表半里之症状，而湿热阻滞中焦则以影响脾胃气机升降为主，多见纳呆、呕恶、腹胀等；湿热疠气阻遏膜原，达原饮为直捣疫毒盘踞之品，并非逐邪之药，"治法全在后段功夫"，后续攻里透表的治疗亦很重要，不可忽视。

3. 清浊相干

【临床表现】发热较重，即见暴吐暴泻，甚则呕吐如喷，吐出酸腐物，夹有食物残渣，泻下物热臭，呈黄水样，甚如米泔水，头身疼痛，烦渴，脘痞，腹中绞痛阵作，小便黄赤灼热，舌苔黄腻，脉濡数；甚或转筋，肢冷腹痛，目陷，脉伏。

【病机分析】邪阻中焦，脾胃受伤，升降失常，即作暴吐暴泻；腐熟运化失司，则吐出物夹有食物残渣；下迫大肠，则泻下物呈黄水样并带有黏液和泡沫；发热乃疫毒所为，头身疼痛系湿热秽浊郁滞；疫毒壅滞胃肠，气机郁阻而脘痞，腹中绞痛时作；心烦口渴、小便黄赤灼热、舌苔黄腻、脉濡数，为疫病已趋化热伤津之势。若津伤严重则会出现转筋，阴损及阳则肢冷腹痛、目陷脉伏等，均为正气严重耗伤之象。

【治法】芳香化浊，分利逐邪。

【代表方】燃照汤（《随息居重订霍乱论》）

飞滑石四钱　香豉炒三钱　焦栀二钱　黄芩酒炒　省头草各一钱五分　制厚朴　制半夏各一钱

入水去滓，研入白蔻仁八分，温服。苔腻而厚者，去白蔻加草果仁一钱，煎服。

方以黄芩、山栀、滑石清热解毒利湿；佩兰、半夏、厚朴、白蔻仁、豆豉芳香辟秽化浊，本方对吐利较甚者用之颇佳。

【临床运用】如脘闷较甚，汤药难进，可先服玉枢丹。苔腻而厚浊者，去白蔻，加草果仁少许。脘痞，干呕较甚，重用厚朴、白豆蔻，酌加竹茹；热甚者，可用甘露消毒丹或白虎汤、竹叶石膏汤加减；兼夹食滞者，可选神曲、焦山楂；小便短少，加通草、车前草；手足厥冷，腹痛自汗，口渴，口唇指甲青紫，小便黄赤，六脉俱伏，为热深厥深之真热假寒，应加用生石膏、竹叶、天花粉清热生津，补益气阴。若发热，腹中绞痛，欲吐不得吐，欲泻不得泻，乃湿热秽浊疫毒闭阻中焦，俗称"干霍乱"，宜解毒辟秽芳香开闭，可予玉枢丹、行军散之类。

【注意事项】此证须与中焦湿热出现吐泻相区别，其急暴程度、吐泻物之臭秽等症状均非中焦湿热者所可比，且此证除吐泻之外，腹部绞痛为其特有症状。

4. 疫困脾土

【临床表现】大多起病缓慢，胁肋胀痛，脘痞腹胀，纳谷不馨，口不渴，身重乏力，便溏，或有发热，头痛，恶心呕吐，苔白腻。

【病机分析】湿热秽浊入从口鼻，与素蕴脾湿相结，内外相引，困遏脾土，脾病及胃，水谷运化失司，气机升降失常，故脘痞腹胀，纳谷不馨，口不渴，身重乏力，便溏，或恶心呕吐；脾湿过盛，木不疏土，经气遏抑不利故胁肋胀痛；发热乃疫毒所致，头痛系浊邪上扰清窍；苔白腻乃尚未化热之象。

【治法】解毒辟秽，运脾渗利。

【代表方】胃苓汤（《世医得效方》）

五苓散、平胃散各 6～10g

上二药合和，苏子、乌梅煎汤送下，未效，加木香、缩砂、白术、丁香煎服。

方中苍术与厚朴相须为用，具有较强的化浊解毒作用；五苓散渗湿于下；陈皮、生姜、大枣、甘草理气和中。

【临床运用】兼热象者，去桂枝加黄柏、茵陈、赤芍等；腻苔滑润，脉沉弱，为中阳素虚，可加干姜、制附子等。

【注意事项】此证须注意辨别湿邪与热邪之轻重，湿重者多脘痞腹胀、身重等太阴脾之症状，热重者多发热、头痛、小溲黄等阳明胃之症状。

5. 湿热疫毒，壅滞气分

【临床表现】发热倦怠，胸闷腹胀，肢酸咽肿，斑疹身黄，颐肿口渴，尿赤便闭，吐泻疟痢，淋浊疮疡，舌红苔黄腻，脉滑数等。

【病机分析】本证为湿热疫毒交蒸，充斥气分之候。湿热疫毒蕴蒸，则发热；湿热疫毒阻滞气机，则胸闷腹胀，肢酸倦怠；湿热疫毒上壅，则咽喉肿痛或颐肿；湿热疫毒下蕴，则尿赤便闭或淋浊疮疡；湿热疫毒交蒸，肝胆疏泄失常，胆汁外溢，则身目发黄；湿热疫毒壅滞肠胃，则吐泻疟痢；疫毒伤津，则口渴；疫毒深入营血，则斑疹。舌苔黄腻、脉滑数，均为湿热蕴阻的征象。

【治法】清热解毒，化湿透邪。

【代表方】甘露消毒丹（引《温热经纬》）

本方又名普济解疫丹，见王士雄《温热经纬·方论》第九十五方。

飞滑石十五两　绵茵陈十一两　淡黄芩十两　六菖蒲六两　川贝母　木通各五两　藿香　射干　连翘　薄荷　白豆蔻各四两

各药晒燥，生研细末（见火则药性变热），每服三钱，开水调服，日二次。或以神曲糊丸，如弹子大，开水化服，亦可。

本方用黄芩、连翘、薄荷清热透邪。射干、川贝解毒散结、利咽消肿。藿香、蔻仁、石菖蒲芳香化浊、宣上畅中。茵陈、滑石、木通利湿泄热，以导邪下行。王孟英说："此治湿温时疫之主方也。"认为湿热疫疠之邪尚在气分者，悉以此丹治之立效。

【临床运用】如手足口病患者出现发热，手、足和臀部出现斑丘疹、疱疹，口腔黏膜出现散在疱疹，咽红、流涎，神情倦怠，舌淡红或红，苔腻，脉数，指纹红紫等症状，可参考本证以甘露消毒丹加减治疗（连翘、金银花、黄芩、青蒿、牛蒡子、藿香、佩兰、通草、生薏米、滑石、生甘草、白茅根）；若头身重痛，加薏苡仁、秦艽急走经络之湿，以止疼痛；腹泻，加黄连、枳实清化肠道湿热。脘痞呕恶较甚者，加郁金、旋覆花化湿降逆止呕；咳嗽胸闷，加瓜蒌皮、枳壳、桔梗宣肺止咳；黄疸明显者，可减去贝母、薄荷，加大黄，以加强清热排毒退黄的作用。咽喉肿痛者，可加玄参、板蓝根等。

6. 湿热酿痰，蒙蔽心包

【临床表现】身热不退，朝轻暮重，神识昏蒙，时清时昧，或似清似昧，时或谵语，舌苔黄腻，脉濡滑而数。

【病机分析】本证为气分湿热酿蒸痰浊，蒙蔽心包之候。气分湿热郁而不解，心包为湿热痰浊所蒙，心神受其干扰，故见神识昏蒙，似清似昧或时清时昧等症状。气分湿热蕴蒸，故身热不退，朝轻暮重。舌苔黄腻、脉象濡滑而数，均为湿热蕴蒸的征象。本证以神识昏蒙、似清似昧或时清时昧、苔黄腻、脉濡数为辨证着眼点。

【治法】清热化湿，豁痰开窍。

【代表方】菖蒲郁金汤合苏合香丸或至宝丹

菖蒲郁金汤（《温病全书》）

石菖蒲　广郁金　炒山栀　青连翘　细木通　鲜竹叶　粉丹皮　淡竹沥　灯心　紫金片（即玉枢丹）

水煎服。

方中以菖蒲、郁金、竹沥、紫金片等化湿豁痰、开蔽醒神；用山栀、丹皮、连翘、竹叶清泄湿中之蕴热；木通、灯心导湿热下行，适用于气分湿热郁蒸，酿痰蒙蔽心包之证。

【临床运用】治疗本证时，可根据痰湿、痰热的偏重，配合使用其他芳香开窍成药：若痰热较重，邪热炽盛者，可加服至宝丹，以清心化痰、辟秽开窍；若湿浊偏盛而热势不著者，可送服苏合香丸化湿辟秽、芳香开窍。现代临床上对神志昏蒙较甚者可酌用菖蒲注射液、醒脑静注射液等。

【注意事项】本证与热闭心包证均以神志异常为主，但二者病变性质不同，应注意鉴别。本证为湿热酿生痰浊，包络受其蒙蔽，病在气分，痰湿蒙蔽而神志时清时昧、似醒似睡、时或谵语，湿热熏蒸上泛于舌而苔黄腻。热闭心包证为热邪内陷，灼液为痰，痰热闭阻心包，邪入营血，热邪逼扰心神而神昏谵妄或昏聩不语；营血受灼而舌质红绛。

本证与阳明腑实引起的时有谵语，并伴见腹满痛、便秘、苔黄厚燥裂者亦不同，临床时应注意鉴别。

7. 气血凝滞，灵机失运

【临床表现】神情呆钝，默默不语，或神识不清而昏迷默默，甚则痴呆、失语、失明、耳聋。口不渴，声不出，与饮食亦不却。

【病机分析】本证为湿热疫后期络脉凝瘀，气血呆滞，灵机不运之候。本证所见的神志改变，由湿热先伤阳分，日久及阴分，即由气分入于营血，而致阴阳两困，气血凝滞，病邪无外泄之机，继而深入厥阴，致血络凝瘀。由于络脉凝瘀，使一阳不能萌动，生气有降无升，心主被阻遏，灵气不通，所以神不清而昏迷默默。口不渴，声不出，与饮食亦不却，默默不语，神识昏迷，且予辛开凉泄、芳香逐秽俱不效，说明本证的神识不清既不是热闭心包，也不是痰蒙心包，而是邪入厥阴，主客浑受引起的。

【治法】破滞通瘀。

【代表方】薛氏仿三甲散（《湿热病篇》）

醉地鳖虫　醋炒鳖甲　土炒穿山甲　生僵蚕　柴胡　桃仁泥
水煎服。

本方为薛生白仿吴又可三甲散而制定的加减方，用吴又可三甲散去龟甲之滋，牡蛎之涩，而以地鳖虫破瘀通滞易之，用桃仁引其入血分，使血分之邪泄于下；鳖甲破积消瘀，用柴胡引其入厥阴，使阴中之邪外达于表；山甲搜风通络，用僵蚕引其入络，使络中之邪消散而解。

薛氏仿三甲散以柴胡配鳖甲入阴分搜邪外透；桃仁配地鳖虫破瘀活血通络；僵蚕配穿山甲化痰散结。

【临床运用】如痰浊蒙闭清窍而致意识不清、神呆、失语、失聪、舌苔腻浊而无热者，可酌用苏合香丸以豁痰开窍；如见痰瘀阻络而肢体拘急、强直或手足震颤、不时抽动者，除可加止痉散（全蝎、蜈蚣、地龙、僵蚕）外，还可配合白附子、陈胆星、乌梢蛇、桃仁、红花、白芥子等化痰祛瘀通络，同时还可选用生地黄、当归、赤芍、白芍等养血活血之品，既有行血息风之效，又有养血护正之功。

8. 余湿蒙扰，脾气未醒

【临床表现】身热已退，或有低热，脘中微闷，知饥不食，苔薄腻，脉象濡弱或缓。

【病机分析】本证见于湿热疫的恢复期，因湿热已退，故一般不发热。惟余湿未净，胃气不舒，脾气未醒，故觉脘中微闷，知饥不食；或有低热，苔薄腻，脉象濡弱或缓为余邪未净的征象。

【治法】轻宣芳化，淡渗余湿。

【代表方】薛氏五叶芦根汤（《湿热病篇》）

藿香叶　鲜荷叶　枇杷叶　佩兰叶　薄荷叶　芦尖　冬瓜仁

方中藿香叶、佩兰叶、鲜荷叶芳香化湿，醒脾舒胃；薄荷叶、枇杷叶轻清透泄余热；芦根、冬瓜仁清化未尽余湿。正如薛生白所说："此湿热已解，余邪蒙蔽清阳，胃气不舒，宜用极轻清之品，以宣上焦阳气。若投味重之剂，是与病情不相涉矣。"

【临床运用】若伴低热不退，微烦，加竹叶、滑石泄热利湿。若周身酸楚，头昏面黄，胸闷不饥，小便黄，大便干，舌苔白而微腻，脉濡，可在本方基础上加杏仁、苡仁、川朴、通草、蔻仁、半夏等药；若寒湿较盛，困倦乏力，加苍术、茯苓；呕恶可加豆蔻壳、苏梗；便溏，食欲不振可加白扁豆、薏苡仁、大豆黄卷、炒麦芽。

临床可选用本方的根、叶之品煎汤或冲泡代茶饮，预防湿热秽浊之邪。

第六章 温热疫 ▷▷▷▷

温热疫是由温热疫邪引起的急性外感热病。疠气从口鼻而入，初起以里热外发为主要特征，症见但热不恶寒、头身痛、口干咽燥、烦躁、便干等。本病四季皆可见，但以春季为多。

对温热疫的论述，以清代医家杨栗山和刘松峰为代表。他们虽将"温病"与"温疫"混称，但据其所述来看，实指传染性极强的"温疫"，如杨栗山说："一切不正之气，升降流行于上下之间，人在气交中无可逃避……禽兽往往不免，而况人乎。"又如刘松峰指出："以其为病，沿门阖户皆同，如徭役然。"刘松峰认为"瘟疫者，不过疫中之一，始终感温热之疠气而发"。杨栗山认为温疫"从无阴证，皆毒火也"。说明两位医家所论之温疫属于温热疫。对于此类温疫的治疗，杨氏倡导逐秽解毒为第一，并分治于上中下三焦，"上焦如雾，升而逐之，兼以解毒；中焦如沤，疏而逐之，兼以解毒；下焦如渎，决而逐之，兼以解毒"。

现代医学现代传染病中的甲型 H1N1 流感、流行性脑脊髓膜炎、人感染高致病性禽流感等具有温热疫特点的疾病，可参考本病辨证论治。

一、病因病机

温热疫的病因为温热疫邪，多发于兵荒和大灾之年，由"疵疠悍燎之杂气"产生。病发以春夏季为多，正气不足者，病邪更易深入。

温热疫邪从口鼻而入，直行中道，流布三焦，散漫不收，受病于血分，或由饮食、情志等因素触发，或里热郁蒸自发，其发皆为火毒之候，如杨栗山说："温病因杂气怫热，自里达表，或饥饱劳碌，或忧思气郁，触动其邪，故暴发竞起，而合病并病极多，甚有全无所触，止是内郁之热，久则自然蒸动。"初起里热炽盛，热浮越于表，出现凛凛恶寒，后但热不寒，头痛，口干咽燥等，类似表证而实非表证的表现。大部分患者可在此阶段淹缠数日而突然加重，温热疠气充斥表里三焦，各随其气导致多种变化。如温病疫毒充斥心经，躁扰心神，可出现神志异常、谵妄发狂；邪结胃肠而见壮热、腹痛、便秘；与瘀热搏结则发黄；或血蓄下焦出现少腹坚满、大便色黑、神志如狂。甚则热邪极盛，阳气内郁，火极似水，出现肢冷、脉沉、气喷如火、烦渴便闭等阳厥证。温热疫后期，邪热伤及气阴，可出现气阴两虚。疠气还可乘侵宿损之处，导致头风痛、腰腿痛、痰火喘嗽、崩带淋沥等旧病复发。

总之，温热疫邪从口鼻而入，怫郁于里，初起即见里热炽盛之证，邪热充斥三焦，可见多脏腑同病，亦可内扰心神，迫血动血，后期温热疫邪伤及气阴，出现气阴两虚。

二、诊断

（一）诊断要点

1. 四时皆有，多发于春季。

2. 起病以里热外发为主要表现，突然加重出现温热疠气充斥表里三焦，并随其气出现复杂多变的病理机转。

3. 后期可出现气阴两虚。

4. 有本病接触史。

（二）鉴别诊断

春温　温热疫与春温均多发于春夏之际，病初即见发热、口渴等里热证候。但春温是温热病邪内伏而发的急性热病，属于温热类温病的范畴，可无传染性，而温热疫是温热疠气所致，病发急暴，病情凶险，具有强烈的传染性。

三、辨证论治

（一）辨证要点

1. 辨有无表邪

温热疫因感受温热疠气之邪，邪由口鼻直行中道，伏郁于里，充斥崩迫三焦，各随其气而变。故临床辨证首先应辨别有无表邪，温热疫的表证由怫郁于内的疫毒之邪，浮越于表而发，诚如杨栗山"虽有表证，实无表邪"之论，故初起可见凛凛恶寒，很快出现但热不恶寒而口渴烦躁等症。

2. 辨兼夹病邪及主要病位

此外，要注意辨别兼夹病邪及主要病位，或邪热与糟粕搏结胃腑，或与痰热结于心下，或与瘀血蓄于下焦，或入心经扰神闭窍等。

3. 辨有无宿疾

要注意通过询问病史了解素体有无旧患。

（二）治则治法

本病的治疗原则是升散清泻，逐邪解毒。

根据病情轻重缓急和病变部位的不同分别采取相应的救治：如疫毒轻者，予轻清透邪；疫毒重者，予升清降浊。若表里俱实，热壅三焦，宜用攻逐清泄；若邪入心经，躁扰心神，宜清心泄火；若热入血分，蓄于下焦，宜化瘀攻下；若瘀热发黄，宜化瘀清解退黄；若热与痰结，壅于胸脘，宜清解化痰开结。温疫后期，气阴两伤，宜益气养阴。若温热疫引发宿疾，先治温疫。

（三）常见证型

1. 卫气同病

【临床表现】发热恶寒，无汗或有汗，头痛项强，肢体酸痛，口渴唇焦，恶心呕吐，腹胀便结，或见精神不振、嗜睡，或烦躁不安，舌边尖红，苔微黄或黄燥，脉浮数或洪数。

【病因病机】温热疫初起，在里之郁热怫郁于表，或疫邪由外传里，均可出现疫邪充斥表里的卫气同病证。疫邪在表与卫气相争，卫气郁遏，可见发热恶寒；卫气受抑，腠理开闭失常，可见有汗或无汗；疫邪攻窜头身，气机郁阻，可见头痛项强、肢体酸痛；疫毒之邪伤津，可见口渴，甚者唇焦；扰及心神，可见烦躁。部分患者邪气可内扰胃肠，则恶心呕吐；邪气内结肠腑，则腹胀便结。舌边尖红，苔微黄或黄燥，脉浮数或洪数为卫气同病之象。本证以发热恶寒、头身痛、烦渴、舌红苔黄为辨证要点。

【治法】透表清里。

【代表方】增损双解散（《伤寒瘟疫条辨》）

僵蚕（酒炒） 滑石各三钱 蝉蜕十二个 姜黄七分 防风 薄荷叶 荆芥穗 当归 白芍药 黄连 连翘（去心） 山栀 甘草各一钱 黄芩 桔梗 大黄（酒浸） 芒硝（冲服）各二钱 石膏六钱

水煎去滓，冲芒硝，入蜜三匙，黄酒半酒杯，和匀冷服。

温热疫初起，邪在卫气，故用表里双解。以荆芥穗、防风、薄荷叶、蝉蜕等透邪外出；黄连、黄芩、连翘、栀子、姜黄、桔梗等清热解毒；僵蚕、白芍、当归养血舒筋，预防痉厥之变；石膏清胃热；滑石清下焦热；调胃承气汤以攻下泄热。共使疫毒邪热从内外分解，前后分消。

【临床应用】头痛较甚，可加菊花、钩藤、葛根平肝潜阳；呕吐甚者，加竹茹、苏梗降逆和胃；阴伤明显者，加沙参、麦冬以滋养阴液；热毒较甚或发疮疡者，可加金银花、大青叶、野菊花、紫花地丁等以清热解毒；斑疹较多者，可加板蓝根、大青叶、丹皮凉血解毒；若便溏，可去芒硝。

【注意事项】此证因于疫邪扰乱在表之气机，出现恶寒发热、头项强痛、肢体酸痛等症状，须注意与温邪上受的卫表证相区别。疫邪致病除上述卫表症状外，常伴有口渴唇焦、腹胀便结等气分症状。在治疗上，疫邪致病则采用表里两解之法，而卫表证则主以辛凉清解。

2. 邪炽阳明

【临床表现】壮热口渴，大汗出，舌苔黄燥，脉洪大而数。或身热烦渴，午后热甚，鼻如烟煤，腹满硬痛，通舌变黑起刺。

【病因病机】疫毒燔炽阳明气分，故见发热口渴、苔黄诸症；疫毒瘀结成实，腑气不通，致腹满硬痛；鼻如烟煤，通舌变黑，提示病情严重，有消亡阴液之势。

【治法】清热生津，或急下存阴。

【代表方】白虎汤（《伤寒论》）

知母六两　石膏（碎）一斤　甘草二两　粳米六合

上四味，以水一斗，煮米熟汤成，去滓，温服一升，日三服。

本方为治疗邪传阳明、气分疠气炽盛之剂。方中生石膏辛寒，入肺胃二经，清泄胃热，达热出表；知母苦寒而性润、清热养阴，与石膏配伍，可增强清热止渴除烦之力；生甘草泻火解毒、调和诸药，配粳米可保养胃气，祛邪而不伤正，配石膏则可甘寒生津。本方四药相配，共奏清热保津之功。

大承气汤（《伤寒论》）

大黄四两　厚朴八两　枳实五枚　芒硝三合

上四味，以水一斗，先煮二物，取五升，去滓，内大黄，更煮取二升，去滓，内芒硝，更上微火一二沸，分温再服。得下，余勿服。（现代用法：水煎，先煎厚朴、枳实，后下大黄，芒硝溶服。）

大承气汤荡涤实热，攻下积滞，主治疠气化燥，燔灼气分，阳明腑实者。方中大黄味苦性寒泻热通便，荡涤肠胃；芒硝助大黄泻热通便，并能软坚润燥；积滞内阻，则腑气不通，用枳实、厚朴行气散结、消痞除满，并助硝、黄荡涤积滞之力。正如吴鞠通所说："承气非可轻尝之品……舌苔老黄，甚则黑有芒刺，脉体沉实者系燥结痞满，方可用之。"

【临床应用】如阳明气分热邪散漫而未成里结者，可选用白虎汤加减。兼见口渴唇焦等阴伤者，可合生地黄、麦冬、玄参等甘寒生津之品；热扰心神而谵语者，可加水牛角、连翘、竹叶心、黄连等清心宁神；阳明热盛引动肝风出现手足抽搐者，可加水牛角、羚羊角、钩藤、菊花等以凉肝息风，此即犀羚白虎汤（《感症辑要·卷四》）。阳明热结于里，发热，腹满便秘，口干唇燥，舌苔薄黄而干，脉细数，乃阳明热结阴亏，可加玄参、麦冬、生地黄，去厚朴、枳实滋阴攻下，此即增液承气汤（《温病条辨·风温温热温疫温毒冬温》）。

【注意事项】瘟疫此证须注意与一般温热此证相区别，此起病急，病情较一般温热为重。且疫邪常以阳明为缠绵之所，余邪未尽者，邪气复聚致此证反复发作，故可反复用此清泻之剂，直至疫邪被完全清除。

3. 正气欲脱

【临床表现】吐泻不止，目眶凹陷，指纹皱瘪，面色苍白，呼吸短促，声嘶，疲软无力，心烦，口渴引饮，尿少或尿闭，舌质干红，脉细数；或恶寒蜷卧，精神萎靡，呼吸微弱，语声低怯，汗出身凉，四肢厥冷，舌质淡白，脉沉细，甚则细微欲绝。

【病因病机】吐泻不止，目眶凹陷，指纹皱瘪，面色苍白，呼吸短促，声嘶，疲软无力，心烦，口渴引饮，尿少或尿闭，舌质干红，脉细数等为亡阴之证。其中清浊相混则吐泻不止；目眶凹陷、指纹皱瘪、声嘶、尿少尿闭，属阴液大伤征象；面色苍白、呼吸短促、疲软无力为气随液脱；烦渴、舌干红、脉细数乃津液耗竭、水不制火所致。恶寒蜷卧、精神萎靡、呼吸微弱、语声低怯、汗出身凉、四肢厥冷、舌质淡白、脉沉细，甚则脉细微欲绝等为亡阳之证。其中恶寒蜷卧、精神萎靡、呼吸微弱、语声低怯、四肢厥冷、舌淡、脉沉细为元气大伤；汗出身凉、脉微细欲绝已显阴阳分离危象。

【治法】亡阴须益气养阴，生津救逆；亡阳则益气固脱，回阳救逆。

【代表方】

亡阴者，宜用生脉散、大定风珠。

生脉散（引《温病条辨》）

人参三钱　麦冬（不去心）二钱　五味子一钱

水三杯，煮取八分二杯，分二次服，渣再煎服，脉不敛，再作服，以脉敛为度。生脉散有敛阴固脱之效，侧重上焦。方中用人参补益气阴，麦冬与五味子酸甘化阴，守阴留阳，气阴内守则汗不外泄，气不外脱。全方有益气敛阴固脱之功，适用于气阴外脱之证。

大定风珠（《温病条辨》）

生白芍六钱　阿胶三钱　生龟板四钱　干地黄六钱　麻仁二钱　五味子二钱　生牡蛎四钱　麦冬（连心）六钱　炙甘草四钱　鸡子黄（生用）二枚　生鳖甲四钱

水八杯，煮取三杯，去滓，再入鸡子黄搅令相得，分三次服。

大定风珠为三甲复脉汤加鸡子黄、五味子而成，为治疗肝肾阴虚、虚风内动重症之主方。方中以加减复脉汤滋补肝肾之阴；三甲滋阴潜阳息风；加鸡子黄血肉有情之品以滋补心肾，增强滋阴息风之效；五味子补阴敛阳以防厥脱之变。主治纯虚无邪，阴虚至极，正气时时欲脱之虚风内动重症。

大定风珠适宜真阴耗竭，时时欲脱之证，主治下焦，可用于亡阴之证。如疲软无力明显，酌加西洋参、白芍益气护阴；声嘶，加诃子固肾开音；呕吐甚者，增入竹沥、竹茹、半夏；腹泻明显，加入五味子、乌梅；呼吸急促，加入五味子、鹅管石；尿少或尿闭为阴液大伤，忌用淡渗，当用麦冬、生地黄、玄参滋阴补液。亡阳者，宜用参附汤。

参附汤（《校注妇人良方》）

人参一两　熟附子五钱

人参另炖，熟附子加姜、枣水煎，取汁合服。

参附汤以人参大补元气，附子温肾以潜真元，大温大补，具有益气、回阳、固脱之效，适用于阳气暴脱之证。

【临床应用】本证偏于气阴外脱者，以生脉散为主；偏于阳气暴脱者，以参附汤为主。临床常用生脉注射液、参麦注射液、参附注射液等缓慢静脉滴注（用 5% ～ 10% 葡萄糖注射液稀释后使用），或静脉推注（用 5% ～ 10% 葡萄糖注射液稀释后使用），或肌内注射。若汗出淋漓不止者，可加龙骨、牡蛎以止汗固脱，如参附龙牡汤。喘甚者，加人参；自汗者，加龙骨、人参、小麦；悸者，加茯神、人参、小麦。兼有面赤烦躁为虚阳上浮，仿白通汤之意，加葱白以驱邪通阳；下利不止、面赤、干呕烦躁、厥逆无脉为阴盛格阳，仿白通加猪胆汁之意，以咸寒苦降之品反佐于温阳药中，防其格拒热药；腹痛甚者，加白芍和阴、缓急止痛；大汗不止者，增山萸肉；呕吐剧烈者，入生姜；下利，四肢厥逆，脉微欲绝，病势危重者，重用干姜；下利而忽自止、肢厥怕冷、脉微属阴液内竭，宜四逆汤，重用人参，益阴回阳救逆。

【注意事项】此证极其危重，临床当灵活以艾灸，或配合选用生脉、参附注射液等静脉缓慢注射或静脉滴注，以固脱为急务。

4. 余邪留恋，痰瘀滞络

【临床表现】身热，口不渴，默默不语，神识不清，或胁下刺痛，或肢体时疼，脉数。

【病因病机】本证多见于素有内伤，复感疫邪，或疫病日久不解，气钝血滞而疫邪不得外泄，深入厥阴，脉络凝滞。其中身热、脉数为毒火并郁；毒陷夹瘀，阻滞络脉，则胁下刺痛或肢疼时作；损及阴阳，气血不畅，神失所养，故默默不语、神识不清。

【治法】化痰祛瘀，透邪通络。

【代表方】吴氏三甲散（《温疫论》）

鳖甲（用酥炙黄为末）一钱　龟甲（用酥炙黄为末）一钱　穿山甲（土炒黄为末）五分　蝉蜕（洗净炙干）五分　僵蚕五分　牡蛎（煅为末）五分　土鳖虫三个　白芍（酒炒）七分　当归五分　甘草三分

水二盅煎八分，沥渣温服。

本方刚柔并济，扶正而不恋邪，祛邪又不伤正。方中以鳖甲、龟甲、穿山甲三味为主，滋阴行瘀；僵蚕、蝉蜕擅入厥阴，透邪通络止痉；白芍、当归、土鳖虫和营活血；甘草和中。

【临床应用】如若夹杂宿疾，当治新病为主，兼治旧病，随证加减。若素有郁痰者，加贝母；有老痰者，加瓜蒌霜；有咽干作痒者，加天花粉、知母；素有内伤瘀滞者，倍用土鳖虫或加桃仁。

【注意事项】此证邪气与气血交混，须注意正虚与余邪的轻重，透邪与顾护正气之间平衡，使邪气由阴分透出为原则，不宜咸寒滋阴以敛邪，也不宜甘温益气以伤阴。

第七章　暑热疫 ▷▷▷

暑热疫是由感受暑热疫邪所引起的急性外感热病。其特点为初起即见热毒燔炽阳明、充斥表里、上下、内外，甚至卫气营血几个阶段证候并见，临床常可见高热、头痛、身痛、斑疹、出血，甚至神昏、痉厥等一派热毒极盛的表现。本病具有强烈的传染性和流行性，病情凶险，夏暑季节多见。

本病多发于战乱饥馑，或久旱无雨，暑气亢盛之年。清乾隆甲子五六月间，京都大暑，暴发疫情，余师愚根据当时温疫特点采取相应治疗方法，取得成功，他在前人理论基础上，结合自己的实践经验，著成《疫疹一得》。其中疫疹之病，即指感受暑热特点的疠气所引起的以肌表发斑疹为特点的温疫病，与本节所论病证相当。余氏认为温疫乃感四时不正疠气为病，力主火毒致病说，故在治疗上，余氏强调清热解毒、凉血滋阴为主，拟清瘟败毒饮为主方，融清热、解毒、护阴为一法，为暑热疫的治疗开拓了新的思路，对此，王孟英誉之："独识淫热之疫，别开生面，洵补昔贤之未逮，堪为仲景之功臣。"

现代传染病中的人感染猪链球菌病、流行性出血热、登革热与登革出血热、流行性乙型脑炎等具有暑热疫特点的急性传染病，可参考本病辨证论治。

一、病因病机

暑热疫的病因是暑热疫邪。疫邪不同于一般的外感六淫之邪，它是在气候反常或是出现自然灾害、战乱饥馑的情况下形成的，加上卫生不良、污秽不洁之物处理不善等，易使疫邪形成并侵犯人体。

暑热疫初起多为卫气同病，出现寒热、少汗、头项强痛、肢体酸痛等。邪毒入里，可闭结肠腑或熏蒸阳明，甚则可见热毒充斥表里上下之证，而见壮热头痛、两目昏瞀、狂躁谵语、骨节烦疼，甚则痉厥、吐衄发斑，舌绛唇焦，热毒深伏则可出现昏聩不语等。若邪来凶猛，病变迅速，则无明显阶段过程，而诸候并见，病甚危笃。病变后期，可见气阴两伤或正衰邪恋而见低热持续、神昏等后遗症。

总之，本病发病急骤，传变迅速，虽有卫气营血阶段可分，但往往邪气迅速充斥上下内外，气血热毒炽盛明显。

二、诊断

（一）诊断要点

1.有强烈的传染性和流行性，以流行特点作为重要的诊断依据。

2. 起病急，病变发展迅速，病情重。

3. 初起无论是否兼表，皆里热炽盛，邪毒进而充斥表里上下。常常同时出现卫气营血数个阶段。

4. 有本病的接触史。

（二）鉴别诊断

暑温 暑温与暑热疫均由感受暑热病邪引起，初起以邪炽阳明为主证，病发于夏暑季节。而暑热疫多发于凶岁兵荒、暑邪亢盛之年，暑热之气极盛，来势凶猛，传变迅速，病情险恶，具有强烈的传染性，是与暑温分辨的要点。

三、辨证论治

（一）辨证要点

1. 辨初起特征 暑热疫起病急骤，初起即见热毒充斥表里的证候，如壮热、恶寒、头痛如劈、肌肉骨节烦疼。

2. 辨病情传变 本病传变迅速，甚则发展为昏谵、吐衄、项强、抽搐等热入营血、闭窍动风之象。热毒亦可蔓延脏腑，耗损津气，甚至正气溃败，不治而亡。如经抢救，可好转而愈，或者津气亏损，邪毒留恋而成低热、痴呆、瘫痪等后遗症。

（二）治则治法

1. 治则 清泄阳明，逐邪解毒。

2. 治法 初起暑热疠气燔灼阳明，以清解阳明胃热、解除疫毒为主；病情转化，邪毒充斥表里内外，以大剂清热解毒以救阴，热毒亢盛而阴津将绝，当大剂苦寒解毒清热护阴。邪热壅滞肠腑，则以咸苦攻逐，清热解毒，邪入营血，闭窍动风，则凉营开窍，息风止痉。暑热疫后期，邪去正伤，以临床所见为据，以清除余邪、恢复阴液为治。

（三）常见证型

1. 卫气同病
参见温热疫。

2. 里热充斥三焦

【临床表现】壮热，不恶寒反恶热，头痛目眩，身痛，鼻干咽燥，口干口苦，烦渴引饮，胸膈胀满，心腹疼痛，大便干结，小便短赤，舌红苔黄，脉洪滑。

【病机分析】本证多因暑热疫邪佛郁于里，由里外发，故壮热，不恶寒反恶热；疫邪炎于上、浮于经，故见头痛、身痛、目痛；疫邪燥干清窍，故见口干口苦、口渴欲饮、鼻干咽燥；热扰心神，故烦躁；暑热疫邪盛于里，气机郁阻，故胸膈胀闷、心腹疼痛；大便干结、小便短赤、舌红苔黄脉洪滑为里热炽盛之象。壮热、头痛、口渴、胸腹满痛、脉洪滑为本证的辨证要点。

【治法】升清降浊，透泻里热。

【代表方】升降散（《伤寒瘟疫条辨》）

白僵蚕（酒炒）二钱　全蝉蜕（去土）一钱　广姜黄（去皮）三分　川大黄（生）四钱

秤准，上为细末，合研匀。病轻者，分四次服，每服重一钱八分二厘五毫，黄酒一盅，蜜七钱五分，调匀冷服，中病即止。病重者，分三次服，每服二钱四分三毫，黄酒盅半，蜜一两，调匀冷服。最重者，分二次服，每服重三钱六分五厘，黄酒二盅，蜜一两，调匀冷服。

杨栗山用本方治疗"表里三焦大热，其证治不可名状者"（《伤寒瘟疫条辨》）。本方以僵蚕为君，蝉蜕为臣，姜黄为佐，大黄为使，米酒为引，蜂蜜为导，六法俱备。僵蚕味辛苦气薄，喜燥恶湿，得天地清化之气，轻浮而升阳中之阳；蝉蜕气寒无毒，味咸且甘，为清虚之品，能祛风涤热；姜黄气味辛苦，大寒无毒，行气散郁辟疫；大黄大寒无毒，上下通行，能泻火；米酒性大热，味辛苦而甘，上行头面，下达足膝，外周毛孔，内通脏腑经络，驱逐邪气，无处不到；蜂蜜甘平无毒，其性大凉，能清热润燥。全方合用，僵蚕、蝉蜕升阳中之清阳；姜黄、大黄降阴中之浊阴，一升一降，内外通和，而杂气之流毒顿消亦。杨栗山推其为治温疫之总方。

【临床运用】可配合花粉、葛根生津解肌；若病偏于上焦者，可配合连翘、金银花、栀子、薄荷等以清宣郁热；若病偏于阳明经气者，可配合石膏、知母、黄芩等清泄阳明；若兼便秘者，可配合芒硝、枳实通腑泄热。

3. 邪炽阳明

参见温热疫。

4. 气血两燔

【临床表现】身大热，头痛如劈，两目昏瞀，或狂躁谵妄，口干咽痛，腰如被杖，骨节烦疼，或惊厥抽搐，或吐衄发斑，舌绛苔焦或生芒刺，脉浮大而数或沉数，或六脉沉细而数。

【病机分析】暑热疫邪窜攻太阳、阳明则头痛如劈，两目昏瞀；游溢肾经，故腰如被杖，骨节烦疼；热毒蒸腾，燔灼阳明，上干清窍则口干咽痛；热扰神明，故狂躁谵妄；苔焦起刺为耗津之象；毒火引动肝风，可伴惊厥抽搐；舌绛、吐衄发斑乃深入营血之征；其脉浮大系疫邪游溢，沉数者为疫邪郁闭较深，如若六脉沉细而数，则属疫邪夹秽浊郁伏深重。身热、头痛如劈及其舌脉是本证辨证要点。

【治法】解毒清泄，凉血护阴。

【方药】清瘟败毒饮（《疫疹一得》）

生石膏大剂六至八两，中剂二至四两，小剂八钱至一两二钱　生地黄大剂六钱至一两，中剂三至五钱，小剂二至四钱　犀角大剂六至八钱，中剂三至五钱，小剂一至一钱半（磨冲）　真川连大剂四钱至六钱，中剂二钱至四钱，小剂一至一钱半　山栀　桔梗　黄芩　知母　赤芍　玄参　连翘　甘草　丹皮　鲜竹叶（各取一般常用量）

水煎服，先煮石膏，后下诸药，犀角磨汁和服。

本方为白虎汤、凉膈散、黄连解毒汤、犀角地黄汤诸方组合，相辅相成，具有清瘟败毒、气血同治之功效。方中石膏、生地黄、黄连、水牛角四味依病证轻重而有小、中、大用量的不同，即脉浮大而数用小量，沉而数用中量，六脉沉细而数用大量；重用石膏体现"甚者先平"之意，故诸经之火无不自安；黄连、黄芩、连翘、栀子、竹叶清泄气分疠气；生地黄、水牛角、赤芍、玄参、丹皮凉解营血疠气。寓辛寒、苦寒、甘寒、咸寒为一体，乃邪正兼顾之良方。

【临证运用】依据病情灵活加减：斑疹色青紫，紧束有根，加紫草、红花、归尾以通络行瘀。斑疹外出不快，兼见腹满胀痛、大便秘结，合调胃承气法，祛气分之壅，畅血分之滞。津伤而筋肉抽动，去桔梗之开肺，轻则加菊花、龙胆草凉肝泻肝；重则入羚羊角、钩藤凉肝息风。斑疹显露，神昏谵语，选加"三宝"以清心开窍。若高热持续，出血发斑，加西牛黄、焦栀子、丹皮合紫草以清热解毒、凉血止血。烦躁，时有谵语，加郁金合菖蒲，痰瘀同治，开心窍以防内陷。若神昏抽搐，为内陷厥阴，"须用牛黄丸、至宝丹之类以开其闭"。

【注意事项】此证气血同病，常以阴液耗伤为重，临床运用时当注意石膏的用量，初起即当用重剂清气生津，及至热气渐退而减少用量。

5. 后期证治

（1）正气欲脱

参见温热疫。

（2）余邪留恋，痰瘀滞络

参见温热疫。

第八章　寒　疫　▷▷▷

寒疫是由感受风寒疫邪所引起的，具有强烈传染性并能引起流行的外感疾病。

汉代张仲景在《伤寒论》序中有"余宗族素多，向余二百，建安纪年以来，犹未十稔，其死亡者，三分有二，伤寒十居其七"，可以说张氏家族所患伤寒非普通外感伤寒，很可能是寒性疫病。晋代王叔和在《伤寒例》中，首次提出了"寒疫"概念，"从春分以后秋分节前，天有暴寒者，皆为时行寒疫也"。宋代庞安时在《伤寒总病论·时行寒疫论》中，提出治疗寒疫的方剂——圣散子方。清代叶霖《难经正义·五十八难》提出寒疫与伤寒的区别在于其具有传染性，"寒疫初病……与伤寒异处，惟传染耳"。凌德《温热类编·卷六》明确指出寒疫并非伤寒，治寒疫不宜用治伤寒之法，"风温、湿温、温病、寒疫等证，皆类伤寒耳。病热虽同，所因各异，不可概以伤寒法治之"。吴瑭《温病条辨》亦指出了寒疫具有传染性，"世多言寒疫者……时行则里巷之中，病俱相类"。并云："世多言寒疫者，究其病状，则憎寒壮热，头痛骨节烦疼，虽发热而不甚渴，时行则里巷之中，病俱相类，若役使者然，非若温病之不甚头痛骨痛而渴甚，故名寒疫耳……不论四时，或有是证，其未化热而恶寒之时，则用辛温解肌；既化热之后，如风温证者，则用辛凉清热，无二理也。"当代大医家蒲辅周指出："春季时病寒疫，偶为暴寒所折，发为寒疫，其发病多与伤寒相似。"

现代传染病中的甲型 H1N1 流感、传染性非典型肺炎、流行性出血热、流行性脑脊髓膜炎、疟疾、霍乱、白喉等具有寒疫特征者，可参考本病辨证论治。

一、病因病机

寒疫的病因是具有风寒性质的疫邪，其发生与气候条件、地理环境、卫生条件、生态环境等因素相关。如刘松峰《松峰说疫》云："寒疫至于当天气方温热之时，而凄风苦雨骤至，毛窍正开，为寒气所束，众人同病，乃天实为之，故亦得以疫名也。"

寒邪疫毒是寒疫发病的主要原因。《松峰说疫·卷二》中强调寒疫是由疠气引起的传染病，"二曰寒疫……众人所患皆同者，皆以疠气行乎其间"。天时有寒（天时偏寒和非时之暴寒）是寒疫发生的外在条件。天时偏寒则有助于某些寒性戾气的滋生而致寒疫的发生，正如明代张三锡《医学六要·运气略》中指出"湿令大行，脾土受伤，民多寒疫"。非时之暴寒不但有助寒性戾气的衍生，而且易削弱人体之正气导致寒疫的流行和暴发。

寒疫四季皆可发病，但以气候寒热变化较骤的冬、春、秋季节多见。如刘松峰《松峰说疫·卷二》论述寒疫发病季节为"不论春夏秋冬，天气忽热，众人毛窍方开，倏而暴寒，被冷气所逼"。刘世祯《温热诠真·疫论》中有冬季寒邪合时气发病的论述，"冬气严寒，其气凛冽，疫气行于闭藏之令，合时行之气而化寒，其变多为寒疫"。黄元御《四圣悬枢·卷四》云："而病寒疫，故多病于秋冬。"

风寒疫邪袭人多从皮毛而入，初起邪犯足太阳膀胱经，引起卫外功能失调而见恶风寒较重，发热相对较轻；肺主皮毛司呼吸，风寒疫邪从皮毛侵入而影响肺的宣发功能，则出现咳嗽、气喘、鼻塞、声音嘶哑等肺气失宣之症。风寒疫邪其性属寒，寒主收引，易引起经脉凝滞，气血运行失畅，出现头痛、项背酸楚、关节凝重疼痛等症；邪中太阴、少阴，出现小腹拘紧疼痛、腰背引痛表现；邪入厥阴，出现囊缩茎痛等寒凝经脉、气血不通之证。风寒疫邪在卫表郁久可逐渐化热入里，出现里热证。如伤寒初起太阳经受邪，病变以风寒袭表为特点，寒邪郁久化热则入里而出现高热、口渴、汗出、舌红、苔黄等阳明气分热盛之证。风寒疫邪伤人，可随着病情的发展而发生演变，特别是在人体正气不足的情况下可从三阳经传入三阴经，逐渐出现寒伤阳气的病变，症见纳呆、呕吐、下利、脉弱等太阴脾胃虚寒、阳虚湿盛表现；以及但欲寐、小便清白、脉微等心肾阳虚之象。

总之，寒疫之风寒疫邪多从皮毛入侵体内，可凝滞经脉气血，可郁而化热，后期可伤阳，寒疫的演变趋势或寒邪伤阳或从阳化热。

二、诊断

（一）诊断要点

1.四时之中出现非时暴寒，或者四时出现反常时气，寒暄不时，温热时节，忽变阴寒而发生本病。

2.起病急，众人同病，症状相似，在一定范围流行。

3.寒疫一般以恶寒、壮热、头身疼痛为主要临床特征，兼见腹泻、呕吐等症，无汗、不渴、苔白、脉浮紧为其辨证要点。初起恶寒发热而口不干渴、头身疼痛、项强肢拘，随即出现热重寒轻、口干咽痛、胸中烦躁等表寒里热症状。

4.有本病接触史。

（二）鉴别诊断

1.寒疫与伤寒 春应温而反寒，夏应热而反凉，感而为病，长幼率皆相似，互相传染。其所以传染者，由寒气中或夹厉风，或夹秽湿。病虽与伤寒相类，而因则同中有异。叶子雨《难经正义》指出，寒疫与伤寒的区别在于寒疫有传染性，"寒疫初病，恶寒无汗，面赤头痛项强，盖得之毛窍开，而寒气闭之也，与伤寒异处惟传染耳"。

2.寒疫与温病 两者初起均出现恶寒发热，头身疼痛，脉浮。但寒疫初起不口渴，出现一派表寒之象者，应用辛温解肌之法；如有化热，仍未入里则法风温，可用辛凉清热。

三、辨证论治

（一）辨证要点

1. 辨感邪之轻重

寒疫初始以邪犯太阳出现憎寒发热、无汗不渴、头身疼痛、苔薄白、脉弦紧为特点。因感邪轻重不同而出现邪犯三阳，憎寒壮热、身体酸痛、口渴、口秽、舌红苔黄、脉浮洪有力。寒中三阴，则恶寒战栗、四肢厥冷、指甲口唇青、舌淡苔白、脉沉微。

2. 辨里证之病性

本病病程中易见表里同病，出现表寒里热、寒热错杂之证。表证多为寒证，里证又当辨属于单纯实热、实寒或湿热、寒湿的不同。实热证多见口渴、口秽、舌红苔黄、脉洪有力；实寒证则见四肢厥冷、指甲口唇青、舌淡苔白、脉沉；湿热证则见目胀、口苦、胸腹痞满、苔黄腻；寒湿证则见头重昏蒙、身重酸痛、呕逆恶心、饮食不进、舌苔白腻、滑脉濡缓。

3. 辨邪之病位

病位见太阳、三阳（太阳、阳明、少阳）、三阴（太阴、少阴、厥阴）、中焦（脾胃）、三焦（上焦、中焦、下焦）。如邪犯太阳，可见憎寒发热、无汗、头身疼痛、项强肢拘。邪犯三阳，可见憎寒壮热、无汗、身体酸痛、目疼鼻干、口渴、胁痛、耳聋、舌红苔黄、脉浮洪有力。寒中三阴，真阳衰微，可见呕吐不渴、腹痛腹泻、四肢厥冷、蜷卧欲寐、干呕、吐涎沫。寒湿犯表，困遏中焦，可见恶心呕吐、肠鸣泄泻、舌淡红苔白滑腻、脉濡缓。表寒里热，邪郁三焦，可见口苦、咽喉不利、胸膈痞闷、口糜、气秽、大小便涩滞不通、舌红苔黄、脉弦滑数。

（二）治则治法

寒疫的治疗原则：伏其所主，先其所因；寒者热之，热者寒之，散者抑之，抑者散之，佐以所利，和以所宜；祛邪扶正，须分主次；标本缓急，先后有序。寒疫的治法可概括为祛秽解毒法、解表法、解表清里法、清气法、和解法、祛湿法、通下法、温阳法、固脱救逆法等。

（三）常见证型

1. 邪犯太阳

【临床表现】憎寒发热，无汗不渴，头身疼痛，项强肢拘，胸闷不饥，头目昏蒙。舌质色黯，苔薄白，或淡灰薄腻，脉弦紧。

【病机分析】此寒疠毒邪初起，侵犯太阳膀胱经，寒邪束缚卫阳，故见憎寒发热、无汗不渴、头身疼痛、项强肢拘等太阳表实症状；寒疠毒邪闭遏宗气，宗气斡旋不利则胸闷；寒疠毒邪上犯头目空窍，故头目昏蒙；舌质色黯，苔薄白或淡灰薄腻，脉弦紧，是寒疠气侵犯太阳膀胱经，闭阳伤阳的表现。

【治法】疏风散寒解毒。

【代表方】荆防败毒散（《摄生众妙方》）

荆芥　防风　羌活　独活　川芎　柴胡　前胡　桔梗　枳壳　茯苓　甘草

【临床运用】若患者出现口渴、舌苔变黄、脉见数象，为化热之象，可酌加金银花、连翘、大青叶增加解毒之力。

【注意事项】《重订通俗伤寒论·伤寒兼证》：寒疫多发于四五六七四个月。若寒夹厉风，邪气独盛于表，而里无伏热者，则活人败毒散。每用三四钱，葱豉汤泡服。临床注意化热趋向，化热之后当辛凉清热。

2. 邪陷阳郁

【临床表现】恶寒而发热逐渐加重，周身酸痛，四肢厥冷，胸闷，烦热，咽喉不利，唾脓血，头目昏蒙，胃脘痞满，或呕吐，腹泻不止。舌稍红，苔黄白相兼，脉象沉细，或浮而不任重按，或两尺独弱。

【病机分析】此寒疠毒邪束缚卫阳，郁而化热的证候。寒邪束缚太阳表卫，卫阳郁滞渐渐化热，故恶寒而发热逐渐加重；太阳经气不利，故周身酸痛；热闭于内则四肢厥冷；疠毒郁结上中二焦，壅塞心胸胃脘，故胸闷、烦热、头目昏蒙、胃脘痞满；阳热伤阴，热盛肉腐则咽喉痛、咳脓血；寒闭热郁，不得外散，内犯厥阴、少阴，故呕吐、腹泻；舌稍红，苔黄白相兼，脉象沉细，或浮而不任重按，或两尺独弱，是邪陷阳郁的表现。

【治法】发越郁阳，清肺温脾。

【代表方】麻黄升麻汤（《伤寒论》）

麻黄　升麻　当归　知母　黄芩　萎蕤　芍药　天冬　桂枝　茯苓　甘草　石膏　白术　干姜

【临床运用】内热重，加量石膏、黄芩；表寒重，加量麻黄、桂枝；阴虚重，加量天冬、萎蕤（玉竹）剂量。咽喉痛、咳唾脓血明显，加重升麻；如无腹泻，减少干姜、茯苓、白术用量。

【注意事项】本证与普通的寒包火证相区别，邪陷阳郁是寒毒束阳且伤脾阳，热盛且伤阴。束缚卫阳则出现恶寒、身痛、四肢厥冷，伤脾阳则出现腹泻。热盛伤阴且肉腐则咽喉痛、唾脓血。普通的寒包火证一般不会出现四肢厥冷、腹泻、咳唾脓血。

3. 邪犯三阳

【临床表现】憎寒壮热，无汗，身体酸痛，目疼鼻干，口渴，胁痛，两侧头痛，耳聋，胸中脘腹痞塞不通，口秽，头目昏蒙，舌红苔黄，脉浮洪有力。

【病机分析】此寒疠邪毒侵袭三阳经的证候。邪入太阳则憎寒壮热、无汗、身体酸痛；邪入阳明则目疼鼻干、口渴；邪犯少阳则胁痛、两侧头痛、耳聋；寒疠邪毒阻滞上中二焦，气机郁结，故胸中脘腹痞塞不通、口秽、头目昏蒙；舌红苔黄、脉浮洪有力是疠气侵犯三阳的表现。

【治法】清透三阳，表里双解。

【代表方】柴葛解肌汤（《伤寒六书》）加升降散（《伤暑全书》）

柴胡　葛根　羌活　白芷　黄芩　赤芍　桔梗　甘草　石膏　僵蚕　蝉蜕　姜黄　大黄

【临床运用】憎寒无汗，恶寒甚者，冬月宜加麻黄，夏、秋可加苏叶。少阳热甚加量柴胡，阳明热甚加量葛根、石膏。

【注意事项】本证注意与邪犯太阳相互区别。邪犯三阳，不仅具有邪犯太阳所具备的无汗、身体酸痛，而且热势高，恶寒重，兼有目疼鼻干、口渴、胁痛、耳聋、口秽、舌红苔黄、脉洪大等热盛的表现。

4. 寒中三阴，真阳衰微

【临床表现】恶寒战栗，呕吐不渴，腹痛腹泻，或四肢厥冷，蜷卧欲寐，或干呕，吐涎沫，指甲口唇青，舌淡苔白，脉沉微，甚或无脉。

【病机分析】此寒疫疠末期，或素体阳虚者，寒疠毒邪入里，邪犯三阴的证候。寒疠中太阴则呕吐不渴、腹痛腹泻；寒疠中少阴则四肢厥冷、蜷卧欲寐；寒疠中厥阴则干呕、吐涎沫；恶寒战栗，舌淡苔白，脉沉微，甚或无脉，是真阳衰微之象。

【治法】回阳救逆，益气生脉。

【代表方】回阳急救汤（《伤寒六书》）

人参　茯苓　白术　甘草　陈皮　半夏　肉桂　附子　干姜　麝香

【临床运用】恶寒战栗甚、四肢厥冷，加量附子；腹痛甚，加芍药、木香；泄泻不止者，可加升麻、黄芪等益气升阳止泻；呕吐不止者，可加姜汁、吴茱萸（盐炒）温胃止呕，口吐涎沫；无脉，加五味子、猪胆汁

【注意事项】回阳急救汤现代用法是水煎服，麝香冲服，中病（手足转温和）即止，不得多服。

5. 寒湿犯表，困遏中焦

【临床表现】恶寒发热，头重昏蒙胀痛，身重酸痛，胸膈痞满，脘腹疼痛，恶心呕吐，肠鸣泄泻，或手足厥冷，舌淡红，苔白滑腻，脉濡缓。

【病机分析】此为风寒湿疫侵犯太阳、中焦所致。寒湿侵犯太阳，湿性重浊黏腻，表卫不和，故恶寒发热、头重昏蒙胀痛、身重酸痛；秽湿从口鼻而入，脾开窍于口，"胃之清气，上出于口"，湿邪易与脾胃感召，导致脾失健运，胃失和降，故胸膈痞满、脘腹疼痛、恶心呕吐、肠鸣泄泻；脾主四肢，寒湿阻滞气机则手足厥冷；舌淡红苔白滑腻、脉濡缓是寒湿犯表，困遏中焦的表现。

【治法】散寒除湿，除秽解毒。

【代表方】藿香正气散（《太平惠民和剂局方》）

大腹皮　白芷　紫苏　茯苓　半夏曲　白术　陈皮　厚朴　苦桔梗　藿香　炙甘草

【临床运用】兼气滞脘腹胀痛者，可加木香、延胡索以行气止痛。表邪偏重，寒热无汗，加重苏叶以祛风解表；兼食滞，胸闷腹胀，加莱菔子、鸡内金以消积导滞；湿偏重，加苍术；腹泻较甚者，加炒扁豆、炒薏苡仁以祛湿健脾止泻；小便短少，加车前子、泽泻以祛湿利水。

【注意事项】本证注意与湿热霍乱之吐泻相区别。寒湿犯表，困遏中焦出现吐泻的

同时有恶寒发热，头身重痛，脘痞，腹胀，肠鸣且呈水泻。湿热霍乱有吐泻、转筋、口渴、烦躁、舌苔黄厚而干、脉濡数等表现。

6. 寒中脏腑

【临床表现】恶寒发热，头目昏痛，手足冷、麻木，肩背拘急，肢体倦惰，心腹痞闷，呕逆恶心，饮食不进，腹胁胀痛，心腹撮痛，舌苔白腻而滑，脉象弦紧。

【病机分析】风寒湿疫侵犯太阳经，故现恶寒发热，头目昏痛，手足冷、麻木，肩背拘急，肢体倦惰；寒湿疫邪侵犯中焦，脾胃运化失职，升降失调，呕逆恶心，饮食不进；气机阻滞出现腹胁胀痛、心腹撮痛；舌苔白腻而滑、脉象弦紧是寒湿之象。

【治法】温中解表，祛寒除湿。

【代表方】五积散（《太平惠民和剂局方》）

苍术　厚朴　陈皮　半夏　茯苓　甘草　麻黄　桂枝　白芍　当归　川芎　干姜　枳壳　桔梗　白芷

【临床运用】若心胁脐腹胀满刺痛、反胃呕吐、泻利清谷，加煨姜；头痛体痛，恶寒发热，项背强痛，加葱白、豆豉；但觉寒热，或身不甚热，肢体拘急，或手足厥冷，加炒吴茱萸；寒热不调，咳嗽喘满，加大枣。

【注意事项】注意与湿热证相区别，本证是寒毒直中脏腑出现以心腹诸痛为主，且舌苔多白腻而滑，脉象弦紧，湿热疫毒则会出现壮热烦渴、舌苔黄腻。

寒中脏腑注意与寒湿犯表，困遏中焦相互区别。两者均有风寒湿外犯肌表，出现恶寒发热、头身疼痛，而寒中脏腑是以心腹诸痛为主；寒湿犯表，困遏中焦以吐利为主。

7. 寒毒蒙窍

【临床表现】突然昏倒，不省人事，牙关紧闭，烦躁不宁，冷汗自出，寒栗时作，身如被杖，头目俱痛，腰重背强；周身厥冷，唇青面黑，或咽喉不利，心下胀满结硬，脐腹筑痛。舌淡紫或青紫，苔白或灰滑，六脉沉迟或微细欲绝。

【病机分析】寒毒痰浊或秽浊之气闭塞气机，蒙蔽清窍则昏沉不省、牙关紧闭；阴盛格阳则烦躁不宁、冷汗自出。寒毒疫邪，从口鼻或皮毛而入，迅速侵害经络脏腑。阴毒侵袭经络则寒栗时作、身如被杖、头目俱痛、腰重背强；阴毒侵害脏腑，寒凝气滞则身厥冷，唇青面黑，或咽喉不利，心下胀满结硬，脐腹筑痛；舌淡紫或青紫、苔白或灰滑、六脉沉迟或微细欲绝，为阴寒内盛之征。

【治法】温经散寒，芳香开窍，避秽化浊。

【代表方】苏合香丸（《重订通俗伤寒论》）

苏合香　安息香　广木香　犀角　麝香　梅冰　香附　乳香　沉香　公丁香　白术

【临床运用】对于寒闭危急之候。可结合采用灸法：净盐炒干，纳于脐中，令满，上加厚姜1片盖定，灸100～500壮，姜焦则易之。

【注意事项】本证是寒毒痰浊或秽浊之气闭塞气机。突然昏倒、不省人事、牙关紧闭、苔白脉迟的寒闭之证，多伴有寒毒侵袭经络、直中脏腑、心腹疼痛之证，注意与热闭神昏相鉴别，热闭多伴有面赤、身热、苔黄、脉数。

8. 表寒里热，邪郁三焦

【临床表现】恶寒发热，头身疼痛，腰脊强痛，耳鸣鼻塞，口苦，咽喉不利，头目昏眩，胸膈痞闷，口糜气秽，大小便涩滞不通。舌稍红苔黄尖白，脉弦滑数。

【病机分析】风寒疫毒在表未解，故恶寒、头身疼痛、腰脊强痛。温热时气从口鼻而入，伏于肺胃，为寒邪束缚不能宣解，渐至三焦同病。邪热壅于上焦则口苦、咽喉不利、头目昏眩；邪热壅于中焦则胸膈痞闷、口糜气秽；邪热壅于下焦则大小便涩滞不通；舌稍红、苔黄尖白、脉弦滑数为表寒里热，邪郁三焦的表现。

【治法】解表通里，清泻三焦。

【代表方】防风通圣散（《黄帝素问宣明论方》）

防风　川芎　当归　芍药　大黄　薄荷　麻黄　连翘　芒硝　石膏　黄芩　桔梗　滑石　甘草　荆芥　白术　栀子

【临床运用】若见寒热往来，两头角痛，耳聋目眩，胸胁满疼，舌苔白滑，或舌尖苔白，或单边白，或两边白，脉弦，此为邪犯少阳。可和解少阳，方选柴胡枳桔汤。若见恶寒重，发热轻，头痛体酸，目疼鼻干，肢冷胁痛，舌淡红，苔薄白或白黄，脉浮弦，此为邪犯三阳。当和解三阳、温通表里，方选柴胡桂姜汤。

【注意事项】本证与邪陷阳郁证相区别，本证是外有风寒，出现恶寒发热、头身疼痛，而里有三焦热壅出现口苦、口糜气秽、大小便涩滞不通。邪陷阳郁是寒毒束阳且伤阳，热盛且伤阴。邪陷阳郁证，除表寒外，还有寒伤脾阳出现腹泻。热盛伤阴灼肉，则咽喉痛、唾脓血。

9. 寒疫束表，内蕴湿热

【临床表现】壮热烦躁，无汗，头身痛，目胀，心烦，口苦，渴不多饮，喉痹咽痛，耳聋，或见斑疹疮疡，或见腮脸肿痛，胸腹痞满，呕吐，不思饮食。舌质黯，苔白腻或黄腻者，脉沉紧或浮弦。

【病机分析】寒疫束表，卫阳被遏，则为无汗、头身痛；湿热毒邪，无所不至，上干则头痛、目眩、耳聋，注于皮肤则斑疹疮疡，伤于阳明则腮脸肿痛，结于太阴则腹满呕吐，结于少阴则喉痹咽痛。舌苔薄腻、脉浮反映出外感风寒、营卫失和与三焦郁滞。

【治法】外散表寒，内清湿热。

【代表方】增损双解散（《伤寒瘟疫条辨》）

僵蚕　蝉蜕　姜黄　薄荷叶　荆芥穗　当归　白芍　黄连　防风　连翘　栀子　黄芩　桔梗　石膏　滑石　甘草　大黄　芒硝

【临床运用】头身疼痛较剧者，加羌活、秦艽；夹湿腹泻者，去大黄、生石膏，加苍术、藿香。

【注意事项】本证注意与表寒里热、邪郁三焦相区别，两者均有寒邪束表出现发热、无汗、身痛的临床表现，本证重在湿热内蕴出现喉痹咽痛，耳聋，或见斑疹疮疡，或见腮脸肿痛，胸腹痞满，苔白腻或黄腻者。表寒里热、邪郁三焦重在三焦郁热身重、咽喉不利、胸膈痞闷、口糜气秽、舌红苔、脉弦滑数。

第九章 杂 疫 ▷▷▷▷

刘松峰将疫病分为三种,一是温热性质的温疫,二是类伤寒的寒疫,三是杂疫。杂疫症状千奇百怪,众人所患皆同,病证有寒有热,包括大头瘟、烂喉痧、疟疾、痢疾、霍乱、诸瘟、诸挣、诸痧瘴等暴怪之病。此类疾病因感疠气而病,按常规治疗不应,常须从疫病角度进行思考,仔细辨证,方可奏效。

现代传染病中的流行性腮腺炎、猩红热、霍乱、疟疾等具有杂疫特征者,可参考本病辨证论治。

大头瘟是感受风热时毒,以头面焮赤肿痛且伴咽喉耳颊肿痛、全身憎寒壮热为特征的急性外感热病。因本病以头面肿大疼痛为主症,且具有一定的传染性与流行性之瘟疫特征,故称为大头瘟。本病多发于冬春季节,偶发于夏季。现代医学中的"颜面丹毒"可参考本病辨证论治。

疫喉痧是外感温热时毒而引起的一种急性温热病。临床以发热,咽喉肿痛、糜烂,肌肤丹痧密布等为主要特征,多发于冬春二季。现代医学中的"猩红热"可参考本病辨证论治。

葡萄疫以突然全身遍起青紫斑疹、斑块为主要见症。本病常见于婴幼儿,亦可见于中老年。其起病急,传变迅速,多因感受疠疫之气,郁于皮肤,凝结而成。大小青紫斑点,色状若葡萄,发于遍身,惟腿胫居多;甚则邪毒攻胃,以致牙龈腐烂,臭味出血,形类牙疳,而青紫斑点,其色反淡,久则令人虚羸。现代医学中的"过敏性紫癜"可参考本病辨证论治。

虾蟆瘟,又称"痄腮",是外感风热时毒,内有肺胃积热而致的急性温热病。临床症状以发热,腮腺、咽喉肿痛为特点。本病多发于冬春季节。现代医学中的"流行性腮腺炎"可参考本病辨证论治。

一、病因病机

杂疫的病因是四时不正之时毒疠气,其发生与体质因素、气候条件、卫生条件有关。

时毒侵犯人体亦多从口鼻而入,但因人体正气强弱不同,先天禀赋有别,脏腑气血失调有异,其发病复杂多变,表现的症状和体征也多种多样。毒邪循经上攻头面,则为大头瘟;毒邪壅滞咽喉,逼及营血,窜扰血络,则为疫喉痧;毒邪伤及脉络,血不循经溢于脉外,凝滞皮肤,则为葡萄疫;毒邪郁阻少阳经脉,气血凝滞,则为虾蟆瘟;毒邪壅塞肠中,传导失司,则为痢疾;毒邪乱于肠胃,则为霍乱;毒邪盘踞膜原,则为疟疾。

总之，杂疫症状千奇百怪，病证有寒有热，有明显的季节性和强烈的传染性。

二、诊断

（一）大头瘟

1. 诊断要点

（1）起病急，憎寒壮热，继而头面焮赤肿胀，呈现块状鲜红突起，局部灼热疼痛，皮肤发硬，表面光亮，界线清楚。一般先由鼻旁、面颊肿起，向眼、耳、面部蔓延，然则波及头皮。严重者出现水疱。

（2）多发于冬春两季。可有挖耳、挖鼻，头面部外伤的病史。

2. 鉴别诊断

（1）痄腮　两者都多见于冬春季节，亦有头面腮颈肿胀等相似处，但从发病年龄、肿胀部位、肌肤色泽等方面比较，二者易于鉴别。痄腮以儿童罹患为多，且以一侧或两侧腮肿为特征，其肿胀以耳垂为中心的漫肿，与健康皮肤没有明显界限，皮肤紧张而不红。

（2）发颐　两病都有憎寒壮热、面颊红肿热痛等，但发病的经过、肿痛部位有区别。大头瘟首发病即在头面部；发颐乃由伤寒或温病余邪热聚于少阳、阳明，为继发病。大头瘟可三阳发病，但以面颊阳明为重点；而发颐以少阳为重点，常为单侧，初起颐颔处下颔角疼痛，肿如核桃，开口困难，成脓时疼痛加剧，红赤肿胀。波及同侧耳前、耳后及颈部，脓肿溃破后可从内颊部流出，与大头瘟不难鉴别。

（二）疫喉痧

1. 诊断要点

（1）冬春季节发生的急性外感热病应考虑本病的可能性，尤其是有与本病患者接触史者，更应考虑其可能性。

（2）骤然发病，初起憎寒发热，头痛，呕吐，咽喉红肿疼痛，进而局部糜烂。严重者，起病即见壮热，小儿可能发生惊厥或谵妄。多数病人在发病后 12～24 小时内出现丹疹，偶尔可延缓到两天以后。最早见于腋下、腹股沟及颈部，一般 24 小时内遍布全身。皮疹为弥漫性橙红色小点，点疹之间呈一片红晕，其细碎者为痧，片状者为丹，故有丹痧之称。在出疹期间，大都持续发热。一般情况下，当丹疹遍布全身后，发热便逐渐告退。丹疹从初现到消退，约一周。消退后，即开始脱屑，首见于面部，次及躯干，然后到四肢及手脚。第 3 周遍及全身，躯干和手部可能大片脱屑，沿爪甲处的微细脱屑最后出现。整个脱屑之多少及持续时间之长短与皮疹轻重有关，病情严重者，脱屑期可拖延到病程的第 6 周才全部结束。脱屑后，皮肤无色斑痕迹。

（3）疾病初期，舌苔灰白，舌红肿大，舌上可见众多珠状突起，其色亦白，故有白草莓舌之称，丹疹发生后的第 3～4 天，舌苔脱落，露出生牛肉样舌面，舌上遍布红肿的球状突起，根像成熟的草莓，称为草莓舌或杨梅舌，一般在 9 天左右消退。

2. 鉴别诊断

（1）白喉　虽有咽喉肿痛。但有典型的白色伪膜，较之本病咽喉糜烂的白色分泌物不易擦掉，且无丹疹外现，面颊不显红晕而是苍白。

（2）麻疹　皮疹于起病后三日出现，先从发际、头面开始，然后遍布全身，最后手足心均现疹点，皮疹之间可见正常皮肤，疹点呈逐渐分布，先疏后密，通常三日出齐，有糠秕样脱屑及棕色斑痕。90% 的患者于发病 2～3 日，可于口腔两侧颊黏膜近第一白齿处出现麻疹黏膜斑，无咽喉糜烂。

（3）风疹　虽疹子初现及出齐时间与疫喉痧相近，但疹色淡红，稀疏均匀，有皮肤瘙痒感、发热等全身症状轻微。疹子收没较快，一般 2～3 日即可隐退，无脱屑。

（三）葡萄疫

1. 诊断要点

（1）多见于婴幼儿，亦可见于中老年。春季发病居多。

（2）起病急，传变迅速。皮疹以下肢伸侧皮肤居多，亦可见于臀部及躯干。瘀斑为大小不一的青紫斑点，状若葡萄，压之不退色，多对称出现。

（四）虾蟆瘟

1. 诊断要点

（1）全年均可发生，但以冬春季为高峰，可呈流行或散发。儿童发病居多。

（2）腮腺肿大，先由一侧开始，以耳垂为中心，向前、向下发展，边缘不清，局部皮肤紧张发亮，具有弹性，表面灼热并有触痛、发热、倦怠、全身不适、纳差或恶心呕吐等。

2. 鉴别诊断

大头瘟　两者部多见于冬春季节，亦有头面部腮、颈肿胀等相似处，但从发病年龄、肿胀部位、肌肤色泽等方面比较，二者易于鉴别。大头瘟以头面焮赤肿痛、发热为主要特征，感染人群无明显的年龄特征。虾蟆瘟以一侧或两侧腮部肿胀、疼痛为特征，以耳垂为中心的漫肿，与健康皮肤无明显界限，皮肤紧张而不红，多发于儿童。

三、辨证论治

（一）大头瘟

1. 辨证要点

（1）辨病变部位　先肿于鼻额，继而面目肿者，此属阳明；若发于耳之上下前后并头目者，此属少阳；若发于前额，头顶及脑后项下者，此属太阳。若发于头、耳、目、鼻者，为三阳俱病。

（2）辨肿痛特征　肿胀处发硬，肌肤焮红灼热者，热毒较甚。肿胀伴疱疹糜烂者，热邪夹湿毒秽浊。

（3）辨伴发症　恶寒发热者，病在卫分；憎寒壮热，或但热不寒，烦躁口渴者，病在气分；神昏谵语，肌肤有瘀斑者，为热入营血。

2. 治则治法

（1）大头瘟虽然有受邪经络的差异，但临床治疗上却无须细分。一般采取内治外治相结合的方法，内以辛凉发散、宣气解毒、散结消肿为治疗通则，方药随证变通，颇为灵活。外治则有外敷、放血、探吐等方法。

（2）本病热毒壅盛于上，火郁则当发之，故尤其强调宣散热毒。但是关于清热解毒历来有不少争议，主要有两种观点。一者认为初起清热解毒可用。因本病系风毒为患，且起病急，进展快，初起虽见卫分失和之证，但为时甚短，而里热已渐炽盛，因此早用为佳。一者认为初起忌苦寒之品，因其有遏邪之弊，用之温邪不解，反而酿生祸患。从临床实证而言，应据证灵活运用，慎毋拘泥不化。如病初热毒相对较重，壅结极盛，则苦寒之品之类但用不妨，用之可加强其方清解热毒之功。

（3）病在高巅之上，切勿用降药，误用将药则引邪深入，反而增加治疗难度。再者，大头瘟虽重发散，但也不能妄用辛温之品，如羌活、独活之类，以免助火燎原。

（二）疫喉痧

1. 辨证要点

（1）辨初中末三期　疫喉痧以外感温热时毒为病因，而时毒之邪不仅具有攻窜、壅滞之性，且远较一般温热病邪厉烈。故本病初起即可见到咽喉肿痛、肌肤丹痧隐现等时毒壅滞咽喉，窜及血络之证，并迅速发展为咽喉糜烂，丹痧密布。而其肺卫证候也往往为时甚短，时毒迅即内传，壅遏肺胃，充斥内外，或为卫气同病，或为气营（血）两燔。所以对本病的辨析，固然当以卫、气、营、血为辨，但往往因其界限不甚清晰，而又有初、中、末三期之辨。初期以肺卫证候或卫气同病为特征；中期以气分证候或气营（血）两燔为特征；末期以余毒未净，阴津大亏为特征。其中，以中期为本病之极盛时期，病情最为重笃，时毒内闭心包甚至内闭外脱等险恶之证，也大多见于此期。

（2）辨顺逆　疫喉痧起病急骤，病情重，传变快，若时毒甚剧者，可危及患者生命，所以为了掌握治疗的主动权，辨其证候之顺逆尤为重要。一般说来，当从察痧、视喉、观神、切脉及呼吸、热势六个方面予以辨识。凡痧疹颗粒分明，颜色红活，咽喉浅表糜烂，神情清爽，随着疹子的出齐而身热渐趋正常，呼吸亦归平稳，脉浮数有力者，系正气较盛，能使时毒透达，属于顺证。若痧疹稠密重叠，颜色紫赤，或急现急隐，咽喉糜烂较深，或大片糜烂，呼吸不利，神昏谵语，体温骤然降于正常之下，脉细数无力者，则为正不胜邪，邪毒内陷，属于逆证。正如《疫痧草·辨论疫痧治法》言："医者当视其喉，喉烂宜浅，不宜深也；观其神，神气宜清，不宜昏也；按其脉，脉宜浮数有神，不宜沉细无力也；察其痧，痧宜颗粒分明而缓达透表，不宜赤如红纸而急现隐约也。合而论之，以定吉凶。"

2. 治则治法

（1）以清泄热毒为基本原则　夏云认为疫喉痧以清透化毒、凉营泄热之法为正治，不必分治喉、治痧之先后也。为了强调清泄热毒这一基本治法，夏云还特别指出：疫喉痧治法全重乎清也，而始终法程不离乎清透、清化、清凉攻下、清热育阴之旨也，若参入败毒之品更妙。

（2）初期治疗方法为辛凉清透　本病初期，疫火未炽，无论邪在肺卫，或卫气同病，只要表气不畅者，皆当透邪外出为第一要法。夏云认为治疫入手之大关头，惟在善取其汗，有汗则生，无汗则死。丁甘仁亦认为疫喉痧"畅汗为第一要义"。所谓畅汗，是以汗出通畅与否作为是否表气已畅、热达腠开、营卫以和的一个标志。所以又有得汗则安的说法。但临床之际，又不可把汗出作为目的，万不可辛温升托，强取其汗，否则必有助热伤阴之灾。本病初期之治，亦如陈耕道所说：邪在表者，疏而达之，火不内炽，其痧稀热轻，其神清，而咽喉不烂，先透后清，是常理也。但其病因毕竟是温热时毒，温热之性更基于一般温热病邪，若里热较重而表证较轻者，单行解表则里热更炽，纯以清里则表证无由而解，故陈耕道又说：疫痧重者，疏散清化，宜并进之。表邪未解，疏散固不可少，疫火内炽，清化岂可或缓。所以本病初期阶段的治疗，又不可单执疏透一法，而应以辛凉清透，使邪从汗透而热随汗泄，表里兼顾，更为适宜。

（3）中期治疗方法为泄火解毒，清营凉血　病至中期，正是时毒炽盛之际，泄火解实为正治，但邪有在气、在营、在血之分，偏于气分者，侧重清气；偏于营血者，侧重清营凉血；气营（血）两燔者，则当清气凉营（血）并施。

（4）末期治疗方法为滋阴生津，清解余毒　此时毒邪虽已大减，但尚有余邪，且阴液已在前期病程中大量耗损，故其治疗应当邪正两顾。其中尤须注意除邪务尽，以免死灰复燃，或遗毒另滋它患。

（三）葡萄疫

1. 辨证要点
（1）首辨虚实　实则瘀斑、瘀点颜色鲜红、分布密集；虚则瘀斑、瘀点颜色暗淡，分布稀疏。

（2）次辨有无兼证　若见牙龈腐烂，臭味出血，形似牙疳，是邪毒传于胃腑，热毒炽盛，上熏牙龈，须加强清热解毒凉血之力，并配合外用药。

2. 治则治法
治疗早期清热凉血、活血化瘀为主，后期滋养脾胃为基本原则，结合病证，对症治疗，标本兼顾。

（四）虾蟆瘟

1. 辨证要点
（1）本病全年均可发生，但以冬春季为高峰，可流行可散发。在流行季节，有接触史5～15岁儿童为易感人群。成人亦可发生，6个月以下婴儿很少发病。

（2）腮腺肿大，先由一侧开始，以耳垂为中心，向前、向下发展，边缘不清，局部皮肤紧张发亮，具有弹性感，表面灼热并有触痛。发热，咽喉肿痛，涕唾稠黏，大便秘结，倦怠，纳差或恶心呕吐等。

2. 治则治法

本病以热毒炽盛为主要病机，故治疗重在清热凉血、通腑解毒。初起毒袭肺卫，治以透表泄卫、清热消肿；传入气分，治疗原则以清热解毒、软坚消肿为主，及入血分，热毒内陷，气营两燔，则清热解毒、凉营开窍。在气分时视其病变部分，可有所偏重，热结肠腑者，辅以通下积滞；热毒结聚咽喉，则利咽消肿；攻窜睾腹，则宜清泻肝胆、行气通络。

（三）常见证型

1. 肺胃毒盛

【临床表现】壮热口渴，烦躁不安，头面焮肿疼痛，咽喉疼痛剧烈，舌红苔黄，脉数实。

【病机分析】本证为热毒炽盛于肺胃。卫为多气多血之海，热毒充斥于肺胃，正邪剧争，气分热盛，故身壮热；热盛伤津故口渴；胃络通于心，邪热循经上扰心神，故烦躁不安；阳明胃络起布于面，热毒循经上攻，故头面焮肿疼痛；热毒充斥于肺，呼吸之门户受其害，故咽喉疼痛剧烈。舌红苔黄、脉数实，皆为气分热毒炽盛之征象。此证多见于大头瘟等。

【治法】清热解毒，疏风消肿。

【代表方】普济消毒饮（《证治准绳》）

黄芩二钱　黄连二钱　陈皮二钱　生甘草二钱　玄参各二钱　连翘一钱　薄荷一钱　马勃一钱　板蓝根一钱　鼠黏子一钱　僵蚕七分　升麻七分　柴胡二钱　桔梗二钱水煎服。

方中黄芩、黄连味苦寒泻心肺间热，以为君；鼠黏子、薄荷、僵蚕、柴胡疏散风邪；生甘草、连翘、升麻、马勃、板蓝根清热解毒消肿；玄参滋阴降火；陈皮理气、疏通壅滞；桔梗利咽，且为舟楫，不令下行。全方合用体现清热解毒、疏风消肿的治疗法则。

【临床运用】壮热者，加金银花、石膏清热解毒；口渴者，加天花粉、知母清热生津；烦躁不安者，加焦山栀、淡竹叶清心除烦。有"走黄"趋势者提前使用安宫牛黄丸、至宝丹、紫雪丹之类，以预防其热毒蒙蔽心窍。

【注意事项】吴鞠通主张去柴胡、升麻，"以升腾飞越太过之病，不当再用升也"。初起一二日者还应去芩、连，三四日者方可加入，"病初起未至中焦，不得先用里药，故犯中焦也"。本病亦可配合外治，耳前后硬肿者，可外敷水仙花膏或三黄二香散；咽喉肿痛者，可用冰硼散或西瓜霜吹喉。

2. 毒燔气营（血）

【临床表现】咽喉红肿糜烂，甚则气道阻塞，声哑气急，丹痧密布，红晕如斑，赤紫成片，壮热，汗多，口渴，烦躁，舌绛干燥，遍起芒刺，状如杨梅，脉细数。

【病机分析】热毒炽盛，则见壮热烦渴，汗出过多；热毒上壅咽喉，热盛肉腐，故咽喉腐烂；热毒外窜肌肤血络，则丹痧密布成片。杨梅舌、脉细数，皆热灼营阴之象。此证多见于烂喉痧等。

【治法】清气凉营（血），解毒救阴。

【代表方】内用凉营清气汤（《丁甘仁医案》），外用加味珠黄散（《喉痧症治概要》）

凉营清气汤

犀角尖五分（水牛角代，磨冲）　鲜石斛八钱　黑山栀二钱　牡丹皮二钱　鲜生地八钱　薄荷叶八分　川雅连五分　京赤芍二钱　京玄参三钱　生石膏八钱　生甘草八分　连翘壳三钱　鲜竹叶三十片　茅根一两　芦根一两　金汁（冲服）一两

用栀子、薄荷、连翘壳、川连、生石膏清透气分邪热；用玄参、石斛、竹叶、芦根、茅根甘寒生津，清热解毒；用水牛角、丹皮、生地黄、赤芍、金汁清热凉血，解毒活血。本方实为玉女煎、凉膈散、犀角地黄汤诸方相合而用，共奏两清气营（血）、解毒生津之效。

加味珠黄散

珠粉七分　西黄五分　琥珀七分　西瓜霜一钱

研为极细末，用时取少许，吹于患处，以清热解毒，去腐生新。

【临床运用】痰多者，加鲜竹沥清热化痰；咽喉红肿腐烂甚者，加用六神丸解毒利咽消肿；大便秘结者，加大黄、芒硝泄热通腑。

【注意事项】有四个问题应注意：其一，因病已离表，辛透之品不宜再用。若仍执辛散开透之方，则火愈炽，肿势方增，腐亦滋蔓，以致滴水下咽，痛如刀割，炎势燎原，杀人最暴。其二，若时毒内结阳明而为腑实者，尤当苦寒攻下，釜底抽薪，待腑气通畅，痧火自熄，咽喉亦愈。其三，若见神昏谵语，乃时毒内陷心包之象，喉痧重险之候，须急予清心开窍。其四，尤须注意正气存亡。倘正气不支，邪毒内陷，必成内闭外脱之势。若时毒内闭心包气阴两虚者，应急予清心开窍、益气敛阴，若时毒内闭心包与阳气外脱并见者，应急予清心开窍、回阳救逆。稍有迟疑，尤恐不治。

3. 热毒发斑

【临床表现】起病急骤，皮疹为鲜红色或青紫色的瘀斑、瘀点，高出皮面。身热，汗出，口渴喜饮。舌红苔黄，脉数。

【病机分析】外感温热之邪气，邪毒入里，灼伤脉络，血不循经溢于脉外，邪从肌肉透发为紫斑；里热炽盛，故身热汗出；热盛伤津，则口渴喜饮。舌红苔黄、脉数也是热盛之证。此证多见于葡萄疫等。

【治法】清热凉血，化瘀消斑。

【代表方】加减羚羊角散（《医钞类编》）

羚羊角　防风　麦冬（去心）　元参　知母（酒炒）　黄芩　牛蒡子　甘草节　银花　淡竹叶十余片

羚羊角、防风泻火解毒、息风止痉；玄参凉血滋阴、清络中之热；麦冬、知母、黄芩、甘草合用滋阴清热；金银花、竹叶、牛蒡子清热解毒，亦可透热转气。全方共奏清热凉血化斑之功。

【临床运用】斑色紫黑，或斑出较多者，加大青叶、丹皮凉血化斑；瘙痒者，加蝉蜕祛风止痒；壮热大汗者，加石膏；腹满、便秘者，加大黄、芒硝通腑泄热。

【注意事项】发斑是邪气外达之象，但不可一见发斑便认为邪毒将解，必须积极清热解毒，凉血化斑。若斑出稠密，斑色紫黑，斑出热不解，皆是热毒极盛之象。若出现口疳，甚至神昏谵语者，则用人中白散吹药于疳上，日六七次。若吹药后口涎向外流者，预后较好；口涎不出内收者，预后多凶。

4. 热结肠腑

【临床表现】腮部、咽喉肿痛，涕唾稠黏，壮热烦渴，大便秘结，恶心呕吐。舌红苔黄或黄腻，脉数。

【病机分析】本病由于外感热毒，内有肺胃积热，内外邪毒交织，循经上逆，结聚咽喉，导致咽喉、腮腺肿痛；肺胃热盛，失于宣降，故恶心呕吐；灼伤津液，津凝成痰，见涕唾黏稠；热盛伤津，故烦渴；热毒壅滞，腑实积聚，见大便秘结。舌红苔黄、脉数是热盛之征。此证多见于虾蟆瘟等。

【治法】清热解毒，利咽通腑。

【代表方】清咽利膈汤（《白喉全生集》）

金银花三钱　连翘一钱五分　牛蒡子三钱　大黄六钱　芒硝三钱　黄连八分　枳实一钱五分　栀子一钱五分　薄荷一钱五分　僵蚕二钱　厚朴一钱　生石膏三钱　人中黄二钱

金银花、连翘清热解毒透表；石膏、黄芩、黄连、栀子、人中黄清其里热；牛蒡子、桔梗散结解毒，清利咽喉；僵蚕、薄荷辛凉清宣，以利咽喉；大黄、玄明粉、厚朴荡涤肠胃之实热，此所谓釜底抽薪也。少加甘草调和诸药，并和中解毒。

【临床运用】腮部漫肿，硬结不散者，加山慈菇、浙贝、夏枯草；咽喉痛甚，加山豆根、马勃；呕吐甚，苔黄腻者，加藿香、石菖蒲。

【注意事项】本病结合外治法，效果更佳。可用金黄散 30g，芙蓉叶 30g，菊花 9g，用蜜调和外敷。放血疗法亦可参考。

第十章 现代常见瘟疫辨治 ▷▷▷

一、流行性感冒

流行性感冒是由流感病毒引起的急性呼吸道传染病。临床特点为起病急，中毒症状明显，表现为高热、头痛、全身痠痛等，而呼吸道症状较轻。本病一年四季都可以发生，以冬春季为多。人群普遍易感，易引起爆发、流行。

根据核蛋白（nucleocapside protein，NP）和基质蛋白（matrix protein，MP）分为甲、乙、丙三型。甲、乙型流感病毒都带有 8 个不同的 RNA 节段，丙型流感病毒只有 7 个 RNA 节段，少一个编码神经氨酸酶蛋白的节段。甲、乙型毒株基因组分别编码至少 10 和 11 种蛋白。由于基因组是分节段的，故易产生同型不同株间基因重配，同时流感病毒 RNA 在复制过程中不具有校正功能，其发生突变的频率要高于其他病毒。甲型流感病毒根据其表面血凝素（hemagglutinin，HA）和神经氨酸酶（neuraminidase，NA）蛋白结构及其基因特性又可分成许多亚型，至今甲型流感病毒已发现的血凝素有 16 个亚型（H1 ~ 16），神经氨酸酶有 9 个亚型（N1 ~ 9）。甲型流感病毒的命名规则：类型、分离宿主（如果宿主是人则可以省略）、分离地点、分离序列号和分离年份（血凝素和神经氨酸酶亚型）。乙型和丙型流感病毒命名法和甲型流感病毒相同，但无亚型划分。甲型流感病毒在动物中广泛存在，目前已知所有亚型包括 16 种血凝素亚型和 9 种神经氨酸酶亚型的甲型流感病毒都可以在鸟类特别是在水禽中存在，甲型流感病毒还可以感染其他动物，如猪、马、海豹及鲸鱼和水貂等。目前为止，甲型流感病毒常以流行形式出现，能引起世界性流感大流行。乙型流感病毒常常引起局部暴发，不引起世界性流感大流行。丙型流感病毒主要以散在形式出现，主要侵袭婴幼儿，一般不引起流行。

患病后对同型和同亚型病毒有免疫力，但对不同的型和亚型之间无交叉免疫。流感病毒不耐热，56℃数分钟即失去致病力。干燥、紫外线、乙醚、甲醛、升汞、乙醇、苯酚、漂白粉等均可使病毒灭活。

本病可参考温热疫、湿热疫等辨证论治。

（一）诊断要点

1. 流行病学特点

在流行期间（主要为冬春季）有流感病毒接触史或集体发病史。流感病毒主要通过空气飞沫传播。

2. 临床特点

（1）单纯型流感　最常见。突然起病，高热，体温可达39～40℃，可有畏寒、寒战，多伴头痛、全身肌肉关节酸痛、极度乏力、食欲减退等全身症状，常有咽喉痛、干咳，可有鼻塞、流涕、胸骨后不适等。颜面潮红，眼结膜外眦轻度充血。如无并发症呈自限性过程，多于发病3～4天后体温逐渐消退，全身症状好转，但咳嗽、体力恢复常需1～2周。轻症者如普通感冒，症状轻，2～3天可恢复。

（2）中毒型流感　极少见。表现为高热、休克及弥漫性血管内凝血（DIC）等严重症状，病死率高。

（3）胃肠型流感　除发热外，以呕吐、腹泻为显著特点，儿童多于成人。2～3天即可恢复。

3. 实验室及其他检查

血象白细胞总数一般不高或降低，部分病例出现低钾血症，少数病例肌酸激酶、天门冬氨酸氨基转移酶、丙氨酸氨基转移酶、乳酸脱氢酶、肌酐等升高。以RT-PCR（最好采用real-timeRT-PCR）法检测呼吸道标本（咽拭子、鼻拭子、鼻咽或气管抽取物、痰）中的流感病毒核酸。病毒核酸检测的特异性和敏感性最好，且能快速区分病毒类型和亚型，一般能在4～6小时内获得结果。检测流感病毒特异性IgM和IgG抗体水平。动态检测的IgG抗体水平恢复期比急性期有4倍或以上升高有回顾性诊断意义。

4. 鉴别诊断

（1）普通感冒　流感的临床症状无特殊性，易与普通感冒相混淆。通常流感的全身症状比普通感冒重；追踪流行病学史有助于鉴别；普通感冒的流感病原学检测阴性，或可找到相应的感染病原证据。

（2）下呼吸道感染　流感有咳嗽症状或合并气管－支气管炎时需与急性气管－支气管炎相鉴别；合并肺炎时需要与其他肺炎，包括细菌性肺炎、衣原体肺炎、支原体肺炎、病毒性肺炎、真菌性肺炎、肺结核等相鉴别。根据临床特征可做出初步判断，病原学检查可资确诊。

（3）流行性脑脊髓膜炎　早期症状与流感相似，有明显季节性，儿童多见，早期有剧烈头痛、脑膜刺激征及皮肤瘀点。脑脊液检查及细菌培养可确诊。

（二）辨证治疗

西医学目前尚无特效治疗。以对症和支持疗法为主，包括卧床休息、多饮水、解热镇痛等。有继发感染者可用抗生素治疗。而中医药治疗具有优势。初起邪在卫表，宜解表透邪，根据邪气不同而采取不同的解表法；邪入气分，邪热壅肺，宜清热宣肺；肺热移肠，宜清热止痢；肺热腑实，宜清肺通腑；热入营血，宜清营凉血。内闭心包，宜开窍；外脱，宜固脱。

1. 初起证治

（1）风热犯卫

症状：发热，恶风寒，头痛，身痛，腰背酸痛，咽喉疼痛，咳嗽，鼻塞，流浊涕。

舌边尖红，苔薄微黄，脉浮数。

治法：辛散凉泄，解表宣肺。

方药：银翘散或桑菊饮。若以发热、恶风寒、头身痛为主，选用银翘散加减（银花、连翘、僵蚕、蝉蜕、荆芥、豆豉、葛根、板蓝根、竹叶、牛蒡子、芦根、甘草）；若以咳嗽为主，选用桑菊饮加减（桑叶、菊花、薄荷、桔梗、枳壳、杏仁、前胡、甘草）。

加减：

①头痛较甚者，加羌活、川芎。

②咽喉红肿疼痛甚者，加马勃、玄参。

③口渴者，加天花粉、葛根。

（2）风寒袭表

症状：恶寒重，发热轻，无汗或少汗，头痛，肢体疼痛甚，鼻塞喷嚏。苔薄白，脉浮紧。

治法：疏散风寒，解表透邪。

方药：荆防败毒散加减（荆芥、防风、桔梗、豆豉、紫苏、板蓝根、甘草）。

加减：

①肢体疼痛甚者，加葛根。

②鼻塞，声浊者，加细辛、辛夷。

（3）外寒里热

症状：恶寒，发热，无汗或少汗，头痛，四肢困倦不适，心烦口渴，恶心欲吐，胸痞，小便短赤，大便溏泻。苔薄黄微腻，脉濡数。

治法：透表清暑，清热化湿。

方药：新加香薷饮加减（香薷、厚朴、扁豆、金银花、薏苡仁、甘草）。

加减：

①脘痞，不思饮食者，加藿香、佩兰。

②呕吐者，加生姜、半夏、竹茹。

③肢体痛甚者，加防己、秦艽。

（4）燥热干肺

症状：发热，微恶风寒，头痛，无汗，咽干，口干，鼻干燥，干咳，痰少而黏稠。舌红少津，脉浮数。

治法：辛凉解表，润肺止咳。

方药：桑杏汤加减（桑叶、杏仁、北沙参、贝母、淡豆豉、栀子、芦根、梨皮、甘草）。

加减：

①口、咽、鼻干燥甚者，加麦冬、玄参。

②鼻衄者，加白茅根、侧柏叶。

③咳嗽甚者，加前胡、瓜蒌仁。

2. 邪入气分

（1）邪热壅肺

症状：高热，烦躁，口渴，汗出，咳嗽，气促气喘，胸闷胸痛。舌红苔黄而干，脉数。

治法：清热宣肺，止咳平喘。

方药：麻杏石甘汤加减（麻黄、杏仁、石膏、枳壳、黄芩、知母、甘草）。

加减：

①咽喉疼痛者，加马勃、玄参。

②咳痰黄稠，加法半夏、广陈皮、竹茹、川贝。

③咳喘甚，胸闷者，加前胡、桔梗、郁金、炙枇杷叶。

④痰中带血者，加白茅根、侧柏叶。

（2）肺热移肠

症状：身热，咳嗽，下利色黄热臭，肛门灼热，口渴。苔黄，脉数。

治法：清肠止利。

方药：葛根芩连汤加减（葛根、黄芩、黄连、杏仁、甘草）。

加减：

①身热、咳嗽甚者，加银花、桑白皮、前胡。

②腹痛，加白芍。

③呕吐者，加生姜汁、竹茹。

（3）痰热阻肺，腑有热结

症状：喘促不宁，痰涎壅盛，潮热便秘。苔黄腻或黄滑，脉滑数或实大。

治法：宣肺化痰，泄热攻下。

方药：宣白承气汤（生石膏、生大黄、杏仁粉、瓜蒌皮）。

加减：

①咳甚胸闷者，加浙贝母、郁金。

②咳甚胸痛，咯腥臭脓痰者，加苇茎、薏苡仁、冬瓜仁、桃仁。

3. 热入营血

（1）气营两燔

症状：高热不退，烦躁不安，时有谵语，口干不甚渴饮，颈项强直。舌红绛，少苔，脉细数。

治法：清气凉营，泻火解毒。

方药：白虎汤合清营汤加减（生石膏、知母、金银花、连翘、水牛角、黄连、竹叶、大清叶、玄参、丹参）。

加减：

①神志昏迷，谵语者，合安宫牛黄丸。

②四肢抽搐者，加山羊角、钩藤、桑叶、菊花。

（2）内闭外脱

症状：身热，昏聩不语，喘喝欲脱，汗多，气短急促。脉沉微细。

治法：益气敛津固脱。

方药：生脉散合安宫牛黄丸。

加减：

①若病情进一步发展，出现四肢厥冷、大汗淋漓、脉微欲绝，为阳气外脱，以急救回阳为要务，用参附汤或参附龙牡汤。

②伴有喉间痰鸣者，加葶苈子、石菖蒲、竹沥。

（三）对症治疗

1. 高热，采用物理降温，可用清开灵注射液或双黄连静脉滴注。

2. 咳喘甚者，急支糖浆或川贝枇杷糖浆等口服。

（四）预防

1. 空气消毒

室内可用食醋熏蒸进行空气消毒，或用硫黄、石菖蒲、艾叶等烟熏空气消毒。

2. 接种疫苗

流感疫苗有灭活疫苗和减毒活疫苗两种，须选用当时流行的毒株制备疫苗。灭活疫苗须皮下注射，副作用小，免疫效果好，保护期可达 6 个月 ~ 1 年。减毒活疫苗可鼻腔喷雾接种，接种后可发生轻型流感症状，个别病人有发热，但免疫效果好。一般在流行季节前 1 ~ 3 月内接种。

3. 中草药预防

可用板蓝根、贯众、大青叶煎水代茶饮，起预防作用。

二、传染性非典型肺炎

传染性非典型肺炎（严重急性呼吸综合征，SARS）是由 SARS 冠状病毒引起的急性呼吸系统传染病。临床上以发热、乏力、头痛、肌肉关节酸痛等全身症状和干咳、胸闷、呼吸困难等呼吸道症状为主要表现，部分病例可有腹泻等消化道症状；胸部 X 线检查可见肺部炎性浸润影；实验室检查外周血白细胞计数正常或降低；抗菌药物治疗无效是其重要特征。重症病例表现为明显的呼吸困难，并可迅速发展成为急性呼吸窘迫综合征（ARDS）。

本病分为三期：早期：一般为病初的 1 ~ 7 天。起病急，以发热为首发症状，一般体温＞38℃，半数以上的患者伴有头痛、关节肌肉酸痛、乏力等症状，部分患者可有干咳、胸痛、腹泻等症状；但少有上呼吸道卡他症状，肺部体征多不明显，部分患者可闻及少许湿啰音。X 线胸片肺部阴影在发病第 2 天即可出现，平均在 4 天时出现，95%以上的患者在病程 7 天内出现阳性改变。进展期：多发生在病程的 8 ~ 14 天，个别患者可更晚出现。在此期，发热及感染中毒症状持续存在，肺部病变进行性加重，表现为胸闷、气促、呼吸困难，尤其在活动后明显。X 线胸片检查肺部阴影发展迅速，且常为多叶病变。少数患者（10% ~ 15%）出现 ARDS 而危及生命。恢复期：进展期过后，体温逐渐下降，临床症状缓解，肺部病变开始吸收，多数患者经两周左右的恢复，可达到出院标准，肺部阴影的吸收则需要较长的时间。少数重症患者可能在相当长的时间内遗留限制性通气功能障碍和肺弥散功能下降，但大多可在出院后 2～3 个月内逐渐恢复。

SARS 病毒在人体常见的痰、粪便、尿液三种排泄物和血液中，能长时间保持活力。在 24℃ 条件下，SARS 病毒可在痰液和粪便中存活约 5 天，在尿液中至少可存活 10 天，在血液中可存活约 15 天，在室内条件下，布料、复印纸、金属、塑料、马赛克、玻璃等表面可存活 2～3 天。SARS 病毒对温度敏感，随温度升高而抵抗力下降，37℃ 可存活 4 天，56℃ 加热 90 分钟、75℃ 加热 30 分钟能够灭活病毒。紫外线照射 60 分钟可杀死病毒。对有机溶剂敏感，乙醚 4℃ 条件下作用 24 小时可完全灭活病毒，75% 乙醇作用 5 分钟可使病毒失去活力，含氯的消毒剂作用 5 分钟可以灭活病毒。

人群普遍易感，但儿童感染率较低。本病主要通过呼吸道传播（近距离飞沫传播和气溶胶传播）和密切接触传播，被患者的分泌物、排泄物及其他被污染的物品，经口、鼻、眼黏膜侵入机体而传播。目前尚不能排除经肠道传播的可能性，尚无经过血液传播、性传播和垂直传播的流行病学证据，但在预防中均不可掉以轻心。发病在家庭和医院有显著的聚集现象，以家庭性发病、医务人员发病较多。

截至 2003 年 8 月 7 日公布的疫情，全球共报告 SARS 临床诊断病例 8422 例，死亡 916 例，发病波及 32 个国家和地区。病例主要分布于亚洲、欧洲、美洲等地区。亚洲发病的国家主要为中国、新加坡等。中国内地总发病数达 5327 例，死亡 349 例。病例主要集中在北京、广东、山西、内蒙古、河北、天津等地。其中北京与广东共发病 4033 例，占全国总病例数的 75.7%。

本病可参考寒疫、温热疫、湿热疫等辨证论治。

（一）诊断要点

根据卫生部和国家中医药管理局发布的《传染性非典型肺炎（SARS）诊疗方案》，本病具有以下特点：

1. 流行病学史

（1）发病前近两周内有与 SARS 患者接触，尤其是密切接触史；或患者为与某 SARS 患者接触后的群体发病者之一；或患者有明确的传染他人，尤其是传染多人 SARS 的证据，可以认为该患者具有 SARS 的流行病学依据。

（2）发病前两周内曾经前往或居住于目前有 SARS 流行区域的就诊患者，应警惕其患 SARS 的可能性。

2. 临床特点

潜伏期限于两周之内，一般 2～10 天。起病急，以发热为首发和主要症状，体温一般高于 38℃，可伴畏寒、头痛、关节酸痛、肌肉酸痛、乏力等全身症状，部分患者可出现腹泻、恶心、呕吐等消化道症状；常无上呼吸道卡他症状，可有咳嗽，多为干咳、少痰，少部分患者可出现咽痛、胸闷，严重者出现呼吸加速，气促，甚至呼吸窘迫；呼吸困难和低氧血症多见于发病 6～12 天以后。肺部体征不明显，部分病人可闻及少许湿啰音，或有肺实变体征，偶有局部叩浊、呼吸音减低等少量胸腔积液的体征。严重者可出现休克，或多器官功能障碍综合征（MODS），其病死率较高。

3. 一般实验室检查

外周血白细胞计数一般正常或降低；常有淋巴细胞计数减少（若淋巴细胞计数 $<0.9 \times 10^9/L$，对诊断的提示意义较大；若淋巴细胞计数介于（$0.9 \sim 1.2$）$\times 10^9/L$，对诊断的提示仅为可疑）；部分患者血小板减少。T 淋巴细胞亚群计数常于发病早期即见 CD4+、CD8+ 细胞计数降低，二者比值正常或降低。

目前已经建立的实验室检测手段主要包括 PCR、免疫荧光和 ELISA 技术。采用 PCR 技术，可检测出发病后 7 天内患者体液中 SARS 冠状病毒的 RNA；采用免疫荧光或 ELISA 技术，可检测出血清中抗 SARS 冠状病毒 IgM、IgG，特别是在发病 2 周后，患者 IgG 的检出率较高。资料显示，85 例确诊的 SARS 患者的 IgG 阳性率为 95%，1000 余例健康人（包括在 SARS 病区工作的医务人员）的 IgG 阳性率小于 3%，因而 IgG 检测对诊断具有较强的特异性。从目前实验室检查的资料来看，存在亚临床和无症状感染的可能性较小。

4. 胸部影像检查

病变初期肺部有不同程度的片状、斑片状磨玻璃密度影，少数为肺实变影。阴影常为多发和（或）双侧改变，并于发病过程中呈进展趋势，部分病人进展迅速，短期内融合成大片状阴影。当肺部病变处于早期阶段，阴影小或淡薄，或因其位置与心影和（或）大血管影重合时，X 线胸片可能难以发现。如果早期 X 线胸片阴性，尚需每 1～2 天动态复查。若有条件，可安排胸部 CT 检查，有助于发现早期轻微病变或与心影和（或）大血管影重合的病变。必须定期进行胸部 X 线影像学检查，观察肺部病变的动态变化情况。

5. 特异性病原学检测

（1）SARS CoV 血清特异性抗体检测　发病 10 天后采用免疫荧光试验，在患者血清内可以检测到 SARS CoV 的特异性抗体（若采用 ELISA，则在发病 21 天后）。从进展期至恢复期抗体阳转或抗体滴度呈 4 倍及以上升高，具有病原学诊断意义。首份血清标本需尽早采集。

（2）SARS CoV RNA 检测　准确的 SARS CoV RNA 检测具有早期诊断意义。采用 RT-PCR 方法，在排除污染及技术问题的情况下，从呼吸道分泌物、血液或粪便等人体标本中检出 SARS CoV 的 RNA，尤其是多次、多种标本和多种试剂盒检测 SARS CoV RNA 阳性，对病原学诊断有重要支持意义。

（3）其他早期诊断方法　免疫荧光抗体试验检测鼻咽或气道脱落细胞中的 SARS CoV、SARS CoV 特异性结构蛋白检测，以及基因芯片技术等检测方法，尚有待进一步研究。

6. 鉴别诊断

SARS 的诊断目前主要为临床诊断，在相当程度上属于排除性诊断。在做出 SARS

诊断前，需要排除能够引起类似临床表现的其他疾病。需要与 SARS 重点鉴别的疾病有普通感冒、流行性感冒、一般细菌性肺炎、军团菌性肺炎、支原体肺炎、衣原体肺炎、真菌性肺炎、艾滋病和其他免疫抑制（器官移植术后等）患者合并肺部感染，以及一般病毒性肺炎。其他需要鉴别的疾病还包括肺结核、流行性出血热、肺部肿瘤、非感染性间质性肺疾病、肺水肿、肺不张、肺栓塞、肺血管炎、肺嗜酸粒细胞浸润症等。对于有与 SARS 类似的临床症状群的病例，若规范地进行抗菌治疗后无明显效果，有助于排除细菌或支原体、衣原体性肺部感染。

因此，对于本病的诊断，结合流行病学史、临床症状和体征、一般实验室检查、胸部 X 线影像学变化，配合 SARS 病原学检测阳性，排除其他表现类似的疾病，可以做出诊断。临床症状和肺部 X 线影像改变是诊断 SARS 的基本条件，流行病学有明确支持证据和能够排除其他疾病是临床诊断的最重要支持依据。对于未能追及前向性流行病学依据者，需注意动态追访后向性流行病学依据。对病情演变（症状、氧合状况、肺部 X 线影像）、抗菌治疗效果和 SARS 病原学指标进行动态观察，对于诊断具有重要意义。

（1）临床诊断　对于有 SARS 流行病学依据、有症状、有肺部 X 线影像改变，并能排除其他疾病者，可以做出 SARS 临床诊断。

在临床诊断的基础上，若分泌物 SARS CoV RNA 检测阳性，或血清 SARS CoV 抗体阳性，或抗体滴度 4 倍及以上增高，则可做出确定诊断。

（2）疑似病例　对于缺乏明确流行病学依据，但具备其他 SARS 支持证据者，可以作为疑似病例，需进一步进行流行病学追访，并安排病原学检查以求印证。对于有流行病学依据，有临床症状，但尚无肺部 X 线影像学变化者，也应作为疑似病例。对此类病例，需动态复查 X 线胸片或胸部 CT，一旦肺部病变出现，在排除其他疾病的前提下，可以做出临床诊断。

（3）医学隔离观察病例　对于近两周内有与 SARS 患者或疑似 SARS 患者接触史，但无临床表现者，应从与前者脱离接触之日计，进行医学隔离观察 2 周。

附：

1. 重症 SARS 的诊断标准

具备以下三项之中的任何一项，均可以诊断为重症 SARS。

（1）呼吸困难，成人休息状态下呼吸频率每分钟 ≥ 30 次，且伴有下列情况之一：

①胸片显示多叶病变或病灶总面积在正位胸片上占双肺总面积的 1/3 以上。

②病情进展，48 小时内病灶面积增大超过 50%，且在正位胸片上占双肺总面积的 1/4 以上。

（2）出现明显的低氧血症，氧合指数低于 300mmHg（1mmHg=0.133kPa）。

（3）出现休克或多器官功能障碍综合征（MODS）。

2. SARS 致死的高危因素

（1）年龄超过 50 岁。

（2）存在心脏、肾脏、肝脏或呼吸系统的严重基础疾病，或患有恶性肿瘤、糖尿病、严重营养不良、脑血管疾病等其他严重疾病。

（3）近期外科大手术史。

（4）外周血淋巴细胞总数进行性下降。

（5）经积极治疗，血糖仍持续居高不下。

（二）辨证治疗

SARS 的致病原已基本明确，但发病机制仍不清楚，目前缺少针对性治疗。西医临床以对症支持治疗和针对并发症的治疗为主，如卧床休息，注意维持水、电解质平衡，避免用力和剧烈咳嗽，吸氧；解热、镇咳、祛痰等。并进行病情监测。在目前疗效尚不明确的情况下，应尽量避免多种药物（如抗生素、抗病毒药、免疫调节剂、糖皮质激素等）长期、大剂量地联合应用。对于重症患者，由于部分可能进展至急性肺损伤或 ARDS，甚至死亡，因此必须严密动态观察，加强监护，及时给予呼吸支持，合理使用糖皮质激素，加强营养支持和器官功能保护，注意水、电解质和酸碱平衡，预防和治疗继发感染，及时处理并发症。恢复期应随诊了解患者生理功能障碍和心理障碍的发生情况与严重程度，制订针对性强的处理和干预措施，最大限度地减轻对患者生理和心理的不利影响。

已有实践证明，中西医结合治疗具有较大优势，可以有效维持血氧饱和度基本在正常值范围内波动，且波动幅度较小；在保护组织器官、维护脏器功能方面也显示出一定优势，还可减少激素用量、减轻激素副作用等。中医学治疗早期以祛邪为主，正如吴又可治疗温疫所指出的，客邪贵乎早逐，乘人气血未乱、肌肉未消、津液未耗、病人不至危殆、投剂不至掣肘，以早拔去病根为要。本病温热疫毒初袭肺卫，宜于宣肺解表、清热解毒；疫毒壅肺，肺气闭郁，宜清泄肺胃、解毒平喘。湿热疫毒初发太阴肺脾，宜芳香宣化表里之湿，其湿蕴毒，充斥肆逆，宜清热解毒化湿。肺受火刑，化源欲绝，须急救化源。疫毒内闭，瘀热互结，则以凉血解毒、化瘀活血为主。若窍闭神昏，以开通心窍为急；而元气败脱者，则以固敛阳气为要。后期正气未复，余邪未尽，则以扶正为主，适当祛邪；如元气耗损，肺络瘀阻，应补益元气、活血化瘀、疏通肺络。

1. 疫毒犯表

（1）寒疫束表，肺气失宣

症状：发热恶寒，头痛，肌肉、关节酸痛，全身乏力，干咳。舌苔薄苔，脉浮。

治法：外散表寒，内清热毒。

方药：增损双解散加减（僵蚕、蝉蜕、姜黄、大黄、防风、薄荷、荆芥、金银花、板蓝根、黄连、连翘、桔梗、杏仁、大黄、生石膏、滑石、甘草）。

加减：

①夹湿腹泻者，去大黄、生石膏，加苍术、藿香。

②头身疼痛较剧者，加羌活、秦艽。

（2）温热疫毒，侵袭肺卫

症状：发热，或有恶寒，头痛，关节疼痛，全身酸痛，干咳，口渴。舌边尖红赤，舌苔薄白，脉浮数。

治法：辛凉解表，清热解毒。

方药：银翘散加减（连翘、银花、苦桔梗、竹叶、生甘草、薄荷、荆芥穗、淡豆豉、牛蒡子、芦根、板蓝根、黄芩）。

加减：

①头身疼痛较甚，加羌活。

②干咳，口渴，加杏仁、麦冬、天花粉。

（3）湿热疫毒，郁阻肺脾

症状：发热，微恶寒，午后热甚，头身重痛，胸闷，胸痛，咳嗽，脘痞。舌苔白腻，脉濡缓等。

治法：芳香宣化表里之湿。

方药：藿朴夏苓汤加减（藿香、姜半夏、茯苓、杏仁、生薏苡仁、白蔻仁、猪苓、泽泻、淡豆豉、厚朴、板蓝根）。

加减：

①发热较甚，汗出热不解，舌苔黄腻，加银花、黄芩、青蒿，清透邪热。

②咳嗽，加桔梗、瓜蒌皮宣肺止咳。

③腹泻，加车前子分利止泻。

④身痛、关节疼痛，加防风、秦艽胜湿止痛。

中成药：可用穿琥宁注射液静脉滴注。

2. 气分疫毒壅盛

（1）温热疫毒，燔灼肺胃

症状：壮热，口干口渴，面赤，呼吸急促，喘息，胸闷，可伴头痛，一身疼痛。舌红，苔黄，脉洪数。

治法：清热解毒，泻肺平喘。

方药：银翘散合白虎汤加减（连翘、银花、苦桔梗、竹叶、生甘草、薄荷、荆芥穗、淡豆豉、牛蒡子、芦根、生石膏、知母、板蓝根、黄芩、炙麻黄、杏仁）。

加减：

①无恶寒表证者，去薄荷、荆芥穗、淡豆豉等表药。

②既有邪毒鸱张，又有元气耗散，症见高热不退，呼吸急促，鼻翼扇动，喘喝欲脱，脉洪大而芤，去炙麻黄、杏仁，加人参，即为银翘散合白虎加人参汤。吴鞠通称白虎加人参汤为"乃救化源欲绝之妙法也"（《温病条辨·上焦篇》第8条自注），其清泄邪火与固护元气并举，方用白虎汤"退邪阳"（指邪毒），用人参"固正阳"（指固护元气），并用银翘散清热解毒。

中成药：可用鱼腥草注射液静脉滴注或肌注。

（2）湿热疫毒郁阻少阳

症状：寒热往来，甚者寒战热炽，口苦，心烦，呕恶，关节或肌肉酸痛。舌质红，舌苔黄腻，脉弦数。

治法：和解表里，清泄少阳湿热疫毒。

方药：蒿芩清胆汤加减（青蒿、黄芩、竹茹、半夏、茯苓、陈皮、枳壳、青黛、滑石、虎杖、茵陈、姜黄）。

加减：

①寒热往来，汗出不解，加柴胡和解少阳，清退邪热。

②肢体痛重，呕逆胀满，舌苔白厚滑腻如积粉，加厚朴、槟榔、草果开达膜原湿热秽浊之邪。

③咳喘气急，加杏仁、葶苈子泻肺平喘。

中成药：可用清开灵注射液静脉滴注。

（3）湿热疫毒充斥肆虐

症状：发热，汗出不解，咳嗽，头身疼痛，口渴不欲多饮，脘痞呕恶，心中烦满，便溏色黄，小便短赤。苔黄腻，脉滑数。

治法：清热化湿解毒。

方药：甘露消毒丹加减（又名普济解疫丹，滑石、茵陈、板蓝根、黄芩、石菖蒲、川贝母、川木通、藿香、射干、连翘、薄荷、香薷、杏仁、白蔻仁）。

加减：

①头身重痛，加薏苡仁、秦艽急走经络之湿，以止疼痛。

②腹泻，加黄连、枳实清化肠道湿热。

③脘痞、呕恶较甚者，加郁金、旋覆花化湿降逆止呕。

④咳嗽、胸闷，加瓜蒌皮、枳壳、桔梗宣肺止咳。

（4）湿热酿痰，蒙蔽心包

症状：发热，身热不扬，神志时清时寐，午后较甚，周身酸痛，咳嗽，少痰，烦躁，心悸，怔忡，面浮，或有水肿。舌苔黄腻，脉滑数。

治法：清化湿热，豁痰开蔽。

方药：菖蒲郁金汤加减（石菖蒲、郁金、竹沥、姜汁、丹皮、连翘、栀子、灯心草、金银花、川木通）。局方至宝丹鼻饲。

3. 疫毒内陷营血

（1）太阴疫毒，传陷心营

症状：身体灼热，入夜尤甚，烦躁不安，气喘气促，咳嗽，痰中带血丝，或为暗红色血块，或气息难续，神昏谵妄。舌深绛，脉细数。

治法：清肺凉血。

方药：犀角地黄汤合银翘散加减（水牛角、赤芍药、丹皮、生地黄、金银花、连翘、黄芩、牛蒡子、桔梗、竹叶、苇根、葶苈子、杏仁、甘草），安宫牛黄丸鼻饲；或用清瘟败毒饮加减（水牛角、生地黄、丹皮、赤芍、玄参、黄芩、黄连、栀子、连翘、桔梗、葶苈子、杏仁、大青叶、甘草、生石膏、知母）。

加减：

①气短难续，脉散大，为肺化源欲绝，加生晒参、黄芪、麦冬、五味子以补益元气

而救化源。

②痰血暗红，加侧柏叶、白茅根、青黛、焦栀子凉血化瘀止血。

（2）疫毒内陷心包

症状：高热，入夜尤盛，神昏，谵妄，四肢逆冷。舌深绛，脉细数。

治法：清心开窍。

方药：清宫汤加减（水牛角、石菖蒲、玄参、郁金、金银花、连翘、竹叶心、麦冬、莲子心），送服安宫牛黄丸。

加减：

①喘促，气难接续，汗大出，为疫毒内闭，元气欲脱，加红参、黄芪、刺五加、五味子以益气固脱。

②喘息，肤冷，大汗出，鼻翼扇动，脉沉伏，为疫毒内闭，阳气败脱，加制附子、红参、五味子、龙骨、牡蛎以回阳救逆。

4. 元气欲脱

（1）真阴衰脱

症状：神恍惊悸，喘息气促，汗出如油，面色潮红，口渴欲饮，饮不解渴，心烦。舌干红无苔，脉虚数或微细欲绝。

治法：育阴潜阳固脱。

方药：救逆汤加减（西洋参、生晒参、山茱萸、五味子、生牡蛎、生龙骨、生地黄、阿胶、麦冬、炙甘草、白芍）。

中成药：可用生脉注射液静脉滴注。

（2）阳气败脱

症状：神志淡漠或昏迷，面色苍白，喘息，气难接续，四肢厥冷，冷汗淋漓，气息微弱，唇甲发绀。舌淡，脉微弱。

治法：回阳固脱。

方药：参附汤合四逆汤（红参、附子、干姜、炙甘草）。

中成药：可用参附注射液静脉滴注。

（三）中成药及单方验方治疗

在辨证基础上，可与中药汤剂联合应用。

退热，可选用瓜霜退热灵胶囊、紫雪丹、新雪颗粒、小柴胡片（或颗粒）、柴银口服液等，可选用清开灵注射液口服液（或胶囊）、鱼腥草注射液、双黄连粉针剂口服液、复方苦参注射液等。口服剂，可选用清热解毒口服液（或颗粒）、金莲清热颗粒、苦甘颗粒、梅花点舌丹、紫金锭等。

肺闭喘憋，可选用丹参注射液、香丹注射液、川芎嗪注射液、灯盏细辛注射液，血府逐瘀口服液（或颗粒）、复方丹参滴丸、藿香正气口服液（或胶囊）、猴枣散等。

扶正，可选用生脉（参麦）注射液、生脉饮、参附注射液、黄芪注射液、百令胶囊、金水宝胶囊、宁心宝胶囊、诺迪康胶囊、六味地黄丸、补中益气丸等。

（四）后期调治

本病后期主要表现为正气已虚，余邪未尽。常见以下几种类型：

1. 余邪扰心

症状：疲乏，气短，胸闷，间断低热，心烦，口渴，心悸，食少。舌红少苔，脉细数。

治法：益气养阴，清泄余热。

方药：竹叶石膏汤加减（西洋参、竹叶、生石膏、麦冬、制半夏、粳米、瓜蒌皮、甘草、山药）。

2. 气阴两虚，湿热未尽

症状：疲乏，胸闷，脘痞，纳差，心烦，偶有低热，小便短赤。苔黄微腻，脉濡数。

治法：补益元气，清暑化湿。

方药：东垣清暑益气汤加减（黄芪、人参、麦冬、五味子、白术、苍术、葛根、泽泻、神曲、黄柏、金银花、佩兰、甘草）。

3. 气阴两虚，肺络瘀滞

症状：倦怠，气短，呼吸乏力。舌青紫，苔薄白，脉细涩。

治法：益气养阴，活血化瘀。

方药：三甲散加减（黄芪、太子参、地鳖虫、醋炒鳖甲、土炒穿山甲、僵蚕、柴胡、桃仁、丹参、甘草）。

中成药：可用丹参注射液静脉滴注。

出院病例，可以根据病人病情和身体康复状况，应在家休息1～2周。休息期间，避免与其他人员密切接触，要求病人每日上下午各测量1次体温，发现体温异常时应及时到指定医院发热门（急）诊就诊。根据出院前 X 线胸片情况，必要时可要求病人出院1～2周后复查 X 线胸片。

（五）预防

根据《中华人民共和国传染病防治法》，本病是需要重点防治的重大传染病之一。要针对传染源、传播途径、易感人群三个环节，以管理传染源、预防控制医院内传播为主采取综合性防治措施，努力做到"早发现、早报告、早隔离、早治疗"。特别是在SARS 流行的情况下，要采取措施，确保"四早"措施落实到位。强调就地隔离、就地治疗，避免远距离传播。目前尚无有效的疫苗或西药预防方法。

1. 无病早防

对传染性非典型肺炎的预防，一是强调重视正气（免疫力）在防止病原入侵中所起的重要作用，二是避免与病原接触，免遭感染。正如《素问·刺法论》说："正气存内，邪不可干，避其毒气。"说明人体正气不减退，可以防止病原入侵，但是正气的御邪能力不是绝对的，当其病原体毒力超过正气的防御能力时也会感染发病，故又同时强调避免与病原接触而被感染。

2. 正气存内

如何保存、增强正气，勿使耗散，须注意以下两方面：一是争取做到形神合一，即形神统一。形指形体、体质，神指精神活动，形神统一，即保持身心健康。由于工作紧张、压力大，不少人处于亚健康状态，免疫能力减退，因此锻炼身体很重要，如太极拳、登山、散步、体操等，能疏解心理、精神压力。如果长期而激烈的精神活动（如对SARS处于紧张、恐惧状态），会引起体内阴阳气血失调，脏腑经络功能紊乱，而导致正气耗散，病原入侵。二是人与自然的和谐与统一，即所谓"天人合一"的养生原则。人类生活于自然界，与自然环境息息相关，如果自然环境发生了变化，并超越了人体的适应能力，则会导致瘟疫的发生甚至流行。人们在日常生活中，要根据气候的变化，如气温的升降，而调整衣被和室内温度及湿度，并合理安排不同季节的作息时间。小儿体脆神怯，脏腑娇嫩，老人正气虚弱，适应外界气候变化较差，尤应引起重视。顺应四时气候变化，是人体保存正气、防病养生的重要措施，如果有所忽视，则会降低人体抵御外邪入侵的能力而罹患疾病。

3. 避其毒气

应注意环境卫生，保持工作及生活环境空气流通、阳光充足，温度、湿度适宜，减少病原微生物生长繁殖，勤洗澡、换衣，勤洗手，不随地吐痰（唐代医家孙思邈早就提出"常习不唾地"），防止病原传播。注意控制传染源，防止从疫区归来的人员携入病原，要早期发现病人，并及时隔离、治疗。晋朝有朝臣家有时疫染易三人以上者身虽无疾，百日不得入宫的规定，此即针对疑似病人的隔离措施。中医学很早就认识到，"一人病气足充一室"，递相传染，故指出毋近病人床榻，染其秽污；毋凭死者尸棺，触其臭恶；毋食病家时菜；毋拾死人衣物等。指出应避免与患者呼吸道及分泌物排出的病原相接触。

4. 药物预防

唐代孙思邈指出，天地有斯瘴疠（瘟疫、传染病），还以天地之物防备之。历代医家积累了丰富的预防瘟疫的方药，有汤剂、烟熏剂、佩带剂等。目前预防SARS中药方剂的组成，不外两个方面：一是扶正祛邪方，既提高免疫力，又针对病原清热除湿，适合群体预防；二是清热除湿方，适合可疑携带病原者的预防。中药预防方剂的应用要因人、因时、因地而异，老人、小儿、有慢性疾病者，正气较虚，特别是脾胃虚弱，过服清热解毒方药，会损伤脾胃，引起腹胀腹泻。

附：《传染性非典型肺炎（SARS）诊疗方案（2004版）》之中医药治疗

本病符合《素问·刺法论》"五疫之至，皆相染易，无问大小，病状相似"的论述，属于中医学瘟疫、热病的范畴。其病因为疫毒之邪，由口鼻而入，主要病位在肺，亦可累及其他脏腑。其基本病机为邪毒壅肺，湿痰瘀阻，肺气郁闭，气阴亏虚。中医药治疗的原则是早预防、早治疗、重祛邪、早扶正、防传变。

1. 辨证论治

（1）疫毒犯肺证　多见于早期

症状：初起发热，或有恶寒，头痛，身痛，肢困，干咳，少痰，或有咽痛，乏力，气短，口干。舌苔白腻，脉滑数。部分病人在发热前可有前驱症状，如疲乏、纳差、周身不适等。

治法：清肺解毒，化湿透邪。

基本方及参考剂量：金银花 15g，连翘 15g，黄芩 10g，柴胡 10g，青蒿 15g，白蔻（打）6g，杏仁（炒）9g，薏苡仁 15g，沙参 15g，芦根 15g。

加减：无汗者，加薄荷、荆芥；热甚者，加生石膏、知母、滑石、寒水石；苔腻甚者，加藿香、佩兰、草果、苍术；腹泻者，加黄连、炮姜；恶心呕吐者，加制半夏、竹茹。恶心呕吐严重者可用灶心土 150g 煎水，取上清液煎苏叶、黄连各 3g，频频呷服。

（2）疫毒壅肺证　多见于早期、进展初期

症状：高热，汗出热不解，咳嗽，少痰，胸闷，气促或腹泻，或恶心呕吐，或脘腹胀满，或便秘，或便溏不爽，口干不欲饮，气短，乏力，甚则烦躁不安。舌红或绛苔黄腻，脉滑数。

治法：清热解毒，宣肺化湿。

基本方及参考剂量：生石膏（先煎）45g，知母 10g，炙麻黄 6g，金银花 20g，炒杏仁 10g，薏苡仁 15g，浙贝母 10g，太子参 10g，生甘草 10g。

加减：烦躁、舌绛口干有热入心营之势者，加生地黄、赤芍、丹皮；气短、乏力、口干重者，去太子参，加西洋参；脘腹胀满、便溏不爽者，加焦槟榔、木香；便秘者，加全瓜蒌、大黄；若伴有不能进食者，可将口服汤药改成直肠滴注式灌肠给药。此外，部分女性病人因热扰血室、月经失调，表现为月经淋沥不净者，可加紫草、仙鹤草。

（3）肺闭喘憋证　多见于进展期及重症 SARS

症状：高热不退或开始减退，呼吸困难，憋气胸闷，喘息气促，或有干咳，少痰，痰中带血，气短，疲乏无力，口唇紫黯。舌红或黯红，苔黄腻，脉滑。

治法：清热泻肺，祛瘀化浊，佐以扶正。

基本方及参考剂量：葶苈子 15g，桑白皮 15g，黄芩 10g，全瓜蒌 30g，郁金 10g，草薢 12g，鱼腥草 25g，丹参 15g，败酱草 30g，西洋参 15g。

加减：气短、疲乏、喘重者，加山萸肉；脘腹胀满、纳差者，加厚朴、麦芽；口唇紫黯者，加三七、益母草、泽兰；气短、脉缓者，加黄芪。

（4）内闭外脱证　见于重症 SARS

症状：呼吸窘迫，憋气喘促，呼多吸少，语声低微，躁扰不安，甚则神昏谵语，汗出肢冷，口唇紫黯。舌暗红，苔黄腻，脉沉细欲绝。

治法：益气敛阴，回阳固脱，化浊开闭。

基本方及参考剂量：红参（另煎兑服）10～30g，炮附子（先煎）10g，山萸肉 30g，麦冬 15g，郁金 10g，三七 6g。

加减：高热、神昏恍惚，甚则神昏谵语者，上方送服安宫牛黄丸（或胶囊）；痰多、喉间痰鸣者，加用猴枣散；汗出淋漓者，加煅龙骨、煅牡蛎、浮小麦；肢冷甚者，加桂枝、干姜。

（5）气阴亏虚、痰瘀阻络证　多见于恢复期

症状：胸闷，气短，神疲乏力，动则气喘，或见咳嗽，自觉发热或低热，自汗，焦虑不安，失眠，纳呆，口干咽燥。舌红少津，舌苔黄或腻，脉象多见沉细无力。

治法：益气养阴，化痰通络。

基本方及参考剂量：党参 15g，沙参 15g，麦冬 15g，生地黄 15g，赤芍 12g，紫菀 15g，浙贝母 10g，麦芽 15g。

加减：气短气喘较重、舌黯者，加黄芪、三七、五味子、山萸肉；自觉发热或心中烦热者，加青蒿、山栀、丹皮；大便溏者，加茯苓、炒白术；焦虑不安者，加醋柴胡、香附；失眠者，加炒枣仁、远志；肝功能损伤转氨酶升高者，加五味子；骨质损害者，加龟板、鳖甲、生龙骨、生牡蛎、骨碎补。

2. 中成药的应用：应当辨证使用中成药，可与中药汤剂配合应用。

（1）退热类：适用于早期、进展期发热。可选用瓜霜退热灵胶囊、新雪颗粒、柴胡注射液等。

（2）清热解毒类：适用于早期、进展期的疫毒犯肺证、疫毒壅肺证、肺闭喘憋证。可选用清开灵注射液、双黄连粉针、鱼腥草注射液、清开灵口服液、双黄连口服液、梅花点舌丹、紫金锭等。

（3）清热、化痰、开窍类：适用于重症的高热、烦躁、谵语等。可选用安宫牛黄丸（或胶囊），每次 1 丸，每日 2～3 次，口服或化水鼻饲；也可选用紫血丹、至宝丹。痰多痰黏稠者，可选用猴枣散。

（4）活血化瘀祛湿类：适用于进展期肺闭喘憋证。可选用复方丹参注射液、血府逐瘀口服液（或颗粒、胶囊）、藿香正气软胶囊（或丸、水）等。

（5）扶正类：适用于各期有正气亏虚者。可选用生脉注射液、参麦注射液、参附注射液、黄芪注射液、生脉饮、百令胶囊等。

三、人禽流感（含 H7N9 禽流感）

人禽流感即人禽流行性感冒，是由禽甲型流感病毒某些亚型中的一些毒株引起的急性呼吸道传染病。潜伏期一般为 1～4 天，多在 7 天以内发病，患者一般表现为流感样症状，如发热、咳嗽、少痰，可伴有头痛、肌肉酸痛和全身不适等症状。重症患者病情发展迅速，可在 5～7 天出现重症肺炎，体温大多持续在 39℃以上，出现呼吸困难、咯血痰，可快速进展为急性呼吸窘迫综合征等。本病以冬、春季为多。人群普遍易感，易引起暴发、流行。

根据禽流感病毒对鸡和火鸡致病性的不同，分为高、中、低/非致病性三级。由于禽流感病毒的血凝素结构等特点，一般感染禽类，当病毒在复制过程中发生基因重配，致使结构发生改变，获得感染人的能力，才可能造成人感染禽流感疾病的发生。至今发现能直接感染人的禽流感病毒亚型为 H5N1、H9N2、H7N7、H7N2、H7N9 等。由 H5N1 血清型引起的禽流感称高致病性禽流感，发病率和病死率都很高，危害巨大。禽流感病毒对乙醚、氯仿、丙酮等有机溶剂均敏感。常用消毒剂容易将其灭活，如氧化

剂、稀酸、十二烷基硫酸钠、卤素化合物（如漂白粉和碘剂）等都能迅速破坏其传染性。禽流感病毒对热比较敏感，65℃加热 30 分钟或煮沸（100℃）2 分钟以上可灭活。病毒在粪便中可存活 1 周，在水中可存活 1 个月，在 PH 小于 4.1 的条件下也具有存活能力。病毒对低温抵抗力较强，在有甘油保护的情况下可保持活力 1 年以上。病毒在直射阳光下 40 ～ 48 小时即可灭活，如果用紫外线直接照射，可迅速破坏其传染性。禽流感病毒主要感染禽类，还可以感染人、猪、马和海洋哺乳动物。因此，本病的主要传染源为患禽流感或携带禽流感病毒的鸡、鸭、鹅等禽类，特别是鸡；野禽在禽流感的自然传播中也有重要作用。本病可经呼吸道传播，也可通过密切接触感染家禽的分泌物和排泄物、受病毒污染的水等而感染，直接接触病毒毒株也可被感染。患者发病初期表现为流感样症状，包括发热、咳嗽，可伴有头痛、肌肉酸痛和全身不适，也可以出现流涕、鼻塞、咽痛等。部分患者肺部病变较重或病情发展迅速时，会出现胸闷和呼吸困难等症状。呼吸系统症状出现较早，一般在发病后 1 周内即可出现，持续时间较长，部分患者在治疗 1 个月后仍有较为严重的咳嗽、咳痰。在疾病初期即有胸闷、气短及呼吸困难，常提示肺内病变进展迅速，很快发展为严重缺氧状态和呼吸衰竭。重症患者病情发展迅速，多在 5 ～ 7 天出现重症肺炎，体温大多持续在 39℃以上，呼吸困难，可伴有咯血痰；可快速进展为急性呼吸窘迫综合征、脓毒症、感染性休克，部分患者可出现纵隔气肿、胸腔积液等。有相当比例的重症患者同时合并其他多个系统或器官的损伤或衰竭，如心肌损伤导致心力衰竭，个别患者也表现为消化道出血和应急性溃疡等消化系统症状，也有的重症患者发生昏迷和意识障碍。

　　H7N9 亚型禽流感病毒是甲型流感中的一种。H7N9 型禽流感病毒为新型重配病毒，是 H7N9 和 H9N2 基因重配的新病毒，其内部基因来自于 H9N2 禽流感病毒，潜伏期一般为 7 天以内。H7N9 型禽流感是全球首次发现的新亚型流感病毒，尚未纳入我国法定报告传染病监测报告系统，并且也尚未有疫苗推出。2013 年 3 月底，在上海和安徽两地率先发现 3 人感染 H7N9 禽流感病例。H7N9 之前一直比较温和，只在动物间传播，并非高致病性。此次它在人身上发现，证实这种病毒具备跨物种传播能力。2016 年 12 月起，我国人感染 H7N9 禽流感病例数急速上升。据国家卫计委疾病预防控制局 14 日发布的数据，仅 2017 年 1 月，全国共报告人感染 H7N9 禽流感发病数 192 例，死亡者 79 人。世界卫生组织总干事陈冯富珍日前也指出，自 2013 年起，中国报告出现季节性人感染 H7N9 禽流感病例已逾 1000 例。目前认为，H7N9 禽流感患者是通过直接接触禽类或其排泄物污染的物品、环境而感染。人感染 H7N9 禽流感病例仍处于散发状态，虽然出现了个别家庭聚集病例，但目前未发现该病毒具有持续的人与人之间传播能力。感染 H7N9 亚型的患者，一般表现为流感样症状，如发热、咳嗽、少痰，可伴有头痛、肌肉酸痛和全身不适。重症患者病情发展迅速，表现为重症肺炎，体温大多持续在 39℃以上，出现呼吸困难，可伴有咯血痰；可快速进展出现急性呼吸窘迫综合征、纵隔气肿、脓毒症、休克、意识障碍及急性肾损伤等。研究人员推测由于 H7N9 病毒仍然具备强结合禽源受体的能力，而人呼吸道上有很多带禽源受体的黏液素束缚住了病毒的扩散，使得 H7N9 病毒无法有效传播。

本病可参考温热疫等辨证论治。

（一）诊断要点

1.流行病学特点

（1）发病前1周内曾到过疫点，有感染禽流感病毒的可能。

（2）与被感染的家禽及其分泌物、排泄物等有密切接触史者，或从事禽流感病毒实验室工作人员。

（3）与禽流感患者有密切接触史者有患病的可能。

2.临床特点

（1）潜伏期 一般为1～3天，通常在7天以内。

（2）临床症状 急性起病，早期表现类似普通型流感。主要为发热，体温大多持续在39℃以上，病程1～7天，一般为3～4天，可伴有流涕、鼻塞、咳嗽、咽痛、头痛和全身不适。部分患者可有恶心、腹痛、腹泻、稀水样便等消化道症状。重症患者病情发展迅速，可出现肺炎、急性呼吸窘迫综合征、肺出血、胸腔积液、全血细胞减少、肾功能衰竭、败血症、休克及Reye综合征等多种并发症。

（3）体征 重症患者可有肺部实变体征等。

3.实验室及其他检查

（1）实验室检查

外周血象白细胞总数一般不高或降低。重症患者多有白细胞总数及淋巴细胞下降。病毒抗原及基因检测取患者呼吸道标本采用免疫荧光法（或酶联免疫法），检测甲型流感病毒核蛋白抗原（NP）及禽流感病毒H亚型抗原。还可用RT-PCR法检测禽流感病毒亚型特异性H抗原基因。病毒分离从患者呼吸道标本（如鼻咽分泌物、口腔含漱液、气管吸出物或呼吸道上皮细胞）中分离禽流感病毒。血清学检查发病初期和恢复期双份血清抗禽流感病毒抗体滴度有4倍或以上升高，有助于回顾性诊断。

（2）胸部影像学检查

重症患者胸部X线检查可显示单侧或双侧肺炎，少数可伴有胸腔积液等。

4.鉴别诊断

临床上应注意与流感、普通感冒、细菌性肺炎、传染性非典型肺炎（SARS）、传染性单核细胞增多症、巨细胞病毒感染、衣原体肺炎、支原体肺炎、肺炎型流行性出血热等疾病进行鉴别诊断。鉴别诊断主要依靠病原学检查。

（二）辨证治疗

西医目前尚无特效治疗。以对症和支持疗法为主，包括卧床休息、多饮水、增加营养、食用易消化饮食等。有继发感染者可用抗菌药治疗。本病应及早使用中医药治疗，根据病机特点采用截断方法，防止疾病传变。本病初期以邪袭肺卫为主，中期表现为邪毒壅肺和气血两燔，极期可出现喘脱和神昏，恢复期以余热未清、肺胃阴伤为主。治疗上，早期疫邪在表，邪袭肺卫，肺气失宣，治宜轻清宣透、清热解毒、利咽止咳，勿用滋腻药物。重症邪入营血，热陷心包，治宜凉血解毒、清心开窍。兼湿者，宜芳香化湿。因温热疫邪易于伤津，故应始终顾护津液。

1. 初期

（1）邪袭肺卫证

症状：发热，恶寒，鼻塞，流涕，咳嗽，咽痛，头痛，肌肉酸痛，口干口渴。舌苔白或黄，脉浮数或浮紧。

治法：辛凉解表，轻清宣透。

方药：银翘散合升降散加减（金银花、连翘、蝉蜕、僵蚕、桔梗、淡竹叶、荆芥、淡豆豉、牛蒡子、芦根、薄荷、甘草）。

加减：

①恶寒重，肌肉酸痛明显者，加羌活、独活、防风。

②咽喉肿痛者，加射干、山豆根。

③关节酸痛者，加桑枝、威灵仙。

④胸膈满闷、苔腻者，加藿香、佩兰。

⑤湿热下利、腹痛泄泻者，加葛根、黄芩、黄连。

⑥咳嗽声重者，加浙贝母、杏仁、前胡。

2. 进展期

（1）邪毒壅肺证

症状：高热，咳嗽，喘憋，汗出，烦渴，咳痰黄稠或带血，或胸闷腹胀，肢酸倦怠，小便黄赤，或身目发黄。舌红苔黄或黄腻，脉滑数。

治法：清热解毒，泻肺平喘。

方药：麻杏石甘汤合葶苈大枣泻肺汤加减（炙麻黄、杏仁、生石膏、金银花、连翘、知母、桑白皮、鱼腥草、葶苈子、清半夏、瓜蒌、甘草）

加减：

①咯血者，加白茅根、侧柏叶、仙鹤草。

②胸闷腹胀，肢酸倦怠，小便黄赤或身目发黄者，可合甘露消毒丹加减。

（2）气血两燔证

症状：高热，口渴，汗出，烦躁不安，甚或神昏谵语。舌质红绛，苔黄糙，脉洪滑或滑数。

治法：气营两清，凉血解毒。

方药：清瘟败毒饮合犀角地黄汤加减（生石膏、生地黄、水牛角粉、黄芩、黄连、栀子、知母、连翘、玄参、赤芍、牡丹皮、甘草）。

加减：

①咳嗽、胸痛明显者，加杏仁、瓜蒌仁、鱼腥草、郁金。

②痰血较重者，加大青叶、侧柏炭、藕节炭、白茅根。

③痰黏稠者，加金荞麦、生薏苡仁。

3. 极期

（1）喘脱证

症状：喘促，烦躁，胸闷憋气，汗出如珠，意识模糊，心悸。舌质紫黯，脉细数或沉细。

治法：益气敛阴固脱。

方药：生脉散配合凉开"三宝"，麻杏石甘汤加减（人参、麦冬、五味子、炙麻黄、杏仁、生石膏、甘草），或生脉注射液配合丹参注射液。

加减：

①汗出过多，可加煅龙骨、牡蛎。

②偏于阳脱，可合用参附汤。

（2）神昏证

症状：神昏谵语或昏聩不语，烦躁不安，气短息促，手足厥冷，冷汗自出。舌绛，脉细疾或沉弱。

治法：凉营解毒，清心开窍。

方药：清营汤加减送服安宫牛黄丸或紫雪丹（水牛角、生地黄、金银花、连翘、玄参、黄连、竹叶心、丹参、麦冬）。

加减：

①气短息促，脉细急者，可选生脉散加减。

②手足厥冷，冷汗自出，脉沉弱甚至脉微欲绝者，可选参附汤加减，分别送服安宫牛黄丸或紫雪丸。

4. 恢复期

（1）肺胃阴伤证

症状：低热或不发热，口渴，干咳或痰少而黏，胃纳不佳，心烦，心悸失眠，口舌干燥而渴，或腹泻。舌干红少苔，脉细数。

治法：滋养肺胃，兼清余热。

方药：竹叶石膏汤或沙参麦冬汤加减（淡竹叶、生石膏、法半夏、沙参、玉竹、麦冬、甘草）。

加减：

①余邪未净，身热者，加金银花、连翘、薄荷、栀子清轻透邪。

②腹泻明显者，合用葛根芩连汤加减。

③心烦明显者，合用栀子豉汤加减。

④余热未清，低热明显者，合用蒿芩清胆汤加减。

（三）对症治疗

1. 高热，采用物理降温，还可用解热药、清开灵注射液或双黄连静脉滴注。

2. 神昏，可注射醒脑静注射液合参脉注射液。

3. 抗菌药物，应在明确或有充分证据提示继发细菌感染时使用。

（四）预防

1. 远离传染源

尽可能减少接触家禽，特别是少年儿童避免与家禽、鸟类的不必要接触。一旦出现流感样症状，更应尽快明确诊断。可在 48 小时内口服神经氨酸酶抑制剂预防。因职业关系必须接触者，工作期间应戴口罩、穿工作服。加强对禽流感患者的院内感染控制措施，加强对检测标本和实验室禽流感病毒毒株的管理，防止医院和实验室的感染及传播。

2. 个人生活预防

增强自防、自控意识，改变不良生活习惯，注意家庭和个人卫生，勤洗手，注意室内外通风，加强体育锻炼，不过度疲劳，增强机体抵抗力。

3. 饮食预防

注意将生熟刀具和菜板分开，食品存放时也要生熟分开，少吃生食物或半熟食物。

4. 中草药预防

可用板蓝根、鱼腥草各 30g，煎汤服用，每日两次。

附：《人感染 H7N9 禽流感诊疗方案（2014 年版）》之中医药辨证论治

1. 疫毒犯肺，肺失宣降证（疑似病例或确诊病例病情轻者）

症状：发热，咳嗽，少痰，头痛，肌肉关节疼痛。舌红苔薄，脉数滑。舌红苔薄，脉滑数。

治法：清热解毒，宣肺止咳。

参考处方和剂量：银翘散合白虎汤。

金银花 30g，连翘 15g，炒杏仁 15g，生石膏 30g，知母 10g，桑叶 15g，芦根 30g，青蒿 15g，黄芩 15g，生甘草 6g。

水煎服，每日 1～2 剂，每 4～6 小时口服一次。

加减：咳嗽甚者，加枇杷叶、浙贝母。

中成药：可选择疏风解毒胶囊、连花清瘟胶囊、金莲清热泡腾片等具有清热解毒、宣肺止咳功效的药物。

中药注射液：痰热清注射液、喜炎平注射液、热毒宁注射液、血必净注射液、参麦注射液。

2. 疫毒壅肺，内闭外脱证（临床表现高热、急性呼吸窘迫综合征、感染性休克等患者）

症状：高热，咳嗽，痰少难咯，憋气，喘促，咯血，或见咯吐粉红色泡沫痰，伴四末不温、四肢厥逆、躁扰不安、甚则神昏谵语。舌黯红，脉沉细数或脉微欲绝。

治法：解毒泻肺，益气固脱。

参考处方和剂量：宣白承气汤合参萸汤。

生大黄 10g，全瓜蒌 30g，炒杏仁 10g，炒葶苈子 30g，生石膏 30g，生栀子 10g，虎杖 15g，莱菔子 15g，山萸肉 15g，西洋参 15g。

水煎服，每日 1～2 剂，每 4～6 小时口服或鼻饲一次。

加减：高热，神志恍惚，甚至神昏谵语者，上方送服安宫牛黄丸；肢冷，汗出淋漓者，加炮附子、煅龙骨、煅牡蛎。

中成药：可选择参麦注射液、参附注射液、痰热清注射液、血必静注射液、喜炎平注射液、热毒宁注射液。

3. 以上中药汤剂、中成药和中药注射液不作为预防使用，应早期使用中西医结合治疗。

四、人感染猪链球菌病

人感染猪链球菌病是一种新发传染病，是由猪链球菌感染引起的人畜共患病。临床特点是起病急，预后凶险，病死率高。主要表现为败血症、中毒性休克综合征和脑膜炎等，症见为畏寒、发热、头痛、头昏、全身不适、乏力、腹痛、腹泻，外周血白细胞升高，中性粒细胞比例升高，严重者初起白细胞可以正常或降低。重症患者可迅速发展为中毒性休克综合征，出现皮肤出血点、瘀点、瘀斑，血压下降，脉压缩小，出凝血功能障碍，肝肾功能不全，急性呼吸窘迫综合征及软组织坏死，筋膜炎等。部分患者表现为脑膜炎，恶心、呕吐，甚者昏迷，脑膜刺激征阳性，脑脊液呈化脓性改变，皮肤没有出血点、瘀点、瘀斑，无休克表现。少部分患者在此基础上可出现化脓性脑膜炎。本病多发生在夏季，潜伏期短，平均 2～3 天，最短可数小时，最长 7 天。人类对猪链球菌普遍易感。

链球菌属条件性致病菌，种类很多，在自然界和猪群等动物中分布广泛，主要生活在脊椎动物的口腔和上呼吸道中，一般认为猪群带菌率高达 30%～75%，以猪链球菌 2 型比较普遍、最流行，其有不同的菌株，毒力因子和毒素水平不一，致病的轻重也不一样。在夏秋季闷热潮湿、圈舍卫生条件差等诱因下可诱发猪链球菌病。病猪和带菌猪是人感染猪链球菌病的主要传染源，人在接触病死猪时，致病菌经破损皮肤或黏膜侵入人体可能为主要传播途径，其他传播方式有待进一步调查确定。本病多发生在屠夫、养殖场工人、生肉加工和销售人员中。目前尚无发现人间传播的确切证据。

近年来在欧洲、美洲和亚洲多个国家均有猪感染发病且致人死亡的报道。我国将猪链球菌病列为二类动物疫病。中华人民共和国成立以来，该病在我国广东、江苏、四川等多个省份先后发生。1998 年，江苏省南通市曾发生猪链球菌 2 型疫情，有 55 人感染发病，死亡 19 人，大多数死亡病例出现于发病后 1～3 天内。2005 年 6 月至 8 月，四川省发现猪链球菌病感染人，报告 204 例，死亡 38 例，分布在资阳、内江、成都等 12 个市，疫情呈点状散发。

本病可参考暑热疫等辨证论治。

（一）诊断要点

1. 流行病学特点

一般有猪等家畜疫情存在，病例发病前 7 天内有与病（死）猪等家畜的接触史，如宰杀、洗切、销售病死猪肉等。

2. 临床特点

（1）感染中毒症状　畏寒、高热，可伴头痛、头昏、全身不适、乏力、腹痛、腹泻等感染中毒症状。

（2）中毒性休克综合征　血压下降，成人收缩压在12KPa（90mmHg）以下，伴有下列两项或两项以上：①出凝血功能障碍；②肾功能不全；③肝功能不全；④急性呼吸窘迫综合征；⑤全身瘀点、瘀斑；⑥软组织坏死、筋膜炎、肌炎、坏疽。

（3）脑膜炎综合征　脑膜刺激征阳性，脑脊液化脓性改变。

3. 实验室及其他检查

（1）血常规　白细胞计数升高（严重患者发病初期白细胞可降低或正常），中性粒细胞比例升高。

（2）病原学检查　由患者全血或尸检标本等无菌部位的标本纯培养后检测出2型猪链球菌。

4. 鉴别诊断

（1）其他原因导致的败血症　人感染猪链球菌病患者多有病死猪接触史，分子生物PCR方法可检测猪链球菌特有的毒力基因，对诊断猪链球菌2型感染有重要意义，结合病原学检查可确诊。

（2）其他原因导致的流行性乙型脑炎　早期症状与人感染猪链球菌病相似，10岁以下儿童多见，血清学和病原学检查可确诊。

（二）辨证治疗

早发现，早隔离，早治疗。本病发病急，进展快，部分患者病情凶险，应及早中西结合救治，降低死亡率。治疗包括一般治疗、病原治疗、抗休克治疗、DIC治疗等。根据药敏试验检测，可选择较敏感的万古霉素、氨苄西林、亚胺培南等。

本病主要发生于气候闷热潮湿的夏季，有明显的季节性，临床表现具有暑热闭窍、动风、动血，以及暑邪夹湿的特点，且可在短时间集中发病，具有流行性、致病暴戾等疫病发病特点，属于暑热疫范畴。

本病是感染暑湿疫毒引起，其感邪较轻者，暑（热）湿疫毒蕴蒸气分，充斥表里，出现恶寒、发热、头痛、身痛、乏力，或有腹痛、腹泻等；感邪较重者，湿热蕴蒸，蒙蔽清窍，甚或引动肝风，症见头痛、项强、呕吐，甚者昏迷；感邪严重者，病邪则直陷心营，即所谓心为火脏，暑为火邪，邪易入之。邪毒内陷，可致元气欲脱，而迅速死亡。进入恢复期，多为暑（热）湿余毒瘀阻清窍，络脉失养，而见耳聋、口眼歪斜；部分病患者出现气阴两伤，而逐渐康复。

治疗上，初起，宜清热解毒化湿；湿热蒙蔽清窍者，宜清热化湿开窍；伴有动风者，宜开窍息风；邪入营血，热毒炽盛者，宜清热凉血解毒；元气欲脱者，宜益气固脱。恢复期，正虚邪恋，余邪阻窍者，宜化痰通络；气阴两伤者，可益气养阴。

1. 暑湿疫毒，充斥表里

症状：恶寒，发热，全身不适，乏力，可伴有头晕、头痛、恶心、呕吐、腹痛、腹泻。舌淡红，苔黄腻，脉濡数。

治法：宣表化湿，清暑解毒。

方药：藿朴夏苓汤加减（广藿香、厚朴、黄芩、黄连、石菖蒲、薄荷、连翘、白蔻、芦根）。

加减：

①头痛甚者，加羌活、川芎。

②腹痛甚者，加生大黄。

2. 暑热（湿）炽盛

症状：壮热，烦渴，汗出，全身不适，肌肉酸痛，脘痞呕恶，头痛，头晕。舌红赤，苔黄腻，脉洪大或脉洪滑。

治法：清暑化湿，透泻里热。

方药：苍术白虎汤合升降散加减（生石膏、知母、苍术、白豆蔻、草果仁、滑石、荷叶、竹叶卷心、僵蚕、蝉蜕）

①暑热炽盛，热不衰者，可加金银花、连翘、栀子、茵陈。

②嗜睡者，加石菖蒲、郁金。

③暑热较甚，湿阻较轻者，当去草果仁、白豆蔻，或径用白虎加术汤。

3. 湿热蔽窍

症状：发热，恶寒，全身不适，乏力，肌肉酸痛，头痛，头晕，呕吐，项强，多伴耳聋，甚者昏迷。舌苔黄腻，脉濡数或滑数。

治法：清热化湿，醒脑开闭。

方药：菖蒲郁金汤合甘露消毒丹加减（石菖蒲、郁金、龙胆草、炒山栀、连翘、淡竹叶、牡丹皮、广藿香、茯苓、黄连、生姜汁、竹沥）。

加减：

①苔腻甚，兼胸闷者，加薏苡仁、蔻仁、佩兰、滑石。

②烦躁不安，神昏谵语者，加天竺黄、莲子心、远志。

4. 热毒深重，元气欲脱

症状：起病急骤，高热寒战，神昏谵语，或昏聩不语，肢厥。舌蹇语涩，或舌红绛，脉细滑数。

治法：清热解毒，开窍救逆。

方药：

（1）热深毒深，选用清瘟败毒饮加减合用安宫牛黄丸或至宝丹（生石膏、生地黄、水牛角、川黄连、栀子、桔梗、黄芩、知母、赤芍、玄参、连翘、天花粉、丹皮、竹叶、石菖蒲、郁金）。

（2）元气欲脱，可选用生脉注射液、参附注射液。

加减：

①斑出热不解者，加大青叶、板蓝根。

②大便不通者，加生大黄。

5. 正气亏虚，暑湿余毒瘀阻

症状：体热已退，不少患者并发疱疹病毒感染，出现唇周疱疹，或出现耳聋，耳鸣，口眼歪斜。舌质瘀黯，苔黄腻，脉弦。

治法：益气养阴，化瘀通络。

方药：

（1）正气亏虚，暑湿余毒：选用清暑益气汤合升降散加减（僵蚕、蝉蜕、桃仁、地龙、石菖蒲、郁金、龙胆草、赤芍、甘草、太子参、麦冬、石斛、黄连、竹叶、知母、炒谷芽、粳米）。

加减：

①舌苔腻者，去麦冬、知母，加藿香、六一散。

②身微热者，加青蒿、地骨皮。

（2）正虚邪恋，余毒瘀阻：选用三甲散加减（柴胡、僵蚕、蝉蜕、桃仁、地龙、石菖蒲、郁金、龙胆草、赤芍、甘草）。

加减：

①久病顽痰者，加白芥子、莱菔子。

②兼夹瘀斑者，加泽兰、五灵脂、王不留行。

（三）中成药及单验方治疗

1. 安宫牛黄丸（或胶囊）、清开灵注射液（口服液）、醒脑静注射液用于高热、神昏。

2. 鱼腥草注射液、双黄连粉针剂（口服液）可用于高热。

3. 固脱急救，可用生脉注射液、参附注射液等。

（四）预防

1. 注意饮食卫生、环境和个人卫生，防止劳累，避免食用病死猪肉，防止邪从口入。

2. 防止猪感染链球菌而发病，应保持猪圈空气流通。对已发病的猪应严格按照有关规定处理。

3. 中草药预防：清暑解毒防疫汤。

忍冬藤 20g，连翘 15g，荷叶 15g，广藿香 15g，淡竹叶 15g，芦根 20g，车前草 30g，蒲公英 30g，生甘草 3g。

以上为一人剂量，每剂以冷水煎至 500mL，分 3 次温服。

附：《人感染猪链球菌病诊疗方案（2006 版）》之中医辨证治疗

1. 湿热蕴毒（普通型）

症状：起病较急，恶寒，发热，全身不适，乏力，可伴有头晕、头痛、腹痛、腹泻。舌淡红，苔黄腻，脉濡数。

治法：清热化湿解毒。

方药：甘露消毒丹加减。

广藿香 15g，滑石 12g，茵陈 15g，黄连 10g，石菖蒲 10g，黄芩 15g，薄荷（另包后下）12g，连翘 18g，白蔻（另包后下）10g。

每剂以冷水浸泡，分 3 次煮沸，每次煮沸 15 分钟，混匀，分 3 ～ 4 次服，日服 1 剂（下同）。

2. 湿热闭窍（脑膜炎型）

症状：起病急，发热，恶寒，全身不适，乏力，肌肉酸痛，头痛，头晕，项强，多伴耳聋目瞑，甚者可出现昏迷。舌苔黄腻，脉濡数或滑数。

治法：清热化湿，醒脑开闭。

方药：菖蒲郁金汤加减。

石菖蒲 15g，郁金 15g，炒山栀 15g，连翘 30g，淡竹叶 15g，丹皮 15g，广藿香 15g，茯苓 15g，生姜 6g，黄连 10g。

每次以鲜竹沥水 10mL 加入汤液中兑服。

3. 热深毒深，元气欲脱（休克型）

症状：起病急骤，高热，寒战，头痛，头晕，甚者昏聩不语，多数伴有皮肤出血点、瘀点、瘀斑。舌绛，苔黄厚腻，脉数。

治法：清热解毒，开窍救逆。

方药：

（1）热深毒深：选用清瘟败毒饮加减。

金银花 30g，连翘 30g，生地黄 30g，黄连 15g，黄芩 15g，丹皮 15g，生石膏 30g，知母 15g，淡竹叶 15g，玄参 30g，赤芍 30g，桔梗 15g，甘草 15g，焦栀子 15g，水牛角（另包先煎）30g。

（2）元气欲脱：选用生脉注射液 100mL 加入 10% 葡萄糖注射液 100mL 静脉滴注，1 日 2 次。

4. 恢复期

（1）正虚邪恋

症状：唇周疱疹，耳聋，耳鸣，口眼歪斜。舌质瘀黯，苔黄腻，脉弦。

治法：息风开窍，化瘀通络。

方药：三甲散加减。

柴胡 15g，僵蚕 10g，蝉蜕 10g，桃仁 15g，地龙 10g，石菖蒲 12g，郁金 15g，龙胆草 6g，赤芍 20g，甘草 3g。

（2）气阴两伤

症状：倦怠，短气，乏力，口渴。舌淡红，少苔，脉细数。

治法：益气养阴。

方药：王氏清暑益气汤加减。

太子参 30g，麦冬 15g，石斛 15g，黄连 6g，淡竹叶 15g，荷叶 15g，知母 12g，天花粉 15g，炒谷芽 15g。

五、手足口病

手足口病是由多种肠道病毒引起的常见传染病，以婴幼儿发病为主。大多数患者症状轻微，以发热和手、足、口腔等部位的皮疹或疱疹为主要特征。少数患者可并发脑膜炎、脑炎、脊灰样瘫痪、肺水肿等，个别重症患儿可致死亡。

引起手足口病的病原属于小 RNA 病毒科、肠道病毒属，具体病毒主要包括如下三类：①柯萨奇病毒（Cox）A 组 4、5、7、9、10、16 型，B 组 2、5、13 型等；②埃可病毒的某些型；③肠道病毒 71 型（EV71）。我国发现的病原体最常见为 CoxA16 及 EV71 型。最早自 1957 年在新西兰首次描述该病，1959 年命名为"手足口病"。肠道病毒适合在湿热的环境下生存与传播，对乙醚、去氯胆酸盐等不敏感，75% 酒精和 5% 来苏亦不能将灭活，但对紫外线、干燥、甲醛、碘酒、各种氧化剂（高锰酸钾、漂白粉等）等敏感，加热 50℃可被迅速灭活。

本病可参考湿热疫等辨证论治。

（一）诊断要点

1. 流行病学特点

人是肠道病毒唯一宿主，患者和隐性感染者均为本病的传染源。肠道病毒主要经粪－口和（或）呼吸道飞沫传播，亦可经接触病人皮肤、黏膜疱疹液而感染，通常以发病后一周内传染性最强。人对肠道病毒普遍易感，显性感染和隐性感染后均可获得特异性免疫力，病毒的各型间无交叉免疫。各年龄组均可感染发病，但以 ≤ 3 岁年龄组发病率最高。一年四季均可发病，以夏秋季多见，可发生幼儿园和托儿所集体感染。

2. 临床特点

潜伏期一般 2 ～ 7 天，没有明显的前驱症状，多数患者急性起病，轻重不一，轻者无症状。

（1）发热 急性起病，约半数患者发病前 1 ～ 2 天或发病的同时有发热，多在 38℃左右，以婴幼儿居多，年龄越小越呈高热趋势，热程 2 ～ 7 天。体温越高，热程越长，病情越重。部分初期有轻度上呼吸道感染症状，如咳嗽、流涕、恶心、呕吐等。

（2）皮疹 发热 1 ～ 2 天后，手掌或脚掌部出现斑丘疹和疱疹，臀部或膝盖也可出现皮疹。皮疹周围有炎性红晕，疱内液体较少，有时在患儿臀部和肛周也可见到疱疹。口腔黏膜可出现散在的疱疹，疼痛明显，多分布在口腔、舌尖、颊黏膜、软腭、硬腭、扁桃体等处，疱疹破溃后形成溃疡，口腔溃疡可引起局部疼痛影响进食，婴幼儿表现为哭闹、拒食、流涎。皮疹呈离心性分布，一般无疼痛及痒感，皮疹在 5 天左右由红变暗，然后消退，愈合后不留痕迹。疱疹呈圆形或椭圆形扁平凸起，内有浑浊液体，一般无疼痛及痒感，愈合后不留痕迹。手、足、口腔病损在同一患者不一定全部出现。水疱和皮疹通常在 1 周内消退。

重症病例：①有手足口病的临床表现，同时伴有肌阵挛，或脑炎、急性弛缓性麻痹、心肺功能衰竭等。②手足口病流行地区的婴幼儿虽无手足口病典型表现，但有发热伴肌阵挛、脑炎、急性弛缓性麻痹、心脏衰竭、肺水肿等。

3. 实验室及其他检查

普通病例外周血白细胞计数正常，重症病例白细胞计数可明显升高。有中枢神经系统损害者脑脊液呈病毒性脑炎表现，外观清亮，压力增高，白细胞增多，一般在每微升十几个至几十个，淋巴细胞为主（偶有危重病例以粒细胞为主），蛋白正常或轻度增多，糖和氯化物正常。

病原学检查主要依靠 PCR 核酸检验，自患者咽拭子或咽喉洗液、粪便或肛拭子及脑、肺、脾、淋巴结等组织标本中检测到病毒核酸。必要时可做病毒分离。

4. 鉴别诊断

（1）水痘　水痘冬、春两季发病较多。皮疹多呈向心性分布，以躯干为主，四肢罕见。疱疹壁薄易破，因皮疹分批出现，临床常见到红斑、丘疹、水疱、结痂等各期皮损共存现象。

（2）疱疹性龈口炎　一般症状较重，常高热持续数天。口腔溃疡常融合成片状并伴有广泛性龈炎，病程相对较长，常在机体抵抗力低下时发病，无明显的流行病学特征。

（3）疱疹性咽峡炎　该病起病急骤，常高热，全身症状明显。口腔疱疹和溃疡集中在咽部，即咽后壁、软腭、悬雍垂、舌腭弓、腭扁桃体处，一般不累及口腔其他部位，亦无相应的皮肤病损。

（二）辨证治疗

西医目前尚无特效治疗。以对症治疗为主，注意隔离，避免交叉感染，清淡饮食，做好口腔和皮肤护理。对发热、呕吐、腹泻等给予对症处理。免疫球蛋白有一定辅助作用。重症病例可给予糖皮质激素治疗，必要时冲击治疗。中医药治疗具有优势。初起邪犯肺卫，宜疏风清热透疹；湿热蕴毒，宜清热化湿解毒；热燔气营，宜清热凉营消疹；毒热动风，宜清热解毒息风；心阳式微，宜回阳救逆；气阴不足，宜益气养阴。

1. 邪犯肺卫

症状：发热，微恶风寒，鼻塞流涕，咳嗽，咽痛，口痛，流涎，拒食，手、足、口腔可见疱疹。舌淡红，苔薄白或薄黄，脉浮数，指纹红紫相兼。

治法：疏风清热，解毒透疹。

方药：银翘散加减（金银花、连翘、竹叶、荆芥、牛蒡子、薄荷、豆豉、甘草、桔梗、芦根、栀子、黄芩）。

加减：

苔腻者，加苏梗、竹茹、佩兰、薏苡仁。

②高热者，加生石膏。

③肌痒甚者，加蝉蜕、白鲜皮。

2. 湿热蕴毒

症状：发热，手、足和臀部出现斑丘疹、疱疹，口腔黏膜出现散在疱疹，咽红、流涎，神情倦怠。舌淡红或红，苔黄腻，脉数，指纹红紫。

治法：清热解毒，化湿透邪。

方药：甘露消毒丹加减（金银花、滑石、黄芩、茵陈、藿香、连翘、石菖蒲、白蔻仁、板蓝根、薄荷、通草、射干、浙贝母）。

加减：

①大便干结者，加大黄。

②咽痛者，加玄参、板蓝根、牛蒡子。

3. 热燔气营

症状：壮热，烦渴，手足心热，口臭，口痛，咽喉红赤肿痛，流涎，拒食，甚则鼻衄，手足部疱疹密集，周边红晕明显，口舌溃烂，大便秘结，小便黄赤。舌质红，苔黄厚，脉滑数，指纹紫。

治法：清热解毒，凉血消疹。

方药：清瘟败毒饮加减（生石膏、知母、水牛角、生地黄、赤芍、牡丹皮、黄连、黄芩、栀子、连翘、桔梗、玄参、大青叶、板蓝根、茵陈）。

加减：

①疹瘙痒若，加白鲜皮、地肤子。

②疹色深暗红者，加紫草。

③大便干结难解者，加大黄。

④口渴甚者，可加麦冬、芦根。

4. 毒热动风

症状：高热不退，易惊，呕吐，肌肉瞤动，或见肢体痿软，甚则昏蒙。舌黯红或红绛，苔燥，脉弦细数，指纹紫滞。

治法：解毒清热，息风定惊。

方药：羚角钩藤汤加减（羚羊角、钩藤、霜桑叶、菊花、茯神、白芍、生地黄、竹茹、川贝、黄连、栀子、黄芩、生甘草）。

加减：

①高热昏谵者，合安宫牛黄丸或紫雪丹。

②痰涎壅盛者，合猴枣散。

5. 心阳式微，肺气欲脱

症状：壮热不退，神昏喘促，手足厥冷，面色苍白晦暗，口唇发绀，可见粉红色或血性泡沫液（痰）。舌质紫黯，脉细数或沉迟，或脉微欲绝，指纹紫黯。

治法：回阳救逆。

方药：参附汤加减（人参、附子、白药、甘草）。

若见面色灰白，四肢厥冷，汗出脉微，是心阳虚衰之危象，应急用参附龙牡救逆汤。

6.气阴不足，余邪未尽

症状：身热渐退，皮疹渐愈，咽干不适，口唇干燥，或有干咳，食欲不振，乏力，或伴四肢痿软。舌淡红少津，苔剥脱，脉细数。

治法：益气养阴，化湿通络。

方药：生脉散加减（人参、麦冬、石斛、枇杷叶、葛根、木香、藿香）。

加减：

①食少纳差，舌干少津者，加益胃汤或沙参麦冬汤。

②口干咽痛，舌红少津明显者，加生地黄、芦根。

③大便干结者，加瓜蒌仁、火麻仁。

④低热不退者，加地骨皮、银柴胡。

（三）对症治疗

1.高热，采用物理降温，或口服双黄连口服液每次 10mL，每日 3 次。

2.咽痛，可用复方硼砂液含漱，或可含服六神丸。

（四）预防

1.加强本病流行病学监测，本病流行期间，勿带孩子去公共场所，发现疑似病人，应及时进行隔离，对密切接触者应隔离观察 7～10 天。

2.注意搞好个人卫生，养成饭前便后洗手的习惯。对被污染的日常用品、食具等应及时消毒处理，患儿粪便及其他排泄物可用 3% 漂白粉澄清液浸泡，室内保持通风换气。

3.中草药预防：可用金银花、板蓝根、贯众、大青叶煎水代茶饮，起预防作用。

附：《手足口病诊疗指南（2010 年版）》之中医治疗

1.普通病例：肺脾湿热证

主症：发热，手、足和臀部出现斑丘疹、疱疹，口腔黏膜出现散在疱疹，咽红、流涎，神情倦怠，舌淡红或红，苔腻，脉数，指纹红紫。

治法：清热解毒，化湿透邪。

基本方药：甘露消毒丹加减。

连翘　金银花　黄芩　青蒿　牛蒡子　藿香　佩兰　通草　生薏米　滑石　生甘草　白茅根

用法用量：根据患儿的年龄、体重等酌定药物用量。水煎 100～150mL，分 3～4 次口服。

加减：

（1）便秘，加大黄。

（2）咽喉肿痛，加玄参、板蓝根。

中成药：蓝芩口服液、小儿豉翘清热颗粒、金莲清热泡腾片、抗病毒口服液等。

2. 普通病例：湿热郁蒸证

主症：高热，疹色不泽，口腔溃疡，委顿精神委顿，舌红或绛、少津，苔黄腻，脉细数，指纹紫暗。

治法：清气凉营、解毒化湿。

基本方药：清瘟败毒饮加减。

连翘　栀子　黄芩　黄连　生石膏　知母　丹皮　赤芍　生薏米　川萆薢　水牛角

用法用量：根据患儿的年龄、体重等酌定药物用量。日一剂，水煎 100 ～ 150mL，分 3 ～ 4 次口服，或结肠滴注。

中成药：紫雪丹或新雪丹等；热毒宁注射液、喜炎平注射液、丹参注射液等。

3. 重型病例：毒热动风证

主症：高热不退，易惊，呕吐，肌肉瞤动，或见肢体痿软，甚则昏矇，舌黯红或红绛，苔黄腻或黄燥，脉弦细数，指纹紫滞。

治法：解毒清热、息风定惊。

基本方药：羚羊钩藤汤加减。

羚羊角粉（冲服）　钩藤　天麻　生石膏　黄连　生栀子　大黄　菊花　生薏米　全蝎　白僵蚕　生牡蛎

用法用量：根据患儿的年龄、体重等酌定药物用量。日一剂，水煎 100 ～ 150mL，分 3 ～ 4 次口服，或结肠滴注。

中成药：安宫牛黄丸、紫雪丹或新雪丹等；热毒宁注射液、痰热清注射液、喜炎平注射液等。

4. 危重型病例：心阳衰微，肺气欲脱证

主症：壮热不退，神昏喘促，手足厥冷，面色苍白晦暗，口唇发绀，可见粉红色或血性泡沫液（痰），舌质紫黯，脉细数或沉迟，或脉微欲绝，指纹紫暗。

治法：回阳救逆。

基本方药：参附汤加味。

人参　炮附子　山萸肉

用法用量：根据患儿的年龄、体重等酌定药物用量。日一剂，浓煎鼻饲或结肠滴注。

中成药：参麦注射液、参附注射液等

5. 恢复期：气阴不足，余邪未尽

主症：低热，乏力，或伴肢体痿软，纳差，舌淡红，苔薄腻，脉细。

治法：益气养阴，化湿通络。

基本方药：生脉散加味。

人参　五味子　麦冬　玉竹　青蒿　木瓜　威灵仙　当归　丝瓜络　炙甘草

用法用量：根据患儿的年龄、体重等酌定药物用量。日一剂，水煎分 3 ～ 4 次口服。

针灸按摩：手足口病合并弛缓型瘫痪者，进入恢复期应尽早开展针灸、按摩等康复治疗。

6. 外治法

口咽部疱疹：可选用青黛散、双料喉风散、冰硼散等，1 日 2 ～ 3 次。

六、肾综合征出血热

肾综合征出血热（hemorrhagic fever with renal syndrome，HFRS），又称流行性出血热（epidemic hemorrhagic fever），是由汉坦病毒引起的，以鼠类为主要传染源的一种自然疫源性疾病。在我国主要有 I 型（姬鼠型）和 II 型（家鼠型）两种血清型，本病的主要病理变化是全身小血管广泛性损害，临床上急性起病，有三大主症（发热、出血和肾脏损害）和五期经过（发热期、低血压期、少尿期、多尿期、恢复期）。

本病病原为汉坦病毒，属布尼亚病毒科汉坦病毒属，1978 年首由韩国汉城大学李镐汪教授等从汉坦河流域黑线姬鼠之肺脏组织中分离成功，命名为汉坦病毒（hantaan virus，HTNV），电镜下一般呈圆形或卵圆形，有时呈长形，直径78 ～ 210nm。易被氯仿、丙酮、乙醚、乙醇、酸（pH<3.0）、甲醛、苯酚等脂溶剂和消毒剂灭活，加热至60℃ 10 分钟，100℃ 1 分钟，紫外线照射 10 ～ 15 分钟也可使其灭活。

本病发病有十分明显季节性和相对集中性。我国流行季节发病高峰有双峰和单峰两种类型。多数地区为单峰型即秋冬季（10 ～ 12 月份），少数地区为双峰型即除秋峰外在春夏之间（4 ～ 6 月）有小峰。野鼠型以秋冬季为多，家鼠型以春夏季为多。除季节性外，一年四季均可散发。

人群对本病有普遍易感性，隐性感染少见。发病年龄组以青壮年为主，感染后可获得终身免疫。

本病可参考温热疫、湿热疫等辨证论治。

（一）、诊断要点

1. 流行病学特点

流行病学特点包括流行地区，流行季节，与鼠类直接和间接接触史，进入疫区或两个月以内有疫区居住史。

2. 临床特点

（1）有三大主症（发热、出血和肾脏损害）和五期经过（发热期、低血压期、少尿期、多尿期、恢复期）。

（2）有三红、三痛

三红，即颜面、颈、胸等部位潮红。球结膜充血发红和眼睑水肿，似酒醉貌。腋下、前胸和肩背部皮肤可见串珠状或搔抓样细小出血点，是本病特征之一。

三痛，即头痛、腰痛和眼眶痛。

（3）热退病进

热退同时发生低血压休克，表现为血压下降、面色苍白、四肢厥冷、呼吸急促、脉搏细弱或触不到、烦躁不安、尿量减少等休克症状。

3. 实验室及其他检查

（1）一般实验室检查 血象白细胞总数增高，分类中淋巴细胞增多，并有异常淋巴细胞，血小板数下降；尿检有蛋白、红细胞、白细胞、管型，有时出现膜状物。休克、少尿期，血尿素氮（BUN）和肌酐（Cr）急剧上升。

（2）特异性实验诊断 从病人血液或尿中分离到病毒或检出病毒抗原亦可确诊。血清中特异性 IgM 抗体 ≥ 1：20，早晚期特异性 IgG 抗体效价递增 4 倍以上，或单份血清抗体滴度 ≥ 1：320，结合临床症状可做出诊断。

4. 鉴别诊断

发热期，应与流感、败血症、钩端螺旋体病、斑疹伤寒等鉴别；低血压休克期，应与休克型肺炎、败血症休克、暴发性流脑等鉴别；少尿期，应与急性肾炎、急性肾盂肾炎鉴别；明显出血者，应与血小板减少性紫癜、过敏性紫癜及急性白血病鉴别。

（二）辨证治疗

对出血热肾病综合征应坚持"三早一就"（早发现、早休息、早治疗、就近治疗）。目前尚无特效疗法，主要是采取以"液体疗法"为基础的综合治疗措施。发热期和恢复期可单用中医药方法治疗，而低血压休克期、少尿期、多尿期则须同时用西医方法积极救治。发热期有卫气营血的演变过程，但卫分短暂，传变快，出现越期或重叠，起病可见卫营或卫气同病；疫邪化火成毒，易耗血动血，瘀热互结，阻滞气机，气滞则血瘀水停，治疗以清热解毒化瘀为总则，根据病期的不同证候特点，辨证采用相应的治疗方法。

1. 发热期

（1）卫营同病

症状：恶寒发热，头痛腰痛，目眶痛，无汗或微汗，口干，颜面潮红，两目微赤，胸腋瘀点隐隐，轻微浮肿。舌苔薄白，舌边红，脉浮数。

治法：清营泄热，辛凉解表。

方药：银翘散加生地黄、丹皮、赤芍、麦冬方（金银花、连翘、竹叶、牛蒡子、薄荷、芦根、白茅根、生地黄、丹皮、赤芍、麦冬）。

加减：

①恶寒甚者，加荆芥穗、豆豉。

②渴甚，溲赤者，加天花粉、栀子、黄芩。

③小便不利者，加薏苡仁、白通草。

④壮热面赤如醉，脉洪者，可加生石膏。

⑤腰痛甚者，加杜仲、知母。

⑥食欲不振、恶心呕吐、腹痛腹泻者，加杏仁、滑石、半夏、茯苓、藿香、厚朴。

（2）气营两燔

症状：壮热口渴，汗出气粗，面红目赤，酒醉貌，心烦不宁。皮肤斑疹显露，腋下、前胸和肩背部皮肤可见串珠状或搔抓样细小出血点，甚者便血、衄血、神昏谵语或抽搐。舌质红绛，苔黄，脉洪大而数。

治法：清气凉营，解毒救阴。

方药：清瘟败毒饮加减（生石膏、知母、水牛角、生地黄、玄参、赤芍、牡丹皮、黄连、黄芩、栀子、银花、连翘、大青叶、板蓝根、甘草）。

加减：

①出血重者，加三七粉、大蓟、小蓟。

②神昏谵语者，加安宫牛黄丸。

③大便秘结者，加生大黄。

④痉厥、抽搐者，加钩藤、僵蚕、羚羊粉。

（3）热盛动风

症状：高热，烦渴，手足躁扰，甚则狂乱，神昏痉厥，或见颈项强直、角弓反张。舌红，苔黄，脉象弦数。

治法：清热凉肝息风。

方药：羚角钩藤汤加味（水牛角、钩藤、霜桑叶、菊花、茯神、白芍、生地黄、竹茹、川贝、黄连、栀子、黄芩、生甘草、蝉蜕、僵蚕）。

加减：

①颈项强直者，加葛根。

②抽搐频繁急剧者，加全蝎、蜈蚣、地龙。

③神昏者，抽搐间歇期间，加服"凉开三宝"。

④痰壅神昏者，加石菖蒲、郁金、竹沥、姜汁。

2. 低血压休克期

（1）热厥夹瘀

症状：面赤壮热，手足厥冷，斑疹紫暗，胸腹灼热，烦躁不安，气息短促，神情恍惚，唇焦燥发绀。舌绛，苔黄黑而干，脉弦数或沉细而数。

治法：清气凉营、益气生津。

方药：生脉散合清宫汤加减（人参、麦冬、五味子、水牛角、玄参心、莲子心、竹叶卷心、连翘心、连心麦冬）。

加减：

①腹胀便秘腑实者，加大黄、芒硝。

②昏谵显著者，加安宫牛黄丸一丸化服。

③恶心呕吐者，加黄连、石菖蒲、郁金。

④呃逆者，加柿蒂、枳实。

⑤出血明显者，加三七粉冲服。

（2）津气欲脱

症状：身热骤降，汗出不止，烦躁不安，神情恍惚，喘喝欲脱。脉散大。

治法：补气敛津，扶正固脱，

方药：生脉散（西洋参、麦冬、五味子、生地黄、龙骨、牡蛎）。

加减：

①皮肤瘀斑或鼻衄者，加丹参、丹皮、赤芍、白茅根。

②恶心呕吐者，加石菖蒲、郁金。

（3）正虚亡阳

症状：面色苍白，畏寒肢厥，口唇发绀，冷汗淋漓，斑疹成片色紫暗或肢端青紫，神昏踡卧，气息微弱。脉微欲绝。

治法：回阳救逆。

方药：回阳救急汤（熟附子、干姜、人参、甘草、白术、肉桂、陈皮、五味子、茯苓、半夏、生姜、麝香）。

加减：

①唇面、指端发绀者，加丹参、赤芍、川芎、枳实。

②气息短促，汗出多者，加麦冬、龙骨。

③昏谵者，加服至宝丹。

3. 少尿期

（1）水血蓄积

症状：尿少尿闭，口渴多饮，口唇晦暗，少腹刺痛，肌肤衄血，尿中有膜状物，面浮肢肿。舌黯紫或有瘀点，脉细涩。

治法：破瘀通下，化气利水。

方药：桃核承气汤合五苓散（桃仁、大黄、桂枝、甘草、芒硝、猪苓、泽泻、白术、茯苓）。

加减：

血尿者，加生地黄、丹皮、赤芍、白茅根。

（2）热结阴伤

症状：身热无汗，面红目赤，口渴，小便短少不利。苔黄燥，舌干红，脉细数。

治法：泻火解毒，滋阴生津。

方药：冬地三黄汤（麦冬、黄连、苇根汁、玄参、黄柏、银花露、细生地、黄芩、生甘草）。

加减：

口渴甚者，加花粉、芦根。

（3）肾阴衰竭

症状：极度衰竭，精神萎靡，两目昏瞀，腰酸痛，小便短少，或完全无尿，心烦不眠，口干咽燥。舌赤枯萎，脉细数无力。

治法：补益气阴，滋肾利水。

方药：知柏地黄丸（知母、黄柏、生地黄、牡丹皮、玄参、茯苓、猪苓、泽泻）。

加减：

腰背部见瘀斑，血尿者，加白茅根、小蓟、赤芍、桃仁。

（4）水饮壅肺

症状：尿少尿闭，全身浮肿，心悸气喘，痰涎壅盛，神志昏蒙，头痛如裹。舌淡，苔白，脉滑濡。

治法：泻肺利水，化瘀导滞。

方药：葶苈大枣泻汤合承气汤加减（葶苈子、大枣、车前子、瓜蒌壳、猪苓、茯苓、厚朴、大黄）。

加减：

①痰多者，加竹沥、天竺黄、浙贝母。

②咳喘，咯血者，加白茅根、冬瓜仁、白及、丹皮、桃仁。

4. 多尿期

（1）肾气不固

症状：尿频量多，入夜尤甚，倦怠无力，头昏耳鸣，口渴多饮。舌淡红，苔白，脉虚大。

治法：补肾固摄，育阴生津。

方药：右归丸加减（熟附片、肉桂、熟地黄、山药、山萸肉、菟丝子、枸杞、杜仲、当归、鹿角胶、覆盆子、益智仁）。

加减：

①口渴甚者，加用生地黄、玄参、麦冬。

②腰酸痛者，加牛膝、续断。

（2）脾虚湿困

症状：面肢浮肿，尿多而清长，身困乏力，纳呆食少。舌淡胖有齿痕，苔白腻，脉滑

治法：通阳益气，健脾祛湿。

方药：胃苓汤合六君子汤（苍术、陈皮、厚朴、甘草、泽泻、猪苓、赤茯苓、白术、桂枝、人参、法夏）。

加减：

①便溏者，加扁豆、砂仁、草果。

②腰酸，头昏耳鸣者，加杜仲、仙茅、威灵仙、枸杞。

③尿多，涩滞感明显者，加萆薢、益母草、薏苡仁。

5. 恢复期

（1）气血两虚

症状：头晕，困倦无力，腰酸。舌质淡，苔薄白，脉虚软。

治法：益气养血。

方药：八珍汤加减（人参、白术、茯苓、甘草、当归、川芎、白芍、熟地黄）。

加减：

①腰酸明显者，加菟丝子、制首乌、鸡血藤、陈皮、谷芽。

②胸脘满闷者，加厚朴、苍术、苏梗、山楂。

（2）肺胃阴伤

症状：低热或不发热，干咳或痰少而黏，口舌干燥而渴。舌干红少苔，脉细。

治法：滋养肺胃阴津。

方药：沙参麦冬汤合益胃汤（沙参、麦冬、生地黄、玉竹、天花粉、桑叶、扁豆、甘草）。

加减：

①大便干结者，加玄参、何首乌。

②盗汗者，加青蒿、鳖甲、地骨皮。

（3）肾阴亏虚

症状：腰酸倦怠，头昏耳鸣，口渴舌燥，手足心热。舌红少津，脉细数。

治法：滋阴养肾。

方药：六味地黄丸加减（生地黄、山萸肉、山药、茯苓、牡丹皮、女贞子、知母、黄柏）。

加减：

①心烦、失眠者，加黄连、乌梅、琥珀粉。

②乏力、纳差者，加北沙参、扁豆、玉竹。

（三）对症治疗

1. 高热，采用物理降温，可用板蓝根注射液或柴胡注射液，肌肉注射；清开灵注射液或双黄连静脉滴注。

2. 血压下降，参麦注射液静脉滴注。

3. 尿闭，中药保留灌肠，大黄20g，益母草30g，水煎，取汁，滤过去渣，温度保持在38℃左右，患者取左侧卧位，肛管插入20～30cm，每次灌入学100～150mL，保留一小时，每日灌溉2次。

4. 出血，云南白药或三七粉口服。

（四）预防

1. 灭鼠、防鼠、灭螨防螨，这是防止疾病传播的关键。

2. 消毒和个人防护等措施，与鼠类接触时要戴口罩，尽量不让皮肤直接接触鼠类及其排泄物。

3. 预防接种。我国已先后研制出Ⅰ型（汉滩型）疫苗和Ⅱ型（汉城型）疫苗和双价（Ⅰ型＋Ⅱ型）疫苗，已在不同疫区进行大量人群接种，预防效果正在观察监测之中。

七、伤寒

伤寒是由伤寒杆菌引起的急性肠道传染病。病变部位主要在小肠内的淋巴组织，典型的临床表现有持续发热、表情淡漠、肝脾肿大和白细胞减少等，部分患者有相对缓脉和玫瑰疹。最常见的并发症是肠出血、肠穿孔。本病常年均可发生，以夏秋季为多。

伤寒杆菌属沙门菌属 D 组，革兰染色阴性，具有脂多糖菌体抗原（O 抗原）和鞭毛抗原（H 抗原），可刺激机体产生特异性、非保护性 IgM 和 IgG 抗体；其多糖毒力抗原（Vi 抗原）的抗原性较弱。伤寒杆菌菌体裂解可释放内毒素，在发病机制中起重要作用。

在普遍易感的人群中，最多见于青壮年，病后可获得强而持久的免疫力。该病潜伏期平均 10 天左右，食物型短至 48 小时，水源型长至 30 天。

本病可参考湿热疫等辨证论治。

（一）诊断要点

1. 流行病学特点

在流行期间（主要为夏秋季）有伤寒病人接触史或集体发病史。伤寒杆菌随病人或带菌者的粪、尿排出后，通过污水、食物、日常生活接触和苍蝇、蟑螂等媒介而传播。可散在流行，亦可呈水源型或食物型暴发流行。

2. 临床特点

（1）典型伤寒　病程一般五周，经历初期（第 1 周）、极期（第 2～3 周）、缓解期（第 3～4 周）和恢复期（第 5 周）四期。初期起病缓，发热、头痛、腹部不适、腹痛为常见症状，可有全身不适、肌肉酸痛、厌食、畏寒或寒战、便秘等，初期末常可触及肿大的肝、脾。极期中毒症状明显，有伤寒面容（面色苍白、表情淡漠、对周围事物反应迟钝），腹胀、便秘，胸腹、腰背部可见玫瑰疹，肝脾肿大，相对缓脉，严重者昏谵、发黄。缓解期体温下降，全身情况逐步改善，需注意并发症肠出血、肠穿孔的出现。恢复期体温正常，神经、消化系统症状消失，肝脾恢复正常。

（2）轻型伤寒　多见于儿童或发病初期使用有效药物者，病程短，全身毒血症状轻，1～2 周常可恢复健康。

（3）爆发型伤寒　发病急骤，毒血症状严重，常并发心肌炎、中毒性脑病、中毒性肝炎、肠麻痹或休克。

（4）迁延型伤寒　具有消化系统基础疾病者，发病初期可与典型伤寒表现相似，但其发热呈弛张热或间歇热，可持续 5 周以上甚至数月，肝脾大明显。

（5）逍遥型伤寒　发病初期表现不显，部分病人至发生肠出血或肠穿孔才被诊断。

3. 实验室及其他检查

血、骨髓、尿、粪便或玫瑰疹刮取物中可分离到伤寒杆菌，具有确诊意义。白细胞总数低下，中性粒细胞比例下降，淋巴细胞相对增加，嗜酸性粒细胞减少或消失，提示有伤寒的可能。血清凝集试验（肥达氏反应）的"O"抗体凝集效价＞1:80，H 抗体凝集效价＞1:160，恢复期效价增高 4 倍以上者，可辅助诊断。

4. 鉴别诊断

（1）病毒感染　上呼吸道或肠道病毒感染可有持续发热、头痛、白细胞数减少，与伤寒相似。但病人起病较急，多伴有咽痛、鼻塞、咳嗽等呼吸道症状，常无表情淡漠、相对缓脉、脾肿大或玫瑰疹，病原学和血清学检查可排除伤寒。

（2）疟疾　尤其是恶性疟疾易与伤寒混淆，但疟疾患者寒战明显、每天体温波动较大，热退时多汗，脾较大且硬，贫血较明显，血及骨髓涂片可发现疟原虫。

（3）钩端螺旋体病　此病发生有疫水接触史，临床有眼结膜充血、全身酸痛、腓肠肌疼痛、压痛显著，腹股沟淋巴结肿大，血白细胞数增高，血沉加快。病原的血清学检查可确诊。

（4）革兰阴性杆菌败血症　败血症有感染的原发病灶，多为弛张热，常伴寒战、大汗，无相对缓脉，白细胞可高，中性粒细胞增高，血培养有相应致病菌。

（二）辨证治疗

患者应重视护理及饮食。不宜使用退热药及泻药，以免发生虚脱及肠道并发症。病原治疗是根本，抗菌药物可首选喹诺酮类，其他如氯霉素、第三代头孢菌素类、氨苄西林、复方新诺明等也可选用。而带菌者的治疗较常用氧氟沙星、氨苄西林等。糖皮质激素使用不当，会妨碍细菌阴转，延长病程，增加复发率和并发症。故常在有效抗菌药物配合下，用于有超高热、脑病、心肌炎等重症病人，且用药不超过 1～3 日。有并发症应进行相应治疗。

中医学治疗以分解湿热为基本原则。初起邪遏卫气，湿邪偏重，以宣气化湿为主；中期湿热流连气分，须湿热轻重分治；后期湿邪化燥化火深入营血，则宜凉营（血）解毒。便血过多，气随血脱，宜益气摄血固脱。

1. 初起

（1）湿遏卫气

症状：恶寒，身热不扬，午后热甚，头身困重，胸脘痞闷，腹部胀满，恶心呕吐，口中黏腻不适。舌苔白腻，脉濡缓。

治法：宣化表里湿邪。

方药：藿朴夏苓汤加减（藿香、豆豉、厚朴、半夏、蔻仁、杏仁、薏苡仁、滑石、通草、茯苓）。

加减：

①口腻不适甚者，加苍术、佩兰。

②恶心较甚者，加生姜汁、竹茹。

③心烦、小便短少者，去藿香、厚朴，加山栀、淡竹叶。

④腹胀甚者，加枳壳、木香。

（2）邪阻募原

症状：发热，寒战，往来如疟状，寒甚热微，身痛有汗，手足沉重，呕逆胀满。舌苔白腻浊或如积粉，脉缓。

治法：疏利透达膜原湿浊。

方药：达原饮或雷氏宣透膜原法，或薛氏《湿热病篇》第八条方。

雷氏宣透膜原法（厚朴、槟榔、草果仁、黄芩、甘草、藿香叶、半夏）。

薛氏《湿热病篇》第八条方（柴胡、厚朴、槟榔、草果、藿香、苍术、半夏、干菖蒲、六一散）。

加减：

小便不利者，加薏苡仁、泽泻。

2. 湿热流连气分

（1）湿重热轻，困阻脾胃

症状：身热不扬，脘闷腹胀，大便溏泄，恶心呕吐，口不渴或渴不引饮，或身痛。苔白腻，脉象濡缓。

治法：温运化湿，佐以淡渗利湿。

方药：雷氏芳香化浊法或一加减正气散。

雷氏芳香化浊法（藿香叶、佩兰叶、陈皮、半夏、大腹皮、厚朴、荷叶）。

一加减正气散（藿香梗、厚朴、杏仁、茵陈、茯苓皮、陈皮、大腹皮、神曲、麦芽）。

加减：

①身痛者，为湿窜经络，加防己。

②便溏者，加薏苡仁、通草、豆卷。

③畏寒肢冷，泄泻，脉缓，苔白腻者，加草果。

④神识如蒙，头胀，呕逆者，为湿浊上犯，加石菖蒲、郁金。

⑤大便秘结，腹部胀满者，加晚蚕砂、皂荚子。

⑥小便不通者，加生薏苡仁、猪苓、通草、淡竹叶。

（2）湿热俱盛，困阻中焦

症状：发热汗出不解，口渴不欲多饮，脘痞呕恶，心中烦闷，便溏色黄，小便短赤。苔黄腻，脉濡数。

治法：辛开苦降，清化湿热。

方药：王氏连朴饮（黄连、厚朴、栀子、豆豉、半夏、石菖蒲、芦根）。

加减：

①咽喉肿痛者，改用甘露消毒丹。

②高热，汗出，心烦者，加莲子心、栀子。

③呕吐、恶心甚者，加生姜汁、竹茹。

④身目发黄，小便短黄，大便秘者，加虎杖、茵陈。

⑤脘腹胀满者，加枳壳、大腹皮、槟榔。

（3）阳明热炽，湿阻太阴

症状：高热，心烦，口渴，脘痞，恶心呕吐。舌红苔黄腻，脉洪大。

治法：清热化湿。

方药：白虎加苍术汤（石膏、知母、粳米、甘草、苍术）。

加减：

①腹胀者，加厚朴、大腹皮。

②壮热面赤，口渴甚者，加金银花、连翘、芦根。

（4）湿热积滞，搏结肠腑

症状：身热稽留，胸腹灼热，恶心欲吐，大便溏垢不爽，色黄如败酱，如藕泥。苔黄垢腻，脉滑数。

治法：导滞通下，清热化湿。

方药：枳实导滞汤（枳实、大黄、山楂、槟榔、厚朴、黄连、神曲、连翘、紫草、木通、生甘草）。

加减：

①呕恶较甚者，加半夏、姜汁。

②口中黏腻者，加藿香、佩兰。

③腹胀腹痛者，加白芍、大腹皮、木香。

④便中带血者，加炒地榆、侧柏炭。

3. 化燥入营血

症状：便下鲜血，身热，心烦躁扰，斑疹显现。舌红绛或干绛。

治法：清营凉血，解毒止血。

方药：犀角地黄汤加减（水牛角、生地黄、牡丹皮、赤芍、银花、紫草、连翘、地榆炭、侧柏炭、大青叶）。

加减：

①神昏，甚则谵语者，合安宫牛黄丸。

②下血不止，面色苍白，汗出肢冷，舌淡无华，脉微细者，改用独参汤。

③若虚脱控制后，仍有少量便血，面色㿠白，四肢欠温，倦怠乏力，舌淡脉缓者，为脾肾虚寒，阴血亏虚，改用黄土汤温补脾肾，养血止血。

4. 余邪未净

症状：身热已退，脘中微闷，知饥不食。苔薄腻，脉濡。

治法：轻清芳化，涤除余邪。

方药：薛氏五叶芦根汤（藿香叶、薄荷叶、鲜荷叶、枇杷叶、佩兰叶、芦根、冬瓜）。

加减：

①伴低热不退，微烦者，加竹叶、滑石。

②纳谷不香者，加扁豆、白术。

（三）中成药及单验方治疗

1. 黄连粉，每次一钱，一天4～6次，装胶囊吞服。

2. 白花蛇舌草100g，煎汤代茶饮。

3. 藿香正气液，用于初起湿遏卫气者。

（四）预防

1. 消毒隔离

发现病人及早隔离，带菌者不宜从事饮食业等工作。做好对病人食具、用品、粪便的消毒工作，注意水源、饮食的清洁卫生，消灭苍蝇，切断传播途径。

2. 接种疫苗

在伤寒流行地区，对易感人群注射伤寒和副伤寒甲、乙三联疫苗进行预防，但预防效果尚不理想。

3. 中药预防

可用藿香、陈皮、白芷、茯苓、甘草、紫苏叶煎水代茶饮，起预防作用。

八、流行性脑脊髓膜炎

流行性脑脊髓膜炎简称流脑，是由脑膜炎奈瑟菌（Neisseria meningitidis，Nm）引起的急性化脓性脑膜炎。临床特点为突发高热、剧烈头痛、频繁呕吐，皮肤黏膜瘀点、瘀斑及脑膜刺激征，严重者可有败血症状休克和脑实质损害，常可危及生命。部分患者暴发起病，可迅速致死。本病一年四季都可以发生，以冬、春季为多。人群普遍易感，本病隐形感染率高。

脑膜炎奈瑟菌（又称脑膜炎球菌）属奈瑟菌属，革兰染色阴性，呈肾形双球菌，大小为 0.6～0.8um。常呈凹面相对成对排列或呈四联菌排列。有荚膜，无芽孢，不活动，为专性需氧菌，在普通培养基上本菌不易生长，在巧克力或血培养基或卵黄培养基上生长良好。脑膜炎奈瑟菌具有下列主要抗原：血清群特异性荚膜多糖、主要外膜蛋白、脂寡糖及菌毛抗原等。按表面特异性荚膜多糖抗原不同分为 A、B、C、D、X、Y、Z、29E、W135、H、I、K、L13 个亚群（90% 以上为 A、B、C3 个亚群）。

人是脑膜炎奈瑟菌唯一的天然宿主，对干燥、寒冷、湿热、阳光、紫外线及一般消毒剂均极敏感，在体外易自溶而死亡。人感染后产生持久免疫力，各群间有交叉免疫，但不持久。病人和带菌者是本病的主要传染源，病菌借助空气飞沫传播。可散发或流行，多发生于冬春季节，在 2～4 月间形成高峰。主要发生于 6 个月～10 岁儿童。

本病可参考温热疫等辨证论治。

（一）诊断要点

1. 流行病学特点

带菌者和流脑患者是本病的传染源。本病隐形感染率高，人群感染后仅约 1% 出现典型临床表现，流行期间人群带菌率高达 50%。病原菌主要经过空气飞沫由呼吸道直接传播。

2. 临床特点

（1）普通型　临床上最常见。

①前驱期（上呼吸道感染期）　主要表现为上呼吸道感染症状，如低热、鼻塞、咽痛等，持续时间为 1～2 天，但因发病急，进展快，此期在临床经常被忽视。

②败血症期　多数起病后迅速出现高热、寒战、体温迅速升高达 40℃以上，伴明显的全身中毒症状，头痛及全身痛，精神极度萎靡。幼儿常表现哭闹、拒食、烦躁不安、皮肤过敏及惊厥。多数患者皮肤黏膜出现瘀点，初呈鲜红色，迅速增多、扩大，常

见于四肢、软腭、眼结膜及臀等部位。本期持续 1 ～ 2 天后进入脑膜炎期。

③脑膜炎期　除败血症期高热及中毒症状外，同时伴有剧烈头痛、喷射性呕吐、烦躁不安和颈项强直、克氏征和布氏征阳性等脑膜刺激征，重者谵妄、抽搐及意识障碍。婴儿可出现脑膜刺激征缺如，前囟未闭者可隆起。本期经治疗常在 2 ～ 5 天后进入恢复期。

④恢复期　经治疗后体温逐渐下降至正常，意识及精神状态改善，皮肤瘀点、瘀斑吸收或结痂愈合。神经系统检测均恢复正常。患者一般在 1 ～ 3 周痊愈。

（2）暴发型

少数患者起病急骤，病情变化迅速，病势凶险，如不及时治疗可于 24 小时内危及生命，病死率高，儿童多见。

①休克型　严重中毒症状，急性寒战、高热、严重者体温不升，伴呕吐、头痛，短时间内出现瘀点、瘀斑。随后出现面色苍白、唇周与肢端发绀、皮肤发花、四肢厥冷、脉搏细速、呼吸急促，若抢救不及时，病情会迅速恶化。

②脑膜脑炎型　表现为脑膜及脑实质损伤，患者高热、头痛、呕吐，意识障碍，可迅速出现昏迷，严重者可发生脑疝。

3. 实验室检查

血象白细胞总数明显增加，中性粒细胞升高，并发 DIC 者血小板减少。脑脊液检查多在脑膜炎期表现为压力增高，外观呈浑浊米汤或脓样，脑脊液中白细胞明显升高，以多核细胞为主，糖及氯化物明显减少，蛋白含量升高。早期脑膜炎奈瑟菌抗原检测多为阳性。

4. 鉴别诊断

（1）其他细菌引起的化脓性脑膜炎、败血症或感染性休克　肺炎链球菌感染多见于成年人，大多继发于肺炎、中耳炎和颅脑外伤；流感嗜血杆菌感染多见于婴幼儿；金黄色葡萄球菌引起的多继发于皮肤感染；铜绿假单胞菌脑膜炎常继发于腰穿、麻醉、造影或手术后；革兰阴性杆菌感染易发生于颅脑手术后。

（2）结核性脑膜炎　多有结核病史或密切接触史，起病缓慢，病程较长，有低热、盗汗、消瘦等症状，神经系统症状出现晚，无瘀点、瘀斑，脑脊液以单核细胞为主，脑脊液涂片可检查抗酸染色阳性杆菌。

（二）辨证治疗

西医对于本病早期用抗菌药物治疗及一般对症治疗，但近年来脑膜炎球菌已出现耐药菌株。中医药治疗本病具有较大的优势。病机关键为邪毒入侵，化热传里，盛于气营之间，内犯厥阴，引动肝风。病位主要在心肝，涉及肺肾。病初多见实证，后期则见虚证或虚实夹杂之证。初期病发于气分或营分，宜宣郁透邪和清营泄热；邪气可由营分热盛进一步深入血分，宜凉血散血；病至极期，邪热盛极，阴伤渐盛，甚或出现气阴两伤，或动风、动血、闭窍等，宜清热滋阴、息风开窍，根据不同的邪气采取不同的治法；病至后期，出现肝肾阴亏或阴虚风动，宜滋养阴液或滋阴息风。

1. 初发证治

（1）气分郁热

症状：身热，口苦口渴，心烦不安，小便短赤，胸胁不舒。舌红，苔黄，脉弦数。

治法：苦寒清热，宣郁透邪。

方药：黄芩汤加豆豉、玄参方（黄芩、芍药、甘草、大枣、淡豆豉、玄参）。

加减：

①伴见头痛，恶寒，无汗或少汗者，可加葛根、蝉蜕、薄荷、桑叶。

②伴寒热往来、胸胁胀闷、心烦者，可加柴胡、栀子。

③口苦、呕吐甚者，加龙胆草、黄连、竹茹、代赭石或用黄连黄芩汤（黄连、黄芩、郁金、豆豉）。

（2）热灼营分

症状：身热夜甚，心烦躁扰，甚或时有谵语，斑点隐隐，咽燥口干而反不甚渴。舌质红绛，脉细数。

治法：清营泄热。

方药：清营汤（犀角、生地黄、玄参、竹叶、麦冬、丹参、黄连、银花、连翘）。

加减：

①兼有表证者，可加豆豉、薄荷、牛蒡子。

②神昏谵语、舌謇肢厥者，加安宫牛黄丸或紫雪丹。

（3）卫营同病

症状：发热，微恶风寒，汗少或无汗，咽痛，咳嗽，口渴，肌肤斑点隐隐，心烦躁扰，甚或时有谵语。舌红绛，苔黄白相兼，脉浮弦数。

治法：泄卫透营。

方药：银翘散去豆豉，加细生地、丹皮、大青叶、倍玄参方（金银花、连翘、荆芥、薄荷、牛蒡子、生地黄、玄参、丹皮、大青叶、生甘草）。

加减：

皮疹透发不畅，按之退色者，可加蝉蜕、浮萍。

2. 邪盛气分

（1）热灼胸膈

症状：身热不已，胸膈灼热如焚，烦躁不安，唇焦咽燥，口渴，大便秘结。舌红苔黄，脉滑数。

治法：清泄膈热。

方药：凉膈散（大黄、芒硝、炙甘草、山栀、薄荷、黄芩、连翘、竹叶）。

加减：

①伤津较甚，而无明显便秘者，可去芒硝，加天花粉、芦根。

②渴甚者，可加天花粉、石膏、知母。

③热盛动风而发痉者，可加钩藤、蜈蚣。

（2）阳明热盛

症状：壮热，面赤，汗多，心烦，渴喜凉饮。舌质红，苔黄而燥，脉洪大或滑数。

治法：清热保津。

方药：白虎汤（生石膏、知母、粳米、炙甘草）。

加减：

①热毒较盛者，加银花、连翘、板蓝根、大青叶。

②烦渴甚者，加山栀、竹叶、石斛、芦根。

③出现手足抽搐者，加水牛角、钩藤、菊花。

④呕吐者，加法半夏、竹茹。

（3）热结肠腑

症状：身热，腹满便秘，口干唇裂，舌苔焦燥，脉沉细；或伴见口干咽燥，倦怠少气，撮空摸床，肢体震颤，目不了了，苔干黄或焦黄，脉沉弱或沉细；或伴见小便涓滴不畅，溺时疼痛，尿色红赤，时烦渴甚，舌红脉数。

治法：阳明腑实，阴液亏虚者，宜攻下腑实、滋阴增液；阳明腑实，气液两虚者，宜攻下腑实、补益气阴；阳明热结，小肠热盛者，宜攻下肠腑热结、清泻小肠泄热。

方药：阳明腑实，阴液亏虚者，用增液承气汤；阳明腑实，气液两虚者，用新加黄龙汤；阳明热结，小肠热盛者，用导赤承气汤。

加减：

①热炽阴伤较甚者，加知母、天花粉、玄参、芦根。

②小便赤色有血者，加白茅根、小蓟。

3. 热燔营血

（1）气营（血）两燔

症状：壮热，目赤，头痛，口渴饮冷，心烦躁扰，甚或谵语，斑点隐隐；甚或大渴引饮，头痛如劈，骨节烦痛，烦躁不安，或时谵语，甚则昏狂谵妄，或发斑吐衄。舌绛或深绛，苔黄燥，脉滑数、弦数或洪大有力。

治法：气营（血）两清。

方药：玉女煎去牛膝、熟地黄加生地黄、玄参方，或用化斑汤、清瘟败毒饮。

加减：

①热毒较盛者，加黄连、黄芩、板蓝根、大青叶。

②斑疹紫黑者，重用生地黄、赤芍，加紫草、丹参、红花、归尾。

③大便秘结者，加大黄、芒硝。

（2）热盛动血

症状：身体灼热，躁扰不安，甚或昏狂谵妄，斑疹密布，色深红或紫黑，或吐衄便血。舌质深绛，脉数。

治法：凉血散血，清热解毒。

方药：犀角地黄汤（生地黄、白芍、丹皮、水牛角）。

加减：

①吐血者，加侧柏叶、白茅根、三七。

②衄血者，加白茅根、黄芩、栀子。

③尿血者，加小蓟、琥珀、白茅根。

（3）热与血结

症状：身热，少腹坚满，按之疼痛，小便自利，大便色黑，神志如狂，或清或乱，口干而漱水不欲咽。舌紫绛色黯或有瘀斑，脉象沉实而涩。

治法：泄热通结，活血化瘀。

方药：桃仁承气汤（大黄、芒硝、桃仁、芍药、丹皮、当归）。

4. 热陷心包

症状：神昏谵语，或昏聩不语，身体灼热，四肢厥冷，舌蹇。舌纯绛鲜泽，脉细数。

治法：清心开窍。

方药：清宫汤送服安宫牛黄丸或紫雪丹、至宝丹等。

5. 阳气暴脱

症状：身热骤降，四肢逆冷，面色苍白，冷汗淋漓，皮肤出现花纹，斑疹成片，色紫黯，或肢端青紫，呼吸短促或微弱。舌淡，脉微细欲绝。

治法：回阳救逆。

方药：参附汤或回阳救急汤。

6. 热盛动风

症状：高热不退，头晕胀痛，烦渴，烦闷躁扰，甚则狂乱，神昏，手足抽搐，或颈项强直，角弓反张。舌干红绛，脉弦数。

治法：清热凉肝息风。

方药：羚角钩藤汤。

加减：

①痉厥而兼有表气郁闭者，加僵蚕、蝉蜕、银花。

②热盛动风，属气分热盛，加石膏、知母。

③腑实便秘者，加大黄、芒硝。

④营血分热盛，伴见肌肤发斑者，加犀角、板蓝根、丹皮、紫草。

⑤项强者，加葛根。

⑥角弓反张或抽搐较重者，加全蝎、地龙、蜈蚣。

⑦神志昏狂者，加安宫牛黄丸或紫雪丹、至宝丹

⑧痰涎壅盛者，加石菖蒲、郁金、竹沥、姜汁。

7. 真阴亏损

症状：身热不甚，日久不退，手足心热甚于手足背，口干咽燥，齿黑，舌质干绛或枯萎，甚则紫晦，或神倦、耳聋。脉虚软或结代。

治法：滋补肝肾，润养阴液。

方药：加减复脉汤。

（三）对症治疗

高热时，用物理降温和药物降温。颅内高压时，予 20% 甘露醇 1～2g/kg，快速静脉滴注，根据病情 4～6 小时一次，可重复使用，但要注意对肾脏的损害。

（四）预防

1. 管理传染源

早期发现患者就地隔离治疗，隔离至症状消失后 3 天，一般不少于病后 7 天。密切观察接触者，应医学观察 7 天。

2. 空气消毒

室内可用食醋熏蒸进行空气消毒，或用石菖蒲、艾叶等烟熏空气消毒。

3. 接种疫苗

疫苗预防以 15 岁以下儿童为主要对象。国内用脑膜炎球菌 A 群流脑多糖疫苗，保护率达 90% 以上。近年来我国已开始接种 A+C 群流脑多糖疫苗。

九、流行性乙型脑炎

流行性乙型脑炎（简称乙脑），是由乙型脑炎病毒引起、经蚊传播的人畜共患中枢神经系统急性传染病。起病急，临床表现为高热、头痛、喷射性呕吐、嗜睡，伴有脑膜刺激症状。发热 2～3 天后可出现不同程度的意识障碍，如昏迷、惊厥、抽搐、肢体痉挛性麻痹等中枢神经系统表现，或发展至中枢性呼吸循环衰竭，中枢系统受损可导致偏瘫、智力障碍等后遗症。主要发生在夏季和初秋，儿童为主要易感人群。

乙型脑炎病毒属于黄病毒科黄病毒属成员，病毒呈球形，有囊膜，直径约 40nm，其基因组为单股正链 RNA，有明显的嗜神经特性，中间有一个开放读码框，编码产物通过裂解，加工形成约 10 个蛋白，其中 3 种为结构蛋白（核衣壳蛋白 C、膜前蛋白 PrM 和囊膜蛋白 E），7 种非结构蛋白。乙脑病毒的生物学性质主要由其编码的结构蛋白决定，如和细胞受体的结合、机体免疫反应的产生等。乙型脑炎病毒只有一个血清型，根据 E 蛋白基因全序列的同源性，在进化关系上可将其分为 5 个基因型（Ⅰ，Ⅱ，Ⅲ，Ⅳ和Ⅴ型），各基因型病毒差异性显著，且分布有一定的区域性。我国目前存在基因Ⅰ型与基因Ⅲ型乙型脑炎病毒共流行的态势。乙脑流行地区广泛，主要分布在亚洲和大洋洲 24 个国家和地区。尽管目前已经有有效的疫苗，乙型脑炎病毒仍然是东南亚和南亚地区病毒性脑炎的最主要病原。

乙型脑炎的传染源是家畜，例如猪、牛、羊、骡、犬等。人在感染潜伏期内和发病初期有短期病毒血症，亦可成为传染源。乙脑主要通过蚊叮咬人或动物而传播。人群对乙型脑炎病毒普遍易感，多为隐性感染者，成人几乎均为隐性感染而获得稳定的免疫力，因此易感染者多为 10 岁以下儿童。患乙型脑炎后可产生持久免疫力，极少再发病。乙脑病毒的抵抗力不强，不耐热，对各种常用消毒剂和有机溶剂敏感，加热至 100℃（2分钟）或 56℃（30 分钟）即可灭活，但耐干燥和低温。

本病可参考暑热疫等辨证论治。

（一）诊断要点

1. 流行病学特点

居住在乙脑流行地区且在蚊虫滋生季节发病，或发病前25天内在蚊虫滋生季节曾去过乙脑流行地区。

2. 临床特点

（1）潜伏期　一般为10～14天，可短至4天，长至21天。

（2）临床症状　急性起病，发热、头痛、喷射性呕吐，发热2～3天后出现不同程度的意识障碍，重症患者可出现全身抽搐、强直性痉挛或瘫痪等中枢神经症状，严重病例出现中枢性呼吸衰竭。

（3）体征　浅反射消失，深反射亢进。脑膜刺激征和病理反射阳性、痉挛性瘫痪或去大脑强直。可伴有瞳孔大小改变、血压升高、心率减慢等颅内压升高体征。

（4）临床分型

①轻型　发热，体温一般不超过39℃；头痛、呕吐、精神萎靡，神志清楚，无抽搐，病程7～10天。

②普通型　发热，体温39～40℃；剧烈头痛、喷射性呕吐、烦躁、嗜睡、昏睡或浅昏迷、局部肌肉小抽搐，病程约两周。

③重型　发热，体温40℃以上；剧烈头痛，喷射性呕吐，很快进入昏迷，反复抽搐，病程约三周，愈后可留有后遗症。

④极重型　起病急骤，体温在1～2天内上升至40℃以上，反复或持续性强烈抽搐，伴深昏迷，迅速出现脑病及呼吸衰竭，病死率高，幸存者发生后遗症概率较高。

3. 实验室及其他检查

（1）血象　白细胞总数多在（10～20）×10^9/L，中性粒细胞可达80%以上。

（2）脑脊液　外观无色透明或微混浊，压力增高，白细胞计数增高，多在（50～500）×10^6/L，早期以中性粒细胞增高为主，后期以淋巴细胞增高为主。蛋白轻度增高，糖正常或偏高，氯化物正常。

（3）血清学检查　一个月内未接种乙脑疫苗者，血液或脑脊液中抗乙脑病毒IgM抗体阳性；恢复期血清中抗乙脑病毒IgG抗体阳转，或乙脑病毒中和抗体滴度比急性期有4倍或4倍以上增高；急性期抗乙脑病毒IgG抗体阴性，恢复期阳性。

（4）病原学检查　早期感染者脑脊液或血清中分离出乙脑病毒，检测出乙脑病毒的特异性核酸。

4. 鉴别诊断

（1）中毒性菌痢　亦多见于夏秋季，儿童多发，病初胃肠症状出现前即可有高热及神经症状（昏迷、惊厥），故易与乙脑混淆。但本病早期即有休克，一般无脑膜刺激征，脑脊液无改变，大便或灌肠液可查见红细胞、脓细胞及吞噬细胞，培养有痢疾杆菌生长，可与乙脑相区别。

（2）化脓性脑膜炎 症状类似乙脑，但冬春季节多见，病情发展较速，重者病后1～2天内即可进入昏迷。流脑早期皮肤黏膜可见瘀点。肺炎双球菌脑膜炎、链球菌脑膜炎及其他化脓性脑膜炎多见于幼儿，常先有或同时伴有肺炎、中耳炎、乳突炎、鼻窦炎或皮肤化脓病灶，而乙脑则无原发病灶。必要时可查脑脊液鉴别。

（3）结核性脑膜炎 少数结核性脑膜炎患者发病急，早期脑脊液含量可不低，在乙脑流行季节易误诊，但结核性脑膜炎病程长，有结核病灶或结核病接触史，结核菌素试验大多阳性。结核性脑膜炎脑脊液外观呈毛玻璃样，白细胞分类以淋巴细胞为主，糖及氯化物含量减低，蛋白可增加；放置后脑脊液出现薄膜，涂片可找到结核杆菌。

（二）辨证治疗

现代医学针对乙脑的治疗目前尚缺乏特异性、高效的抗病毒药物，对症和支持治疗是主要的治疗措施，而中医辨证论治，个体化治疗显示了一定的优势。参照2009年中医药行业专项《中医药防治流行性乙型脑炎临床规律与诊疗方案的研究》课题组制定的中医预案，将其分为轻型（毒蕴肺胃证）、普通型（毒损脑络证）、重型（毒陷心包证）、极重型（阴阳衰竭证）和恢复期（正虚邪恋证）。

1. 轻型（毒蕴肺胃证）

症状：全病程以卫气分，尤其是以气分症状为主。症见发热，体温在38～39℃，微恶寒或不恶寒，头痛，或有烦躁不安，神志恍惚，伴恶心、口渴、喜饮、少抽搐；或有颈强。舌质红，苔薄白或薄黄，脉浮数或洪数。婴幼儿可有高热抽搐，指纹红紫。

治法：辛寒清气，清热解毒。

方药：白虎汤和银翘散加减（石膏、知母、连翘、金银花、板蓝根、栀子、六一散、粳米、丹参）。

加减：

①胸闷、脘腹胀满，湿重者，加鲜佩兰、鲜藿香、鲜荷叶。

②躁动者，加钩藤、地龙、莲子心。

2. 普通型（毒损脑络证）

症状：全病程以气分和营分症状为主，但气分及营分症状可各有侧重。症见发热，体温在39～40℃，头痛，颈强，呕吐明显，口渴或胸闷，烦躁不安，嗜睡昏蒙，肌肉瞤动，偶有抽搐发作。舌质红，苔黄或腻，脉数，指纹红紫或紫暗。

治法：清热解毒，气营两清。

方药：清营汤加减（生地黄、丹皮、玄参、金银花、连翘、大青叶、黄连、生石膏、知母、紫草）。

加减：

①嗜睡者，加石菖蒲、郁金，加清开灵注射液、醒脑静注射液，针刺水沟、劳宫、太溪。

②痰盛、呼吸急促者，加胆南星、天竺黄、鲜竹沥和苏合香丸。

③壮热不退者，加安宫牛黄丸化服。

④壮热抽搐者，加至宝丹化服。

⑤痰盛闭窍者，加苏合香丸化服。

3. 重型（毒陷心包证）

症状：发病急骤，以营分、血分症状为主。高热，体温迅速上升至40℃以上，剧烈头痛，呕吐、颈强明显，呼吸急促，躁动或狂躁，昏迷，反复抽搐。舌质红绛，苔黄或燥，或厚腻，脉细数，指纹紫滞。

治法：清热解毒，凉血息风。

方药：清瘟败毒饮和止痉散加减〔羚羊角、生地黄、黄连、大青叶、栀子、黄芩、紫草、生石膏、知母、赤芍、玄参、丹皮、连翘心、全蝎（研末冲服）、蜈蚣（研末冲服）〕。

加减：

①痰涎阻滞者，加冰片、麝香和苏合香丸。

②呼吸急促，舌质干绛，脉细数无力者，加生脉注射液、痰热清注射液、苏合香丸化服。

③面色苍白，汗出肢冷，呼吸气微或不规则，脉微细欲绝者，加参附注射液。

④抽搐者，加紫雪丹或羚羊角粉。

⑤神昏者，加安宫牛黄丸，或紫雪丹，或至宝丹。

4. 极重型（阴阳衰竭证）

症状：此型病势险恶，热毒直入营血，亡阴亡阳。高热，体若燔炭，体温急剧上升至41℃以上，迅速陷入深昏迷，顽固、持续的抽搐，呼吸气粗或急促无力，呼吸不规则，出现急性亡阴亡阳症状，如颜面苍白晦暗、口唇发绀，汗多如油，手足厥冷。舌质深绛而干，或淡而胖大，脉虚大或细微欲绝、模糊不清，指纹紫暗。

治法：亡阴者，宜滋阴镇摄；亡阳者，宜治宜回阳救逆。

方药：亡阴者，用救逆汤加生脉注射液（干地黄、白芍、麦冬、阿胶、生龙骨、生牡蛎、炙甘草）；亡阳者，用通脉四逆汤加参附注射液（人参、附片、干姜、炙甘草）。

5. 恢复期（正虚邪恋证）

症状：本型以耗气伤阴，心肝肾阴血不足为突出。症见低热多汗，心烦不寐，精神软弱，或精神异常，痴呆、失语，或消瘦、瘫痪，扭转痉挛、震颤。舌质干绛少苔，脉细无力。

治法：清解余毒，益气生津。

方药：沙参麦冬汤合竹叶石膏汤或黄连阿胶鸡子黄汤加减。若气虚津伤者，用沙参麦冬汤合竹叶石膏汤加减（沙参、石膏、麦冬、竹叶、桑叶、天花粉、半夏、玉竹、生扁豆、丹皮、生甘草）；肝肾精亏者，用黄连阿胶鸡子黄汤（黄连、阿胶、黄芩、鸡子黄、芍药）。

加减：

①痉挛、震颤者，加三甲复脉汤（生牡蛎、生鳖甲、生龟板、炙甘草、干地黄、生白芍、麦冬、阿胶、麻仁、五味子、鸡子黄）。

②邪留脉络，肢体瘫痪者，去滋腻之品，加红花、石菖蒲、僵蚕、地龙，同时配合针灸、按摩等康复治疗。

（三）对症治疗

1. 高热　物理降温为主，药物降温为辅。

2. 抽搐　高热所致者降温。脑水肿所致者，应加强脱水治疗，如用 20% 甘露醇静脉滴注或推注，根据病情每 4 ～ 6 小时重复使用。脑实质损害所致者，使用镇静剂。电解质紊乱及代谢性酸中毒所致者，应予以及时纠正。

3. 呼吸衰竭　氧疗或及早使用人工呼吸器辅助呼吸。因呼吸道分泌物阻塞所致者，应定时吸痰、翻身拍背。病情危重者，可采用气管插管或气管切开建立人工气道。

4. 合并感染　积极进行抗感染治疗。

5. 恢复期　可采用按摩、针灸、理疗、肢体训练等方式进行身体的功能恢复训练，并加强患儿语言、咀嚼、吞咽等基本生理功能的锻炼。

（四）预防

1. 灭蚊

改善居住环境并采取有效灭蚊措施对流行性乙型脑炎的防控具有积极意义。

2. 接种疫苗

乙脑疫苗有灭活疫苗和减毒活疫苗两种，相对于灭活疫苗而言，减毒活疫苗具有更好的安全性和免疫原性。乙脑减毒活疫苗 1 次注射后中和抗体阳转率可达 80% 以上，第 2 年加强后可达 90% 以上。

3. 加强疫情监测

乙脑是人畜共患病，病毒在自然界广泛存在，蚊虫带毒率高。因此应加强乙脑的监测工作，了解当地主要传播蚊种及其带毒率，了解宿主动物特别是猪的感染率，根据这些监测资料对乙脑的流行进行分析和预测。

十、钩端螺旋体病

钩端螺旋体病简称钩体病，是由不同血清型的致病性钩端螺旋体所引起的一种自然疫源性疾病。临床主要表现为起病急骤，高热，全身酸痛、软弱无力，结膜充血，腓肠肌压痛，表浅淋巴结肿大等。其症状的轻重与人体免疫状态及感染钩端螺旋体的型别有关，重者常可发生肝肾功能衰竭和肺弥漫性出血而危及生命。本病一年四季均可发生，以 7 ～ 10 月水稻收割期间为多，人群对钩端螺旋体普遍易感。

钩体呈细长丝状，圆柱形，螺旋盘绕，有 12 ～ 18 个螺旋，规则而紧密。钩体的一端或两端弯曲成钩状，使菌体呈 C 或 S 字形。菌体长度不等，一般为 4 ～ 20μm，平均 6 ～ 10μm，直径平均为 0.1 ～ 0.2μm。钩体运动活泼，沿长轴旋转运动，菌体中央部分较僵直，两端柔软，有较强的穿透力。钩体由圆柱形菌体、轴丝（又称鞭毛）、外膜三部分组成。外膜具有抗原性与免疫原性，其相应抗体为保护性抗体。钩体为需氧菌，自身抵抗力弱，在干燥环境下数分钟死亡，对消毒剂更无抵抗力，极容易被稀盐酸、医用酒精、苯酚、肥皂水等灭活，但在 pH7～7.5 潮湿的土壤或水中，可存活 1～3 个月。

本病可参考温热疫、湿热疫等辨证论治。

（一）诊断要点

1. 流行病学特点

在流行地区（热带、亚热带）、流行季节（每年 7～10 月）于发病前 2～21 天有接触疫水或接触病畜史，主要是通过皮肤造成感染。

2. 临床特点

（1）感染中毒型　钩体病期早期败血症的表现，以全身感染中毒症状为特点。主要表现为典型的"三症状"（寒热、身痛、全身乏力）和三体征（眼结膜充血、腓肠肌压痛、淋巴结肿大）。

（2）肺出血型　分肺出血轻型和肺弥漫性出血型。肺出血轻型：痰中带血或咯血，肺部无明显体征或闻及少许啰音，X 线胸片仅见肺纹理增多、点状或小片状阴影，经及时而适当治疗较易痊愈。在肺弥漫出血型：是无黄疸型钩体病的常见死因。其进展可分为 3 期：

①先兆期：患者气促、心慌、呼吸、脉搏进行性加快，双肺可闻及散在湿啰音，可有血痰或咯血，X 线检查可见肺部散在点片状影。此期治疗及时，病情尚易逆转。

②出血期：患者极度烦躁、气促、发绀，呼吸和心率显著加快，双肺满布湿啰音，多数有不同程度的咯血。胸片双肺阴影融合。救治难度大。

③垂危期：患者神志不清、呼吸不规则、极度发绀；双肺满布粗大湿啰音，大量咯血，可迅即窒息死亡。

（3）黄疸出血型　病初表现为一般中毒症状，于病程 4～8 天出现进行性黄疸加深、出血倾向和肾功能损害。黄疸于病程 10 日左右达高峰，持续 7～10 天逐渐减轻。轻症以轻度黄疸为主，无明显出血倾向和肾功能损害，一般在短期内痊愈。重症可迅速因肾功能衰竭、肝衰竭、大出血死亡。

（4）肾衰竭型　单纯肾衰竭型较少见。各型钩体病都可有不同程度肾损害的表现，黄疸出血期的肾损害最为突出。

（5）脑膜脑炎型　此类型少见。发热 3～4 天后，出现脑膜刺激征，伴严重头痛、神志障碍、瘫痪等脑炎表现。严重者可发生脑水肿、脑疝及呼吸衰竭。单纯脑膜炎者预后较好，伴脑炎者病情重，预后差。

（6）恢复期或后发症期　部分患者在发热消退的恢复期可再次出现发热（主要表现为发热，38℃左右，经 1～3 天而自行退热）、眼部症状（主要表现为虹膜睫状体炎、脉络膜炎或葡萄膜炎）和中枢神经系统症状（主要表现为闭塞型脑动脉炎），称钩体病后发症。

3. 实验室检查及其他检查

血白细胞总数和中性粒细胞轻度增高或正常。约 70% 的患者尿常规有轻度蛋白尿、红细胞、白细胞及管型。血培养 20% ～ 70% 钩端螺旋体生长阳性；显微镜下凝集试验是目前国内最常用钩体血清学诊断方法。

4. 鉴别诊断

（1）流行性感冒　确切的流行病学资料和上呼吸道卡他症状可鉴别两者，尤其是流感多无腓肠肌压痛和淋巴结肿大。

（2）急性黄疸型肝炎　与钩体病不同的是，肝炎起病缓，发热大多不高，且常在热退后出现黄疸，消化道症状突出，肝功能明显异常。

（3）大叶性肺炎　大叶性肺炎常在冬春季发生，且无钩体病的"三体征"可资鉴别。

（4）肺结核咯血　肺结核咯血有结核中毒症状和无钩体病的"三体征"可资鉴别。

（5）各型脑膜脑炎　各型脑膜脑炎无疫水接触史，无钩体败血症的表现，可资鉴别。

（6）其他　尚需与疟疾、伤寒、副伤寒、败血症、急性肾炎、流行性出血热鉴别。

（二）辨证治疗

本病治疗关键在于早发现、早诊断、早治疗。在起病 24 小时内合理运用抗生素，青霉素为首选药物。并给予对症支持治疗，包括绝对卧床休息，保持体液与电解质平衡等，可缩短病程，减少死亡。中医学认为本病由暑湿病邪所致，初起邪在卫气，当透表清暑化湿；暑湿弥漫三焦，蕴蒸肝胆，当清热化湿解毒退黄；暑伤肺络，当清暑凉血止血；暑入心营，当清心开窍，息风止痉。恢复期，又应当根据其后发症的不同表现，或滋养肺胃，或化瘀涤痰，或清肝明目，或滋阴透邪。

1. 邪在卫气

症状：发热，恶寒，头痛，目赤，身重肢节酸楚，无汗或少汗，咽痛，咳嗽，胸闷，脘痞，小便微黄。舌苔腻，脉濡数。

治法：透邪达表，清暑化湿。

方药：银翘散去牛蒡子、玄参加杏仁、滑石方合黄连香薷饮加减（金银花、连翘、竹叶、荆芥、淡豆豉、桔梗、芦根、黄连、香薷、杏仁、通草、滑石、甘草）。

加减：

①湿重者，可用三仁汤加减。

②热甚、口渴者，加石膏、知母、黄芩。

③腿痛甚者，加秦艽、苍术、黄柏、桑枝。

2. 暑湿弥漫三焦

症状：身热汗出不解，身目发黄，脘痞，呕恶，烦渴，小便短黄。舌红苔黄腻，脉滑数。

治法：清热化湿解毒。

方药：甘露消毒丹加减（茵陈、白茅根、生石膏、滑石、黄芩、连翘、藿香、石菖蒲、木通、竹茹、荷梗）。

加减：

①黄疸甚者，可合用茵陈蒿汤加减。

②衄血、神志不清者，可合用神犀丹加减。

③热甚口渴者，加石膏、知母、黄芩。

3. 暑伤肺络

症状：发热，烦渴，咳嗽，气喘，咯血，或痰中带血。舌红苔黄，脉数。

治法：清暑泄热，凉血止血。

方药：犀角地黄汤合黄连解毒汤加减（水牛角、生地黄、丹皮、赤芍、黄连、黄柏、黄芩、山栀、金银花、连翘、藕节、白及、白茅根）。

加减：

①烦渴甚者，加石膏、知母。

②气随血脱者，当以独参汤、参附汤等。

4. 暑入心营，闭阻心包

症状：高热，烦躁，头项强痛，恶心呕吐，神昏抽搐。舌红绛，脉细数。

治法：清心开窍，凉营息风。

方药：清营汤合羚角钩藤汤加减（水牛角、生地黄、丹参、金银花、连翘、穿心莲、钩藤、菊花、玄参、白芍、竹茹）。

加减：

①神昏重者，可送服安宫牛黄丸。

②抽搐重者，可送服紫雪丹。

5. 肺胃阴伤

症状：高热已退，呛咳少痰，咽喉干燥，心烦口渴。舌红少苔，脉细数。

治法：滋养肺胃。

方药：沙参麦冬汤加减（沙参、麦冬、山药、玉竹、花粉、桑叶、甘草）。

加减：

①低热者，可加知母、地骨皮。

②咳嗽甚者，加杏仁、贝母。

6. 痰瘀阻络

症状：反复发作性半身麻木或偏瘫，失语，流涎，或有痴呆。

治法：化瘀涤痰，祛风通络。

方药：薛氏三甲散加减（地鳖虫、鳖甲、穿山甲、僵蚕、柴胡、桃仁、胆南星、天竺黄、白附子、白芥子、乌梢蛇）。

加减：

①低热者，加青蒿、地骨皮。

②手足心热、舌绛者，加生地黄、赤芍、白芍、山茱萸等。

7. 肝火上炎

症状：视力下降，目赤目痛，口干苦。舌红苔黄，脉弦。

治法：清肝明目。

方药：龙胆泻肝汤加减（龙胆草、柴胡、黄芩、栀子、车前子、木通、当归、生地、桑叶、菊花）；若热象不甚者，可用杞菊地黄丸加减。

8. 邪伏阴分

症状：热退之后，再度发热，午后热甚，口干咽燥，形体消瘦。舌红少苔，脉细数。

治法：滋阴清热，透络搜邪。

方药：青蒿鳖甲汤加减（青蒿、鳖甲、生地黄、丹皮、知母）。

（三）对症治疗

1. 高热者，采用物理降温。

2. 躁动者，给以氯丙嗪、异丙嗪等镇静药物。

3. 黄疸出血型有出血倾向者，给以维生素 K 或肾上腺皮质激素治疗。

4. 心衰者，给以毛花苷 C 等强心药物。

5. 肾功能衰竭者，给以透析治疗。

（四）预防

1. 控制传染源，切断传染途径

加强田间灭鼠和家畜粪尿管理，防止水污染，及时进行疫水消毒，劳作时当用个人防护用具，避免接触疫水。

2. 保护易感人群

可以在流行季节前 1 个月左右接种疫苗，疑似感染本病但无症状者可预防性服用抗生素。

3. 中草药预防

可用鱼腥草、青蒿煎茶代饮，连服一周，可起预防作用。

十一、埃博拉出血热

埃博拉出血热（Ebola hemorrhagic fever，EHF）是由埃博拉病毒（Ebola virus，EBOV）引起的一种急性出血性传染病。主要通过接触病人或感染动物的血液、体液、分泌物和排泄物等感染。临床表现为突起发热、出血和多脏器损害等。本病发病无明显季节性，人群普遍易感，易引起爆发、流行，病死率高。本病主要在非洲国家流行。

埃博拉病毒属丝状病毒科，为不分节段的单股负链 RNA 病毒。目前埃博拉病毒已发现 5 种亚型：扎伊尔型、本迪布焦型、苏丹型、塔伊森林型和莱斯顿型。

EBOV 对热有中度抵抗力，在室温及 4℃存放 1 个月后，感染性无明显变化，在康复患者血液、精液样本或病尸中 EBOV 可存活数周。60℃下 1 小时方能大部分灭活，100℃ 5 分钟即可灭活。

本病可分为二期，初期起病急，高热、乏力、头身痛、咽痛，多伴发恶心、呕吐、腹痛、腹泻等。第 3 ～ 4 天后进入极期，瘟毒迫血妄行，高热持续，出现皮疹和瘀斑及鼻衄、呕血、咯血、便血、血尿等多部位出血；逐渐出现意识障碍、少尿和厥脱等征象。大部分患者在发病两周内死于出血、多脏器功能衰竭。

本病可参考温热疫、暑热疫湿热疫等辨证论治。

（一）诊断要点

1. 流行病学特点

来自于疫区，或3周内有疫区旅行史，或有与病人、感染动物接触史。

2. 临床特点

潜伏期2～21天，一般为5～12天。感染埃博拉病毒可不发病或呈轻型，非重症患者发病后2周逐渐恢复。典型的埃博拉出血热可分为初期和极期二期。

（1）初期　急性起病，高热畏寒、头身疼痛、恶心、结膜充血及相对缓脉。发病2～3天后可有呕吐、腹痛、腹泻、血便等表现，半数患者有咽痛及咳嗽。病人最显著的表现为低血压、休克及面部水肿。

（2）极期　病后4～5天患者可出现神志的改变，如谵妄、嗜睡等，重症患者在发病数日可出现咯血，鼻、口腔、结膜下、胃肠道、阴道及皮肤出血或血尿，第10病日为出血高峰，50%以上的患者出现严重的出血，并可因出血、肝肾功能衰竭及致死性并发症而死亡。

（3）恢复期　恢复期症状不一致，可有继发性头痛或昏睡，部分患者有长期精神症状。

因病毒持续存在于精液中，也可引起睾丸炎、睾丸萎缩等迟发症。

90%的死亡患者在发病后12天内死亡。

3. 实验室及其他检查

（1）病毒抗原阳性，发病后3天可检出。

（2）血清特异性IgM抗体阳性，发病后2天出现，1个月至半年后消失。

（3）双份血清特异性IgG抗体阳转或恢复期较急性期4倍以上增高。

（4）核酸检测阳性，患者血液等标本用RT-PCR等核酸扩增方法检测，结果阳性。若核酸检测阴性，但病程不足72小时，应在达72小时再次检测。

（5）采集发病一周内患者血清标本，从患者标本中分离到埃博拉病毒。

（6）血常规示早期白细胞减少，发病第7天后上升，并出现异型淋巴细胞，血小板可减少。

具有上述流行病学史和临床表现可列为疑似病例；疑似病例基础上具备诊断依据中实验室检查前5项任一项检测阳性者可确诊。

4. 鉴别诊断

（1）马尔堡出血热、新疆出血热、拉沙热和肾综合征出血热等病毒性出血热　马尔堡出血热患者来自马尔堡出血热疫区或接触过新输入的非洲非人类灵长类动物及经抗生素和抗疟药物治疗效果不明显等特征，如发现马尔堡病毒的N蛋白抗原阳性、病毒RNA阳性，以及从患者标本中分离出病毒，即可诊断；新疆出血热主要分布于有硬蜱活动的荒漠和牧场，有明显的地区性和季节性，患者肾损较为轻微是其特点；拉沙热具有咽喉部炎症且扁桃体上有白色的斑点是其与其他疾病区分的重要体征；肾综合征出血热具有鼠类及其分泌物和排泄物接触史，临床表现和实验室检查检出特异性 IgM 抗体有助诊断。

（2）伤寒 伤寒流行季节和地区有持续性高热 1～2 周以上，并出现特殊中毒面容，相对缓脉，皮肤玫瑰疹，肝脾大，白细胞减少，嗜酸粒细胞消失，骨髓中有戒指细胞，患者血清肥达反应阳性可确诊。

（3）登革出血热 由登革病毒引起，经埃及伊蚊或白蚊伊蚊传播的急性传染病，在东南亚、西太平洋和加勒比海地区有广泛流行，以发热、皮疹、休克为主要特征。确诊必须以血清学和病原学检查结果作为依据。

（4）其他 病毒性肝炎、钩端螺旋体病、恶性疟疾、单核细胞增多症等。

（二）辨证治疗

西医目前尚无特异性治疗措施，主要以对症和支持治疗，包括隔离病人、卧床休息、少渣易消化或半流质饮食，保证充分热量；注意水、电解质平衡，保肝抗炎，预防和控制出血，控制继发感染，治疗肾功能衰竭和出血、DIC 等并发症。中医药治疗有优势。疫毒之邪内侵，弥漫三焦，充斥表里内外。初起风热之邪壅于上焦，卫气同病，宜清解透散；或湿遏卫阳，宜清中化湿；或湿重于热，或热重于湿，或湿热并重，宜根据湿与热的轻重程度，予不同的力度清热利湿；或气分热盛，宜清气泄热；疫疠毒邪张溢，迫血妄行，气营两燔，宜气血两清。休克期，热邪内闭，肾络瘀阻，宜化瘀解毒；或热毒夹瘀，宜养阴化瘀；或阳气衰微，宜回阳固脱；或阴竭阳脱，宜复脉固脱。本病后期多为正虚而余邪未净，宜清涤余邪。

1. 发热期

（1）卫气同病

症状：发热恶寒，头痛目痛，身骨疼痛，咽喉不利，面红目赤，恶心呕吐，腹痛腹泻。舌红，苔白或兼淡黄，脉浮数有力。

治法：疏风散热，清热解毒。

方药：银翘散合普济消毒饮加减（连翘、金银花、石膏、大青叶、薄荷、栀子、竹叶、丹皮、芦根、甘草、荆芥、黄芩、黄连、马勃、陈皮、玄参、僵蚕）。

加减：

①头痛甚者，加菊花、川芎。

②口渴者，加天花粉、葛根。

（2）湿遏卫阳

症状：高热，恶寒，头身疼痛，咽痛，或见少汗，身热不扬，午后热象较显；头重如裹，身重肢倦，胸闷脘痞。舌边尖红，苔白腻，脉濡缓。

治法：风热盛者，宜辛凉解表，清热解毒；湿重者，宜芳香化湿，疏中解表。

方药：银翘散或藿朴夏苓汤加减。若风热盛者，用银翘散加减（连翘、金银花、贯众、石膏、薄荷、栀子、竹叶、丹皮、芦根、甘草、荆芥、牛蒡子）；若湿重者，用藿朴夏苓汤加减（藿香、川朴、姜半夏、赤苓、杏仁、生薏苡仁、白蔻仁、猪苓、淡香豉、泽泻、通草）。

（3）湿重于热

症状：身热起伏，午后热增，头痛恶寒，身重疼痛，胸闷脘痞，腹胀便溏，溲短浑浊。苔白不渴，脉濡细。

治法：宣畅气机，清利湿热。

方药：三仁汤加减（杏仁、白豆蔻、薏苡仁、厚朴、法半夏、通草、滑石、竹叶、金银花）。

加减：

①便溏甚者，加茯苓、藿香。

②头身疼痛甚者，加葛根、川芎。

（4）热重于湿

症状：身热壮盛，口渴引饮，面赤大汗，呼吸气粗，脘痞身重。舌红，苔白腻或兼黄，脉滑数。

治法：清热化湿。

方药：白虎加苍术汤加减（石膏、知母、炙甘草、苍术、粳米、玄参、大青叶）。

加减：

①口渴甚者，加天花粉、麦冬。

②脘痞厌食者，加陈皮、山楂、麦芽。

（5）湿热并重

症状：发热渐高，汗出不解，口渴不欲多饮，颐咽肿痛，肢酸倦怠，心烦脘痞，恶心呕逆，小便短赤，大便溏而不爽，或身目发黄，或神志昏蒙，时清时昧。舌红，苔黄腻或干黄，脉濡数或滑数。

治法：利湿化浊，清热解毒。

方药：连朴饮或甘露消毒丹加减。若以呕吐泄泻、胸闷脘痞为主，用连朴饮加减（石菖蒲、制半夏、焦山栀、芦根、厚朴、黄连）；以身热肢酸、口渴尿赤、咽痛身黄为主，用甘露消毒丹加减（白豆蔻、藿香、茵陈蒿、滑石、木通、石菖蒲、黄芩、连翘、浙贝母、射干、薄荷）。

（6）气分热盛

症状：壮热不恶寒，烦躁口渴，汗出气粗，面色如醉，目赤。舌红苔黄，脉洪大或滑数。

治法：清气泄热，解毒生津。

方药：白虎汤加减（石膏、知母、大青叶、金银花、连翘、玄参、麦冬、板蓝根、竹叶、甘草）。

加减：

①腹胀、便秘者，加大黄、芒硝。

②脉洪大而虚者，加人参、黄芪。

（7）气营两燔

症状：壮热烦渴，面红目赤，甚者神昏谵语，动风惊厥，肌肤斑疹密布，吐血、衄血或尿血、便血等各种出血症。舌红绛或紫，苔黄燥，脉弦数或细数。

治法：清热解毒，凉血止血。

方药：清瘟败毒饮合犀角地黄汤加减（石膏、生地黄、水牛角、黄芩、黄连、牡丹皮、栀子、大黄、知母、赤芍、玄参、大蓟、小蓟、紫珠草）。

①热闭心包，神昏谵语者，加安宫牛黄丸。

②邪陷厥阴，热盛动风而抽搐者，加地龙、全蝎、钩藤。

2. 休克期

（1）肾络瘀阻

主症：尿少或尿闭，或尿赤而见尿血，腰腹刺痛，皮肤瘀斑，面唇青紫晦暗。舌黯红有瘀斑，苔腐腻，脉涩滞。

治法：化瘀解毒，疏通肾络。

方药：桃核承气汤加减（桃仁、桂枝、大黄、芒硝、枳实、生地黄、木通、竹叶、麦冬、丹参、赤芍、白茅根）。

加减：

①尿血者，加棕榈炭、茜草。

②小便不利者，加猪苓、泽泻、川牛膝。

（2）热毒夹瘀

主症：壮热面赤，胸腹灼热而四肢厥冷，皮肤瘀斑，吐血，汗出口渴，心烦。舌红苔黄，脉沉数。

治法：益气养阴，化瘀解毒。

方药：生脉散加减（西洋参、五味子、麦冬、生地黄、石膏、丹参、紫珠草、赤芍）。

加减：

①腹胀满，大便秘结者，加大黄、枳实。

②出血甚者，加侧柏炭、仙鹤草。

（3）阳气衰微

症状：畏寒肢冷，甚则冷汗淋漓，心悸气喘，神疲气微，倦卧不渴，面白唇青。舌淡苔白，脉微细或沉细欲绝。

治法：温经通脉，回阳救逆。

方药：参附汤合四逆汤加减（红参、制附子、干姜、甘草、黄芪、红景天、麦冬、五味子）。

加减：

①口唇青紫，皮肤呈花斑状者，加桃仁、红花、赤芍。

②冷汗淋漓者，加龙骨、牡蛎。

（4）阴竭阳脱

症状：身热面赤，烦躁不安，精神恍惚，手足温而大汗出，身潮如油，心悸气促。舌红绛，苔光剥，或焦黄，唇燥少津，脉细数或急疾。

治法：滋阴复脉，益气固脱。

方药：加减复脉汤合生脉散加减（生地黄、麦冬、五味子、白芍、炙甘草、人参、红景天、胡麻仁、阿胶、鸡子黄、北沙参、石斛、白茅根）。

加减：

脉急疾，躁扰不宁者，加安宫牛黄丸。

3. 恢复期

（1）余邪未净

症状：低热不退，皮肤发疹，少气多汗，心烦胸闷，气短。舌红少苔，脉虚数。

治法：清热生津，解毒透疹。

方药：竹叶石膏汤加减（竹叶、石膏、栀子、法半夏、人参、麦冬、乌梅、紫草、赤芍）。

加减：

①低热伴口渴者，加石斛、白茅根。

②气阴两虚甚者，加黄芪、北沙参。

（三）对症治疗

1. 高热　以物理降温为主，可用柴胡注射液或板蓝根注射液肌注。高热伴神昏者，予安宫牛黄丸；伴痉厥者，予紫雪丹。

2. 出血　云南白药或大黄粉口服，或鲜藕榨汁加三七末冲服。

（四）预防

1. 一般预防

（1）控制传染源　严格隔离疑诊病例和病人，对其排泄物及污染物品均严格消毒。

（2）切断传播途径　严格规范污染环境的消毒工作。病毒的分离和培养应在 P4 级安全实验室中进行。

（3）保护易感人群　加强个人防护，使用防护装备。

（4）开展公众宣传教育　提高公众自我防护意识。

2. 疫苗接种

目前疫苗仍在研究试验中，本病尚无安全有效的疫苗应用于临床。

3. 中草药预防

流行期间，可用板蓝根、大青叶、贯众、地胆头等煎水代茶饮。

附：国家中医药管理局《中医药治疗埃博拉出血热专家指导意见（第一版）》

一、初期

1. 卫气同病

临床表现：起病急，高热，畏寒，极度乏力，头痛，肌痛，咽痛，目赤，或伴恶心，呕吐，腹泻等。

治法：清热，透邪，解毒。

参考方药：银翘散合升降散、葛根芩连汤加减。

银花 连翘 牛蒡子 荆芥 僵蚕 姜黄 蝉蜕 黄连 葛根 黄芩 生甘草

加减：恶心、呕吐、腹痛、腹泻者，加用半夏、藿香、白头翁、炒槐花等；肝功能损害者，加用茵陈、败酱草、垂盆草、鸡骨草等。

中成药：疏风解毒胶囊、银翘解毒系列制剂、双黄连口服液、连花清瘟胶囊、抗病毒口服液等。

注射剂：喜炎平、热毒宁、痰热清、清开灵等注射液。

2. 气营两燔

临床表现：高热不退，皮肤黏膜出现皮疹或瘀斑，腹痛、腹泻或伴血便，可伴少尿，谵妄等。

治法：清气凉营，透热转气。

参考方药：清瘟败毒饮、升降散加减。

生石膏 生地黄 水牛角 丹皮 板蓝根 赤芍 炒栀子 白茅根 白头翁 玄参 黄芩 黄连 僵蚕 蝉蜕 生甘草

加减：尿少，加用麦冬、桃仁、怀牛膝、猪苓、大黄等；谵妄、神志模糊可，加用安宫牛黄丸。

中成药：片仔癀、清开灵口服系列等。

注射剂：血必净、喜炎平、热毒宁、痰热清、醒脑静、清开灵等注射液。

二、极期

1. 热入血分

临床表现：热势不退，皮肤瘀斑加重，多出现鼻衄、呕血、咯血、血尿、便血等多部位出血。

治法：清热解毒，凉血止血。

参考方药：凉血地黄汤加减。

水牛角 丹皮 赤芍 生地黄 三七粉 白茅根 槐花 地榆炭 仙鹤草 小蓟 炒栀子 郁金

中成药：片仔癀、清开灵口服液等。

注射剂：血必净、喜炎平、热毒宁、痰热清等注射液。

2. 内闭外脱

临床表现：出血持续不止，并出现谵妄，昏迷，四肢厥冷，面部水肿，尿少等。

治法：清热解毒，开窍固脱。

参考方药：生脉饮加减，冲服安宫牛黄丸。

西洋参　麦冬　五味子　青皮　黄芪　炮附子　黄连　山萸肉　石菖蒲　郁金　玉竹

注射剂：生脉、参附、醒脑静注射液等。

附注：

1. 预防

除按世卫组织发布的隔离防护措施外，鉴于初期以湿热邪毒为主还可以采用芳香避秽、健脾祛湿的方法来增强预防的效果。如以苍术、藿香、艾叶、石菖蒲、草果、白芷、丁香做成香薰、香囊；以荷叶、藿香、陈皮、连翘制成袋泡茶饮服等。

2. 温热病恢复期

在病情恢复阶段，多见皮疹消退并脱屑，出血逐渐停止，以口渴、纳呆、关节疼痛等为主要不适，可以香砂六君子丸、补中益气丸等辨证调治。

十二、登革热和登革出血热

登革热是由登革病毒经蚊媒传播所引起的急性虫媒传染病。临床表现为突起高热，全身肌肉、骨、关节疼痛，皮疹，出血，淋巴结肿大及白细胞减少等。本病夏秋季多发，人群普遍易感，易引起爆发、流行，但具有自限性，病死率很低，预后良好。

登革病毒为黄病毒科黄病毒属，是一种以蚊虫为主要传播媒介的 RNA 病毒。登革病毒可分为 4 个血清型，4 个血清型均可感染人。登革病毒不耐高温但耐低温和干燥，56℃下 30 分钟可灭活，但在 4℃条件下其感染性可保持数周之久。对酸、有机溶剂等敏感，乙醚、超声波、紫外线照射、0.05% 甲醛溶液、高锰酸钾、乳酸、甲紫等可灭活病毒。病毒在 pH7 ～ 9 时最为稳定，在 –70℃或冷冻干燥状态下可长期存活。

传染源为登革热患者、隐性感染者和登革病毒感染的非人灵长类动物及带毒的媒介伊蚊。患者在潜伏期末及发热期内有传染性，以发病前 1 天至发病后 5 天传染性最强，少数患者热退后仍有传染性。登革热主要通过蚊虫叮咬而传播。埃及伊蚊和白蚊伊蚊等伊蚊是传播登革热的主要蚊种。登革病毒在蚊体内繁殖 8 ～ 14 日后，可通过叮咬人而传播感染。伊蚊可终身携带病毒，并可经卵将病毒传给子代。本病也可通过气溶胶传播。

本病感染后仅有部分人发病。我国广东、云南、福建、浙江、海南等省份为登革热流行区，主要发生在气温高、雨量多的夏秋季。

本病可参考湿热疫或暑热疫等辨证论治。

（一）诊断要点

1. 流行病学特点

流行季节生活在登革热流行区或发病前 14 天到过流行区；居住或工作场所周围 1

个月内有登革热病例出现。

2. 临床表现

潜伏期一般为 3～15 天，多数 5～8 天。

登革病毒感染可表现为无症状隐性感染、非重症感染及重症感染等。典型的登革热病程分为急性发热期、极期和恢复期。根据病情严重程度，可将登革热感染分为普通登革热和重症登革热两种临床类型。

（1）普通登革热

①急性发热期　患者通常起病急骤，畏寒，高热，24 小时内体温可达 40℃，热型多为弛张热，持续 5～7 天后骤退至正常，1 天后再度升高，呈双峰热型。发热时可伴头痛，全身肌肉、骨骼和关节疼痛，明显乏力，并可出现恶心、呕吐、腹痛、腹泻等胃肠道症状。

急性发热期一般持续 2～7 天。病程第 3～6 天在颜面四肢出现点状出血疹或充血性皮疹。典型皮疹为见于四肢的针尖样出血点及"皮岛"样表现等。严重者可为大片瘀斑。出现不同程度的出血现象，如皮下出血、注射部位瘀点瘀斑、牙龈出血、鼻衄等。

②极期　通常出现在病程的第 3～8 天。出现腹部剧痛、持续呕吐等往往提示极期的开始。

部分患者高热持续不缓解，或退热后病情加重，可因毛细血管通透性增加导致明显的血浆渗漏，严重者可发生休克及其他重要脏器损伤等。少数患者没有明显的血浆渗漏表现，但可出现严重出血如皮下血肿、消化道大出血、阴道大出血、颅内出血、咯血、肉眼血尿等；患者还可出现脑炎或脑病表现（如剧烈头痛、嗜睡、烦躁、谵妄、抽搐、昏迷、颈强直等）、急性心肌炎、急性肾功能衰竭等。

③恢复期　极期后的 2～3 天，患者病情好转，胃肠道症状减轻。多数患者表现为普通登革热，少数患者发展为重症登革热。

（2）重症登革热的预警指征

①高危人群　二次感染患者；患有糖尿病、高血压、冠心病、肝硬化、消化性溃疡、哮喘、慢阻肺、慢性肾功能不全等基础疾病者；老人或婴幼儿、孕妇；肥胖或严重营养不良者。

②临床指征　退热后病情加重；腹部剧痛；持续呕吐；嗜睡，烦躁；明显出血倾向；血浆渗漏表现；肝大＞2cm；少尿。

③实验室指征　血小板快速下降，可低至 $10×10^9$/L 以下；HCT 升高。

3. 实验室及其他检查

（1）常规检查　血常规外周血白细胞大多减少，血小板多减少，重型登革热患者血小板可低至 $10×10^9$/L 以下。部分病例尿检有蛋白、白细胞、红细胞及管型等。血生化示凝血酶原时间延长，纤维蛋白原下降，血清转氨酶升高等。

（2）病原学检测　单份血清登革病毒特异性 IgM 抗体阳性。急性期血清检测出 NS1 抗原或病毒核酸，或分离出登革病毒或恢复期血清特异性 IgG 抗体阳转或滴度呈 4 倍以上升高。

4. 鉴别诊断

（1）流行性感冒　无皮疹，无淋巴结肿大，束臂试验阴性，血小板正常。

（2）麻疹　前驱期有卡他症状，有 Koplik 斑，皮疹由面部开始向躯干、四肢蔓延，淋巴结肿大少见。

（3）猩红热　有明显扁桃体发炎，起病第 2 天出疹，疹退后有大片脱皮，口周苍白圈，杨梅舌，外周血白细胞及中性粒细胞明显增多。

（4）肾综合征出血热　病前有鼠类及螨类接触史，有发热、出血及肾损害三大特征，明显腰痛，典型病例有发热期、低血压休克期、少尿期、多尿期及恢复期五期经过。

（5）其他　有脑病表现的病例需与其他中枢神经系统感染相鉴别；白细胞及血小板减低明显者，需与血液系统疾病鉴别。

（二）辨证治疗

目前尚无特效的抗病毒治疗药物，治疗原则是早发现、早治疗、早防蚊隔离。西医主要采取支持及对症治疗措施，包括卧床休息、清淡饮食或半流质饮食、防蚊隔离等。

中医学可按湿热疫或暑热疫辨证论治，根据邪气深入卫、气、营、血程度之不同，采取不同的治法。初期，或卫气同病，宜清解透散；或热郁气分，宜清热解郁；或邪遏膜原，宜开达膜原。邪入营分，或气营（血）两燔，宜气血两清；或瘀毒胶结，宜化瘀解毒；或邪陷心包，引动肝风，宜清营开窍、息风止痉；或阳气暴脱，宜益气固脱。本病后期多为余邪未净，宜清涤余邪。

1. 初起证治

（1）卫气同病

症状：发热恶寒，无汗或少汗，头痛，身骨疼痛，颜面潮红，四肢倦怠，口微渴。舌边尖红，苔白或黄而浊，脉浮数或濡数。

治法：清暑化湿，透散邪气。

方药：新加香薷饮合柴葛解肌汤加减（香薷、白扁豆、厚朴、金银花、连翘、黄芩、甘草、白芷、羌活、生石膏、淡竹叶）。

加减：

①热盛，汗多，口渴者，去香薷，加天花粉、知母。

②食少，呕吐者，加竹茹、陈皮。

（2）热郁气分

症状：壮热面赤，烦渴汗多，皮肤斑疹，头身疼痛，小便短赤。舌红，苔黄，脉洪大滑数。

治法：清热保津，宣郁透邪。

方药：白虎汤合栀子豉汤加减（生石膏、知母、粳米、栀子、青蒿、甘草）。

加减：

①便秘者，加大黄、芒硝。

②有出血倾向者，加生地黄、赤芍、丹皮。

（3）邪伏膜原

症状：寒战（或憎寒），壮热，或但热不寒，头痛而重，面红目赤，肢体沉重酸楚，纳呆，胸脘痞闷，呃逆或呕吐，小便短赤，大便溏或秘结。舌赤，苔白厚腻浊或白如积粉，脉濡数。

治法：开达膜原，辟秽化浊。

方药：达原饮加减（槟榔、黄芩、白芍、甘草、青蒿、知母、厚朴、草果、大青叶、半夏、金银花）。

加减：

①呕吐者，加藿香、竹茹。

②头痛甚者，加葛根、白芷。

2. 邪入营分

（1）气营（血）两燔

症状：壮热，头痛如劈，周身肌肉、骨节疼痛如杖，口渴，恶心呕吐，烦躁不安，甚或神昏谵语，肌肤斑疹，衄血、吐血、便血、尿血，崩漏。舌红绛，苔黄，脉数。

治法：清热解毒，凉血泻火。

方药：清瘟败毒饮加减（生地黄、黄连、黄芩、栀子、牡丹皮、生石膏、知母、甘草、竹叶、水牛角、玄参、连翘）。

加减：

①出血严重者，加茜草、白茅根。

②热盛动风者，加地龙、钩藤。

（2）瘀毒交结

症状：发热或身热已退，头晕乏力，纳呆欲呕，腹痛拒按，肌肤瘀斑，便下脓血或并见其他出血证。舌黯红，苔少，脉细涩。

治法：凉血止血，解毒化瘀。

方药：犀角地黄汤加减（水牛角、山栀子、生地黄、赤芍、丹皮、大蓟、小蓟、紫珠草、侧柏炭、仙鹤草）。

加减：

①腹痛甚者，加川楝子、三七、延胡索。

②呕吐者，加竹茹、法半夏。

（3）邪陷心包，引动肝风

症状：高热神昏，谵语，呕吐频作，四肢抽搐，颈项强直，角弓反张，两目上视。舌红绛，苔黄燥，脉细滑数。

治法：清心开窍，息风镇痉。

方药：清宫汤加味送服安宫牛黄丸或紫雪丹（水牛角、羚羊角、玄参、麦冬、莲子心、竹叶、连翘、石菖蒲、郁金、赤芍、钩藤）。

加减：

①呕吐不止者，加黄连、竹茹。

②热盛动风明显者，加菊花、地龙。

（4）阳气暴脱

症状：身热骤降，面色苍白，气短息微，大汗不止，四肢湿冷，烦躁不安或神昏谵语，肌肤斑疹或见各种出血证。舌质淡红，脉微欲绝。

治法：益气固脱，回阳救逆。

方药：生脉散合四逆汤加减（红参、麦冬、五味子、熟附子、干姜、肉桂、甘草）。

加减：

①脉来急疾，躁扰不宁，内闭外脱者，送服安宫牛黄丸。

②冷汗淋漓者，加龙骨、牡蛎、山茱萸。

3.恢复期　余邪未净

症状：低热，神疲乏力，皮肤斑疹，伴瘙痒，纳呆脘痞，小便短少。舌苔未净，脉细略数而弱。

治法：益气养阴，清涤余邪。

方药：竹叶石膏汤加减（竹叶、石膏、麦冬、甘草、人参、芦根、生地黄、甘草）。

加减：

①纳呆者，加山楂、麦芽。

②脘闷，苔腻者，加砂仁、通草、茯苓。

（三）对症治疗

1.高热　以物理降温为主，或柴胡注射液或板蓝根注射液肌注。高热伴神昏者，予安宫牛黄丸；伴痉厥者，予紫雪丹。

2.出血　云南白药或大黄粉口服，或鲜藕榨汁加三七末冲服。

（四）预防

1.基本措施

防蚊灭蚊是预防登革热的主要措施。

2.疫苗接种

目前疫苗仍在研究试验中，本病尚无安全有效的疫苗应用于临床。

3.中草药预防

流行期间可用板蓝根 30g，牛筋草 30g，地胆头 30g，甘草 3g。煎汤代茶饮。

附:《登革热诊疗指南（2014 年版）》之中医辨证治疗

（一）辨证选择口服中药汤剂。

1.卫气同病证

临床表现：发热恶寒，头痛，身骨疼痛，颜面潮红，四肢倦怠，口微渴。舌边尖红，苔白或黄而浊，脉浮数或濡数。

治法：清暑化湿，透表解肌。

参考方药：新加香薷饮合柴葛解肌汤加减。

葛根　金银花　连翘　柴胡　黄芩　淡竹叶　香薷　甘草　白扁豆

2. 热郁气分证

临床表现：壮热面赤，皮肤斑疹，烦渴汗多，肌肉酸痛，小便短赤。舌红苔黄，脉洪数。

治法：清热保津，宣郁透邪。

参考方药：白虎汤合栀子豉汤加减。

生石膏　知母　栀子　淡豆豉　青蒿　甘草

3. 邪伏膜原证

临床表现：寒战壮热，或但热不寒，头痛而重，面目红赤，肢体沉重酸楚，纳呆，胸脘满闷，呃逆或呕吐，小便短赤。舌赤，苔白厚腻浊或白如积粉，脉濡数。

治法：疏利透达，辟秽化浊。

参考方药：达原饮加减。

槟榔　黄芩　白芍　青蒿　知母　厚朴　草果　半夏　金银花

4. 瘀毒交结证

临床表现：发热或身热已退，头晕乏力，纳呆欲呕，腹痛拒按，肌肤瘀斑，便下脓血或并见其他出血证。舌黯红，苔少，脉细涩。

治法：凉血止血，解毒化瘀。

参考药物：犀角地黄汤加减。

水牛角　山栀子　生地黄　赤芍　丹皮　大蓟　小蓟　紫珠草　侧柏炭　地榆　槐花　仙鹤草

5. 阳气暴脱证

临床表现：身热骤降，面色苍白，气短息微，大汗不止，四肢湿冷，烦躁不安或神昏谵语，肌肤斑疹或见各种出血。舌质淡红，脉微欲绝。

治法：益气固脱。

参考方药：生脉散合四逆汤加减。

红参（另煎，兑入）　麦冬　五味子　熟附子　干姜　肉桂

6. 毒陷心包证

临床表现：身热灼手，神昏谵语，颈项强直，肌肤瘀斑，或四肢抽搐。舌绛，苔黄燥，脉细滑数。

治法：清营养阴，豁痰开窍。

参考方药：清宫汤加减。

水牛角　羚羊角　玄参　麦冬　莲子心　竹叶　连翘　石菖蒲　郁金

7. 余邪未净证

临床表现：疲倦乏力，皮肤发疹，脘痞纳呆，小便短少。舌苔未净，脉细略数。

治法：益气养阴，解毒透疹。

参考方药：竹叶石膏汤加减。

竹叶　石膏　麦冬　人参　佩兰　芦根　赤芍　紫草　生地黄　扁豆　甘草

（二）辨证选择口服中成药或静脉滴注中药注射液

中成药或静脉滴注中药注射液可选择清热解毒、凉血化瘀、益气固脱、醒脑开窍类制剂。

十三、寨卡病毒病

寨卡病毒病（Zika virus disease）也称寨卡热，是由寨卡病毒（Zikavirus）引起的一种急性自限性传染病。临床表现为发热、斑丘疹、关节痛及非化脓性的结膜炎，临床还可见肌痛、头痛、眼眶痛、虚弱无力、腹痛、恶心呕吐、黏膜溃疡、皮肤瘙痒等症状。本病主要通过蚊媒传播，热带和亚热带地区四季可见，夏秋多见，人群普遍易感。寨卡病毒病已被WTO列为全球紧急公共卫生事件，我国台湾及内地曾出现多例输入性寨卡病毒病例，尚未发现本土性病例。

寨卡病毒属黄病毒科（Flaviviridae）黄病毒属（Flavivirus），呈球形，直径为40～70nm，有包膜。基因组为单股正链RNA，长度约为10.8Kb，含一条单一开放读码框，病毒蛋白由一个单一的多蛋白前体，经宿主蛋白酶和病毒蛋白酶切而成，包括3个结构蛋白（C、prM/M、E）和7个非结构蛋白（NS1、NS2A、NS2B、NS3、NS4B、NS4B、NS5），结构蛋白位于氨基端，非结构蛋白位于羧基段，具有丝氨酸蛋白酶、RNA解旋酶和RNA依赖的RNA聚合酶（RdRP）功能。其中，衣壳蛋白和单股正链RNA基因组构成20面体对称的核衣壳，外层脂质包膜。根据测出的基因序列把寨卡病毒分为亚洲型和非洲型两大基因型，2015～2016年在巴西为主的南美地区流行的病毒为亚洲型。寨卡病毒与同为黄病毒属的登革病毒、黄热病毒及西尼罗病毒等存在较强的血清学交叉反应。黄病毒属病毒大多不耐酸、不耐热，60℃30分钟可灭活。70%乙醇、1%次氯酸钠和脂溶剂等消毒剂及紫外照射均可灭活。

本病可参考温热疫等辨证论治。

（一）诊断要点

1. 流行病学特点

寨卡病毒病发病区域主要与伊蚊分布有关，涵盖美洲、非洲、东南亚、太平洋岛等国家和地区。发病季节与媒介伊蚊季节消长一致，但热带和亚热带地区一年四季均可发病。患者、隐性感染者和感染寨卡病毒的非人灵长类动物是该病的可能传染源。带病毒的伊蚊叮咬是本病最主要的传播途径，亦可通过母婴传播（包括宫内感染和分娩时感染）、罕见血源传播和性传播，人群普遍易感。

2. 临床特点

寨卡病毒病的潜伏期尚不清楚，目前认为为3～12天。人感染寨卡病毒后，仅20%出现症状，且症状较轻，临床主要表现为发热（通常为中低度热）、皮疹（多为斑丘疹），并可伴有非化脓性结膜炎、肌肉和关节痛、全身乏力及头痛，少数患者可出现腹痛、恶心、腹泻、黏膜溃疡、皮肤瘙痒等。症状持续 2 ～ 7 天缓解，预后良好，重症与死亡病例罕见。小儿感染病例还可出现神经系统、眼部和听力等改变。孕妇感染寨卡病毒，可能导致新生儿小头畸形甚至胎儿死亡。

3. 实验室及其他检查

血常规检查部分患者可有白细胞和血小板减少。血清学检查包括寨卡病毒 IgM 和寨卡病毒中和抗体检测呈阳性。病原学检查是确诊寨卡病毒病的主要依据，包括病毒核酸、病毒抗原检测和病毒分离培养。对疑似病例和临床诊断病例，若病毒分离培养可分离出寨卡病毒，或病毒核酸检测阳性，或恢复期血清寨卡病毒中和抗体阳转或者滴度较急性期呈 4 倍以上升高，同时排除登革热、乙脑等其他常见黄病毒感染即可确诊。目前诊断寨卡病毒的金标准是进行实时 RT-PCR 核酸检测。

4. 鉴别诊断

（1）登革热　登革热临床表现与寨卡病毒相似，但其发热多为突发高热及双峰热型，而寨卡病毒病多表现为低热，较少表现为高热；登革热头痛剧烈较寨卡病毒病较严重。病原学检查可资确诊。

（2）流行性乙型脑炎　该病多发生于儿童，临床常见高热、头痛、嗜睡、抽搐、昏迷及脑膜刺激征，严重患者可有神经系统后遗症。寨卡病毒病则表现为低热，无嗜睡、抽搐脑膜刺激征等症状。

（二）辨证治疗

寨卡病毒病通常症状较轻，不需要做出特别处理，以对症治疗为主，酌情使用解热镇痛药，在排除登革热之前避免使用阿司匹林等非甾体类抗炎药物治疗。高热不退患者，可服用解热镇痛药；伴有关节痛患者，可使用布洛芬；伴有结膜炎时，可使用重组人干扰素 α 滴眼液。患者发病第 1 周内，应当实施有效的防蚊隔离措施。对感染寨卡病毒的孕妇，建议每 3 ～ 4 周监测胎儿生长发育情况。

本病分为初期、极期、后期三个阶段，初期多为卫气同病，但时间短暂，很快出现营热证候；极期表现为营热炽盛，但也有病例在极期出现动风、动血、闭窍及亡阴亡阳之变，必须重视；后期表邪为阴液亏虚，一般预后良好。治疗初期宜辛凉清解佐以凉营；极期注重凉营泄热，若出现动风、动血、闭窍及亡阴亡阳，则治以息风、凉血、开窍及敛阴回阳；后期自当养阴生津。

1. 卫气同病

症状：发热，微恶风寒或不恶寒，无汗或少汗，头痛，关节痛，肌肉痛。舌边尖红，苔薄白欠润，脉浮数。

治法：辛散凉泄，宣肺泄热。

方药：银翘散加减（金银花、连翘、僵蚕、蝉蜕、荆芥、豆豉、葛根、板蓝根、竹叶、牛蒡子、芦根、甘草）。若出现斑疹，则以银翘散去豆豉加细生地丹皮大青叶倍玄参方加减（金银花、连翘、僵蚕、蝉蜕、荆芥、板蓝根、竹叶、牛蒡子、芦根、生地黄、丹皮、大青叶、玄参、甘草）。

加减：

①头痛较甚者，加羌活、川芎。

②关节、肌肉痛甚者，加苍术、黄柏。

2. 营热炽盛

症状：发热，身热夜甚，斑疹隐隐，目赤。舌质红绛或如草莓，苔薄或无苔，脉细数。

治法：清营解毒，透热养阴。

方药：清营汤加减（水牛角、生地黄、玄参、竹叶心、麦冬、丹参、金银花、连翘）。

加减：

①若出现谵语，双目上视，手足抽动，颈项强直，或角弓反张者，加紫雪丹或清营汤加钩藤、羚羊角等物。

②若出现出血或发斑，舌绛而干，脉数，为血热动血，宜用犀角地黄汤凉血散血。

③若高热大渴，头痛如劈，昏迷或躁狂，抽搐，出血，发斑，舌绛起芒刺，苔焦燥，脉数有力，为疫毒充斥，气血两燔，宜选用清瘟败毒饮加减（生石膏、生地黄、水牛角、栀子、桔梗、黄芩、知母、赤芍、玄参、连翘、竹叶、甘草、丹皮、黄连）。

④如出现汗出淋漓、神志昏聩等亡阴亡阳之候，在西医抢救的基础上配合生脉散、独参汤、参附汤等提高疗效。

3. 阴液耗伤

症状：热退身凉，口舌干燥而渴，口唇干裂。舌红少苔，脉细。

治法：养阴生津。

方药：沙参麦冬汤加减（沙参、麦冬、玉竹、桑叶、天花粉、扁豆、生甘草）。

加减：

①低热不退，热邪未尽者，宜用竹叶石膏汤加减（竹叶、石膏、半夏、麦门冬、人参、甘草、粳米）。

②夜热早凉，邪留阴分，损及肝肾者，宜用青蒿鳖甲汤加减（青蒿、鳖甲、生地黄、知母、丹皮）合一贯煎（北沙参、麦冬、当归、生地黄、枸杞、川楝子）。

（三）对症治疗

1. 高热者，采用物理降温，可用清开灵注射液或双黄连静脉滴注。

2. 关节痛者，可使用布洛芬。

3. 有结膜炎者，可使用重组人干扰素 α 滴眼液。

（四）预防

1. 严密防控病例输入

积极对口岸地区进行卫生防疫工作，发现疑似病例，及时通报卫生部门，做好疫情调查和处置，禁止寨卡病毒输入。

2. 加强病例监测与管理

对发热、皮疹、肌肉关节痛患者及新生儿小头畸形的产妇考虑该病可能。

3. 媒介监测与控制

寨卡病毒病为蚊媒传染病蚊，开展预防性灭蚊运动，降低蚊群密度，提高家庭和社区保护能力，是预防和控制寨卡病毒病疫情的发生和蔓延的最主要措施。

4. 中草药预防

可佩带中草药香囊或用艾叶等防蚊虫叮咬，以及服用板蓝根、贯众、大青叶煎水代茶饮，起预防作用。

附:《寨卡病毒病诊疗方案（2016 年第 2 版）》之中医药治疗

1. 邪犯卫表证

症状：皮疹、发热、恶风寒、咽痛、肌肉骨节疼痛，或见肌肤疹点隐约，或头颈皮肤潮红、目赤多泪。舌尖边红，脉浮数。

治法：清热解表。

基本方药：金银花　连翘　荆芥穗　赤芍　青蒿　淡豆豉　黄芩　柴胡

加减：目赤者，加菊花、夏枯草；肌肤疹点显露者，加升麻、紫草；热甚者，加生石膏、知母。

中成药：可选用清热解表类中成药。

2. 邪郁气营证

症状：发热，口渴，疹点稠密，紫赤成片，头痛，骨节疼痛。舌质红绛，脉数。

治法：清营透邪。

基本方药：生地黄　赤芍　丹皮　紫草　金银花　连翘　白茅根　青蒿　炒栀子　生石决明

加减：大便秘结者，加生大黄、枳实；热甚者，加生石膏；头疼甚者，加钩藤；关节疼痛重者，加松节、桑枝。

中成药：可选用清营透邪类中成药。

3. 气阴两虚证

症状：热退，神疲，口干，少气，斑疹渐隐，小便黄。舌红，少苔，脉细。

治法：益气养阴。

基本方药：北沙参　麦冬　山药　五味子　天花粉　淡竹叶　白茅根　麦芽

中成药：可选用益气养阴类中成药。

十四、黄热病

黄热病是由黄病毒科的黄热病病毒引起，经蚊传播的急性传染病。临床表现差异很大，病情可从轻度自限性到致死性感染，以发热、黄染、出血等为发病主要临床表现。本病主要在中南美洲和非洲的热带和亚热带地区流行，流行季节多在 3 ～ 4 月的雨季，全年均可有散在病例发生，人群对本病普遍易感。在 1986 ～ 1990 年期间本病在全球范围内流行异常活跃，发病 17728 例，死亡率 26.6%。本病在亚洲尚未有发病，但随着国际交流的频繁，2016 年 3 月 13 日国家卫生和计划生育委员会对外公布，确诊一例输入性黄热病病例。加之我国福建、广东、海南等地存在着该病的传播媒介，一旦传入有潜在的流行危险，因此，我国对该病的防控不容忽视。

黄热病病毒属于虫媒病毒黄病毒科黄病毒属，属小分子单股负链 DNA 病毒，电镜下观察为球形颗粒，外有脂质包膜，其核壳为立体二十面对称，含有对鹅及新生鸡红细胞的红细胞凝集素。根据膜蛋白核苷酸序列的不同，该病毒可分为 Ⅰ 型和 Ⅱ 型两个不同基因型。黄热病病毒极不稳定，室温下易死亡，能被热、消毒剂、乙醚等脂溶剂迅速灭活，但耐干燥，在 50% 甘油的溶液中可存活数月，在冷冻干燥环境下可存活数年。黄热病病毒具有嗜内脏和嗜神经特征，对小白鼠尤其是 1～2 日龄乳鼠脑内接种敏感，经多次传代后期嗜神经病毒增强，并以此而获得 17D 黄热病减毒疫苗，现已广泛用于预防。此外，黄热病病毒尚可在猴脑、鼠脑、人羊膜、KB 及 Hela 细胞中生长。

本病可参考湿热疫等辨证论治。

（一）诊断要点

1. 流行病学特点

黄热病主要传染源是人，特别是早期（发病 4 日内）的病人，其次是猴，借伊蚊（埃及伊蚊、辛普森伊蚊、非洲伊蚊等）的叮咬而传播，蚊虫吮吸病人或病猴血后，经 9～12 日即具有传染性。根据蚊媒的习惯，可将黄热病区分为两种不同类型的流行：城市型和丛林型。前者以人 - 埃及伊蚊 - 人的方式流行，后者以猴 - 辛普森伊蚊或非洲伊蚊 - 猴的循环进行，人因在丛林滞留而受感染。人群对本病普遍易感，一次感染后可获得持久的免疫力。城市型以儿童发病多见，丛林型患者多为成年男性。非洲、南美洲流行季节多在 3～4 月，此时雨多，湿度大，气温高，利于蚊媒滋生及病毒在蚊体内的繁殖。散发者季节性不明显，全年均可发病。

2. 临床特点

本病潜伏期 3～7 日，最长可达 13 日。感染后显性感染与隐性感染之比为 1∶10，仅少数病人病情严重终至死亡（占 5%～15%）。黄热病根据病情轻重，可分为极轻型、轻型、重型和恶性型。极轻型和轻型临床症状可仅表现为发热、头痛、肌痛，持续 1～2 日自愈，仅凭临床症状难于做出诊断，难与流感、登革热等相鉴别，只能依靠病原学或血清学试验方可证实。重型和恶性型黄热病临床可分为三期，全病程 10 日左右。

（1）感染期（病毒血症期）　急起高热，可达 40℃ 以上，伴发冷寒战、剧烈头痛及全身肌肉疼痛、结膜充血、鼻衄，恶心、呕吐，舌尖及舌缘鲜红，中央有苔，并可出现相对缓脉，上腹部不适、压痛明显。随病情加重，病人可出现烦躁不安。第 3 日出现黄疸，第 4 日出现蛋白尿，血白细胞总数及中性粒细胞比例下降。本期持续 3～4 日。

（2）中毒期（器官损伤期）　病毒血症期后，病程第 4 日左右。病人症状可出现短暂缓解，体温降低，症状改善。但几个小时至 24 小时后症状再度出现并加重。表现为体温上升，心率减慢，心音低钝，血压降低，黄疸加深，蛋白尿增多，频繁呕吐，上腹痛更明显。出现各种出血征象，表现为齿龈、鼻腔、皮肤黏膜、胃肠道、尿道和子宫等部位的出血。如若出现频繁呃逆或呕吐鲜血、黑便、昏迷、谵妄、无尿等，均为病情转危的先兆，常于第 7～9 日内死亡，偶见暴发型病例在病程第 2～3 日死亡，无明显肝肾损害。该期一般 3～4 日，少数病例可延长至 2 周以上。

（3）恢复期 从病程 7～8 日开始体温下降，尿蛋白逐渐消失，黄疸渐退，食欲渐渐恢复，乏力可持续 1～2 周。一般无后遗症。

3. 实验室及其他检查

（1）一般常规及生化检查 外周血白细胞总数及中性粒细胞比例均减少，嗜酸性粒细胞减少或消失，但血小板计数正常。尿常规中尿蛋白增多，并有颗粒管型及红细胞，大便隐血试验可阳性。肝脏功能中丙氨酸氨基转移酶升高、血胆红素升高，凝血酶原时间延长。肾功能检查，血尿素氮和血肌酐增高。

（2）病毒分离与鉴定 应及早采取血标本或死亡病例的肝组织作病毒分离鉴定。最快的方法是用捕获抗原酶免疫分析法检测血清中的黄热病病毒。单克隆技术的发展，检测病毒的特异性明显提高。

（3）血清学检查 检测血清中的 IgM 抗体不仅特异性高，而且是近期感染的标志。此外，中和试验、补体结合试验、血凝抑制试验及 ELISA 等方法，也广泛用于黄热病的诊断。如恢复期血清抗体效价较急性期增高 4 倍以上，或单份血清补体结合试验 ≥ 1:16 可确诊。

（4）其他检查 黄热病时肝脏有特异性改变，死亡者可取肝组织检查，如发现有特征性的嗜酸性小体，虽无明显炎症反应，也可诊断。

4. 鉴别诊断

（1）流感 流感亦可有发热、头痛、无力、肌痛等症状，但一般没有肝脏受累，没有黄疸。

（2）钩体病 与黄热病有许多共同之处，也有发热、肌肉疼痛、黄疸等，但钩体病肌肉疼痛以腓肠肌特别明显，伴有明显触痛，同时有腋窝及腹股沟淋巴结肿大。

（3）流行性出血热 以发热、出血、肾功能损害为三大特征，临床有典型五期病程，血清特异性抗体检查可与之鉴别。

（4）病毒性肝炎 急性黄疸型肝炎病初可见发热、乏力、全身不适等黄疸前期症状，但随黄疸的出现，消化道症状逐渐缓解，并有肝功能损害为主要表现，嗜肝病毒血清学指标阳性。

（二）辨证治疗

西医目前尚无特效治疗，主要是对症支持治疗。急性期病人应就地处理，防止感染扩散。对患者精心护理，卧床休息至完全恢复，给予流质或半流质饮食。预防和治疗出血、低血压休克；预防和治疗肝、肾功能衰竭和继发感染等各种并发症。

中医药对本病的治疗具有优势。初起湿热阻遏，治宜祛湿透热，根据湿热轻重不同，权衡祛湿清热之法。气营（血）两燔，治宜清气凉营散血；余邪未尽，治宜清透余邪，益气养阴。

1. 湿热阻遏

症状：高热恶寒，头身困重疼痛，渴不欲饮，恶心欲吐，胸脘满闷，腹胀腹泻，大便黏滞不爽。舌边尖红，苔中后部白或黄厚腻，脉濡或浮数。

治法：解毒化湿，清热透邪。

方药：甘露消毒丹加减（滑石、黄芩、茵陈、石菖蒲、川贝母、木通、藿香、连翘、白蔻仁、薄荷、射干）。

加减：

①表热重者，合银翘散。

②湿重而恶心欲吐，脘闷腹胀，大便黏滞不爽明显者，加厚朴、生薏苡仁、槟榔等。

2. 毒扰气营

症状：壮热不恶寒，汗出热不解，神昏谵语，眼黄，尿黄短赤，斑疹，呕吐，上腹痛。舌红，苔白或黄，脉滑数或濡数。

治法：清气凉营，泻火解毒。

方药：清瘟败毒饮加减（生石膏、生地黄、水牛角、生栀子、桔梗、黄芩、知母、赤芍、玄参、连翘、竹叶、甘草、丹皮、黄连）。

加减：

①黄疸明显者，去川贝母、薄荷，加大黄。

②发斑，吐血者，加白茅根、知母、茜草或合化斑汤。

③斑色紫黑者，加大生地黄用量，加紫草、大青叶。

④病情危重者，可用神犀丹（水牛角、石菖蒲、黄芩、怀生地、银花、金汁、连翘、板蓝根、玄参、香豆豉、花粉、紫草）。

3. 瘀毒入血

症状：壮热不解，上腹部痛，黄疸加重，躁扰不安甚或昏聩不语，肌肤瘀斑，吐血、衄血、便血或并见其他出血证，少尿。舌黯红，苔薄或腻，少津，脉细数。

治法：凉血止血，解毒化瘀。

方药：犀角地黄汤（水牛角、生地黄、芍药、丹皮）

加减：

①尿少短赤者，加大蓟、小蓟、白茅根。

②出血明显者，加侧柏炭、地榆、槐花、仙鹤草等。

4. 阳气暴脱

症状：身热骤降，面色苍白，气短息微，大汗不止，四肢湿冷，烦躁不安或神昏，肌肤斑疹，或见各种出血证。舌质淡红，脉微欲绝。

治法：回阳救逆，益气固脱。

方药：生脉散合四逆汤。

5. 余邪未净

症状：倦怠乏力，口干思饮，尿黄渐退，舌淡。苔厚少津或少苔，脉细或濡。

治法：涤除余邪，益气养阴。

方药：薛氏五叶芦根汤（藿香叶、薄荷叶、鲜荷叶、枇杷叶、佩兰叶、芦根、冬瓜仁）。

加减：

①脘痞，不思饮食，苔腻者，加木瓜、炒麦芽、炒谷芽。

②湿邪稽留，乏力身痛，汗多自利者，可用薏苡竹叶散。

（三）对症治疗

1. 高热神昏　采用物理降温，可用醒脑静注射液、清开灵注射液滴注，可鼻饲凉开三宝。

2. 阳气暴脱　参附注射液、生脉注射液注射或静脉滴注。

（四）预防

黄热病尚无针对性治疗药物，应优先采取预防接种措施。

附：《黄热病诊疗方案（2016年版）》之中医药治疗

1. 辨证选择口服中药汤剂。

（1）湿热郁阻证（多见于感染期）

临床表现：发热、恶寒，头、身痛，骨节疼痛，羞明，厌食、呕恶，烦躁、易怒，尿黄等。舌边尖红，苔白、厚腻，脉濡缓或浮数。

治法：清热化湿，透表解肌。

参考方药：甘露消毒丹合柴葛解肌汤加减。

茵陈　黄芩　葛根　金银花　连翘　柴胡　苏梗　藿香　滑石　甘草

（2）毒扰气营证（多见于中毒早期）

临床表现：再次壮热，汗出热不解，神昏、谵语。眼黄，尿黄、短赤。皮肤斑、疹，烦渴，呕吐、上腹痛。舌红、苔白或黄，脉濡或数。

治法：清气凉营，泻火解毒。

参考方药：清瘟败毒饮加减。

生石膏　黄芩　生地黄　连翘　紫草　栀子　青蒿　丹皮　水牛角　土茯苓　甘草

（3）瘀毒入血证（多见于中毒期）

临床表现：壮热不解，上腹痛，黄疸加深，可见躁扰不安或神昏不醒，肌肤瘀斑，吐血、衄血、便血或并见其他出血证。少尿，舌黯红，苔薄或腻，少津，脉细数。

治法：凉血止血，解毒化瘀。

参考药物：犀角地黄汤加减。

水牛角　山栀子　生地黄　赤芍　丹皮　大小蓟　白茅根　紫珠草　侧柏炭　地榆　槐花　仙鹤草

（4）阳气暴脱证（多见于休克）

临床表现：身热骤降，面色苍白，气短息微，大汗不止，四肢湿冷，烦躁不安或神昏谵语，肌肤斑疹或见各种出血。舌质淡红，脉微欲绝。

治法：回阳救逆，益气固脱。

参考方药：生脉散合四逆汤加减。

红参（另煎，兑入）　麦冬　五味子　熟附子　干姜　肉桂

（5）余邪未净证（恢复期）

临床表现：倦怠无力，纳可，思饮，尿黄渐轻。舌淡、苔厚少津或少苔，脉细、数。

治法：清利余热，益气养阴。

参考方药：茵陈五苓散加减。

茵陈　茯苓　泽泻　白术　石斛　麦冬

2. 辨证选择中成药或静脉滴注中药注射液

可选择清热解毒、凉血化瘀、益气固脱、醒脑开窍类制剂。

十五、获得性免疫缺陷综合征

获得性免疫缺陷综合征（AIDS），是由人类免疫缺陷病毒（HIV）感染引起的人体免疫功能严重缺陷，从而导致各种严重机会性感染和恶性肿瘤的发生，并对机体各系统，尤其是神经系统造成致命损害的临床综合征。具有传播迅速、发病缓慢、病死率高的特点，是目前全球的难治性传染病之一。2016年底，全球约有3670万艾滋病毒感染者。截至2016年9月底，我国报告存活艾滋病感染者为65.4万人。

HIV为单链RNA病毒，属反转录病毒科。HIV既嗜淋巴细胞，又嗜神经细胞，主要感染CD4+T细胞及表达CD4分子的单核–吞噬细胞、B淋巴细胞、神经胶质细胞和骨髓细胞等靶细胞，引起机体免疫系统的进行性损伤。根据HIV基因的差异，目前可将HIV分为HIV-1型和HIV-2型，HIV-1型和HIV-2型的氨基酸序列同源性为40%～60%。包括我国在内，目前全球流行的主要毒株是HIV-1型。1999年起我国部分地区发现有少数HIV-2型感染者。HIV是一种变异性很强的病毒，其发生变异的主要原因包括反转录酶无校正功能而导致的随机变异、宿主的免疫选择压力、不同病毒之间及病毒与宿主之间的基因重组及药物选择的压力，其中不规范的抗病毒治疗是导致耐药变异的主要原因。HIV变异株在细胞亲和性、复制效率、免疫逃逸、临床表现等方面均有明显变化。

HIV对理化因素的抵抗力较弱。对热敏感，经56℃加热30分钟能使HIV在体外对人的T淋巴细胞失去感染性，但不能完全灭活血清中的HIV；100℃加热20分钟即可将血清中的HIV完全灭活。50%乙醚、70%乙醇、0.1%漂白粉、0.2%次氯酸钠、0.3%H_2O_2等消毒剂室温消毒10分钟可完全灭活HIV。0.1%甲醛、紫外线和γ射线均不能灭活HIV。HIV感染者和艾滋病患者是本病的唯一传染源。无症状而血清HIV抗体阳性的HIV感染者是具有重要意义的传染源，血清病毒阳性而HIV抗体阴性的窗口期感染者也是重要的传染源，窗口期通常为2～6周。HIV主要存在于感染者和病人的血液、精液、阴道分泌物、乳汁中。主要传播途径为性接触传播（包括同性、异性和双性性接触）、血液接触传播（包括共用针具静脉吸毒、介入性医疗操作等）和母婴传播（包括

经胎盘、产道、哺乳等）3 种。与 HIV 感染者或艾滋病患者的日常生活和工作接触不会被感染。

本病可参考湿热疫、温热疫、寒疫、杂疫等辨证论治。

（一）诊断要点

HIV/AIDS 的诊断需结合流行病学史（包括不安全性生活史、静脉注射毒品史、输入未经 HIV 抗体检测的血液或血液制品、HIV 抗体阳性者所生子女及职业暴露史等）、临床表现和实验室检查。其中 HIV1/2 抗体检测是 HIV 感染诊断的金标准，病毒载量测定和 CD4+T 淋巴细胞计数是判断疾病进展、临床用药、疗效和预后的两项重要指标，HIV RNA 及 P24 抗原的检测能缩短抗体"窗口期"和帮助早期诊断新生儿的 HIV 感染。

1. 流行病学特点

HIV/AIDS 患者是该病的唯一传染源。HIV 主要存在于 HIV/AIDS 患者的血液、脑脊液、精液、阴道分泌物、尿液、唾液、眼泪、乳汁中，任何接触这些体液的个体均有感染 HIV 的可能，其中无症状的 HIV 感染者是本病的重要传染源。传染途径主要有性传播、体液传播、母婴传播，以及通过接受 HIV 感染者的器官移植、人工授精或污染的器械等感染。对 HIV 人群普遍易感，15 ～ 49 岁发病者占 80%，妇女儿童感染率逐年上升。艾滋病毒仍然属于全球主要公共卫生问题，非洲仍然是艾滋病感染最为集中的地区，其次为加勒比、东欧和中亚等地区。

2. 临床特点

潜伏期，短则数月，长则 15 年，平均约 9 年。从初次感染 HIV 至终末期病情复杂，病程漫长，症状繁杂多变，分为急性期、无症状期和艾滋病期。

（1）急性期 通常发生在初次感染 HIV 的 2 ～ 4 周，多数患者无明显症状或可出现类似流感的非特异性症状；部分感染者可出现病毒血症和免疫系统急性损伤所产生的临床症状。此期 HIV 在体内大量复制并释放至体液中，有传感染性，CD4+T 淋巴细胞计数一过性减少，而 HIV 抗体则在感染后数周才出现，血清可检出 HIV RNA 及 P24 抗原。

诊断标准：病人近期有流行病学史及临床表现，血清可检出 HIV RNA 及 P24 抗原。

（2）无症状期 此期由急性期进入，或无明显的急性期症状而直接进入。持续时间一般为 5 ～ 15 年，其时间长短与感染病毒的数量、病毒型别、感染途径、机体免疫状况的个体差异、营养卫生条件及生活习惯等因素相关。患者一般无临床症状，或症状轻微，也有少数患者出现无痛性淋巴结肿大。此期患者血中的 HIV 数量降至较低水平，外周血难以测到 HIV。但 HIV 在感染者体内不断复制，免疫系统受损，CD4+T 淋巴细胞计数逐渐下降，血中 HIV 抗体检测阳性，具有传染性。

诊断标准：有流行病学史，结合 HIV 抗体阳性即可诊断，或仅实验室检查 HIV 抗体阳性也可诊断。

（3）艾滋病期 此期为感染 HIV 的最终阶段，患者 CD4+T 淋巴细胞计数明显下降，多小于 200/mm³，免疫功能极度降低，HIV 血浆病毒载量明显升高。此期主要的临床表现为 HIV 相关症状、各种机会性感染及肿瘤。

1）原因不明的持续不规则发热 38℃以上，>1 月。

2）慢性腹泻次数多于 3 次 / 日，>1 月。

3）6 个月之内体重下降 10% 以上。

4）反复发作的口腔白色念珠菌感染。

5）反复发作的单纯疱疹病毒感染或水痘 – 带状疱疹病毒感染。

6）肺孢子虫肺炎。

7）反复发作的细菌性肺炎。

8）活动性结核或非结核分枝杆菌病。

9）深部真菌感染。

10）中枢神经系统占位性病变。

11）中青年人出现痴呆。

12）活动性巨细胞病毒感染。

13）弓形虫脑病。

14）青霉菌感染。

15）反复发生的败血症。

16）持续性全身淋巴结肿大。

17）皮肤黏膜或内脏的卡波西肉瘤、恶性淋巴瘤。

诊断标准：有流行病学史、实验室检查 HIV 抗体阳性，加上述各项中的任何一项，即可诊断为艾滋病。或 HIV 抗体阳性，CD4+T 淋巴细胞计数 <200/mm³，也可诊断为艾滋病。

3. 鉴别诊断

（1）原发性 CD4+ 淋巴细胞减少症（ICL） 少数 ICL 可并发严重机会性感染，与 AIDS 相似，但无 HIV 感染的流行病学史，HIV-1/HIV-2 病原学检测阴性可与 AIDS 区别。

（2）继发性 CD4+ 淋巴细胞减少 多见于肿瘤及自身免疫性疾病经化学或免疫抑制治疗后，根据病史常可区别。

（3）血液病 由于艾滋病病人有发热、淋巴结肿大及肝脾肿大，部分病人白细胞降低、淋巴细胞减少，易与白血病等血液病相混淆，需要加以鉴别。

（二）辨证治疗

本病的治疗目前尚无特效的疗法，西医的鸡尾酒疗法（即通过三种或三种以上的抗病毒药物联合使用治疗）能够最大限度地抑制 HIV 的复制，延缓病程进展，将 HIV 携带者的无症状期延长至 20 ～ 40 年，甚至更长，显著提高患者的生存质量。

中医学对本病的治疗以扶正祛邪为原则，在辨证的基础上佐以辨病用药，能提高患者免疫功能、控制机会性感染、改善患者生存质量及延长患者的生存时间。

1. 急性感染期

HIV 侵入人体，正邪相搏，从而出现类似流感的非特异性症状；部分感染者出现病毒血症和免疫系统急性损伤所产生的临床症状。

此期的治疗原则是尽快祛邪外出，消除急性感染的症状。

（1）风热型

症状：发热，微恶风，自汗出，头痛，身痛，咽喉疼痛，咳嗽，痰黄稠，鼻塞，流浊涕。舌边尖红，苔薄白或兼黄，脉浮数。

治法：辛散解表，轻凉宣肺。

方药：银翘散或桑菊饮。若以发热、微恶风、头身痛为主，选用银翘散加减（银花、连翘、苦桔梗、薄荷、竹叶、生甘草、荆芥穗、淡豆豉、牛蒡子）；若以咳嗽为主，选用桑菊饮加减（桑叶、菊花、薄荷、连翘、桔梗、芦根、杏仁、甘草）。

（2）风寒型

症状：恶寒重，发热轻，无汗，头痛，周身肌肉疼痛，鼻塞，喷嚏。苔薄白，脉浮紧。

治法：辛温解表，宣利肺气。

方药：荆防败毒散加减（荆芥、防风、羌活、独活、柴胡、前胡、茯苓、川芎、枳壳、桔梗、甘草）

（3）湿热蕴脾型

症状：身热不扬，午后热甚，胸闷脘痞，腹胀纳呆，恶心呕吐，口不渴，或渴不欲饮，面垢，小便浑浊，大便黏腻，肢体困重。舌红，苔白厚腻，脉濡数。

治法：宣畅气机，清热利湿。

方药：三仁汤加减（杏仁、薏苡仁、白蔻仁、厚朴、通草、淡竹叶、半夏、滑石）。

（4）寒湿困脾型

症状：胸膈满闷，脘腹冷痛，恶心呕吐，口淡纳呆，肠鸣泄泻。舌苔白腻，脉濡缓。

治法：芳香化湿，温中散寒。

方药：藿香正气散加减（藿香、厚朴、陈皮、茯苓、大腹皮、苍术、神曲、白芷、草果）。

2. 潜伏期（无症状 HIV 感染）

此期由 HIV 急性感染期进入，或无明显的急性感染期症状而直接进入。持续时间长，一般为 5～15 年。这一时期的"无症状"是指尚未出现与艾滋病相关的症状，并非绝对的无症状。此期正邪相当，正邪斗争进入相持阶段，但正气逐渐被损耗，气血、阴阳及脏腑功能日渐失调。临床多表现为面色少华、全身乏力、失眠多梦、焦虑恐惧、情绪低落、头晕目眩、低热盗汗、咽干口燥、易于感冒、淋巴结肿大等，机体抵抗力逐渐降低，CD4+T 淋巴细胞以平均每年 30～50/mm^3 的速度逐渐下降。

此期的治疗原则是扶助正气，提高机体的免疫功能，使正邪处于相对平衡状态，尽量延缓发病时间，提高患者生存质量。

（1）气血两亏型

症状：平素体质虚弱，面色少华，声音低怯，少气懒言，时自汗出，易于感冒，自觉疲倦。舌质淡，脉虚弱或细弱。

治法：气血双补。

方药：八珍汤加减（人参、白术、茯苓、甘草、当归、川芎、熟地黄、白芍、龙眼肉、黄芪）。

（2）肝郁气滞型

症状：平素性格内向，情感脆弱，情绪易于抑郁，悲观失望，得知自己感染 HIV 后，更是焦虑恐惧，胸胁胀闷，失眠多梦，不能控制自己的情绪，甚至有轻生的想法，女性患者常有月经不调、乳房少腹结块，查体部分患者可发现淋巴结肿大，舌苔薄白，脉弦。

治法：疏肝理气。

方药：柴胡疏肝散加减（柴胡、芍药、枳壳、甘草、陈皮、川芎、香附、白术、茯苓）。

（3）痰热内扰型

症状：平素饮食不节，嗜食辛辣厚味，口苦口臭，呕恶嗳气，脘腹胀闷，眩晕虚烦，大便秘或黏腻，失眠。舌红苔黄腻，脉滑数。

治法：清热化痰，理气和中。

方药：黄连温胆汤加减（陈皮、半夏、茯苓、枳壳、竹茹、黄连、碧玉散）。

3. 发病期

HIV 感染人体后不断地进行复制繁殖，破坏人体的免疫功能，病情发展到一定阶段时，人体的免疫功能出现低下或缺陷，继而出现艾滋病相关症状。此期正不胜邪，正气亏虚，各种病邪乘虚而入，导致正虚邪实，气血津液及脏腑功能诸不足；或因虚致瘀，因虚致痰，痰瘀互结，消噬正气。临床可出现各种机会性感染，表现为持续发热、淋巴结肿大、慢性腹泻、消瘦、乏力、鹅口疮、皮疹皮炎、恶性肿瘤、结核等。到终末期，患者正气极度衰竭，气血阴阳俱虚，表现为虚羸消瘦、疲倦乏力、面色萎黄、喘促息微、神疲等，终致阴阳离绝，生命消亡。发病期 CD4+T 淋巴细胞计数多在 200/mm^3 以下。从进入艾滋病期直至病人死亡的时间为 0.5 ～ 2 年。

此期的治疗原则是减轻患者的症状，提高患者生存质量，延长生命。

（1）痰热壅肺型

症状：咳嗽，喘息，痰多色黄，发热，头痛，可伴有胸痛、口干口苦、皮疹或疱疹等。舌红苔黄，脉滑数。

治法：清热化痰，理气止咳。

方药：清金化痰汤合麻杏石甘汤加减（半夏、陈皮、杏仁、瓜蒌仁、黄芩、枳实、茯苓、麻黄、生石膏、生甘草）。

（2）气阴两虚，肺肾不足型

症状：低热，咳嗽，无痰或少量黏痰，或痰中带血，气短胸痛，动则气喘，全身乏力，消瘦，口干咽痛，盗汗，五心烦热，周身可见淡红色皮疹，伴轻度瘙痒。舌红少苔，脉细数。

治法：补肺益气，滋肾养阴。

方药：百合固金汤合生脉散加减（熟地黄、生地黄、百合、玄参、麦冬、甘草、桔梗、川贝母、白芍、人参、五味子、瓜蒌）。

（3）气虚血瘀，邪毒壅滞型

症状：周身乏力，短气懒言，躯干或四肢有多发性肿瘤，瘤色紫黯，易于出血，淋巴结肿大，面色萎黄或黯黑，饮食不香，午后或夜间发热，或自觉身体局部发热，热势时高时低，遇劳复发或加重。舌质黯，脉沉细涩无力。

治法：益气活血，化瘀解毒。

方药：补阳还五汤、犀角地黄汤合消瘰丸加减（黄芪、当归、赤芍、地龙、川芎、桃仁、红花、水牛角、生地黄、丹皮、玄参、牡蛎、浙贝母、夏枯草）。

（4）肝经风火，湿毒蕴结型

症状：疱疹、口疮不易愈合，皮肤瘙痒或糜烂、溃疡，或有小水泡，疼痛，灼热，或发于面部躯干，或发于口角、二阴，口苦，心烦易怒。舌质红，苔黄腻，脉滑数。

治法：清肝泻火，利湿解毒。

方药：龙胆泻肝汤加减（龙胆草、黄芩、柴胡、栀子、当归、生地黄、木通、泽泻、车前子、地肤子、白鲜皮、延胡索、生甘草）。

（5）脾胃虚弱型

症状：腹泻久治不愈，呈稀水样，少数夹有脓血和黏液，里急后重不明显，腹痛，兼见发热，消瘦，全身乏力，食欲不振，恶心呕吐，吞咽困难，腹胀肠鸣，鹅口疮。舌质淡有齿痕，苔白腻，脉濡细。

治法：扶正祛邪，培补脾胃。

方药：补中益气汤合参苓白术散加减（黄芪、人参、白术、当归、橘皮、升麻、柴胡、扁豆、山药、薏苡仁、桔梗、砂仁、土茯苓、莲子肉、田基黄）。

（6）元气虚衰，肾阴枯竭型

症状：肉消形脱，乏力身摇，水谷难进，口燥咽干，声音嘶哑，两耳不聪，齿摇发脱。苔灰黑或光剥无苔，脉微欲绝或虚大无力。

治法：大补元气，滋阴补肾。

方药：补天大造丸加减（人参、白术、当归、熟地黄、山药、泽泻、茯苓、枸杞、山茱萸、紫河车、菟丝子、鹿角胶、龟板胶）。

（四）预防

加强对艾滋病防治知识的宣传教育。加强性道德观念的教育，倡导洁身自好，避免多性伴侣行为，避免与 HIV 感染者、艾滋病病人及高危人群发生性接触，正确使用质量合格的安全套。禁止静脉吸毒者共用注射器。严格筛查血液及血制品，使用一次性注射器。对感染艾滋病病毒的孕产妇及时采取抗病毒药物干预，避免母乳喂养。严格消毒患者使用过的医疗器械，加强职业培训以减少职业暴露，对职业暴露后采取及时干预。注意个人卫生，不共用牙刷、剃须刀等。关心、帮助、不歧视艾滋病病毒感染者和病人，鼓励他们参与艾滋病的防治工作。

附：艾滋病（成人）中医诊疗方案（2016 年）（国家中医药管理局办公室国家卫生计生委办公厅）

一、诊断

（一）疾病诊断

参照《艾滋病和艾滋病病毒感染诊断标准》（WS293-2008）。

（二）证候诊断

HIV 侵袭人体后，正邪交争，元气渐亏，气血阴阳日损，最终脾肾阳虚、阳损及阴、阴阳离绝。证候演变多由实证向虚实夹杂证、虚证发展，其中 HIV 感染者以肺脾两虚证为主，AIDS 患者以脾肾阳虚证为主。性传播者以肝郁气滞、阴虚内热、脾肾阳虚为主。静脉吸毒者以热毒内蕴、气虚血瘀、气阴两虚为主。有偿供血者以肺脾两虚、脾肾阳虚为主。临床常见证候如下：

1. 热毒内蕴证　不规则发热，体温 38℃左右，皮肤红疹或斑块或疱疹（疼痛剧烈，面积大，反复难愈），或口疮（多发、易复发、面积大，缠绵难愈），或有脓疱，或躯干四肢有疖肿，或疮疡，伴红肿热痛，或咳嗽痰黄，口苦口臭。舌质红或绛，苔黄腻，脉滑数。（静脉吸毒感染者、早期感染者较多见）

2. 肝郁气滞证　胸胁胀满，善太息，情志抑郁，急躁易怒，失眠多梦，口苦咽干，全身淋巴结肿大（一般大于 1cm，多发于耳前、耳后、下颌、腋下、腹股沟等处）；妇女月经不调，乳房胀痛，少腹结块。舌苔薄白，脉弦。（早中期感染者、性传播感染者较多见）

3. 肺脾两虚证　声低懒言，神疲乏力，久咳不止，气短而喘，咯痰清稀，面白无华，食欲不振，食少，腹胀，便溏，以慢性腹泻多见，次数多于 3 次 / 日，持续时间长，抗生素治疗效果不明显。舌淡，苔白滑，脉弱。（采供血感染者、中晚期患者较多见）

4. 气虚血瘀证　面色萎黄或暗黑，乏力、气短，躯干或四肢有固定痛处或肿块，午后或夜间发热，遇劳复发或加重，自汗，易感冒，食少便溏，或脱发。舌黯红，或有瘀点瘀斑，脉沉涩。（静脉吸毒感染者、合并 HCV 感染者、中晚期患者较多见）

5. 阴虚内热证　两颧发红，形体消瘦，午后潮热，或夜间发热，失眠盗汗，五心烦热，咳嗽，久嗽，乏力、气短，口燥咽干，大便干结，小便黄赤。舌红少苔，脉细数。（合并结核、中晚期患者较多见）

6. 气阴两虚证　少气，懒言，神疲，乏力，自汗，盗汗，动则加剧，易感冒，或伴口干舌燥，五心烦热，形体消瘦，体重减轻，或见干咳少痰。舌体瘦薄，舌质淡，苔

少，脉虚细数无力。（中晚期患者较多见）

7.脾肾阳虚证　面色㿠白，畏寒肢冷，腰膝酸软，腹中冷痛，或腹胀肠鸣，腹泻剧烈或五更泄泻，下利清谷，或小便不利，或面浮肢肿，或见小便频数，余沥不尽。舌质淡胖有齿痕，苔白滑，脉沉迟细弱。（采供血感染者、性传播感染者、晚期患者较多见）

二、治疗方案

（一）中药治疗

1.热毒内蕴证
治法：清热解毒，宣散透邪。

推荐方药：黄连解毒汤合升降散加减。

黄连、黄芩、黄柏、栀子、僵蚕、蝉蜕、姜黄、大黄、荆芥、防风、牛蒡子、金银花、大青叶、板蓝根、丹皮、桔梗、薄荷、甘草。

口疮者，加半夏、生姜、黄连、细辛等；咳痰黄稠者，加芦根、冬瓜仁、前胡、鱼腥草等；疮疡者，加土茯苓、滑石、苦参等。

推荐中成药：唐草片、牛黄解毒丸、防风通圣丸等。

推荐经验方：黄芩、穿心莲、绞股蓝、茯苓、薏苡仁、砂仁、黄芪、苍术、黑蚂蚁、灵芝。

2.肝郁气滞证
治法：疏肝理气。

推荐方药：柴胡疏肝散加减。

柴胡、白芍、陈皮、川芎、香附、枳壳、甘草。

泛酸者，加吴茱萸、黄连、煅瓦楞子等；呕恶者，加半夏、生姜、乌梅等；善太息者，加瓜蒌、乌药、厚朴等；乳房胀痛、少腹结块、全身淋巴结肿大者，加龙骨、牡蛎、海藻、昆布等；咽干口苦者，加黄芩、栀子、龙胆草等。

推荐中成药：加味逍遥丸、四逆散等。

推荐经验方：柴胡、白芍、当归、白术、茯苓、甘草、薏苡仁、白花蛇舌草、贝母。

3.肺脾两虚证
治法：益肺健脾。

推荐方药：参苓白术散加减。

人参、茯苓、白术、山药、莲子肉、白扁豆、薏苡仁、砂仁、桔梗、炙甘草。

面部虚浮、下肢浮肿者，加黄芪、汉防己等；腹泻者，加诃子、乌梅等；咳嗽者，加半夏、橘红、前胡等。

推荐中成药：参苓白术丸、人参健脾丸等。

推荐经验方：①人参、黄芪、白术、茯苓、当归、川芎、白芍、黄芩等。②党参、黄芪、白术、绞股蓝、黑蚂蚁、灵芝。

4. 气虚血瘀证

治法：益气活血。

推荐方药：补中益气汤合血府逐瘀汤加减。

黄芪、人参、白术、当归、陈皮、柴胡、升麻、桃仁、红花、生地黄、川芎、赤芍、牛膝、桔梗、枳壳、甘草。

胸胁疼痛者，加川楝子、延胡索、蒲黄、血竭等；四肢、躯干肿块者，加穿山甲、王不留行、地龙等。

推荐中成药：补中益气丸、血府逐瘀丸等。

推荐经验方：黄芪、白术、当归、陈皮、升麻、柴胡、玄参、生地黄、川芎、白芍、丹参、延胡索、蔓荆子、牛膝、桔梗、枳壳、葛根、甘草。

5. 阴虚内热证

治法：养阴清热。

推荐方药：百合固金汤合六味地黄丸加减。

百合、熟地、生地黄、麦冬、玄参、当归、白芍、桔梗、贝母、山萸肉、山药、泽泻、丹皮、茯苓、甘草。

症状较重者，酌加青蒿、鳖甲、石斛、银柴胡、白薇、地骨皮等。

推荐中成药：养阴清肺丸、麦味地黄丸、青蒿鳖甲片等。

推荐经验方：生地黄、麦冬、玄参、天冬、党参、花粉、紫花地丁、丹参、白花蛇舌草、夏枯草、炙甘草。

6. 气阴两虚证

治法：益气养阴。

推荐方药：参芪地黄汤加减。

人参、黄芪、生地黄、山药、山萸肉、茯苓、泽泻、丹皮、五味子、天花粉、沙参、麦冬、甘草。

口干舌燥、五心烦热者，加青蒿、鳖甲、知母等；干咳少痰者，加贝母、紫苑、款冬花等；腰膝酸软者，加牛膝、杜仲等。

推荐中成药：六味地黄丸、十全大补丸、百合固金丸等。

推荐经验方：太子参、黄芪、生地黄、麦冬、五味子、当归、枸杞、山药、甘草。

7. 脾肾阳虚证

治法：温补脾肾。

推荐方药：真武汤合附子理中汤加减。

附子、茯苓、白芍、白术、干姜、人参、肉桂、淫羊藿、鹿角胶、阿胶。

五更泄者，加补骨脂、菟丝子、肉豆蔻等；小便频数者，加益智仁、乌药等。

推荐中成药：附子理中丸、金匮肾气丸等。

推荐经验方：①附子、淫羊藿、干姜、甘草、红参、茯苓、虎杖、黄芩、黄柏。②鹿茸、淫羊藿、黄芪、黄芩、黄精、半枝莲、法半夏、柴胡、猪苓。

（二）其他疗法

1. 艾灸疗法

以下证型可根据临床实际采用艾灸治疗。

（1）肺脾两虚证

取穴：太渊、肺俞，关元、脾俞、肾俞、神阙、气海，交替选用。

操作方法：点燃艾条，距离穴位 0.5 ～ 1cm，灸至皮肤潮红为度；每次 20 ～ 30 分钟，每日 1 次，10 天为 1 疗程，连续 2 ～ 3 个疗程。

（2）气阴两虚证

取穴：肺俞、膻中、太溪，命门、肾俞、足三里、涌泉，交替选用。

操作方法：同上。

（3）脾肾阳虚证

取穴：关元、气海、足三里、三阴交，内关、百会、膈俞、脾俞、肾俞，交替选用。

操作方法：20 天为 1 疗程，其他同上。

2. 饮食疗法

（1）饮食宜忌

宜少食多餐易消化食物。咳嗽痰多者，少食甜腻；皮肤疮疹者，忌食蟹虾；咽喉干燥者，忌食辣椒、大蒜等辛辣之品。

（2）推荐药膳

咳嗽、气喘：苏子粳米粥（苏子、粳米、生姜、陈皮、白果、大枣），芡实山药粥（芡实、山药、薏苡仁、白萝卜、核桃仁）。

痰核、瘰疬：紫菜豆腐海蜇汤（紫菜、豆腐、海蜇、生姜）。

呕吐、胃痛：参苓橘姜粥（党参、橘皮、茯苓、生姜、粳米）。

腹痛、腹泻：莲子马齿苋汤（莲子、马齿苋、瘦猪肉、大蒜）。

口疮：洋参莲子羹（西洋参、莲子、绿豆、冰糖）。

皮疹：当归赤豆羹（当归、赤小豆、薏苡仁、扁豆、马齿苋、防风）。

自汗、盗汗：黄芪浮小麦羹（黄芪、浮小麦、薏苡仁、绿豆、黑豆）。

3. 心理疏导

对待 HIV 感染者 / 艾滋病患者要热情、耐心、细致、不歧视，帮助其解除焦虑、紧张、抑郁等情绪，减轻心理负担，增强战胜疾病的信心；要传授艾滋病防治相关知识，调动配合治疗的主观能动性，保证其依从性。

下篇 原文节选

第十一章 湿热疫原文节选 ▷▷▷▷

吴又可《温疫论》节选

吴有性,字又可,江苏省吴县(今苏州)洞庭东山人,寓所曰淡淡斋,约生活于明万历十年至清顺治九年(1582～1652),一说生活于明嘉靖四十年至清顺治十八年(1561～1661),明代著名温疫学家。

吴氏生活于晚明战乱大疫之年,生平亲历多次温疫流行。据《明史》记载,从永乐六年(1408)至崇祯十六年(1643),发生大温疫达十九次之多,其间崇祯辛巳年(1641)温疫流行尤为严重,南北直隶、山东、浙江等地温疫猖獗,感染者尤多,或至阖门传染。时医多以伤寒法治之不效,医者彷徨无措,有延期失治而死者,有妄投补剂、攻补失序而死者,有急证缓药而死者,死者不可计数。《吴江县志》记载:当时"一巷百余家,无一家仅免,一门数十口,无一口仅存者。"吴氏深感"守古法不合今病,以今病简古书,原无明论,是以投剂不效",医者之误,痛心疾首,深入疫区,诊病施药,促使吴氏努力探赜温疫的辨治规律。其静心穷理,推究病源、入侵门户、受病部位、传变规律,就所历验,于崇祯壬午年(1642)撰成《温疫论》。

《温疫论》全书除"原序"外,分上、下2卷,载论86篇,上卷有50篇,下卷有36篇。阐述温疫的病因、病机、证候、治疗、预后、治疗禁忌、兼证治疗等,并从多方面论述温疫与伤寒的不同,有数篇专论温疫名实和疫疹证治。其"杂气"致病说、物质观,比人类发现病原微生物早两百多年,在温疫病因学上有开创性意义。该书一出,标志着温疫学说从伤寒学说中独立出来,也为温病学理论体系的建立奠定了初步基础。《四库全书总目提要》评此书指出:吴氏"著为此书,瘟疫一证,始有绳墨之可守,亦可谓有功于世矣。"《清史稿·吴有性传》谓:"古无瘟疫专书,自有性书出,始有发明。其后有戴天章、余霖、刘奎,皆以治瘟疫名。"吴氏所开创的外感瘟疫的病因及传受途径，实开我国传染病学之先河，影响深远。清代初期医家戴天章在《广瘟疫论·自序》指出："吴又可先生，贯穿古今，融以心得，著时行瘟疫一论，真可为独辟鸿蒙，揭明于中天矣。"戴氏继承吴氏的学术思想，并著述推广其说，提出辨气、色、舌、神、脉等"五辨"作为辨别伤寒与瘟疫的纲要，总结汗、下、清、和、补"五法"作为瘟疫的基本治疗大法。在戴氏的基础上，晚清陆九芝从伤寒角度阐发温病，更名为《广温热论》。至民国名医何廉臣又将其增订为《重订广温热论》，补入临床验方，拓展治法，总结伏气温病。

《温疫论》的学术成就，主要有以下几点：①创"杂气"致病说，突破百病皆生于六气的局限；②辨伤寒与温疫有霄壤之别，大胆提出"守古法不合今病"的独特见解；③始受于膜原，终归于胃腑，揭示了温疫的主要病机及其传变；④在治疗上倡驱邪为第一要义；⑤后期注重滋养津液、清解余邪的主导思想，对后世温病学说的影响甚大。

一、温疫大纲

【原文】

病疫之由，昔以为非其时有其气，春应温而反大寒，夏应热而反大凉，秋应凉而反大热，冬应寒而反大温，得非时之气，长幼之病相似以为疫。余论则不然，夫寒热温凉，乃四时之常，因风雨阴晴，稍为损益，假令秋热必多晴，春寒因多雨，较之亦天地之常事，未必多疫也。

伤寒与中暑，感天地之常气；疫者感天地之疠气。在岁运有多寡，在方隅有厚薄，在四时有盛衰。此气之来，无论老少强弱，触之者即病。邪从口鼻而入，则其所客，内不在脏腑，外不在经络，舍于夹脊之内，去表不远，附近于胃，乃表里之分界，是为半表半里，即《针经》所谓横连膜原是也。胃为十二经之海，十二经皆都会于胃，故胃气能敷布于十二经之中而荣养百骸。毫发之间，弥所不贯。凡邪在经为表，在胃为里。今邪在膜原者，正当经胃交关之所，故为半表半里。其热淫之气，浮越于某经，即能显某经之证。如浮越于太阳，则有头项痛、腰痛如折；如浮越于阳明，则有目痛、眉棱骨痛、鼻干；如浮越于少阳，则有胁痛、耳聋、寒热、呕而口苦。大概观之，邪越太阳居多，阳明次之，少阳又其次之。邪之所着，有天受，有传染，所感虽殊，其病则一。凡人口鼻之气，通乎天气，本气充满，邪不易入。本气适逢亏欠，呼吸之气，亦自不及，外邪因而乘之。昔有三人，冒雾早行，空腹者死，饮酒者病，饱食者不病。疫邪所着，又何异耶？若其年气来盛厉，不论强弱，正气稍衰者，触之即病，则不拘于此矣。其感之深者，中而即发；感之浅者，邪不胜正，未能顿发。或遇饥饱劳碌，忧思气怒，正气被伤，邪气始得张溢，营卫运行之机，乃为之阻，吾身之阳气，因而屈曲，故为病热。其始也，格阳于内，不及于表，故先凛凛恶寒，甚则四肢厥逆。阳气渐积，郁积而通，则厥回而中外皆热。至是但热而不恶寒者，因其阳气之周也。此际应有汗，或反无汗者，存乎邪结之轻重也。即使有汗，乃肌表之汗。若外感在经之邪，一汗而解。今邪在半表半里，表虽有汗，徒损真气。邪气深伏，何能得解？必俟其伏邪已溃，表气潜行于内，乃作大战，精气自内由膜原以达表，振战止而复热。此时表里相通，故大汗淋漓，衣被湿透，邪从汗解，此名战汗。当即脉静身凉，神清气爽，划然而愈。然有自汗而解者，但出表为顺，即不药亦自愈也。伏邪未溃，所有之汗，止得卫气渐通，热亦渐减，逾时复热。午后潮热者，至是郁甚，阳气与时消息也。自后加热而不恶寒者，阳气之积也。其恶寒或微或甚，因其人之阳气盛衰也。其发热或短或长，或昼夜纯热，或黎明稍减，因其感邪之轻重也。疫邪与疟仿佛，但疟不传胃，惟疫乃传胃。始则皆先凛凛恶寒，既而发热，又非若伤寒发热而兼恶寒也。至于伏邪已溃，方有变证。其变或从外解，或从内陷。从外解者顺，从内陷者逆。更有表里先后不同：有先表而后里者，有先里而后表者，有但表而不里者，有但里而不表者，有表里偏胜者，有表里分传者，有表而再表者，有里而再里者，有表里分传而又分传者。从外解者，或发斑，或战汗、狂汗、自汗、盗汗。从内陷者，胸膈痞闷，心下胀满，或腹中痛，或燥结便秘，或热结旁流，或协热下利，或呕吐、恶心、谵语、唇焦、舌黑、苔刺等证。因证而知变，因变而知治。此言其大略，详见脉证法诸条。（《温疫论·原病》）

【阐释】

本篇阐明了温疫的病因病理、临床表现、病邪传变等。

1. 温疫的病因病机　温疫的发生，过去认为是非其时而有其气所致，吴氏则认为是感触戾气引起。《温疫论·原序》指出："夫温疫之为病，非风、非寒、非暑、非湿，乃天地间别有一种异气所感。"吴氏把"异气"又称作"杂气""戾气""疠气"或"疫气"，认为温疫发病的原因是感受了有别于六淫的异气，突破了六气致疫的局限。吴氏认为反常的气候也是自然界常有的现象，影响到人体而发病，不一定导致疫病流行，而疫病的发生是感受了自然界特殊的"疠气"。疠气因年岁、季节、地域不同而有不同的变化。疫病一年之中的发病，有多有少；不同地域的病情，轻重不同；不同季节的患病率，多少不一。无论男女老少、体质强弱，一旦感触疠气，即可致病。

疠气入侵，"自口鼻而入"。其感邪的途径有两种：一是"天受"，从空气传染；二是"传染"，通过接触病人传染。感邪途径不一，其病则一，客于半表半里之膜原。疫邪客于膜原，不在人体内部的五脏六腑，也不在体表的经络，而是在脊柱附近，离体表不远，靠近于胃的部位。这个部位是肌体表面与内部脏腑之间的分界处，一半在表一半在里，也就是横向连接着膈肌与肠系膜的地方，《针经》称之为"膜原"。胃，受纳水谷，为十二经脉供养气血，被称为"十二经之海"。人体十二正经，汇聚于胃，赖胃气充养，胃所化生的气血输送于十二经脉之中以濡养全身关节，甚至于最末端的毫毛、汗孔。凡是邪气停留在十二经脉属于表，停留在胃腑属于里。邪气伏藏于膜原，正是胃与十二经脉交接之处，即半表半里。后世医家对"膜原"部位有所发挥，主要有以下三点：一是清代何秀山认为横膈之膜和膜中空隙为膜原；二是清代周学海认为人体内夹缝之处的间隙为膜原；三是清代薛生白提出"膜原为阳明之半表半里"之说，此说更为贴切。

人体感受疠气之后是否致病，取决于疠气的量、毒力与人体的抵抗力。当疫气来势凶猛，疫气侵入人体，不管体质强弱，即会致病。其中感受疫气严重的，即刻发病；感受疫气较轻的，邪不胜正，未必骤发。如果饥饱、劳碌，或忧思、愤怒，正气受损，邪失其制而发病。

2. 温疫初起的临床表现 先凛凛恶寒、四肢厥逆，继则但热不恶寒，全身大热，或汗出或无汗出。感邪之初，邪正相搏，阳气郁遏，不能敷布于体表、四肢，出现凛凛恶寒、四肢厥逆。阳气蓄积，郁极而通，阳气敷布于人体内外，则恶寒肢厥消失，全身大热，应当会出汗。如果反而无汗，为阳气郁结太重所致。此时即使有汗出，仅肌表出汗。若邪气在肌表，可随汗而解。疫邪深伏于半表半里之膜原，不能因汗而解，强汗则徒伤真气。待伏邪渐退，正气渐复，正气抗邪，邪正相争，则见振寒、发热、大汗淋漓，邪随汗解，脉静身凉，神清气爽，这就是战汗。

膜原疫邪侵犯到某经，即现某经形证。如波及太阳经，就会出现头项痛、腰痛；波及阳明经，就会出现目痛、眉棱骨痛、鼻干；波及少阳经，则会出现胁痛、耳聋、寒热、呕而口苦。疫邪侵犯到太阳经者多，侵犯到阳明经者较少，波及少阳经者更少。

3. 疫邪传变 膜原处于经胃交界之半表半里，邪离膜原，或从表解，或内传胃腑。从表解者，外传外解，病情较轻，属于顺证；内传者，内传内陷，病情较重，属于逆证。疫邪从肌表解散者，或发斑而消，或出汗而解。从斑消者，症见斑疹、桃花斑、紫云斑；从汗解者，症见战汗、狂汗、自汗、盗汗等。疫邪深伏内陷者，邪热搏结于胃脘、胸膈、肠道，升降失常，气机逆乱，症见胸膈痞闷，心下胀满，或腹中痛；或热结旁流，或协热下利，或呕吐、恶心；热扰神明，则见谵语；疫毒炽盛，郁结于唇舌，则见唇焦、舌黑、苔刺等症。

疫邪传变，虽有表里两大途径，但其过程错综复杂。吴氏指出："夫疫之传有九，然亦不出乎表里之间而已矣。所谓九传者，病人各得其一，非谓一病而有九传也。"如有先见表证，继现里证者；有先见里证，后现表证者；有仅现表证而无里证者；有仅现里证而无表证者；有表证较重而里证较轻者，有里证较重而表证较轻者；有邪伏膜原向表向里同时分传者；有表解后复现里证者；有里证解后复现里证者；有邪伏膜原向表向里分传，而又现邪伏膜原的证候，又分传表里者，此即"九传"。临床上，应察证而知变，因变而施治。

吴氏论述疠气，突破了外感不外六淫及伤寒成温的局限。同时，揭示出病邪从口鼻而入，后世温病学家叶天士将其称为"上受"，从而与伤寒下受于足太阳膀胱经者做出了鉴别。病邪初犯膜原，伏邪波及三阳经脉，而无传经之变，与伤寒自是不同。本条是有关温疫病因、病理及传变的纲领性论述，对清代温病学说的形成产生了极大的影响。

【原文】

凡疫邪留于气分，解以战汗；留于血分，解以发斑。气属阳而轻清，血属阴而重浊。是以邪在气分则易疏透，邪在血分恒多胶滞，故阳主速而阴主迟，所以从战汗者，可使顿解；从发斑者，当图渐愈。（《温疫论·发斑战汗合论》）

【阐释】

本篇将发斑战汗归属气血，从生理、病理、治疗及预后进行比较。

疫病治疗，当辨别疫邪在气在血，在气战汗而解，在血发斑而消。凡是疫邪停留在气分，战汗之后得以缓解；疫邪稽留在血分，发斑之后得以缓解。气属阳，其性轻清；

血属阴，其性重浊；邪在气分，病情轻浅，正气尚盛，易于疏解，当以战汗，疫病可以很快痊愈；血属阴，病情深重，邪气多胶固，缠绵难解，当以发斑，可以逐渐缓解病情，后至痊愈。

吴氏强调战汗属气，发斑属血，指导了疫证的治疗及预后判断，对后世温病诊治有指导意义。叶天士论述的其邪始终在气分流连者，可冀战汗透邪；邪陷血分，以急急透斑为要，均系受吴氏学术思想的影响；又将此论运用于斑疹的辨证，《温热论》："斑属血者恒多，疹属气者不少。斑疹皆是邪气外露之象，发出宜神情清爽，为外解里和之意。如斑疹出而昏者，正不胜邪，内陷为患，或胃津内涸之故。"

从现在看来，发斑并非尽是邪解的标志，若邪入营血所致，则病情较深重，好转比较缓慢，临床上应予重视。

【原文】

夫疫之传有九，然亦不出乎表里之间而已矣。所谓九传者，病人各得其一，非谓一病而有九传也。盖温疫之来，邪自口鼻而感，入于膜原，伏而未发，不知不觉。已发之后，渐加发热，脉洪而数，此众所同，宜达原饮疏之。继而邪气一离膜原，察其传变，众人多有不同者，以其表里各异耳。有但表而不里者，有但里而不表者，有表而再表者，有里而再里者，有表里分传者，有表里分传而再分传者，有表胜于里者，有里胜于表者，有先表而后里者，有先里而后表者，凡此九传，其病则一。医者不知九传之法，不知邪之所在，如盲者之不任杖，聋者之听宫商，无音可求，无路可适，未免当汗不汗，当下不下，或颠倒误用，或寻枝摘叶，但治其证，不治其邪，同归于误一也。

所言但表而不里者，其证头疼身痛，发热而复凛凛，内无胸满腹胀等证，谷食不绝，不烦不渴。此邪外传，由肌表而出，或自斑消，或从汗解，斑则有斑疹、桃花斑、紫云斑，汗则有自汗、盗汗、狂汗、战汗之异，此病气使然，不必较论，但求得汗得斑为愈。凡自外传者为顺，勿药亦能自愈。间有汗出不彻，而热不退者，宜白虎汤；斑出不透，而热不退者，宜举斑汤；有斑汗并行而愈者，若斑出不透，汗不彻而热不除者，宜白虎合举斑汤。

间有表而再表者，所发未尽，膜原仍有隐伏之邪。或二三日后，四五日后，依前发热，脉洪而数，及其解也，斑者仍斑，汗者仍汗而愈，未愈者，仍如前法治之，然亦稀有。至于三表者，更稀有也。

若但里而不表者，外无头疼身痛，继而亦无三斑四汗，惟胸膈痞闷，欲吐不吐，虽得少吐而不快，此邪传里之上，宜瓜蒂散吐之，邪从其减，邪尽病已。若邪传里之中下者，心腹胀满，不呕不吐，或大便燥，或热结旁流，或协热下利，或大肠胶闭，并宜承气辈导去其邪，邪减病减，邪尽病已。上中下皆病者，不可吐，吐之为逆，但宜承气导之，则在上之邪，顺流而下，呕吐立止，胀满渐除矣。

有里而再里者，愈后二三日或四五日，依前之证复发，在上者仍吐之，在下者仍下之，再里者乃常事，甚至有三里者，然亦稀有也。虽有上中下之分，皆为里证。

若表里分传者，始则邪气伏于膜原，膜原者，即半表半里也。此传法以邪气平分，半入于里，则现里证，半出于表，则现表证，此疫病之常事。然表里俱病，内外壅闭，既不得汗，而复不得下，此不可汗，强求其汗，必不得汗，宜承气汤先通其里，里邪先去，邪去则里气通，中气方能达表，向者郁于肌肉之邪，乘势尽发于肌表矣，或斑或吐，盖随其性而升泄之也。诸证悉去，既无表里证而热不退者，膜原尚有已发之邪未尽也，宜三消饮调之。

若表里分传而再分传者，照前表里俱病，宜三消饮，复下复汗如前而愈，此亦常事。至于三发者，亦稀有也。

若表胜于里者，募原伏邪发时，传表之邪多，传里之邪少，何以治之？表证多而里证少，当治其表，里证兼之；若里证多而表证少者，但治其里，表证自愈。

若先表而后里者，始则但有表证而无里证，宜达原饮，有经证者，当用三阳加法。经证不显，但发热者不用加法。继而脉洪大兼数，自汗而渴，邪离膜原未能出表耳，宜白虎汤辛凉解散，邪从汗解，脉静身凉而愈。愈后二三日或四五日，依前发热，宜达原饮。至后反加胸满腹胀，不思谷食，烦渴，舌上苔刺等证，加大黄微利之。久而不去，在上者宜瓜蒂散吐之；如在下者，宜承气汤导之。

若先里而后表者，始则发热，渐加里证，下之里证悉除，二三日内复发热，反加头疼身痛脉浮者，宜白虎汤。若下后热减不甚，三四日后，精神不慧，脉浮者宜白虎汤汗之。服汤后不得汗者，因精液枯竭也，加人参覆卧则汗解。此近表里分传之证，不在此例。

若大下复大汗后，表里之证悉去，继而一身尽痛，身如被杖，甚则不可转侧，脉迟细者，此汗出太过，阳气不周，骨寒而痛，非表证也，此不必治。二三日内，经（阳）气自回，身痛自愈。

凡疫邪再表再里，或再表里分传者，医家不解，反责病家不善调理，以致反复，病家不解，每咎医家用药有误，致病复起。彼此归咎，胥失之矣！殊不知病势之所当然，盖气性如此，一者不可为二，二者不可为一，绝非医家病家之过。但得病者精神完固，虽再三反复，可以随复随治而愈，惟虚怯者不宜耳。

间有延捱失治，或治之不得其法，日久不除，精神耗竭，嗣后更医，投药固当，但将现在之邪拔，因而得效。殊不知膜原尚有伏邪，一二日内，前证复起，反加循衣摸床、神思昏聩、目中不了了等证。且脉渐萎，大凶之兆也。譬如行人，日间趱行，未晚投宿，何等从容。今则日间绕道，日暮途长，急无及矣。病家不咎前医耽误时日，反咎于后医既生之而又杀之，良可叹也！当此之际，攻之则元气几微，是求速死；补之则邪火愈炽，精气愈烁；守之则正不胜邪，必无生理。三路俱亡，虽有卢扁之技，亦无所拖矣。（《温疫论·统论温疫有九传治法》）

【阐释】

本篇论述了温疫的九种传变情况，当因证而知变，因变而知治。

虽然温疫邪气有九种传变，但不出表里两端。所谓"九传"，是指一个病人只属于一种传变，而不说一个病人就有九种传变。大体而言，温疫发病之初，疫邪从口鼻而入，邪气伏匿于膜原（半表半里），众人感之症状大略相同，应当应用达原饮（槟榔、厚朴、草果、知母、芍药、黄芩、甘草）疏利膜原，驱逐伏邪。若疫邪不解，适离膜原，邪气溃散，可向表里分传，向外可出表，向内可入里。由于感受疫邪的轻重不同、患者禀赋强弱差异，疫邪传变的方式、证候、治疗、预后各不相同，主要是区别在表、在里不同。如果医者不明"九传"，则不知病位所在，就不能准确制定治法，当汗不汗，当泻不泻；或当泻而用汗法，当汗而泻下，颠倒误治；或只治症状，不治邪气，或忘本治标。温疫九传有：

1. 但表不里 指仅现表证，而无里证。疫邪外传，邪从肌表而出，或从斑消，发斑可见"三斑"，即斑疹、桃花斑、紫云斑；或从汗解，汗解者可见"四汗"，即自汗、盗汗、狂汗、战汗。疫邪外传外解，属于顺证，一般不用药而可自愈。其中，出汗者，若汗出不透，身热不退者，宜服用白虎汤，可治愈；发斑者，若斑出不透，身热不退，宜服用托里举斑汤，可望斑出热解；有从发斑和出汗同时出现，然后痊愈者，若斑出不透，汗出不彻，而亦身热不退，则宜治以白虎汤合举斑汤。

2. 表而再表 指表解之后，复现表证。膜原之伏邪，稽留未尽，热退二三日或四五日后，继而发热不退，复向表传，而见表证，仍如前法，从斑、汗而解。这种情况虽是少见，也应当重视。

3. 但里不表 指仅现里证，没有表证。邪不传表，外无头身疼痛、发斑汗出等表证。若病在上者，邪留胸膈，症见胸膈痞满，欲吐不吐，虽吐而不快，宜瓜蒂散吐之。若病在中、下者，邪留脘腹，腑气不通，积滞于里，症见脘腹胀满，不呕不吐，或大便燥结，或热结旁流，或协热不利，或大便胶闭，宜承气汤通导疫邪。如果上、中、下三部俱病者，不可令吐，仅宜承气汤逐邪，留滞上焦之邪，亦可顺流而下被祛除，其呕吐、胀满等症，随之消失。

4. 里而再里 指里证解后，复现里证。里证解后二三日或四五日，又现里证，其治疗与但里不表者相同，即在上焦者以催吐为治，在下焦者攻下导邪。里而再里，临床上常见，三现里证者，甚少。

5. 表里分传 指表证里证并现。膜原伏邪，一半出表，则现表证；一半入里，则现里证。表里俱病，内外壅闭，在外在表则肌肤无汗，在内在里则大便不通，不可以因无汗，而强发其汗，宜用承气汤先通其里，祛除在里之邪，里气通利，则中气可以向肌表之外透达，郁滞在肌肉之邪，亦随之外透，此时可以顺其病势，因势利导，或从发斑而消，或从涌吐解之，升散透泄，促其邪解。若表里诸症消退，惟身热不解者，这是由于膜原伏邪未尽，宜服用三消饮。

表里平分传变的治疗，吴氏强调不同于伤寒之法先汗后下，即先解其表而后攻其里，而应该先下后汗，即先通其里而后随其性升泄之。因为里证不除，里气结滞，内外壅闭，强行发汗，必不得汗。正如他说："凡见表里分传之证，务宜承气先通其里，里气一通，不待发散，多有自能汗解。"吴氏表里分传先下后汗的见解，为外感病的治疗开辟了新思路，对后世温病的辨治也有指导意义。

6. 表里分传再分传 指表里分传之后，复现表里之证。治宜三消饮，使从汗、下而解。表里分传再分传，临床上亦较常见，至于三现者，则极少。

三消饮，方由达原饮加大黄、葛根、羌活、柴胡而成，姜、枣煎服。达原饮疏利膜原，葛根解阳明之邪，羌活除太阳经之邪，柴胡祛少阳经之邪，大黄攻邪逐积。吴氏指出："三消者，消内、消外、消不内外也。此治疫之全剂，以毒邪表里分传，膜原尚有余结者宜之。"此证是三消饮最适用的病证。

7. 表胜于里，或里胜于表 膜原伏邪，传表者多，传里者少，即为表胜于里；传里者多，传表者少，即里胜于表。表胜于里者，治表为主，治里为辅；里胜于表者，专主治里，里解表自愈。

8. 先表后里 指先见表证，后见里证。膜原伏邪初传于表，则见表证而无里证者，治宜达原饮。若表证，兼有三阳经病证，则加引经之药，即太阳经加羌活，阳明经加葛根，少阳经加柴胡。药后症见脉洪大而数，自汗而渴者，此为邪离膜原而欲从表传之征，又未能尽达于表，宜用白虎汤，辛凉解散，使邪随汗解，脉静身凉则病愈。表解之后，二三日或四五日，如仍见发热者，此为表而再表之证，再服达原饮。所谓后里者，是指应用达原饮后，症见胸满腹胀、不欲饮食、烦渴、苔起芒刺等里证，疫邪刚传入胃腑，当用达原饮加大黄，微微通导里气。若病久不愈，其在上者，宜用瓜蒂散吐之；其在下者，宜用承气汤通下逐邪。先表后里，随证治之。这里疫邪刚传于表之但表无里和后面出现的表而再表均用达原饮治之，有别于前面治以白虎汤和举斑汤，补充了治法。而三阳经加法，随其疫邪浮越于三阳经的病证不同，取各经之药佐之。

9. 先里后表 指先见里证，后见表证。先里，是指病初即出现发热，此后渐增里证，当用承气汤通导其里，里证得除。后表，是指里证解除之后，二三日内再出现表证，症见发热、头身疼痛、脉浮等，这是邪热浮越于肌表之征，宜用白虎汤。若里证已经解除，身热略减，经过三四日之后，精神不振，脉浮，这是体内精液严重亏虚而不能汗解之征，宜用白虎汤加人参，益气生津，服药睡卧，很快得汗，继而病愈。此近似表里分传，但不属表里分传，治法有别。

若大下、大汗后，表里之证都已解除，继而出现全身疼痛，骨寒作痛，犹如被杖击一样，不能翻身转侧，脉迟细，此乃汗出过多，阳气耗散，不能周行之故，不可误作表证治，等到二三日内阳气渐渐恢复，不治自愈。

温疫迁延失治，或治不如法，正气已虚，方更医求治，所投之剂，仅将离开膜原之邪清除，而暂获疗效。却不知膜原伏邪尚存，故于一二日内前症再起，又复加循衣摸床、神志昏聩、目中不了了、脉气渐萎等症，这是病情凶险危急之征，病家不追究前面医生耽误失治之过，反而认为是后面医生治疗错误而加以斥责。疫病发展到这个阶段，元气微弱，攻之不胜攻，补之邪火益增；正不胜邪，欲坐守待愈，必耗竭元气而无生理，预后极差。

膜原伏邪并非一时能透尽，其邪不尽，变证迭起，层出不穷，反复难愈。这就是温疫有九种传变的病理基础。从此可以理解，吴氏对膜原伏邪的治疗，为什么要重在疏利透达。

吴氏温疫"九传"，病状与治疗看似纷繁复杂，总不离表里，其治不离汗和吐下两途。在表，或白虎汤以汗解，或举斑汤以斑解，或疫邪初传外于表而无里者，用达原饮疏利透解，兼三阳经证者，有三阳经加法，或先见里证，下之里解，但见表证，正气不足，津液虚亏者，用白虎汤加人参助之。在里，若病在上者，以瓜蒂散吐之；若病在下者，以承气汤通导之；若先见表证，表解之后，疫邪初传入里者，用达原饮加大黄微利之。吴氏所列九传证治，提纲挈领，圆机活法，不可刻舟求剑，一成不变。

观其"九传"的治疗，温疫表里之治与伤寒阳明之治有相同之处。其将仲景之清、下、吐三法及白虎汤、承气汤及瓜蒂散，用于治疗温疫的表证和里证，尤其是对仲景三承气汤运用最为纯熟。《温疫论·辨明伤寒时疫》指出："伤寒初起，以发表为先，时疫初起，以疏利为主。种种不同，其所同者，伤寒时疫，皆能传胃，至是同归于一。"详辨伤寒时疫，临危不乱，谨守病机，各司其属。

二、温疫与伤寒的区别

【原文】

或曰：子言伤寒与时疫有霄壤之隔，今用三承气，及桃仁承气、抵当、茵陈诸汤，皆伤寒方也，既用其方，必同其证，子何言之异也？曰：夫伤寒必有感冒之因，或单衣风露，或强力入水，或临风脱衣，或当檐出浴，当觉肌肉粟起，即而四肢拘急，恶风恶寒，然后头疼身痛，发热恶寒，脉浮而数。脉紧无汗为伤寒，脉缓有汗为伤风。

时疫初起，原无感冒之因，忽觉凛凛，以后但热而不恶寒。然亦有触，因而发者。或饥饱劳碌，或焦思气郁，皆能触动其邪，是促其发也。不因所触，无故自发者居多，促而发者，十中之一二耳。且伤寒投剂，一汗而解，时疫发散，虽汗不解。伤寒不传染于人，时疫能传染于人。伤寒之邪，自毫窍而入；时疫之邪，自口鼻而入。伤寒感而即发，时疫感久而后发。伤寒汗解在前，时疫汗解在后。伤寒投剂可使立汗；时疫汗解，俟其内溃，汗出自然，不可以期。伤寒解以发汗，时疫解以战汗。伤寒发斑则病笃，时疫发斑则病衰。伤寒感邪在经，以经传经；时疫感邪在内，内溢于经，经不自传。伤寒感发甚暴，时疫多有淹缠二三日，或渐加重，或淹缠五六日，忽然加重。伤寒初起，以发表为主，时疫初起，以疏利为主。种种不同。其所同者，伤寒时疫皆能传胃，至是同归于一，故用承气汤辈，导邪而出。要知伤寒时疫，始异而终同也。

夫伤寒之邪，自肌表一逡传里，如浮云之过太虚，原无根蒂，惟其传法，始终有进而无退，故下后皆能脱然而愈。

时疫之邪，始则匿于膜原，根深蒂固，发时与营卫交并，客邪经由之处，营卫未有不被其所伤者。因其伤，故名曰溃。然不溃则不能传，不传邪不能出，邪不出而疾不瘳。

然时疫下后，多有未能顿解者，何耶？盖疫邪每有表里分传者，因有一半向外传，则邪留于肌肉，一半向内传，则邪留于胃家。邪留于胃，故里气结滞。里气结，表气因而不通，于是肌肉之邪，不能即达于肌表。下后里气一通，表气亦顺。郁于肌肉之邪，方能达发于肌表，或斑或汗，然后脱然而愈。伤寒下后无有此法。虽曰终同，及细较之，而终又有不同者矣。

或曰：伤寒感天地之正气，时疫感天地之戾气，气既不同，俱用承气，又何药之相同也？曰：风寒、疫邪，与吾身之真气势不两立。一有所着，气壅火积，气也，火也，邪也，三者混一，与之俱化，失其本然之面目，至是均为之邪矣。但以驱逐为功，何论邪之同异也。

假如初得伤寒为阴邪，主闭藏而无汗；伤风为阳邪，主开发而多汗。始有桂枝、麻黄之分，原其感而未化也。传至少阳，并用柴胡；传至胃家，并用承气。至是亦无复有风寒之分矣。推而广之，是知疫邪传胃，治法无异也。（《温疫论·辨明伤寒与时疫》）

【阐释】

本篇从病因病机、传变规律、治疗预后等方面对伤寒与温疫进行比较，既有区别，又有相通之处。

1. 伤寒与温疫的区别（表 11-1）

表 11-1　伤寒与温疫的鉴别

	伤寒	温疫
病因	有感冒之因，感天地之正气（寒邪）	感天地之戾气，无感冒之因
感邪途径	自毫窍入	自口鼻而入
传染	不传染于人	能传染于人
发病	感而即发，感发甚暴	感而后发；常淹缠二三日或五六日逐渐加重，或忽然加重
病位	邪在六经	邪伏膜原
传变	感邪在经，以经传经；自肌表一经传里，始终有进而无退	感邪在内，内溢于经，经不自传；始则匿于在膜原，每有表里分传
初起证候	肌肤寒栗，四肢拘急，恶风寒，头身痛，发热，脉浮而数，脉紧无汗为伤寒，脉缓有汗为伤风	忽觉凛凛以后，但热而不恶寒
初起治疗	发表为先，一汗而解	疏利为主。时疫发散，虽汗不解
发斑	不能发斑；斑后病笃	可以发斑；斑后外邪
汗解	汗解在前；解以发汗	汗解在后；解以战汗

吴氏从病因、感邪途径、传染、发病、病位、传变、初起证候、治疗及预后等方面详论伤寒与温疫之不同，对后世伤寒和温疫的辨治起到纲领性作用。清代龚绍林赞之曰："伤寒时疫，诸方书内，无不备载。细阅所论病情治法，有将时疫认为伤寒者，有将伤寒认为时疫者，病情既未审清，治法亦未尽善。惟此论辨伤寒时疫，病情治法，如犀分水，丝毫不谬，伊古以来，未有如此辨别详明也。学者留心，不惟善治疫，抑且善治伤寒，即令仲景复生，当拜下风矣。"虽誉之有盛，可见其功。

2. 伤寒与温疫在治法上异中有同

寒邪与疫邪侵袭人体，皆可气壅火积，化为同一性质的因素，而失其原来的特性。如其传入胃腑，都可使用承气汤，攻下逐邪。由此可知，伤寒与温疫所感邪气、发病部位不同，则早期治疗不同，邪传入里，若病证相同，其治亦同。正好像伤寒始用麻黄汤、伤风始用桂枝汤，一经传入少阳、阳明，则勿论伤风、伤寒，概用小柴胡和承气汤，而不再分伤风、伤寒了。所以疫邪伤胃，其治法与伤寒没有什么差异。但伤寒之邪，由表传里，有进无退，演变很快，如浮云掠空，能收一下即愈之效；而温疫下后，大多数不能顿解。疫邪伏匿膜原，根深蒂固，当其被激发，则与营卫相争，营卫受伤，称为邪气溃散。如果邪气匿伏不溃，则疫邪不传；疫邪不传，则邪不能出；邪不排除，则温疫不愈。邪离膜原，每有表里分传之变，即一半之邪向外传而滞于肌肉，一半之邪向内传而留于胃腑。邪留胃腑，里气结滞，内外壅闭，表气不通，留于肌肉之邪亦不能透达，投以承气攻下逐邪，则里气通达，表气和顺，有的发斑而愈，有的随战汗而解。所以伤寒与温疫虽称应用下法相同，而细比较，二者仍有差别。

吴又可分辨伤寒与温疫有霄壤之隔，临床上悉见温疫，求其真伤寒则百无一二，而当时的医生所记所诵，连篇累牍，俱系《伤寒论》，用《伤寒论》法治温疫，常常投剂不放。吴氏这篇论述，如犀分水，使长期以来寒温不分、守古法治今病等紊乱局面得以澄清。

吴氏所称伤寒发斑则病情重笃，温疫发斑则邪从外解，观之临床并不尽然。伤寒、温疫发斑皆是病情较重的标志，当审慎辨之，不可拘泥。

三、温疫病因

【原文】

日有星辰，天之有象可睹；水火土石，地之有形可求；昆虫草木，动植之物可见；寒热温凉，四时之气往来可觉。至于山岚瘴气，岭南毒雾，咸得地之浊气，犹或可察。而唯天地之杂气，种种不一，亦犹草木有野葛巴豆，星辰有罗计荧惑，昆虫有毒蛇猛兽，土石有雄硫砒信，万物各有善恶不等，是知杂气之毒亦然。然气无形可求，无象可见，况无声复无臭，何能得睹得闻，人恶得而知？是气也！其来无时，其着无方，众人有触之者，各随其气而为诸病焉。其为病也，或时众人发颐；或时众人头面浮肿，俗名为大头瘟是也；或时众人咽痛，或时咽哑，俗名为虾蟆瘟是也；或时众人疟痢；或为痹气，或为痘疮，或为斑疹，或为疮疥疔肿，或时众人目赤肿痛；或时众人呕血暴亡，俗名瓜瓤瘟、探头瘟是也；或时众人瘿痃，俗名为疙瘩瘟是也。为病种种，难以枚举。大约病偏于一方，延门合户，众人相同，皆时行之气，即杂气为病也。为病种种，是知气之不一也。盖当其时，适有某气专入某脏腑经络，专发为某病，故众人之病相同，非关脏腑经络或为之证也。不可以年岁四时为拘，盖非五运六气所能定者，是知气之所至无时也。或发于城市，或发于村落，他处安然无有，是知气之所着无方也。疫气者杂气中之一，但有甚于他气，故为病颇重，因名之疠气。虽有多寡不同，然无岁不有，至于瓜瓤瘟、疙瘩瘟，缓者朝发夕死，急者顷刻而亡，此又诸疫之最重者。幸而几百年来罕有之，不可以常疫并论也。至于发颐、咽痛、目赤、斑疹之类，其时村落中偶有一二人所患者，虽不与众人等，然考其证，甚合某年某处众人所患之病，纤悉相同，治法无异。此即当年之杂气，但目今所钟不厚，所患者稀少耳。此又不可以众人无有，断为非杂气也。况杂气为病最多，然举世皆误认为六气。假如误认为风者，如大麻风、鹤膝风、痛风、历节风、老人中风、肠风、疠风、痛风之类，概用风药，未尝一效，实非风也，皆杂气为病耳。至又误认为火者，如疔疮发背、痈疽肿毒、气毒流注、流火丹毒，与夫发斑痘疹之类，以为诸痛痒疮，皆属心火，投芩、连、栀、柏，未尝一效。实非火也，亦杂气之所为耳。至于误认为暑者，如霍乱、吐、泻、疟、痢、暴注、腹痛、绞肠痧之类，皆误认为暑，作暑证治之，未尝一效，与暑何与焉？至于一切杂证，无因而生者，并皆杂气所成。从古未闻者何耶？盖因诸气来而不知，感而不觉，惟向风寒暑湿所见之气求之，是舍无声无臭、不睹不闻之气推察。既错认病原，未免误投他药。《大易》所谓：或系之牛，行人之得，邑人之灾也。刘河间作《原病式》，盖祖五运六气，百病皆原于风、寒、暑、湿、燥、火，是无出此六气为病。实不知杂气为病，更多于六气为病者百倍。不知六气有限，现在可测，杂气无穷，茫然不可测也。专务六气，不言杂气，焉能包括天下之病欤！（《温疫论·杂气论》）

【阐释】

《温疫论》专设"杂气论"，是对温疫病因讨论的重要篇章，阐述了杂气的性质、致病特点等，其内容包括以下几个方面：

1. 杂气是多种致病因素的总称

杂气是一类无形可求、无象可见、无声无臭、不睹不闻而又确实存在，具有毒性、传染性的特殊致病因素，致病多为疫病。杂气所至，没有固定的季节，没有特定的地域。人若感染不同杂气，则引起不同的病证；感染同一杂气，其病状大体相同，可以得到证明。

2. 不同的杂气引起不同的疫病

杂气的种类繁多，其毒力大小不同，感触杂气种类不一，引起的疫病也不尽相同。例如，有时很多人感染以颊腮肿胀为特征的病证，即"发颐"；有时很多人传染到以头面部虚浮肿痛为特征的病证，俗称"大头瘟"；有时很多人出现咽喉痛，或声音嘶哑，是俗称的"虾蟆瘟"；有时有很多人患上疟疾，或痢疾，或痹气，或痘疹，或斑疹，或疮疥疔肿，或有时很多人都目赤肿痛，或有时很多人呕血、暴毙，是俗称的"瓜瓤瘟"。诸病种种，难以枚举。诸病流行，皆因感染不同的杂气所致。

3. 杂气有专入某脏腑某经络，专发为某病的特性

不同的杂气入侵不同的脏腑经络，发生不同的疫病。感受同一杂气的病人，其证候大体相同。

4. 杂气的蔓延流行

杂气的蔓延流行不受时间、地区的限制，不为年岁四时所拘，不因五运六气所定。本地区发病，而彼地区不一定发病。疫气属杂气之一，致病力更强，引起的疫病很严重，故又称疠（戾）气。疠（戾）气致病，每年都有，危害严重的如瓜瓤瘟、疙瘩瘟，病情稍缓者，朝发夕死；病情急重者，顷刻即亡，不过像这样严重的疫病，数百年来少有出现，不可与普通疫病并论。发颐、咽痛、目赤、斑疹，偶然在乡村中散在发生，其证候与某年某地大流行者完全一样，治法无异，此即当年之杂气，于今集聚不多，未引起蔓延，故发病人数少。

5. 杂气致病广，六气致病有限

杂气不同于六气，多于六气。杂气为病，亦多于六气。由杂气引起的疫病很多，过去一直都误认为六气所致。如将大麻风、鹤膝风、痛风、历节风、老年中风、肠风、疠风、痫风等认作是风邪引起，误用风药治疗；将疔疮、发背、痈疽、流注、流火、丹毒、发斑、痘疹等按诸痛痒疮皆属心火而论治，用芩、连、栀、柏等；又误将霍乱吐泻、疟痢暴泻、腹痛绞肠痧等归咎于暑邪，从暑证治疗。总之，一切外感热病，若无原因可查者，大都归咎为杂气。因为感触杂气不能察觉，故只好向风寒暑湿诸方面去推求原因。既认错病原，未免误投他药。金代刘河间的《素问玄机原病式》认为一切疾病的原因，皆不离风、寒、暑、湿、燥火六气之变化。实际上，杂气致病广泛，远远多于六气所致之病，而六气致病是有限度的。如果临证把所有的病症归因于六气，而没有考虑到杂气的存在，就不能全面概括外感热病的致病原因。

吴氏科学地论述了杂气的特异性，一是致病病种的特异性，即不同的杂气引起不同的疾病；二是致病部位的特异性，即不同的杂气选择性地入侵不同的脏腑经络等。同时，提出温疫的流行有散发性，易引起大流行，从而丰富了中医学关于流行病学的内容。吴氏这些新见解，与当时的西洋医学相比较，也居领先地位，吴氏在祖国医学发展史上，称得上是一位伟大的科学先知。但是吴氏将一切病证尽归杂气引起，显然是片面的。

【原文】

其年疫气盛行，所患者重，最能传染，即童辈皆知其为疫。至于微疫，似觉无有，盖毒气所钟有厚薄也。

其年疫气衰少，里间所患者不过几人，且不能传染，时师皆以伤寒为名，不知者固不言疫，知者亦不便言疫。然则何以知其为疫？盖脉证与盛行之年所患之证纤悉相同，至于用药取效，毫无差别，是以知温疫四时皆有，长年不断，但有多寡轻重耳。

疫气不行之年，微疫亦有，众人皆以感冒为名，实不知其为疫也。设用发散之剂，虽不合病，然亦无大害，疫自愈，实非药也，即不药亦自愈。至有稍重者，误投发散，其害尚浅，若误用补剂及寒凉，反成痼疾，不可不辨。（《温疫论·论气盛衰》）

【阐释】

本篇是对杂气论的补充，论述了温疫的流行有盛行、衰少、不疫等不同程度，应当注意鉴别，以免误诊失治。

在疫病盛行猖獗之年，因其病情严重，传染性最强，即便是小孩子都知道这是温疫病。但若疫情轻微，人们就觉得没有发生温疫，这与温疫邪气的毒力大小有关系。

某一年温疫散在流行，乡间患疫病的人少，不超过几个，并且之间没有相互传染，时医都把这叫伤寒。不了解这种病的人，自然不会说这是温疫，了解此病的医生也不好更正说这是温疫，那怎么知道这是温疫呢？因为这些病人的脉象、证候，与流行传染期的患者的脉证是一样的，没有丝毫区别；其用于治疗有效的药，也毫无差别。由此可知，疫病四季都有，一年中不断散发，只是发病率有多有少，病情有轻有重。清代龚绍林补充："重者，人多误认伤寒，漫用表药热剂。轻者，人皆误认虚劳，误投补剂燥药。轻者转重，重者致死。"

温疫不流行的年份，还是可能出现病情轻微的疫病，众人都当作感冒，而不知是温疫。假如使用发散表邪的药物，虽与治疗的病证不符合，也无大碍，病情较轻的温疫可以自愈，而与用药无关，即使不用药物也会自愈。至于病情较重的温疫，误用发散表邪之剂，其危害不大，但误用补益的药物，或寒凉药物，反成痼疾，故告诫当审慎辨别。

吴氏能在当时医疗条件下，诊察到温疫的爆发与散发的区别，实属难能可贵。其倡导完全以临床证候为依据的思想，重视"病、脉、证、治"的辨治思路，继承了仲景辨证论治的思想，比后世以季节命名温热病的做法，化繁为简，更利于临床辨病施药。清代孔毓礼曰："疫疾四时皆有，但尤甚于春月，与春夏之交，为祸更烈耳。推类言之，人人病眼者为疫眼，人人病咳者为疫咳，凡论症长幼相似者名为疫。一人病，非外感内伤，与疫同，亦名疫也。"孔氏进一步强调以临床证候为依据的统一命名，并从流行季节上作了补充，在流行病学上有重要意义。

【原文】

所谓杂气者，虽曰天地之气，实由方土之气也。盖其气从地而起，有是气则有是病，譬如所言天地生万物，然亦由方土之产也。但植物借雨露而滋生，动物借饮食而颐养。盖先有是气，然后有是物。推而广之，有无限之气，因有无限之物也。但二五之精，未免生克制化，是以万物各有宜忌，宜者益而忌者损，损者制也。故万物各有所制，如猫制鼠，如鼠制象之类，既知以物制物，即知以气制物矣。以气制物者，蟹得雾则死，枣得雾则枯之类，此有形之气，动植之物皆为所制也。至于无形之气，偏中于动物者，如牛温、羊温、鸡温、鸭温，岂但人疫而已哉？然牛病而羊不病，鸡病而鸭不病，人病而禽兽不病，究其所伤不同，因其气各异也。知其气各异，故谓之杂气。夫物者气之化也，气者物之变也，气即是物，物即是气，知气可以制物，则知物之可以制气矣。夫物之可以制气者，药物也。如蜈蚣解蜈蚣之毒，猫肉治鼠瘘之溃，此受物之气以为病，还以物之气制之。至于受无形杂气为病，莫知何物之能制矣。惟其不知何物之能制，故勉用汗、吐、下三法以决之。嗟乎！即三法且不能尽善，况能知物乎？能知以物制气，一病只有一药，药到病已，不烦君臣佐使、品味加减之劳矣。（《温疫论·论气所伤不同》）

【阐释】

本篇进一步对"杂气"的物质性、偏中性和治疗等进行了阐述。

1. 杂气的物质性　杂气，包括不同种类之气。先有某种杂气，然后才有某种疾病，犹如宇宙万物，先有某种气，然后才有某种物，即无限之气，化生无限之物。吴氏强调"夫物者气之化也，气者物之变也，气即是物，物即是气"。龚绍林补充说明，杂气是"天地不正之毒气"，人触之即病，有别于"天地循环之常气"，两者不能混谈。

2. 杂气的偏中性　杂气不仅使人患各种温疫，而且能在动物中传染、流行，如有牛瘟、羊瘟、鸡瘟、鸭瘟等。杂气的种类不同，则入侵不同种类的动物。能使牛病的杂气而不使羊病，能使鸡病的杂气而不使鸭病，能使人病的杂气而不使禽兽病，这就是杂气的偏中性。

3. 杂气的治疗　吴氏论述杂气的治法，一是"制气"之法。万物之间相互克制，相互促进。其相互制约者，如猫制鼠、鼠制象等。万物相互克制，而化生万物之气，亦可制约于物，如蟹遇雾则死、枣遇雾则枯等。举凡动植之物皆受有形之气所制约。万物由气所生，气为万物所成，故气即是物，物即是气；气可制物，则物可制气。用药物以制杂气者，如蜒蚰解蜈蚣毒、猫肉制鼠瘘等。如果确能知道某物能制某气，则一种病只需用一种药，就能收到药到病除的疗效，那就不必按君、臣、佐、使处方了。无疑地吴氏是倾向于寻找治疗杂气的特效药物。由于杂气种类不一，患者体质不同，故在当时条件下，要达到"一病只有一药，药到病已"的治疗水平，是不可能的。二是汗、吐、下三法。由于无形之杂气引起的种种疾病，还不知用什么药物治疗，故只有勉强用汗、吐、下三法祛邪。针对杂气用汗、吐、下三法，龚绍林提出了不同看法，"汗、吐、下三法，乃治伤寒之法也。治疫大法，始宜疏邪清火，即或宜吐、宜下，从未宜汗者。盖疫证汗解在后，其病将愈，自然汗出，不可用药以表其汗也。如执用三法，以治杂气，宜乎不能尽善矣"。实为临证感言，足资借鉴。

吴氏认为，杂气是物质的，致病有偏中性，其治疗用药亦有特异性，提出药物"制气"之法，力图使用一种特效方药专治一种疫病，直捣病巢，针对病原，攻逐疫邪。其创制的达原饮，治疗疫病初起，邪伏膜原之证，实为专病专方之有益探索，后世余师愚之清瘟败毒饮、杨栗山之升降散，实受其影响，为外感温疫病专病专方专治，开辟了新路径。

【原文】

诸窍乃人身之户牖也。邪自窍而入，未有不由窍而出。经曰：未入于腑者，可汗而已，已入于腑者，可下而已。麻征君复增汗、吐、下三法，总是导引其邪，从门户而出，可为治法之大纲，舍此皆治标云尔。今时疫首尾一于为热，独不言清热者，是知因邪而发热，但能治其邪，不治其热而热自已。夫邪之与热，犹形影相依，形亡而影未有独存者。若以黄连解毒汤、黄连泻心汤，纯乎类聚寒凉，专务清热，既无汗、吐、下之能，焉能使邪从窍而出，是忘其本，徒治其标，何异小儿捕影？（《温疫论·标本》）

【阐释】

本篇提出导邪外出是治疫之大纲，汗、吐、下三法逐邪是治本之法。

1. 导邪外出是治病大纲

病邪自窍道而入，仍还归窍道而出。医经《伤寒例》说过，邪气还没有传入六腑，用汗法治疗，导邪从汗孔而出，病可痊愈；邪气已经传入六腑，用下法治疗，导邪从下窍而出，病可痊愈。原文"经"应该是指《伤寒例》，而《素问·热论》所载是："治之各通其藏脉，病日衰已矣。其未满三日者，可汗而已；其满三日者，可泄而矣。"麻征君先生（麻九畴，师从张从正，参与编写《儒门事亲》，提出"三法可以兼众法""圣人止有三法，无第四法也"）指出，可以通过汗、吐、下祛邪三法，导邪外出，可以治疗所有的疾病。总体而言，导引邪气，从窍道而出，为治本之法。

2. 邪为本，热为标，治邪治本，清热治标　由病邪引致发热，邪之与热，好像形影相依。温疫发热，祛邪为本，邪去而热自清。寒凉清热的黄连解毒汤、黄连泻心汤等，因不具汗、吐、下导邪而出的作用，故只能属治标之剂。

吴氏虽然认识到治邪是治疗温疫的重要环节，但未全面、系统地提出有效的方法。他只承认汗、吐、下是导邪外出的治本之法，而把寒凉清热治疗温疫说成是忘其本而徒治其标。吴氏把治邪与清热对立起来的观点是片面的，实际上许多清热之剂具有治邪作用。

四、温疫初期证治

【原文】

温疫初起，先憎寒而后发热，日后但热而无憎寒也。初得之二三日，其脉不浮不沉而数，昼夜发热，日晡益甚，头疼身痛。其时邪在夹脊之前，肠胃之后，虽有头疼身痛，此邪热浮越于经，不可认为伤寒表证，辄用麻黄桂枝之类强发其汗。此邪不在经，汗之徒伤表气，热亦不减。又不可下，此邪不在里，下之徒伤胃气，其渴愈甚。宜达原饮。

达原饮

槟榔二钱　厚朴一钱　草果仁五分　知母一钱　芍药一钱　黄芩一钱　甘草五分

上用水二盅，熬八分，午后温服。

按：槟榔能消能磨，除伏邪，为疏利之药，又除岭南瘴气；厚朴破戾气所结；草果辛烈气雄，除伏邪盘踞。三味协力，直达其巢穴，使邪气溃败，速离膜原，是以为达原也。热伤津液，加知母以滋阴；热伤营气，加白芍以和血；黄芩清燥热之余；甘草为和中之用。以后四味，不过调和之剂，如渴与饮，非拔病之药也。凡疫邪游溢诸经，当随经引用，以助升泄，如胁痛、耳聋、寒热、呕而口苦，此邪热溢于少阳经也，本方加柴胡一钱；如腰背项痛，此邪热溢于太阳经也，本方加羌活一钱；如目痛、眉棱骨痛、眼眶痛、鼻干不眠，此邪热溢于阳明经也，本方加干葛一钱。证有迟速轻重不等，药有多寡缓急之分，务在临时斟酌，所定份两，大略而已，不可执滞。间有感之轻者，舌上白苔亦薄，热亦不甚，而无数脉，其不传里者，一二剂自解。稍重者，必从汗解，如不能汗，乃邪气盘踞于膜原，内外隔绝，表气不能通于内，里气不能达于外，不可强汗，或者见加发散之药，便欲求汗，误用衣被壅遏，或将汤火熨蒸，甚非法也。然表里隔绝，此时无游溢之邪在经，三阳加法不必用，宜照本方可也。感之重者，舌上苔如积粉，满布无隙，服汤后不从汗解，而从内陷者，舌根先黄，渐至中央，邪渐入胃，此三消饮证。若脉长洪而数，大汗多渴，此邪气适离膜原，欲表未表，此白虎汤证。如舌上纯黄色，兼见里证，为邪已入胃，此又承气汤证也。有二三日即溃而离膜原者；有半月十数日不传者；有初得之四五日，淹淹摄摄，五六日后徒然势张者。凡元气胜者毒易传化，元气薄者邪不易化，即不易传。设遇他病久亏，适又微疫能感不能化，安望其传？不传则邪不去，邪不去则病不瘳，延缠日久，愈沉愈伏，多致不起，时师误认怯证，日进参芪，愈壅愈固，不死不休也。(《温疫论·温疫初起》)

【阐释】

本篇主要论述了温疫初起的证治，创制疫病名方达原饮，详辨感邪轻重及其传变，分别论治。具体内容如下：

1. 温疫初起的证治

温疫发病初期，疫邪客于膜原，邪正相争，阳热郁遏，症见恶寒发热；阳热壅盛，内外充斥，则但热不寒。刚发病二三日，其脉不浮不沉而数，发热昼夜不休，日晡（下午3～5点）益甚，同时伴见头身疼痛。头身疼痛，为热邪波及经络所致，不可当作伤寒表证来治而用麻黄汤、桂枝汤表散发汗之剂。邪气在膜原而不在表，不可发汗，若强行发汗，则徒伤卫气，邪热亦不减；其邪不在肠胃，不可攻下，若强用下法，则徒伤胃气，损津伤液，口渴更重。惟宜达原饮，疏利透达，使伏邪内溃，速离膜原。

达原饮：槟榔、厚朴、草果三味药，能直达膜原，破戾气所结，除邪之盘踞，为本方主药。槟榔消食磨积，驱逐伏邪，疏利膜原之气机，以助祛邪，能驱除岭南的山岚瘴气；厚朴行气消积，燥湿除满，能破除戾气结聚之气；草果辛烈气雄，燥湿截疟，能驱除盘踞之伏邪。三味药协同合力，可以直捣疫邪之巢穴，使邪气溃散，邪离膜原，由此而命此方为"达原饮"。知母滋阴清热，芍药和血，黄芩清燥热，甘草调和中气。此四味非拔邪之品，乃因槟榔、厚朴、草果药性猛而燥烈，用四药调和，使本方行气破积而不伤阴血，驱邪而不伤正。清代李砚庄云："盖疫本热邪，犹贼，膜原犹窝，槟榔草果犹捕快手，厚朴犹刑具，知芩犹牵出，若硝黄则驱之走矣，白芍甘草，一谨守门户，一调停众人，此又可先生立方之妙。"龚绍林对达原饮推崇有加，"凡疫不拘大小男女，胸膈紧闷，日轻夜重者，十有八九，惟此达原饮方。真千古治疫妙剂，医者渡人宝筏也"。达原饮是吴又可所创制的治疗温疫第一方剂，被历代医家推崇，至今在传染性、感染性疾病的治疗中发挥重要作用。

随证加减：凡是疫邪热溢波及诸经者，当随邪气所在的经脉，加用相应的药物，升散疏泄，以助驱邪。如疫邪波及少阳经，症见胁痛、耳聋、寒热、呕吐、口苦者，加柴胡；如疫邪波及太阳经，症见腰背骨痛者，加羌活；如疫邪波及阳明经，症见目痛、眉棱骨痛、眼眶痛、鼻干不眠者，加干葛。龚绍林并对体虚感疫的治疗进行了补充，若气虚之人，症见头晕不举，其脉右寸无力，或两寸皆空，宜达原饮加党参，以扶正气；若血虚之人，症见足膝冰冷，左尺脉无力，宜达原饮加熟地黄，以补其血。

2. 感邪轻重及其传变的证治

疫证的病情变化有快有慢，病情亦有轻有重；使用药物亦应当有多有少，有急有缓。本方所列药物的剂量，比较粗略，仅供参考，临证务必结合的感邪轻重及其传变之不同，斟酌用药，分别论治，不可拘泥。感受邪气较轻者，热势不甚，薄白苔，脉不数，其邪未传于里，服达原饮一二剂，则邪随汗解。感受邪气稍重者，得汗可解。如果无汗，疫邪盘踞于膜原，内壅外闭，人体表里之气隔绝，表气不能通于内，里气不能达于外，这时不可强行发汗。病人或其家人见医生加用发散的药物，想着使病人出汗，错误地添加衣服被子，把病人捂起来，或者用热水熏蒸病人，这些都是很不正确的做法。邪气仍伏匿于膜原，表里之气阻隔不通，此时未波及诸经，就不用前面所提三阳经加法，仍用达原饮，使邪气溃散而解。感受邪气严重者，若脉洪大而数，大汗出，口渴多饮，邪离膜原，欲从外解之象，宜用白虎汤，清热达表。若白苔满布如积粉，服达原饮之后，疫邪不随汗解，反而内陷于里，渐入胃腑，则见舌根先黄，渐至苔之中央，改用三消饮，分消表里及半表半里之邪。若全苔变为黄燥，并见大便秘结之里证，邪已入胃肠，当用承气汤，攻下逐邪。

3. 邪离膜原的迟速与正气盛衰有关

正能胜邪，则疫邪易从膜原被逐；正不胜邪，膜原伏邪则不易溃散。因患他病而正气虚者，即使感邪很轻，亦难从膜原祛除。膜原伏邪不溃，邪自不传。邪无出路，隐匿膜原，病情缠绵，误认虚劳而迭进壅补，反使病邪固结，甚至导致病人死亡。

用达原饮逐邪，分离膜原是治疗温疫的重要环节。方中白芍酸收恋邪，后世医家多有化裁，如雷少逸宣透膜原法（厚朴、槟榔、草果仁、黄芩、甘草、藿香、半夏）、俞根初柴胡达原饮（柴胡、生枳壳、川朴、青皮、炙甘草、黄芩、苦桔梗、草果、槟榔、荷叶梗）、薛生白湿热阻遏膜原方（柴胡、厚朴、槟榔、草果、藿香、苍术、半夏、干菖蒲、六一散）等，皆去白芍而加疏透之品，更切合病机，为临床所常用。惟这类方剂性偏温燥，易助热化火，劫夺阴津，故在应用过程中，往往见到膜原伏邪虽然溃散分离，而热势反有上升，此时即应转手清化，否则有痉厥兼臻之变。

吴鞠通认为，凡病温者始于上焦在手太阴，似有否认始发于膜原而不在上焦的一类温病的存在。其所论多属有热无湿的温热类温病（如风温），而又可所述则系湿热类温病，二者始发病位不同。吴鞠通评达原饮是以中下焦法治上焦温病，是片面的。

【原文】

凡邪所客，有行邪有伏邪，故治法有难有易，取效有迟有速。假令行邪者，如正伤寒始自太阳，或传阳明，或传少阳，或自三阳入胃，如行人经由某地，本无根蒂，其因漂浮之势，病形虽重，若果在经，一汗而解，若果传胃，一下而愈，药到便能获效。先伏而后行者，所谓温疫之邪，伏于膜原，如鸟栖巢、如兽藏穴，营卫所不关，药石所不及。至其发也，邪毒渐涨，内侵于腑，外淫于经，营卫受伤，诸证渐显，然后可得而治之。方其浸淫之际，邪毒尚在膜原，此时但可疏利，使伏邪易出。邪毒既离膜原，乃观其变，或出表，或入里，然后可导邪而出，邪尽方愈。初发之时，毒势渐张，莫之能御，其时不惟不能即瘳，而病证日惟加重，病家见证日增，即欲更医，医家不解，亦自惊疑。竟不知先时感受邪甚则病甚，邪微则病微。病之轻重，非关于医，人之生死，全赖药石。故谚有云："伤寒莫治头，痨怯莫治尾。"若果正伤寒，初受于肌表，不过过经之浮邪，一汗即解，何莫治之有？此言盖指温疫而设也。所以疫邪方张之际，势不可遏，但使邪毒速离膜原便是，治法全在后段工夫。识得表里虚实，更详轻重缓急，投剂不致差谬，如是可以万举万全，即使感受之最重者，按法治之，必无殒命之理。若夫久病枯削，酒色耗竭，耆耄风烛者，此等已是天真几绝，更加温疫，自是难支，又不可同日而语矣。（《温疫论·行邪伏邪之别》）

【阐释】

本篇论述行邪易治，伏邪难疗。伤寒之邪是行邪，行在肌表、经络，可从汗而解，行（传）入胃腑则从攻下而愈。

温疫之邪是伏邪，初客人体，盘踞膜原，根深蒂固，治疗在于疏利透达，使邪结渐开，速离膜原，伏邪则变为行邪。吴氏所谓"治法全在后段工夫"，是指邪离膜原，其传表者，则顺势促邪从表解，其传入胃腑者，则用攻下逐邪。由于伏邪不能一时分离和透尽，故温疫病势缠绵，病程迁延，病情变化多端。疏利透达是治疗的一个重要环节，根深盘踞之邪能否迅速离开膜原，取决于疏透方药应用得是否恰当。达原饮直达膜原，捣其窝巢之害，伏邪从而分离，但其辛温雄烈之性，临床应用难于掌握，如用量过大，虽能使伏邪松达，但又易助热伤阴，而有痉厥兼臻之变。若用量不足，则难触动伏邪。

故投剂之后，须仔细观察，若邪结已开，分离膜原，则当细参脉证，或转手清化，或从攻下，务使邪尽病愈。

五、温疫中期证治

【原文】

温疫舌上白苔者，邪在膜原也。舌根渐黄至中央，乃邪渐入胃。设有三阳现证，用达原饮三阳加法。因有里证，复加大黄，名三消饮。三消者，消内、消外、消不内外也。此治疫之全剂，以毒邪表里分传，膜原尚有余结者宜之。

三消饮

槟榔　草果　厚朴　白芍　甘草　知母　黄芩　大黄　葛根　羌活　柴胡

姜、枣煎服。（《温疫论·表里分传》）

【阐释】

本条论述三消饮证。

温疫见白苔，邪在膜原。舌根渐黄至中央，则邪渐入胃。若邪气溃散波及三阳经，则宜用达原饮加羌活入太阳、葛根入阳明、柴胡入少阳，即谓"三阳加法"。邪气内传入里，邪气与糟粕结滞于胃肠，加大黄攻下。达原饮加上四味药之后，合为三消饮。疫邪从膜原向表、向里传变，膜原伏留的余邪，结而未散，邪气浮越于表里内外，宜用三消治之。

三消饮：达原饮疏利膜原之邪，羌活入太阳、葛根入阳明、柴胡入少阳除三阳经之邪，大黄除在里之邪，姜枣调和护中。诸药合用，能消内、消外、消不内外之邪，溃散膜原之邪，分消表里之邪，故吴氏称之为"治疫之全剂"。

【原文】

温疫脉长洪而数，大渴复大汗，通身发热，宜白虎汤。

白虎汤

石膏一两　知母五钱　甘草五钱　炒粳米一撮

加姜煎服。

按：白虎汤辛凉发散之剂，清肃肌表气分药也。盖毒邪已溃，中结渐开，邪气分离膜原，尚未出表，然内外之气已通，故多汗，脉长洪而数。白虎辛凉解散，服之或战汗，或自汗而解。若温疫初起，脉虽数未至洪大，其时邪气盘踞于膜原，宜达原饮。误用白虎，既无破结之能，但求清热，是犹扬汤止沸也。若邪已入胃，非承气不愈，误用白虎，既无逐邪之能，徒以刚悍而伐胃气，反抑邪毒，致脉不行，因而细小。又认阳证得阴脉，妄言不治，医见脉微欲绝，益不敢议下，日惟杂进寒凉，以为稳当，愈投愈危，至死无悔。此当急投承气缓缓下之，六脉自复。（《温疫论·热邪散漫》）

【阐释】

本条论述白虎汤的适应证和误治证。

温疫脉洪大而数，大渴，大汗，通身发热，宜用白虎汤。

白虎汤：石膏辛甘大寒，善清解，透热出表，能消除阳明气分之热；知母苦寒质润，滋阴清热，助石膏清解邪气；佐以粳米、炙甘草益胃生津。吴氏称之为"辛凉发散之剂，清肃肌表气分药也"。

膜原邪毒溃散，结滞逐渐散开，邪气适离膜原，欲出肌表，尚未出表，内外之气机通畅，邪热散漫，故脉洪大而数、大汗、通身发热；热灼津伤，则大渴。此服用白虎汤，或战汗以解，或自汗而解。

若温疫初起，脉数而未洪大，邪气仍盘踞于膜原，宜用达原饮。误用白虎汤，无疏利破结、逐邪治本之功，清热治本，犹如扬汤止沸，无济于事。

若邪传入胃，宜用承气辈。误用白虎，无攻下逐邪之能，反用白虎刚猛之药伤伐胃气，寒凉之性抑遏邪毒溃散，则出现细小脉。阳脉见阴脉，妄言为不治之证。医生见脉微欲绝，认为大虚之证，不敢用下法，杂进寒凉之剂，愈投愈重，甚者失治延误至死。当赶紧用承气汤缓下，脉可恢复。

【原文】

邪留血分，里气壅闭，则伏邪不得外透而为斑。若下之，内壅一通，则卫气亦从而疏畅，或出表为斑，则毒邪亦从而外解矣。若下后斑渐出，不可更大下，设有下证，少与承气缓缓下之。若复大下，中气不振，斑毒内陷则危，宜托里举斑汤。

托里举斑汤

白芍 当归各一钱 升麻五分 白芷 柴胡各七分 穿山甲二钱，炙黄

水姜煎服。下后斑渐出，复大下，斑毒复隐，反加循衣摸床，撮空理线，脉渐微者危，本方加人参一钱，补不及者死。若未下而先发斑者，设有下证，少与承气，须从缓下。(《温疫论·发斑》)

【阐释】

本条论述疫邪留于血分，宜用托里举斑汤治疗。

邪留血分，里气壅闭，则伏邪郁内而不得外透，则发斑。若用攻下，内壅一除，气机通利，则卫气疏畅。若出表发斑，邪从外解。若下后，斑渐出，不可大下，假如有邪气与糟粕相结，用小剂量承气汤缓下。若发斑之后又用猛剂峻下，中气受损，斑毒内陷危重，宜托里举斑汤。

托里举斑汤：当归、白芍养血和血，升麻、白芷、柴胡疏散透邪发斑，穿山甲活血通络，能入络中搜剔伏匿之邪气。诸药合力，扶正托毒举斑。

若攻下之后，发斑渐多，又用猛剂峻下，斑毒反隐伏起来，神志不清，症见循衣摸床，撮空理线，脉逐渐微弱者，本方加人参，益气托毒。若未及时用补益之剂，易危及生命。若没有攻下，先发斑者，有可下之证，予以少量承气汤缓下热结。

【原文】

温疫胸膈满闷，心烦喜呕，欲吐不吐，虽吐而不得大吐，腹不满，欲饮不能饮，欲食不能食，此疫邪留于胸膈，宜瓜蒂散吐之。

瓜蒂散

甜瓜蒂一钱 赤小豆二钱，研碎 生山栀仁二钱

上用水二钟，煎一钟，后入赤豆，煎至八分，先服四分，一时后不吐，再服尽。吐

之未尽，烦满尚存者，再煎服。如无瓜蒂，以淡豆豉二钱代之（《温疫论·邪在胸膈》）

【阐释】

本条论述了瓜蒂散适应证及煎服方法。

疫邪留于胸膈，气机被遏，则胸膈满闷；邪热壅滞胸胃，升降不利，则心烦喜呕，欲吐不吐，虽吐而不得大吐，欲饮不能饮，欲食不能食；邪传入里，病位在上，故腹不满。宜瓜蒂散吐之。

瓜蒂散：甜瓜蒂善于涌吐痰涎宿食；赤小豆能祛湿除烦满，二药酸苦涌泄，增强催吐之力；山栀泄热除烦；淡豆豉轻清宣泄，宣解胸中邪气，安中护胃。全方涌吐膈上积滞之邪，清热除烦，标本兼治。

煎服方法：用水二盅，煎取一盅，加入赤小豆，煎取八分。先服四分，一个时辰，没有涌吐，再把剩下的服完。壅滞于胸膈的积邪未尽，仍心烦满闷，再煎服一剂，再服用。如果无瓜蒂，用淡豆豉替代。

吴氏遵《黄帝内经》之法和仲景之方，创制瓜蒂散。《素问》："其在上者，引而越之。"病在上者，涌而吐之。仲景瓜蒂散和栀子豉汤均为涌吐剂，吴氏将二方合一，既除留滞于胸膈以上之疫邪，又除胸中烦热，标本兼治。瓜蒂有毒，先予小剂量，不效再逐渐加量。中病即止，不必尽剂。

【原文】

舌白苔渐变黄苔：邪在膜原，舌上白苔；邪在胃家，舌上黄苔。苔老变为沉香色也。白苔未可下，黄苔宜下。

舌黑苔：邪毒在胃，熏腾于上，而生黑苔。有黄苔老而变焦色者；有津液润泽作软黑苔者；有舌上干燥作硬黑苔者，下后二三日，黑皮自脱；又有一种，舌俱黑而无苔，此经气，非下证也，妊娠多见此，阴证亦有此，并非下证。下后里证去，舌尚黑者，苔皮未脱也，不可再下。务在有下证方可下。舌上无苔，况无下证，误下舌反见鳖黑者危，急当补之。

舌芒刺：热伤津液，此疫毒之最重者，急当下。老人微疫无下证，舌上干燥易生苔刺，用生脉散，生津润燥，芒刺自去。

舌裂：日久失下，血液枯极，多有此证。又热结旁流，日久不治，在下则津液消亡，在上则邪火毒炽，亦有此证，急下之，裂自满。

舌短、舌硬、舌卷：皆邪气胜，真气亏，急下之，邪毒去，真气回，舌自舒。

白砂苔：舌上白苔，干硬如砂皮，一名水晶苔。乃自白苔之时，津液干燥，邪虽入胃，不能变黄，宜急下之。若白苔润泽者，邪在膜原也，邪微苔亦微，邪气盛，苔如积粉，满布其舌，未可下，久而苔色不变，别有下证，服三消饮，次早舌即变黄。

唇燥烈、唇焦色、唇口皮起、口臭、鼻孔如烟煤：胃家热，多有此证，固当下。唇口皮起，仍用别症互较。鼻孔煤黑，疫毒在胃，下之无辞。

口燥渴：更有下证者，宜下之，下后邪去胃和，渴自减。若服花粉、门冬、知母，冀其生津止渴，殊谬。若大汗脉长洪而渴，未可下，宜白虎汤，汗更出，身凉渴止。

目赤、咽干、气喷如火、小便赤黑涓滴作痛、小便极臭、扬手掷足、脉沉而数：皆为内热之极，下之无辞。

潮热、谵语：邪在胃有此证，宜下。然又有不可下者，详载似里非里条下，热入血室条下，神虚谵语条下。

善太息：胃家实，呼吸不利，胸膈痞闷，每欲引气下行故然。

心下满、心下高起如块、心下痛、腹胀满、腹痛按之愈痛、心下胀痛：以上皆胃家邪实，内结气闭，宜下之，气通则已。

头胀痛：胃家实，气不下降，下之头痛立止，若初起头痛，别无下证，未可下。

小便闭：大便不通，气结不舒，大便行，小便立解，误服行气利水药无益。

大便闭，转屎气极臭：更有下证，下之无辞，有血液枯竭者，无表里证，为虚燥，宜蜜煎导及胆导。

大肠胶闭：其人平日大便不实，设遇疫邪传里，但蒸作极臭，状如黏胶，至死不结，但愈蒸愈黏，愈黏愈闭，以致胃气不能不行，疫毒无路而出，不下即死，但得黏胶一去，下证自除，画然而愈。

协热下列、热结旁流：并宜下。详见大便条下。

四逆、脉厥、体厥：并属气闭，阳气郁内，不能四布于外，胃家实也，宜下之。下后反见此证者，为虚脱，宜补。

发狂：胃家实，阳气盛也，宜下之。有虚烦似狂，有因欲汗作狂，并详见本条，忌下。(《温疫论·应下诸证》)

【阐释】

本篇从舌象、头面诸窍、二便、证候等角度，论述邪传入胃腑，应下诸证。

1. 舌象变化

（1）舌苔

①由白变黄：白苔变为黄苔，甚至变成老黄苔（如沉香色），邪由膜原传入胃腑，宜下。

②黑苔：有属下证，有属非下之证（表11-2）。

③白砂苔（水晶苔）：伏邪传胃，津液耗伤，苔色未及时变黄，形成干硬如砂皮之状。

④芒刺：疫毒传胃，津液已伤，病情急重。

（2）舌裂　应下失下，津血枯竭。

（3）舌形异常　表现舌短、舌硬、舌卷等，系疫毒偏胜，真气亏虚，舌本失于濡养所致。

表 11-2　温疫黑苔（舌）分类表

	苔色		形成
下证黑苔	焦色苔	黄苔老而变焦黑色	邪毒在胃 熏蒸于上而生黑苔
	软黑苔	有津液润泽	
	硬黑苔	舌上干燥无津	
非下证黑苔（舌）	舌黑无苔	经络之气现于舌，多见于妊娠和阴寒证	
	下后仍黑	下后里证已去，苔皮未脱	
	鳌黑舌	本无下证，舌上无苔，误下后变成鳌黑	

2. 头目诸窍

包括头、目、鼻、唇、口味、呼吸等异常，常见唇焦、唇裂、唇黏膜剥脱起皮、鼻黑如烟煤、呼吸不利、口燥渴、口臭、目赤、咽干、气喷如火、头胀痛等，皆为疫邪传胃，热结津伤，毒火上冲所致。

3. 潮热、谵狂

潮热、谵狂系胃家实，阳气偏盛，扰乱心神所致。

4. 二便

（1）小便异常　小便赤黑涓滴作痛，或小便不通，系阳明腑实，气机郁结，影响尿道通调。

（2）大便异常　包括大便闭或胶闭不通、大便黏结、热结旁流等，均系热结胃肠的征象，其中大便胶闭，多系湿热与积滞搏结肠腑所致。

5. 厥冷

厥冷指四肢厥冷，甚者通体皆厥，系热结胃肠，阳气内郁，不能敷布于外，肢体失于温煦所致。

6. 脉厥

脉厥指脉沉伏不起，仍系胃肠热结，气机受郁，脉道不利所致。

膜原伏邪传入胃腑，病情急重，攻下救治是其关键，吴氏列举应下诸证，以潮热、谵妄、大便闭（或胶闭）、热结旁流、苔老黄、苔生芒刺等为主，至于口燥渴、目赤、头胀痛等，既可见于胃家实，亦可出现于其他邪热偏盛的病证中。因此，不能就贸然攻下。

【原文】

温疫发热一二日，舌上白苔如积粉，早服达原饮一剂，午前舌变黄色，随现胸膈满痛，大渴烦躁，此伏邪即溃，邪毒传胃也，前方加大黄下之。烦渴少减，热去六七，午后复加烦躁发热，通舌变黑生刺，鼻如烟煤，此邪毒最重，复瘀到胃，急投大承气汤。傍晚大下，至半夜热退，次早鼻黑苔刺如失。此一日之间，而有三变，数日之法，一日行之，因其毒甚，传变亦速，用药不得不紧。设此证不服药或投缓剂，羁迟二三日必死。设不死。服药亦无及矣。尝见温疫二三日即毙者，乃其类也。（《温疫论·急证

急攻》)

【阐释】

本篇记述吴氏辨治温疫，一日之中先后投以达原饮、达原饮加大黄、大承气汤，三移方药，随证用方，急证急攻。

温疫发热一二日，邪在膜原，苔白如积粉，早晨投达原饮一剂。至午前，伏邪向内溃散，疫毒传入胃腑，出现胸膈满痛、大渴、烦躁、舌苔变黄，宜用达原饮加大黄攻逐邪气，泻下热结。药后病人烦躁、口渴略减，热势十去六七。午后，邪热未尽，瘀滞到胃，疫毒复炽，症见烦躁、发热加重，鼻如烟煤，舌苔干黑起芒刺，当急投大承气汤，攻逐邪毒。至傍晚，经过泻下大量积滞。时至夜半，热势减退。第二天早晨，鼻黑、苔刺消退。

因疫毒极甚，传变迅速，故病情在一日之内有早晨、午前、午后的不同变化。急证而用急攻，甚至将数日治法，集一日内用之，在于攻邪务尽，避免留邪为患。

吴氏所称"急证"，是指感受邪毒极盛，迅速传入胃腑，出现的种种急重证候。急证舌苔一日之间而有三变，急攻主要体现在"数日之内，一日行之"。如果急证，不用药，或投以药性和缓之剂，而不攻下热结，延误失治，二三日必死。对年老体弱之人，更需注意防止其变证、急危重症。若非急证而用此法，则又很少不造成严重后果，只有认定为急证，方得用急攻。

【原文】

温疫可下者，约三十余证，不必悉具，但见舌黄，心腹痞满，便于达原饮加大黄之下。设邪在膜原者，已有行动之机，欲离未离之际，得大黄促之而下，实为开门祛贼之法，即使未愈，邪亦不能久羁。二三日后，余邪入胃，仍用小承气彻其余毒。大凡客邪贵乎早逐，乘人气血未乱，肌肉未消，津液未耗，病人不至危殆，投剂不至掣时，愈后亦易平复。欲为万全之策者，不过知邪之所在，早拔去病根为要耳。但要谅人之虚实，度邪之轻重，察病之缓急，揣邪气离膜原之多寡，然后药不空投，投药无太过不及之弊。是以仲景自大柴胡以下，立三承气，多与少与，自有轻重之殊，勿拘于下不厌迟之说，应下之证，见下无结粪，以为下之早，或以为不应下之证，误投下药，殊不知承虎气本为逐邪而设，非专为结粪而设也。必俟其粪结，血液为热所转，变证迭起，是犹养虎遗患，医之咎也。况多有溏粪失下，但蒸作极臭如败酱，或如藕泥，临死不结者，但得秽恶一去，邪毒从此而消，脉证从此而退，岂徒孜孜粪结而后行哉！假如经枯血燥之人，或老人血液衰少，多生燥结；或病后血气未复，亦多燥结。在经所谓不更衣十日无所苦，有何妨害？是知燥结不致损人，邪毒为之殒命也。要知因邪热致燥结，非燥结而致邪热也。但有病久失下，邪热结为之壅闭，瘀邪郁热，益难得泄，结粪一行，气通而邪热泄。此又前后之不同。总之邪为本，热为标，结粪又其标也。能早去其邪，安患燥结也。

假令滞下，本无结粪，初起质实，频数窘急者，宜芍药汤加大黄下之。此岂亦因结粪而然耶，乃为逐邪而设也。或曰得母为积滞而设与？余曰：非也。邪气客于下焦，气血壅滞涩而为积，若去积以为治，已成之积方去，未成之积复生，须用大黄逐去其邪，是乃断其生积之源，营卫流通，其积不治而自愈矣。更有虚痢，又非此论。

或问：脉证相同，其粪有结有不结者何也？曰：原其人病至大便当即不行，续得蕴热，益难得出，蒸而为结也。一者其人平素大便不实，虽胃家热甚，但蒸作极臭，状如黏胶，至死不结。应下之证，设引经论初硬后必溏不可攻之句，诚为千古之弊。

大承气汤

大黄五钱　厚朴一钱　枳实一钱　芒硝三钱

水姜煎服，弱人减半，邪微者各复减半。

小承气汤

大黄五钱　厚朴一钱　枳实一钱

水姜煎服。

调胃承气汤

大黄五钱　芒硝二钱五分　甘草一钱

水姜煎服。

按：三承气汤功用仿佛。热邪传里，但上焦痞满者，宜小承气汤；中有坚结者，加芒硝软坚而润燥，病久失下，虽有结粪，然多黏腻极臭恶物，得芒硝则大黄有燥涤之能，设无痞满，惟存宿结，而有瘀热者，调胃承气宜之。三承气功效俱在大黄，余皆治标之品也。不耐汤药者，或呕或畏，当为细末蜜丸汤下。（《温疫论·注意逐邪勿拘结粪》）

【阐释】

本篇论述攻下法应注意的问题。疫邪传胃，当用下法，勿拘于下不厌迟，逐邪勿拘结粪，客邪贵乎早逐。

1. 疫邪传胃，当用下法

疫病用下法的病理基础是疫邪传胃。凡是疫病，多胃家实。疫邪传胃，十常八九。既传入胃，必从下解。伤寒、时疫皆能传胃，始异而终同，用承气汤辈顺势利导，导邪而出，逐邪治本。

2. 勿拘下不厌迟之说

温疫可下之证虽有三十余候，但见舌苔黄燥、心腹痞满，便为膜原伏邪欲离未离之势，用达原饮加大黄治疗，为开门祛邪之法。其未尽余邪，复传胃腑，改用小承气汤清泻之。疫邪须及早祛逐，乘气血未乱，津液未耗，肌肉未消，病情未至危笃之际，力求祛邪有力，处方不必掣肘，尽早拔去病根，则易痊愈。应下之证，若未下出结粪，不能以为下之过早，或认为非下之证而误投下药。因为承气汤的作用并非专下结粪，而是攻逐邪气。

3. 应遵逐邪勿拘结粪的原则

邪为本，热为标，结粪更属温疫之标。因邪热导致大便燥结，非是大便燥结而致邪热。若待大便燥结方用攻下，则因迁延失治，侵及营血，变证蜂起，犹如养虎遗患。临床上见到不少因邪热熏蒸，大便溏垢如败酱、藕泥，恶臭异常，虽濒于死亡，大便仍不燥结的病例。此时只要见证确，认证清，直用攻下，秽恶一去，则脉证皆平。攻下法，决非单纯攻逐燥粪。精枯血少、老年血虚、病后气血未复所致之大便燥结者，即《伤寒论》所载："不更衣十日，无所苦。"显然与疫邪所致燥结而能殒人性命者不同，病久失下，燥结助长邪热，只要结粪一通，邪热乃泄。关键在于逐邪勿拘结粪，因为早去其邪则不致燥结。正如痢疾本无结粪，仍见泻利频繁、里急后重，用芍药汤加大黄治疗，不是下其结粪，而是攻逐邪热；不是通导积滞，而是断其生积之源。病邪一去，气血畅行，痢疾自愈。

有疫病始发，大便不易解出，内蕴之热与之搏结，则致燥结便秘；亦有平素脾虚便溏，胃肠有疫热内蕴，而大便始终不燥结，仅蒸作极臭，状如黏胶，此证应以攻下为治，若据《伤寒论》"初硬后溏，不可攻之"则会造成严重后果。吴氏又按，"初硬后溏"，初为伤寒而设，非指温疫可下与否。

吴氏攻下之方仍用仲景三承气汤，重视大黄在下法中的重要作用，指出："三承气功效俱在大黄。"其润而最降，故能逐邪拔毒，破结导滞。大黄逐邪为治本之治，其余皆是治标之品。临证以上、中、下痞满坚结为临床依据，择用三承气汤（表11-3）。下法亦注重护胃，以水、姜煎服，生姜和胃调中。不能服用汤药，有呕吐者，有怕服药者，改为研细粉，加蜂蜜，制丸剂，用米汤送服。

表 11-3　三承气药物组成与适应证比较

方剂	药物组成	主治
小承气汤	大黄、厚朴、枳实	上焦痞满者
大承气汤	大黄、厚朴、枳实、芒硝	中有坚实者 病久失下，虽无结粪，大便黏腻臭恶者
调胃承气汤	大黄、芒硝、甘草	无痞满，惟（下）存宿结，而有瘀热者

吴氏赋予了热结胃腑病机新的内涵，并在《伤寒论》的基础上，扩大了攻下法的应用范围。所论溏粪失下，蒸作败酱、藕泥，实指湿热与积滞搏结胃肠的病变，吴氏不受《伤寒论》初硬后必溏，不可攻之的束缚，径用承气汤攻下。叶天士受其影响，提出三焦不得外解，必致里结胃肠，亦须用下法，但因湿邪内搏，虑其承气猛下有邪去正伤之弊，故倡轻下频下之法，后世还创制了导滞通腑的枳实导滞汤、陆氏润字丸、小陷胸合朴黄丸等，在吴氏的基础上又有发展。此证若按吴氏之论而用三承气汤峻下，则其行速，正气徒伤，而湿仍胶结不去。

吴氏提出"逐邪勿拘结粪"之说，破除伤寒"必俟其结粪"方可用下法的禁锢，其攻下应用法则，为后世医家继承，总结为"伤寒下不厌迟，温病下不嫌早"，拓展了外感热病的治疗方法。

【原文】

温疫下后二三日，或一二日，舌上复生苔刺，邪未尽也。再下之，苔刺虽未去，已无锋芒而软，然热渴未除，更下之。热渴减，苔刺脱，日后更复热，又生苔刺，更宜下之。

余里周因之者，患疫月余，苔刺凡三换，计服大黄二十两，始得热不复作，其余脉证方退。所以凡下不以数计，有是证则投是药，医家见理不透，经历未到，中道生疑，往往遇此证，反致耽搁。但其中有间日一下者，有应连下三四日者，有应连下二日、间一日者。其中宽缓之间，有应用柴胡清燥汤者，有应用犀角地黄汤者。至投承气，某日应多与，某日应少与，其间不能得法，亦足以误事。此非可以言传，贵乎临时斟酌。

朱海畴者，年四十五岁，患疫得下证，四肢不举，身卧如塑，目闭口张，舌上苔刺，问其所苦不能答，因问其子，两三日所服何药？云进承气汤三剂，每剂投大黄两许，不效。更无他策，惟待日而已，但不忍坐视，更祈一诊。余诊得脉尚有神，下证悉具，病重药轻也。先投大黄一两五钱，目有时而小动。再投，舌刺无芒，口渐开能言。三剂舌苔少去，神思稍爽。四日服柴胡清燥汤。五日复生芒刺，烦热又加，再下之。七日又投承气养荣汤，热少退。八日仍用大承气，肢体自能少动。计半月，共服大黄十二两而愈。又数日，始进糜粥，调理两月平复。凡治千人，所遇此等，不过三四人而已。姑存案以备参酌耳。(《温疫论·因证数攻》)

【阐释】

本篇论述了下法的适用指征、运用特点及应注意的问题，附有医案说明。

温疫经过泻下之后，二三日或一二日之后，舌上复生苔刺，疫邪未除，再予下法，苔刺虽未退去，锋芒刺苔变软，发热、口渴未除，再用下法，发热、口渴减轻，苔刺退去。数日之后，又见苔刺，仍用下法。

周氏案，患疫病一月余，苔刺退去又复生已有三次，服用大黄共二十两，发热才消退，其余诸症才得以消除。因此，下法不拘于次数，有是证则投是药。有些医家对下法认识不深，经验不多，犹豫不决，反而延误病情。疫病应用下法，有的隔日一次，有的连下三四日，有的连下二日、间一日。停药期间，有用柴胡清燥汤，有用犀角地黄汤。服用承气汤，哪一天多服，哪一天少服，使用不得法，也会影响治疗。当临证斟酌，灵活应对。

朱氏案，属于里气结滞而表气不通之"但里不表"证。"舌上苔刺"，"脉尚有神"，更有一语"下证悉具"，舌、脉、证俱备，正气尚存，观前面医者所治，病重药轻，投大黄一两五钱，目时微动。再投，苔刺消退，已能言语。三剂，舌苔稍减，精神稍爽朗。第四日，服用柴胡清燥汤，缓剂调理。第五日，又见锋芒苔刺，烦热又加，再用下法。第七日，投以承气养荣汤，养营攻下，发热减轻一些。第八日，仍用大承气汤，肢体能稍动。共计半月，服大黄共十二两。数日之后，病人可进食米粥，调养两月病愈。本案病情危殆，吴氏精察细审，大胆应用猛剂大承气汤，间投缓剂柴胡清燥汤、承气养荣汤，可谓如履薄冰，力挽狂澜。

吴氏"因证数攻"，重用屡用大黄治疫救危，注重下法使用频次、累用时间、用药剂量、服药多少、猛剂缓剂交替服用、观察舌苔及神志变化等方面。舌上苔刺为疫病用攻下法的重要指征，"下不以数计，有是证则投是药"，以免延误病情。

【原文】

发黄疸是腑病，非经病也。疫邪传里，遗热下焦，小便不利，邪无输泄，经气郁滞，其传为疸，身目如金者，宜茵陈汤。

茵陈汤

茵陈一钱　山栀二钱　大黄五钱

水姜煎服。

按： 茵陈为治疸退黄之专药，今以病症较之，黄因小便不利，故用山栀除小肠屈曲之火。瘀热既除，小便自利。当以发黄为标，小便不利为本。及论小便不利，病原不在膀胱，乃系胃家移热，又当以小便不利为标，胃实为本。是以大黄为专功，山栀次之，茵陈又其次也。设去大黄而服山栀、茵陈，是忘本治标，鲜有效矣。或用茵陈五苓，不惟不能退黄，小便间亦难利。

旧论发黄，有从湿热，有从阴寒者，是亦妄生枝节，学者未免有多歧之惑矣。夫伤寒时疫，既以传里，皆热病也。煅万物者，莫过于火。是知大热之际，燥必随之，又何暇生寒生湿？譬若冰炭，岂容并处耶？既无其证，焉有其方？

古方有三承气证，便于三承气汤加茵陈、山栀，当随证施治，方为尽善。（《温疫论·发黄》）

【阐释】

本篇论述了黄疸属于腑病，胃实为本，用茵陈汤治之，以大黄为专功。

黄疸属于腑病，不属于经病。疫邪传入里（胃腑），邪热蓄于下焦，小肠郁热，膀胱气化不利，小便不利，输泄失职，邪无出路，经脉气机郁滞不畅，胆液不循常道，随血泛溢，发为黄疸。身上皮肤和白睛发黄，如金子一样黄，宜用茵陈汤。

茵陈汤：大黄泄热逐瘀攻邪，通利二便，导邪外出，早拔病根；山栀清泄小肠中的郁热，有"清源洁流"之意，郁热得清，小便通利；茵陈清利湿热，为治疸退黄之专药。三药苦寒，泄热逐瘀攻邪，清热利湿退黄，标本兼治（表11-4）。

表11-4 茵陈汤方药分析

药物	主治	病机	发病之标本	治疗之标本
大黄	疫邪/胃实	疫邪传里	发病之根本	泄热逐瘀攻邪，治根本
山栀	小便不利	邪热蓄于下焦	发病之本	除小肠屈曲之火，治本
茵陈	身目发黄	经气郁滞	发病之标	治疸退黄之专药，治标

吴氏认为，治黄疸大黄不可少。如果茵陈汤去掉大黄，只用山栀、茵陈，是忘本治标，临床很少有疗效；或者只用茵陈五苓散，不加大黄，其退黄和通利小便的功效都难以发挥。盖发黄为标，小便不利为本；小便不利为标，胃实为本。大黄专攻胃家实，泄热逐瘀攻邪，邪除瘀消热清，小便自利，黄疸自退。吴氏注，疫邪发黄，用大黄茵陈汤治疗；杂证发黄，用茵陈五苓散。古人有三承气汤证，于三承气汤加茵陈、山栀，随证施治，方为尽善。

古人论黄疸，有从湿热论，有从阴寒论，妄生枝节，让学习者歧惑。大约伤寒时疫，邪传入里，皆为热证。万物燥热莫不因于火，热灼津伤而燥生，又怎么能产生寒或湿？既然无寒湿之证，怎么有其方。孔毓礼又云："杂证有阴黄，疫病无阴黄。"两家之论，有一定局限，灵活辨识。

表11-5 吴有性茵陈汤与张仲景茵陈蒿汤的比较

方剂	主治	病机	治本	治标	大黄	山栀	茵陈
茵陈汤	温疫发黄	疫邪传入胃腑	攻邪	清热利湿退黄	君 五钱	臣 二钱	佐使 一钱
茵陈蒿汤	伤寒发黄	阳明瘀热在里	退黄	清热利湿化瘀	佐 二两	臣 十四枚	君 六两

吴氏茵陈汤脱胎于仲景茵陈蒿汤，两方均治黄疸（表11-5）。吴氏继承中有所发挥，除清热利湿退黄外，更强调攻邪治本，导邪外出，为邪找出路，重视病因，体现了"辨病论治""审因论治"的思想，为黄疸的治疗拓展治疗思路。吴有性茵陈汤与张仲景茵陈蒿汤在药物组成（茵陈、山栀、大黄）、主症（发黄）、病机（邪传入胃）存在相同之处，但其主治疾病、创方主旨、治标治本、药物剂量与主次又有所不同。

【原文】

大小便蓄血，便血，不论伤寒时疫，盖因失下，邪热久羁，无由以泄，血为热搏，留于经络，败为紫血，溢于肠胃，腐为黑血，便色如漆，大便反易者，虽结粪得瘀而润下，结粪虽行，真元已败，多至危殆。其有喜妄如狂者，此胃热波及于血分，血乃心之属，血中留火，延蔓心家，宜其有是证矣。仍从胃治。

发黄一证，胃实失下，表里壅闭，郁而为黄，热更不泄，搏血为瘀。凡热，经气不郁，不致发黄，热不干血分，不致蓄血，同受其邪，故发黄而兼蓄血，非蓄血而致发黄也。但蓄血一行，热随血泄，黄因随减。尝见发黄者，原无瘀血，有瘀血者，原不发黄。所以发黄，当咎在经瘀热，若专治瘀血误也。

胃移热于下焦气分，小便不利，热结膀胱也。移热于下焦血分，膀胱蓄血也。小腹硬满，疑其小便不利，今小便自利者，责之蓄血也。小便不利亦有蓄血者，非小便自利便为蓄血也。

胃实失下，至夜发热者，热留血分，更加失下，必致瘀血。

初则昼夜发热，日晡益甚，既投承气，昼日热减，至夜独热者，瘀血未行也，宜桃仁承气汤。服汤后热除为愈，或热时前后缩短，再服再短，蓄血尽而热亦尽。大势已去，亡血过多，余焰尚存者，宜犀角地黄汤调之。

至夜发热，亦有瘅疟，有热入血室，皆非蓄血，并未可下，宜审。

桃仁承气汤

大黄　芒硝　桃仁　当归　芍药　丹皮

照常煎服。

犀角地黄汤

地黄一两　白芍三钱　丹皮二钱　犀角二钱，研碎

上先将地黄温水润透，铜刀切作片，石臼内捣烂，再加水如糊，绞汁听用，其滓入药同煎，药成去滓，入前汁合服。

按： 伤寒太阳病不解，从经传腑，热结膀胱，其人如狂，血自下者愈。血结不行者，宜抵当汤。今温疫起无表证，而惟胃实，故肠胃蓄血多，膀胱蓄血少。然抵当汤行瘀逐蓄之最者，无分前后二便，并可取用。然蓄血结甚者，在桃仁力所不及，宜抵当汤。盖非大毒猛厉之剂，不足以抵当，故名之。然抵当证，所遇亦少，此以备万一之用。

抵当汤

大黄五钱　虻虫二十枚，炙干，研末　桃仁五钱，研加酒　水蛭炙干为末，五分

照常煎服。（《温疫论·蓄血》）

【阐释】

本篇论述蓄血证轻症和重症的治疗，其邪在胃，其治在胃，方用桃仁承气汤和抵当汤，通/攻下瘀热，导邪而出。

1. 蓄血证的发病机制

邪热蓄结于肠道或膀胱，形成下焦蓄血证，或见便血。不论伤寒、时疫，大都因失于攻下，邪热羁留日久，邪无出路，邪热与血搏结，停留于经络，血败而紫色的瘀血。热迫血溢于肠胃，血腐为黑色的瘀血，大便色黑如漆。虽然大便燥结，然得瘀血润于肠道，反而容易排出。燥结的大便虽然排出，但真元之气败绝，多至危重。胃腑邪热波及血分，心主血脉，主神志，血受火扰，扰及心神，出现妄言乱语如狂。这些证候系由胃腑里热实证所致，治以攻下法。

2. 蓄血与发黄的联系

发黄这一病证，是因为疫邪传入胃腑，当下未下，邪热蓄积，里气壅滞，表气闭郁，郁结而发为黄疸。如果气机郁滞，邪热更不得疏泄，邪热与血搏结，则形成瘀血。但凡发热，若经脉中的气机不被瘀滞，不会导致发黄。若邪热不扰及血分，邪热不与血搏结，蓄于下焦，就不导致蓄血证。共同感受疫邪，故可出现发黄而兼有蓄血证，而不是蓄血证导致发黄。蓄血证一经治疗消除，邪热就随瘀热排出，发黄也随之减退。曾见过发黄的病人，原本没有瘀血。有瘀血的病人，原本没有发黄。所以发黄，当归咎于经气中的瘀热。如果只专治瘀血而不治疗邪热，就是错误的治法。蓄血与发黄，病异而证同，也可相兼为病，但从胃治，主以下法。

3. 胃家移热于下焦，有在气在血之分

若胃腑邪热下移，蓄结于下焦气分，气机郁滞，形成"热结膀胱"证，则见小便不利。若胃腑邪热下移，蓄结于下焦血分，血液瘀滞，就形成"膀胱蓄血"证，则见小腹硬满。如果小腹硬满，先是考虑小便不利所致，但小便通利，说明没有影响到气分，可责之于膀胱蓄血。小便不利，也会有蓄血证。也不是说小便自利就是蓄血证，胃腑里热实证，当下未下，到夜间就会出现发热，这是邪热留于血分所致，再加上当下未下，必会形成瘀血。

4. 蓄血轻症的治疗

发病之初，昼夜发热，日晡（下午3～5点）加重，随即投承气辈，泻下热结，则白天发热减轻，到夜间仍然发热，瘀血未被没有清除，宜投桃仁承气汤，泻下瘀热。服汤药之后，邪热消除则病愈。或者愈后复发，再次发热，其发热起止时间缩短，再投以桃仁承气汤，发热时间进一步缩短，蓄血消除则发热也消除。如果病势已去，瘀热大部分被消除了，阴血耗损也严重，残留的邪热尚存，用犀角地黄汤，善后调理。

夜间发热，可见于但热而不寒热往来的"瘅疟"；也可见于恶寒发热，或寒热如疟，白天明了，夜间谵语的"热入血室"之证。两者都不是蓄血证，不可用下法，应慎审辨识。

桃仁承气汤：大黄泄热逐瘀，芒硝软坚去实，桃仁活血逐瘀，三药通下瘀热，导邪而出；当归养血和血，赤芍、丹皮清热凉血、活血化瘀。全方攻邪逐瘀为主，和血扶正为辅。

犀角地黄汤：重用地黄为君，清热凉血滋阴，白芍养血敛阴，丹皮清热凉血化瘀，犀角凉血清心解毒，用水牛角替代。全方滋阴扶正为主，清解余邪为辅。

5. 蓄血重证的治疗

伤寒太阳病不解，外邪入里化热，从经传腑，邪热蓄结于膀胱，邪热与瘀血互结，上扰心神，则见如狂而不安。如果瘀血自行泻下，邪热随瘀而出，病情好转，则可自愈。如果瘀热蓄积，没有消除，宜用抵当汤。温疫发病初期，没出现恶寒发热的表证，直接出现但热而不恶寒的胃腑里热实证，所以肠胃蓄积的瘀血多，膀胱蓄积的瘀血少。抵当汤"行瘀逐蓄血之最者"，蓄血不分在肠在膀胱，均可用其治疗。如果蓄血证瘀滞非常严重者，桃仁承气汤力度不够，可用抵当汤。病情深重，非力专药猛之剂不足以担当驱逐瘀热的重任，故称之为"抵当"。但是，临床中抵当汤证，遇到的也少，记于此以备万一之用。

抵当汤：大黄泄热逐瘀、桃仁活血化瘀，二药攻下瘀热，导邪而出；虻虫、水蛭入血络直破血逐瘀，搜剔血络之邪。全方纯用行瘀逐蓄之品，不杂用一丝补剂，力专药猛，直捣巢穴，攻逐邪气。

伤寒时疫之"蓄血"证，始异而终同，有共同的证候，治疗上有可借鉴之处。吴氏治疗蓄血轻症重症之桃仁承气汤、抵当汤，分别来源仲景蓄血轻症重症之桃核承气汤、抵当汤，均为通／攻下瘀热之方，择药多遵仲景，主辅不同，吴氏以土卒为君，擢升大黄为君药，逐邪治本；且不用桂枝辛温解表之品，盖疫为热病，不同于伤寒。正如王安道《医经溯洄集·伤寒温病热病说》云："伤寒与温病、热病，其攻里之法，若果是以寒除热，固不必求异；其发表之法，断不可不异也。"

【原文】

证本应下，耽搁失治。或为缓药羁迟，火毒壅闭，耗气搏血，精神殆尽，邪火独存，以致循衣摸床，撮空理线，筋惕肉𥆧，肢体振战，目中不了了，皆缘应下失下之咎。邪热一毫未除，元神将脱，补之则邪毒愈甚，攻之则几微之气不胜其攻，攻不可，补不可，补泻不及，两无生理。不得已，勉用陶氏黄龙汤。此证下亦死，不下亦死，与其坐以待毙，莫如含药而亡，或有回生于万一者。读前论半，已不治矣，而用黄龙汤，有何益哉？然而虚不甚虚，实不甚实，乃用黄龙可也。

黄龙汤

大黄酒浸三钱　厚朴一钱五分　枳实一钱　芒硝二钱　人参钱半　地黄三钱　当归二钱

照常煎服。

按： 前证实为庸医耽搁，及今投剂，补泻不及。然大虚不补，虚何由以回；大实不泻，邪何由以去？勉用参、地以回虚，承气以逐实，此补泻兼施之法也。或遇此证，纯用承气，下证稍减，神思稍苏，续得肢体振战，怔忡心悸，心内如人将捕之状，四肢反厥，眩晕郁冒，项背强直，并前循衣摸床撮空等证，此皆大虚之候，将危之证也，急用人参养荣汤。虚候少退，速可屏去。盖伤寒温疫俱系客邪，为火热燥证，人参固为益元气之神品，偏于益阳，有助火固邪之弊，当此又非良品也，不得已而用之。

人参养荣汤

人参八分　麦冬七分　辽五味一钱　地黄五分　归身八分　白芍药一钱五分　知母七分　陈皮六分　甘草五分

照常煎服。

如人方肉食而病适来，以致停积在胃，用大小承气连下，惟是臭水稀粪而已。于承气汤中但加人参一味服之，虽三四十日所停之完谷及完肉，于是方下。盖承气借人参之力，鼓舞胃气，宿物始动也。（《温疫论·补泻兼施》）

【阐释】

本篇论述温疫虚实夹证，补泻兼施，酌用人参助之。

疫证应下失下，或病急药缓，延误时机，则邪火壅闭，耗伤元气和阴血，神志严重受损，精神萎靡，出现循衣摸床、撮空理线、筋惕肉瞤、肢体振战、目中不了了等。诸证当用下法而没有攻下，致使邪火独盛，真气耗散，出现虚脱之症。邪气未除，若投以补益之剂，助长邪毒，神气将绝；若投以攻下之剂，则恐元气即脱。攻之不行，补之不可，故宜补泻兼施，用陶华黄龙汤加减，或可挽回生命于万一。

黄龙汤：人参、地黄、当归益气回元、养阴和血以补虚，用大承气汤逐毒导邪，故为补泻兼施之法。若纯持承气攻下，虽腑实稍减，神志略清，但气阴耗竭，筋肉失养，心神失守，继而出现肢体振战、怔忡惊悸、四肢厥冷、眩晕抽搐、循衣摸床、撮空理线等，此大虚之候，危笃之证。当益元气，敛阴津，防止阴阳离绝，急用人参养荣汤。待气阴两复，该方即当停用。因为肠腑热结未尽，人参有助火固邪之弊。

人参养荣汤：人参甘温，大补元气，固脱，生津；麦冬甘微寒，清热养阴生津；辽五味酸收，固敛耗散之元气，三药合用益气复脉，回元固脱。地黄滋阴养血，归身补血活血，白芍养血敛阴止汗，知母清热滋阴，陈皮理气健脾，甘草调和诸药。为气阴双补之剂，力挽气阴两伤之危重症。

此外，承气汤加人参能鼓舞胃气，较单有承气汤攻逐之力雄，能将胃肠内肉食积滞一攻而尽，亦属补泻兼施法。

邪火壅闭，元气欲脱，病情重笃，吴氏将黄龙汤略为增减，引申应用，实系补泻兼施救治危重症之范例。后世医家吴鞠通的新加黄龙汤（细生地、麦门冬、玄参、生大黄、芒硝、生甘草、人参、当归、海参、姜汁），就是深受其影响而制定的。郑重光指出，黄龙汤用于邪热尚在惟亡阴者为合法，若脉脱亡阳，犹嫌攻多补少。

本证纯用承气攻下，而致气阴欲脱者，用人参养荣汤固脱，其药杂而力不专，不若生脉散之效速。若阳气欲脱，人参养荣汤长阴抑阳，不若参附汤回阳救逆合拍。

六、温疫后期证治

【原文】

夫疫乃热病也，邪气内郁，阳气不得宣布，积阳为火，阴血为热搏。暴解之后，余焰尚在，阴血未复，大忌参、芪、白术。得之反助其壅郁，余邪留伏，不惟目下淹缠，日后必变生异证。或周身痛痹，或四肢挛急，或流火结痰，或遍身疮疡，或两腿攒痛，或劳嗽涌痰，或气毒流注，或痰核穿漏，皆骤补之为害也。凡有阴枯血燥者，宜清燥养荣汤。若素多痰，及少年平时肥盛者，投之恐有腻膈之弊，亦宜斟酌。大抵时疫愈后，调理之剂，投之不当，莫如静养节饮食为第一。

清燥养荣汤

知母　天花粉　当归身　白芍　地黄汁　陈皮　甘草

加灯心煎服。表有余热，宜柴胡养荣汤。

柴胡养荣汤

柴胡　黄芩　陈皮　甘草　当归　白芍　生地　知母　天花粉

姜、枣，煎服。里证未尽，宜承气养荣汤。

承气养荣汤

知母　当归　芍药　生地　大黄　枳实　厚朴

水、姜，煎服。痰涎涌甚，胸膈不清者，宜蒌贝养荣汤。

蒌贝养荣汤

知母　花粉　贝母　瓜蒌实　橘红　白芍　当归　紫苏子

水、姜，煎服。（《温疫论·解后宜养阴忌投参术》）

【阐释】

本篇论述温疫后期，疫邪暴解，余邪未尽，提出"宜养阴忌投参术"的治疗大法，创制一系列"养荣汤"，养阴祛邪，善后收功。

温疫是以发热为主症的病证。疫邪内伏，阳为邪郁，化为火毒，与血相搏，耗损阴血。疫邪骤解，余热尚存，阴血未复者，大忌人参、黄芪、白术之温补助邪。误用参、术，余证缠绵难除，亦变生他证，诸如疮疡、劳嗽、流火结痰、气毒流注、痰核穿漏、周身疼痛、四肢拘急，两腿钻痛等。

温疫解后，凡阴枯血燥者，宜滋养营阴、凉润燥热，用清燥养营汤。若表有余邪者，则用柴胡养荣汤以养阴润燥、清散余邪。若里证未尽，则用承气养荣汤以滋阴攻下。若咳嗽吐痰，胸膈痞闷者，用蒌贝养荣汤以甘润化痰、凉肺止咳。若平素多痰，或素禀肥胖者，慎用滋腻之剂。一般而言，温疫愈后，静养和调节饮食尤胜于汤药治疗。

吴氏制定的四个养荣汤，药用知母、天花粉、生地、当归、白芍等和血养阴护液之品，治疫病后期阴伤或兼有余邪之证，对后世温病学说的影响极大。如吴鞠通之增液汤、增液承气汤，即受承气荣汤的启发而制定。至于人参、黄芪、白术等温补药物，温疫后期一般慎用或禁用，但其后期呈现气虚或阳虚时，亦可应用。此外，吴氏列举出的种种变生异证，似不能概咎其温补所致。

【原文】

凡人向有他病尪羸，或久疟，或内伤瘀血，或吐血、便血、咳血，男子遗精白浊、精气枯涸，女人崩漏带下、血枯经闭之类，以致肌肉消烁，邪火独存，故脉近于数也。此际稍感疫气，医家病家，见其谷食暴绝，更加胸膈痞闷，身疼发热，彻夜不寐，指为原病加重。误以绝谷为脾虚，以身痛为血虚，以不寐为神虚，遂投参、术、归、地、茯神、枣仁之类，愈进愈危。知者稍以疫法治之，发热减半，不时得睡，谷食稍进，但数脉不去，肢体时疼，胸胁锥痛，过期不愈。医以杂药频试，补之则邪火愈炽，泻之则损脾坏胃，滋之则胶邪愈固，散之则经络益虚，疏之则精气愈耗，守之则日削近死。盖但知其伏邪已溃，表里分传，里证虽除，不知正气衰微，不能托出表邪，留而不去，因与血脉合而为一，结为痼疾也。肢体时疼者，邪与荣气搏也；脉数身热不去者，邪火并郁也；胁下锥痛者，火邪结于膜膈也；过期不愈者，凡疫邪交卸，近在一七，远在二七，甚至三七。过此不愈者，因非其治，不为坏证即为痼疾也。夫痼疾者，所谓客邪胶固于血脉，主客交浑，最难得解，且愈久益固，治法当乘其大肉未消、真元未败，急用三甲散，多有得生者。更附加减法，随其素而调之。

三甲散

鳖甲　龟甲并用酥炙黄为末，各一钱，如无酥，各以醋炙代之　穿山甲土炒黄为末，五分　蝉蜕洗净炙干，五分　僵蚕白硬者，切断，生用，五分　牡蛎煅为末，五分，咽燥者，斟酌用　䗪虫三个，干者擘碎，鲜者捣烂和酒少许，取汁入汤药同服，其渣入诸药同煎　白芍药酒炒，七分　当归五分　甘草三分

水二钟，煎八分，滤渣温服。

若素有老疟或痹疟者，加牛膝一钱，何首乌一钱；胃弱欲作泻者，宜九蒸九晒。

若素有郁痰者，加贝母一钱；有老痰者，加栝蒌霜五分；善呕者勿用。

若咽干作痒者，加花粉、知母各五分。

若素燥咳者，加杏仁捣烂一钱五分。

若素有内伤瘀血者，倍䗪虫，如无䗪虫，以干漆炒烟尽为度，研末五分，及桃仁捣烂一钱代之。服后病减六七，余勿服，当尽调理法。（《温疫论·主客交》）

【阐释】

本篇论述在疫病传变过程中，因"客邪胶固于血脉，主客交浑"而结成痼疾，吴氏创制三甲散治之。

凡是平素身体羸弱而又有其他疾病，如久病疟疾，或内有瘀滞，或吐血、便血、咯血，男子遗精白浊、精气衰弱，女子崩漏带下、血枯经闭，导致肌肉瘦削，邪火独盛于体内，脉搏动近于数脉。这种情况下，稍微感受疫气，医生和病家看到病人骤然绝谷不食，又出现胸膈痞闷、身疼发热、彻夜不寐，就认为是原来的病加重了。误认为不进食是脾虚所致，身痛是血虚所致，不寐是神虚所致，遂投以参、术、归、地、茯神、枣仁之类补气健脾、养血安神之品，愈补病情越重。熟知这种病情的医生，投以疫病的治疗方法，发热减半，时常得睡，饮食渐增，但脉仍数，肢体时疼，胸胁锥痛，过一定时间病也没有治愈。医生以各种不同药频频试用，投以补药则邪火越盛，投以泻药则脾胃受损，投以滋补之剂则邪气胶固愈甚，投以散邪之剂则经络更虚，投以疏泄之剂则精气更耗，紧守病情不敢用药则正气日耗，甚至死亡。

总体来看，只了解伏邪已溃散，表里分传，里证已除，但不知正气衰微，不能托邪出表，疫邪留而不去，与血脉交浑合一，演变成痼疾。邪气与营气相搏，则肢体疼痛；邪火郁闭，则身热不退，脉数；邪火搏结于膜膈，则胁下锥痛。超过一般病愈时间而没有痊愈者，疫邪交混，病情复杂。一般疫邪消散，短则七天，长则十四天，甚至二十一天，超过这些时间仍不能痊愈者，大多因治疗不当，变为复杂的坏证，或发展为难治的痼疾。所谓痼疾，指外来的邪气，胶固于血脉之中，邪气与正气交浑不分，合而为一，最难分解，病程越长，邪气盘踞牢固，越难解除。治疗上，乘大肌未消、真元未败之际，

急投三甲散，多有生还者。应用三甲散，应当根据平素的身体状况，进行随证加减。

三甲散：由鳖甲、龟甲、穿山甲、牡蛎、蝉蜕、僵蚕、䗪虫、白芍药、当归、甘草等组成。鳖甲、龟甲、牡蛎，咸微寒，滋阴潜阳泄热，化痰软坚散结；鳖甲入厥阴，穿山甲入络，䗪虫入血，以攻隐伏之邪，通络、逐瘀、破积、疗癥；蝉蜕、僵蚕，疏透宣泄，透邪达表；当归、白芍养血和血，甘草调和诸药。诸药合力，滋阴养血以扶羸，通络化瘀以逐邪，化痰软坚以破结，痼结去而正不伤，邪正兼顾。然总归为逐邪之剂，不可久用，虚羸感疫之人，服用本方之后，病情减半，则停药，改用其他的调理方法。

随证加减：平素久患疟疾或瘅疟者，加牛膝、何首乌补肝肾、强腰膝、养血、截疟，若脾胃虚弱而常欲泄泻者，何首乌宜九蒸九晒。平素有郁痰者，加贝母化痰散结；有老痰者，加瓜蒌霜，宽胸散结祛痰；常呕吐者，不用栝蒌霜。咽喉干痒者，加花粉、知母清热生津利咽。平素燥咳者，加杏仁润肺止咳。平素有内伤瘀血者，䗪虫剂量加倍，如无䗪虫，以干漆、桃仁替代。

吴氏三甲散治主客交浑之证，素体虚羸，精血虚亏，感受疫邪，不能托邪外达，深入阴血者。实师仲景法，脱胎于鳖甲煎丸、大黄䗪虫丸二方，重视血络之疫邪，不勿视素体之虚，用异类灵动之物，入络搜剔血络中之疫邪。给后世温病医家很大启示，如薛生白增损三甲散（鳖甲、穿山甲、地鳖虫、僵蚕、柴胡、桃仁），治湿热温病；叶天士创久病入络说，用虫蚁药搜剔络中之邪，治疗各类疾病；吴鞠通创三甲复脉汤，用于温病后期治疗；陆廷珍用吴又可三甲散加柴胡、僵蚕、川芎、桃仁、丹皮、郁金、菖蒲等治疗春温，用三甲散合清脾饮治疗伏暑。

七、温疫兼证证治

【原文】

下痢脓血，更加发热而渴，心腹痞满，呕而不食，此疫痢兼证，最为危急。夫疫者，胃家事也。盖疫邪传胃，十常八九。既传入胃，必从下解。疫邪不能自出，必藉大肠之气传送而下，而疫方愈。夫痢者，大肠内事也，大肠既病，失其传送之职，故正粪不行，纯乎下痢脓血而已，所以向来谷食停积在胃，直须大肠邪气将退，胃气通行，正粪自此而下，今大肠失职，正粪尚自不行，又何能与胃载毒而出？毒既不前，羁留在胃，最能败坏真气。在胃一日，有一日之害，一时有一时之害，耗气搏血，神脱气尽而死。凡遇疫痢兼证者，在痢尤为吃紧。疫痢俱急者，宜槟芍顺气汤，诚为一举两得。若疫痢证，其槟榔可倍加矣。

槟芍顺气汤专治下痢频数，里急后重，兼舌苔黄，得疫之里证者。

槟榔　芍药　枳实　厚朴　大黄

生姜煎服。（《温疫论·疫痢兼证》）

【阐释】

本篇论述温疫与痢疾相兼为病的治疗。

1. 疫痢兼证的证候

腹泻，便下脓血，又见发热、口渴、心胸脘腹痞满、呕吐而不进食，这是温疫与痢疾同时发病的证候，病情最为危急。

2. 疫痢兼证的病机

温疫发病，病证主要在胃腑。总体来说，疫邪传到胃腑者，常常十有八九。若疫邪已经传入胃腑，就必须用下法来治疗。因为疫邪不能自行排出，必须借大肠传导之气将疫邪排出体外，疫邪消除，疫证才能治愈。痢疾发病，其病证本就在大肠。大肠受病，传导失职，平常的粪便不能排出，泻下的只是纯属脓血的大便。而此前停积在胃的谷食，只有等到大肠中的邪气消退之时，胃气通降，正常的粪便才能由大肠而排出。现在大肠传导失职，正常的粪便不能排出，胃气也就不能下行而载疫毒排出体外。疫毒羁留于胃腑，最能耗损正气。邪气羁留一天，则损害一天；羁留一个时辰，也就损害一个时辰。气血伤败，精神涣散，精气耗尽，导致死亡。

3. 疫痢兼证的治疗

凡是遇到温疫与痢疾同时发病的病证，痢疾本身就很严重，对身体损害很大，如果温疫与痢疾都很危重，当用槟芍顺气汤，既治温疫，又治痢疫，两相兼顾。槟芍顺气汤专治下痢频数，里急后重，若兼见舌苔发黄，则疫病里证可下之征也就具备了。

槟芍顺气汤：本方取刘河间芍药汤之槟榔、芍药和仲景小承气汤合方。槟榔能消食磨积，驱逐疫邪，为治疫之主药，又能行气导滞，疏利气机，治痢有"调气则后重自除"之功；芍药养血和营，缓急止痛，"行血则便脓自愈"；小承气汤泻下热结，通降胃腑，导邪而出，以治心腹痞闷诸症，生姜和胃护中。为温疫痢疫同治之方。

八、温疫调护

【原文】

凡人胃气强盛，可饥可饱。若久病之后，胃气薄弱，最难调理。盖胃体如灶，胃气如火，谷食如薪。合水谷之精微，升散为血脉者如焰，其糟粕下转为粪者如烬，是以灶大则薪多火盛，薪断而余焰犹存。虽薪从续而火亦燃。若些小铛锅，正宜薪数茎，稍多则壅灭，稍断则火绝。死灰而求复燃，不亦难乎？若夫大病之后，客邪新去，胃口方开，几微之气，所以多与、早与、迟与，皆不可也。宜先与粥饮，次糊饮，次糜粥，次软饭，尤当循序渐进，毋先后其时。当设炉火，昼夜勿令断绝，以备不时之用，思谷即与，稍缓则胃饥如刺，再缓则胃气伤，反不思食矣。既不思食，若照前与之，虽食而弗化，弗化则伤之又伤，不为食复者。当如初进法，若更多与，及黏硬之物，胃气壅甚，必胀满难支。若气绝谷存，乃致反复颠倒，形神俱脱而死矣。（《温疫论·调理法》）

【阐释】

本篇论述顾护胃气在温疫后期调理中的重要性，对不同的病人采用不同的调理方法。

如果胃气强盛，可饥可饱。如果久病之后，胃气虚弱，最难调理。胃体如灶，胃气如火，谷食如柴，三都合力将水谷化为水谷精微，向上升散化为血脉中气血，如柴草燃烧的火焰；糟粕向下转化为粪，如柴草燃烧后的灰烬。灶大柴多则火盛，暂时断柴草，灶中余火还存，续加柴草又火可燃烧。若是小锅灶，只能加少量添加柴草，稍多加柴就壅堵则火灭，稍停柴草则火就熄灭，要让熄灭之火再次燃烧，就很难了。久病、大病之后，胃气衰弱，亦如小灶小火，当精心调护。

假如大病之后，邪气刚除，胃口刚开，胃气微弱，多食、过早进食、过晚进食，均不可以。应当先与米汤稀粥，后渐次给予糊粥、较稠的粥、较软的米饭，循序渐进，逐渐增加，不宜过早或过晚进食，如同维持炉中之火，昼夜勿断柴草，以备随时之需。想吃东西时就吃，稍晚则饥饿难耐，甚则痛如刀割；再晚一点进食，则胃气受损，反不思食。若不思食，若前法予食，食而不化，不化而胃气再伤。食物损伤胃气之后，如果引起疫证的复发，导致"食复"。如果没有引发食复，就如前面疫病初愈进食之法，循序渐进，逐渐增食。如果进食过多，或给予黏硬之食，会导致胃气壅滞，出现胃脘胀满，难以支撑。若胃气衰绝，谷食停滞胃肠之中，会导致胃翻转反侧，形神脱失，衰竭而死。

吴氏十分重视胃气在疫病恢复过程中的重要作用，注重饮食调理。适宜的进食方法，有助于胃气恢复和疾病痊愈；不当的进食方法，引起食复，更伤胃气，甚至导致胃气衰竭而亡。

【原文】

时疫有首尾能食者，此邪不传胃，切不可绝其饮食，但不宜过食耳。有愈后数日微渴、微热不思食者，此微邪在胃，正气衰弱，强与之，即为食复。有下后一日，便思食，食之有味，当与之。先与米饮一小杯，加至茶瓯，渐进稀粥，不可尽意，饥则再与。如忽加吞酸，反觉无味，乃胃气伤也。当停谷一日，胃气复，复思食也，仍如渐进法。有愈后十数日，脉静身凉，表里俱和，但不思食者，此中气不苏，当与粥饮迎之，得谷后即思食觉饥。久而不思食者，一法以人参一钱，煎汤与之，以唤胃气，忽觉思食，余勿服。（《温疫论·论食》）

【阐释】

本篇论述时疫愈后注意饮食调理，懂防食复。

时疫发病过程中一直饮食健旺，邪气未传入胃，不可断其饮食，也不宜进食太多。若疫病愈后数日，症见轻微的口渴、低热，不思饮食，乃邪传入胃，正气衰弱，如果勉强进食，就可能导致疫证复发，称为食复。若疫病攻下之后一日，就欲进食，食之有味，当及时进食，先给小杯米汤，之后加量到一茶碗，渐进稀粥，不可随意进食，饥饿时再给。若突然出现吞酸，饮食无味，乃胃气受损，当停食一日，待胃气恢复，又思饮食时，又如前面渐进式进食。若疫病愈后十余日，脉静身和，表里俱和，但不思饮食，乃胃气不苏，当与稀粥米饮，以养胃气；进之后，胃气得苏，便会思食。若饥饿过久而不思饮食，胃气耗伤，用人参一钱，煎水服用，补益元气，唤醒胃气，突然就会想吃东西，然不用给予其他药物。

吴氏虽言疫病解后"忌投参术"，盖人参有"助邪填实"之弊。然除里实证之外，其他虚证、虚实夹杂之证，尤其是元气虚脱、胃气衰败之证，每投人参，有力挽狂澜、起死回生之功，吴氏称之为"益元气之极品，开胃气之神丹"。

重视温疫后期调理。愈后轻则安神静养，重则大补气血、养阴清热，全程注重饮食调理，顾护胃气，扶助正气。谨防劳复、食复、自复。

第十二章　温热疫原文节选 ▷▷▷▷

杨栗山《伤寒瘟疫条辨》节选

杨璇，字玉衡，号栗山，生于清康熙四十四年（1705），卒年不详。杨氏原籍安徽亳州，于明代永乐初年举家迁居河南夏邑县。其太祖杨思谦、高祖杨清、曾祖杨楫、祖父杨廷陈、父亲杨宓，皆从事文学，为诗礼名族。杨璇幼时读宋儒名臣言行录，弱冠时入庠，有国士之称。后觉"维医一道，庶获实用"，便专研岐黄之术，于七十九岁（乾隆四十九年，即 1784 年）时撰成《伤寒瘟疫条辨》，为温病学的发展做出极大贡献。

《伤寒瘟疫条辨》的主要学术成就有：①驳伏寒化温说，倡温病杂气说；②注重伤寒温病脉象辨证；③提出温病的治疗重在清泻；④创立治温十五方。

一、温疫病因

【原文】

西汉张仲景著《卒病伤寒论》十六卷，当世兆民赖以生全。至晋代不过两朝相隔，其《卒病论》六卷已不可复睹。即《伤寒论》十卷，想亦劫火之余，仅得之读者之口授，其中不无残阙失次，赖有三百六十九法，一百一十三方之名目，可为校正。而温病失传，王叔和搜讨成书附以己意，伪为伏寒，插入异气，似近理而弥乱真。其《序例》有曰：冬时严寒杀厉之气，中而即病者为伤寒，中而不即病，寒毒藏于肌肤，至春变为温病，至夏变为暑病。成无忌注云：先夏至为病温，后夏至为暑病，温暑之病本于伤寒而得之。有斯以谈，温病与伤寒同一根源也，又何怪乎？后人治温病，皆以伤寒方论治之也。殊不知温病为另为一种，非寒毒藏至春夏变也。自叔和即病不即病之论定，而后世之名家附会之不暇，谁敢辨之乎？余为拨片云之翳，以著白昼之光。夫严寒中人顷刻即变，轻则感冒，重则伤寒，非若春夏秋风暑湿燥所伤之可缓也。即感冒一证之最轻者，尚尔头痛身痛，发热恶寒，四肢拘急，鼻塞痰喘，当即为病，不能容隐。今为严寒杀厉所中，反能藏伏过时而变，谁其信之？更问何等中而即病？何等中而不即病？何等中而即病，头痛如破，身痛如仗，恶寒项强，发热如炙，或喘或呕，烦躁不宁，甚则发痉，六脉如弦，浮紧洪数，传变不可胜言，失治乃至伤生。何等中而不即病者，感一毫不觉，既而挨至春夏，当其已中之后，势更烈于伤寒，况风寒侵入，未有不由肌表而入，所伤皆同荣卫，所中均系伤寒。一者何其灵敏，感而遂通，一者何其痴呆，寂然不动，一本而枝殊，同源而异流，此必无之事，历来名家无不奉为祖，所谓千古疑城，莫此难破。然而孰得孰失，何去何从，芸夫牧竖亦能辨之。再问何等寒毒藏于肌肤？夫肌为肌表，肤为皮之浅者，其间一毫一窍，无非荣卫经行所摄之地，即偶尔脱衣换帽，所冒些小风寒，当时而嚏，尚不能稽留，何况严寒杀厉之气，且藏于皮肤最浅之处，反能容忍至春，更历春至夏发耶？此固不待辨而自屈矣。又乃曰：须知毒烈之气，留在何经而发何病，前后不答，固自相矛盾，其意实欲为异气四变，作开山之祖师也。后人孰知其为一场懵懂乎？予岂好辩哉？予不得已也。凡治伤寒大发，要在表里分明，未入于腑者，邪在表也，可汗而已；已入于腑者，邪在里也，可下而已。若夫温病，果系寒毒藏于肌肤，延至春夏犹发于表，用药不离辛温，邪气还从汗解，今后世治温病者，仍执肌肤在表之寒毒，一投发散，非徒无益又害之。且夫世之凶厉大病，死生人在反掌间者，尽属温病，发于冬月正伤寒者，千百一二，而方书有混同立论，毫无分别。总由王叔和序《伤寒论》于散亡之余，将温病一门失于编入，指为伏寒异气，妄立温疟、风温、温毒、温疫四变，插入《伤寒论》中混而为一，其证治非徒大坏而泯焉。后之学者，殆自是而无所寻逐也已。余于此道中，已三折其肱矣，兼以阅历之久，实见得根源所出。伤寒得天地之常气，风寒外感，自气分而传入血分；温病得天地之杂气，邪毒内入，由血分而发出气分。一彼一此，乃风马牛不相及也。何以言之？常气者，风寒暑湿燥火，天地四时错行之六气也；杂气者，非风非寒非暑非湿非燥非火，天地间另为一种，偶荒旱潦疵疠烟瘴之毒气也。故常气受病，在表浅而易；杂气受病，在里深而难。就令如《序例》所云：寒毒藏于肌肤，至春夏变为温病暑病，亦寒毒之自变温，自变为暑耳。还是冬来常气，亦犹冬伤于寒，春必病温之说，于杂气何为？千古流弊，只缘人不知疵疠旱潦之杂气而为温病，遂与伤寒视为一病，不分两治。余固不辞剪陋条分缕晰，将温病与伤寒辨明，各有病原，各有脉息，各有证候，各有治法，各有方论。令医家早为曲突徙薪之计，庶不至焦头烂额耳。

或问《内经》曰：冬伤于寒，春必病温。余曰：冬伤于寒，谓人当冬时受寒气也。春必病温，谓人到来春必病热也。亦犹经曰，人之伤于寒也，则为病热云尔。东垣云：其所以不病于冬者，而病于春者，以寒水居卯之分，方得其权，大寒之令复行于春，开发腠理，少阴不藏，辛苦之人，阳气外泄，谁为鼓舞，阴精内枯，谁为滋养，生化之源已绝，身之所存者热也。故《内经》又云：冬不藏精，春必病温。此水衰火旺，来春其病未有不发热者，于温病何与？温病者，疵疠之杂气，非冬来之常气也。肾虚人易为杂气所侵则有之，非谓伤于寒则为温病也。经何以不曰温病，而必曰病温？盖温者热之始，热者温之终也。岂诸家所谓温病乎。特辩以正前人注释之谬。（《伤寒瘟疫条辨·温病与伤寒根源辨》）

【阐释】

本节从病因学的角度，系统论述了温疫与伤寒的区别，指出温疫的产生是感受了杂气所致，并对传统的"伏寒化温"学说提出异议。

1. 对温疫病因的认识

《黄帝内经》指出："冬伤于寒，春必病温。"提出温疫的病因是冬季感受了寒邪，逾时而发，在春季则发为温病。晋代王叔和对《黄帝内经》这一学说，进行了发挥，认为"冬时严寒杀厉之气，中而即病者为伤寒，中而不即病，寒毒藏于肌肤，至春变为温病，至夏变为暑病"，提出了感邪后即时而发，则表现为伤寒，逾时而发，在春季则发为温病，至夏季则变为暑病。并进一步指出，寒毒潜藏的部位为肌肤。《黄帝内经》及王叔和的认识，实为后世"伏寒化温"学说之渊薮。杨氏对此持否定态度，认为温病是"非风非寒非暑非湿非燥非火""潦疵疠烟瘴之毒气"，倡温病病因之杂气说，实际上是受到吴又可"杂气"学说的影响。

2. 否定温病"伏寒化温"说 杨氏认为，首先，人体肌肤荣（营）卫循行，不可能容留邪气，强调："夫肌为肌表，肤为皮之浅者，其间一毫一窍，无非荣卫经行所摄之地，即偶尔脱衣换帽，所冒些小风寒，当时而嚏，尚不能稽留，何况严寒杀厉之气，且藏于皮肤最浅之处，反能容忍至春，更历春至夏发耶？此固不待辨而自屈矣。"其次，严寒中人立即发病，不可能藏于人体，过时而发。第三，伤寒温暑既然都是受严寒所致，那么患者感邪以后，发病也应当一样，但实际上，伤寒与温暑的临床表现有差异："一者何其灵敏，感而遂通，一者何其痴呆，寂然不动，一本而枝殊，同源而异流。"最后，杨氏指出，把温病和伤寒混为一谈，都看作"冬伤于寒"，容易导致用伤寒的方证来治疗温病而导致误治："只缘人不知疵疠旱潦之杂气而为温病，遂与伤寒视为一病，不分两治。"并进一步指出："将温病与伤寒辨明，各有病原，各有脉息，各有证候，各有治法，各有方论。"

杨氏对温疫病因的认识，较系统地继承了吴又可的"杂气"学说，从病因学上，将温病和伤寒区别开来，初步阐明了两者的发病机理各异，这对认识伤寒与温病的证候表现、发展趋势、诊断方法、辨证要点、治疗方法等方面，有十分积极的意义，尤其是对后世"新感温病"学说，具有启迪作用。但也应当指出，杨氏完全否定"伏气化温"学说，实际上也不是完全正确的。毕竟，温病有"新感温病"和"伏邪温病"两种发病形式。但是杨氏的学说在其所处的时代，仍是比较先进的，有其积极意义。

二、温疫证候

（一）温疫初起证候

【原文】

或曰子辨温病与伤寒，有云壤之别，今用白虎、泻心、承气、抵当，皆伤寒方也，既同其方，必同其证，子何言之异也？余曰：伤寒初起必有感冒之因，冬月烈风严寒，虽属天地之常气，但人或单衣风露，或强力入水，或临风脱衣，或当檐沐浴，或道路冲寒，自觉肌肉粟起，既而四肢拘急，头痛发热，恶寒恶风，脉缓有汗为中风，脉紧无汗为伤寒，或失治，或误治，以致变证蜂起。温病初起，原无感冒之因，天地之杂气，无形无声，气交流行，由口鼻入三焦，人自不觉耳。不比风寒感人，一着即病，及其郁久而发也，忽觉凛凛，以后但热而不恶寒，或因饥饱劳碌，焦思气郁，触动其邪，是促其发也，不因所触，内之郁热自发者居多。伤寒之邪，自外传内；温病之邪，由内达外。伤寒多表证，初病发热头痛，未即口燥咽干；温病皆里证，一发即口燥咽干，未尝不发热头疼。伤寒外邪，一汗而解；温病伏邪，虽汗不解，病且加重。伤寒解以发汗，温病解以战汗。伤寒汗解在前，温病汗解在后。鲜薄荷连根捣，取自然汁服，能散一切风毒。伤寒投剂，可使立汗；温病下后，里清表透，不汗自愈，终有得汗而解者。伤寒感邪在经，以经传经；温病伏邪在内，内溢于经。伤寒感发甚暴，温病多有淹缠，三五七日忽然加重，亦有发之甚暴者。伤寒不传染于人，温病多传染于人。伤寒多感太阳，温病多起阳明。伤寒以发表为先，温病以清里为主。各有证候，种种不同。其所同者，伤寒温病皆致胃实，故用白虎、承气等方清热导滞，后一节治法亦无大异，不得谓里证同而表证亦同耳。(《伤寒瘟疫条辨·证候辨》)

【阐释】

本节从初起临床表现及病情演变等方面，论述了伤寒和温病的区别。认为伤寒和温病初起治疗可以用同样的治法。

1. 杨氏主要从几个方面揭示了伤寒与温病的区别：

（1）发病原因　伤寒初起有明确的原因，即"必有感冒之因"；而温病无明显的诱因，即"原无感冒之因"。

（2）传变趋势　伤寒多由外传里；温病则表现为里热外达。

（3）初起表现　伤寒因为有"感冒之因"，所以初起多为表证，表现为发热头痛，未即口燥咽干；温病无感冒之因，所以初起皆表现为里证，一发病就表现为口燥咽干等伤津的表现。

（4）汗法是否有用　伤寒可以通过发汗而缓解，甚至痊愈；而温病经过发汗也不会缓解，且有加重之趋势，必须通过战汗而解。伤寒汗解在前，温病汗解在后。对伤寒而言，使用发汗之剂后可以很快发汗而解；温病使用下法后，里热得清，表邪得透，不用发汗而解，终有得汗而解者。

（5）传变　伤寒是以经传经；温病是"伏邪在内，内溢于经"，即由里向表传变。

（6）病势　伤寒感邪以后，发病迅速；而温病由于邪伏于内而外达，所以病势淹缠。

（7）传染性　伤寒不传染；而温病多传染。

（8）治疗原则　伤寒以解表为先；温病则直清里热。

2. 伤寒与温病初起的治疗

伤寒和温病在演变过程中，都可以出现"皆致胃实"，即出现邪入阳明，可以表现为阳明热炽证或是阳明腑实证，因此都可以用白虎汤清解阳明气分实热证，或用承气汤之类泄热通腑。

（二）温疫脉证

【原文】

《伤寒论·平脉篇》曰：寸口脉阴阳俱紧者，法当清邪中于上焦，浊邪中于下焦。清邪中上名曰洁也，浊邪中下名曰浑也。栗山曰：此段乃温病脉证根源也，虽未明言温病，其词意与伤寒绝不相干。《温疫论》以温病得于杂气，《缵论》以温病由血分出，观此益信。阴中于邪，必内栗也。栗，竦缩也。按经曰：清邪，曰：浊邪，明非风、寒、暑、湿、燥、火六气之邪也。另为一种，乃天地之杂气也。种种恶秽，上涸空明清静之气，下败水土污浊之气，人受之，故上曰洁，下曰浑，中必内栗也。

玩篇中此四十六字，全非伤寒脉证所有事，乃论温病所从入之门，变证之总，所谓赤文绿字，开天辟地之宝符，人未之识耳。大意谓人之鼻气通于天，如毒雾烟瘴谓之清邪，是杂气之浮而上者，从鼻息而上入于阳，而阳分受伤，经云：清浊中上焦是也。久则发热头肿，项强颈挛，与俗称大头温、虾蟆温之说符也。人之口气通于地，如水土物产化为浊邪，是杂气之沉而下者，从口舌而下入于阴，而阴分受伤，经云：浊邪中下焦是也。久则脐筑湫痛，呕泻腹鸣，足膝厥逆，便清下重，与俗称绞肠温、软脚温之说符也。然从鼻从口所入之邪，必先注中焦，分布上下，故中焦受邪，经云：阴中于邪是也。则清浊相干，气滞血凝不流，其酿变即现中焦，与俗称瓜瓤温、疙瘩温、阳毒、阴毒之说符也。此三焦定位之邪也。气口脉盛属内伤，洪长滑数，阴阳搏激曰紧。若三焦邪溷为一，则怫郁熏蒸，口烂蚀断，卫气通者，游行经络脏腑，则为痈脓。荣气通者，嚏出声温咽塞，热壅不行，则下血如豚肝，如屋漏，然以荣卫渐通，犹非危候。若上焦之阳，下焦之阴，两不相交，则脾气于中难运，斯五液注下，而生气几绝矣。《缵论》所谓伤寒自气分传入血分，温病由血分发出气分，铁案不移。伤寒得天地之常气，先行身之背，次行身之前，次行身之侧，自皮肤传经络，受病于气分，故感而即动。认真脉证治法，急以发表为第一义，入里则不消矣。未有温覆而当不消散者，何至传入血分，变证百出哉？河间以伤寒为杂病，温病为大病，信然。盖温病得天地之杂气，由口鼻入，直行中道，流布三焦，散漫不收，去而复合，受病于血分，故郁久而发。亦有因外感，或饥饱劳碌，或焦思气恼触动而发者。一发则邪气充斥奔迫，上行极而下，下行极而上，即脉闭体厥，从无阴证，皆毒火也。与伤寒外感，与治伤寒温散，何相干涉？奈何千年惯惯，混为一病，试折衷于经论，宁不涣然冰释哉。治法急以逐秽为第一义。上焦如雾，升而逐之，兼以解毒；中焦如沤，疏而逐之，兼以解毒；下焦如渎，决而逐之，兼以解毒。恶秽既通，乘热追拔，勿使潜滋。所以温病非泻则清，非清则泻，原无多方，时其轻重缓急而救之，或该从证，或该从脉，切勿造次。

《伤寒论》曰：凡治温病，可刺五十九穴。此段明言温病治法与伤寒不同。成注：以泻诸经之温热，谓泻诸阳之热逆，泻胸中之热，泻胃中之热，泻四肢之热，泻五脏之热也。

按温病脉，经曰寸口脉阴阳俱紧，与伤寒脉浮紧、浮缓不同。温病证，经曰：中上焦，中下焦，阴中邪，升降散、增损双解散主方也。与伤寒证，行身背，行身前，行身侧不同。温病治法，经曰：刺五十九穴，与伤寒治法温覆发散不同。非以温病，虽有表证，实无表邪，明示不可汗耶。独是河间以伤寒为杂病，三百九十七法，一百一十三方，至详且悉。温病为大病，岂反无方论治法乎？噫！兵燹散亡，传写多讹，错简亦复不少，承讹袭谬，积习相沿，迄今千余年矣。名手林立，方书充栋，未有不令发汗之说。余一人以管窥之见，而欲革故洗新，使之从风，亦知其难。然而孰得孰失，何去何从，必有能辨之者。(《伤寒瘟疫条辨·温病脉证辨》)

或曰子辨温病与伤寒，有云壤之别，今用白虎、泻心、承气、抵当，皆伤寒方也，既同其方，必同其证，子何言之异也？余曰：伤寒初起必有感冒之因，冬月烈风严寒，虽属天地之常气，但人或单衣风露，或强力入水，或临风脱衣，或当檐沐浴，或道路冲寒，自觉肌肉粟起，既而四肢拘急，头痛发热，恶寒恶风，脉缓有汗为中风，脉紧无汗为伤寒，或失治，或误治，以致变证蜂起。温病初起，原无感冒之因，天地之杂气，无形无声，气交流行，由口鼻入三焦，人自不觉耳。不比风寒感人，一着即病，及其郁久而发也，忽觉凛凛，以后但热而不恶寒，或因饥饱劳碌，焦思气郁，触动其邪，是促其发也，不因所触，内之郁热自发者居多。伤寒之邪，自外传内；温病之邪，由内达外。伤寒多表证，初病发热头痛，未即口燥咽干；温病皆里证，一发即口燥咽干，未尝不发热头疼。伤寒外邪，一汗而解；温病伏邪，虽汗不解，病且加重。伤寒解以发汗，温病解以战汗。伤寒汗解在前，温病汗解在后。鲜薄荷连根捣，取自然汁服，能散一切风毒。伤寒投剂，可使立汗，温病下后，里清表透，不汗自愈，终有得汗而解者。伤寒感邪在经，以经传经；温病伏邪在内，内溢于经。伤寒感发甚暴；温病多有淹缠，三五七日忽然加重，亦有发之甚暴者。伤寒不传染于人，温病多传染于人。伤寒多感太阳，温病多起阳明。伤寒以发表为先，温病以清里为主。各有证候，种种不同。其所同者，伤寒温病皆致胃实，故用白虎、承气等方清热导滞，后一节治法亦无大异，不得谓里证同而表证亦同耳。(《伤寒瘟疫条辨·证候辨》)

【阐释】

1. 阐述温病的脉证、治疗及其与伤寒的区别

杨氏由《伤寒论·平脉篇》得到启示，总结温病脉象为寸口脉阴阳俱紧，与伤寒脉浮紧、浮缓不同。此处脉紧，为阴阳搏激，不同于伤寒。还提出"凡温病脉，中诊洪长滑数者轻，重则脉沉，甚则闭绝。此辨温病与伤寒，脉浮脉沉异治之要诀"(《伤寒瘟疫条辨·脉义辨》)，并由此结合温疫发病的毒雾烟瘴、水土污浊等致病因素，提出温病感受天地之杂气，邪从鼻口而入，先注于中焦，分布上下。杂气之上浮者为清邪，清邪可中于上焦，大头温、虾蟆温等与之有关。杂气之沉者为浊邪，浊邪中于下焦，绞肠温、软脚温等与之有关。而中焦受邪，则清浊相干，气滞血凝，酿变瓜瓢温、疙瘩温、阳毒、阴毒等。其紧者，脉洪长滑数，阴阳搏激。与伤寒之证不同。

杨氏宗张石顽《伤寒缵论》之说，认为伤寒自气分传入血分，而温病由血分发出气分，多由此认识温疫的病机和传变等。

温病感杂气由口鼻入，直行中道，流布三焦，散漫不收，受病于血分，怫郁而发。其诱因可因外感，或饥饱劳碌，或焦思气恼等触动而发。其发病皆为火毒之候，提示杨氏所言瘟疫仍属温热类疫病。

因此，其提出温病的治疗可遵喻嘉言芳香逐秽解毒之说，急以逐秽为第一义。与伤寒得天地之常气，自皮肤传经络，受病于气分，感而即动，急以发表为第一义不同。疫邪三焦分治，上焦如雾，升而逐之，兼以解毒；中焦如沤，疏而逐之，兼以解毒；下焦如渎，决而逐之，兼以解毒。强调温病的治疗针对毒邪，重在清泻，正如其说"非泻则清，非清则泻，原无多方，时其轻重缓急而救之，或该从证，或该从脉，切勿造次"，其后所列以升降散为主的治温方剂，大多体现了这一思想。其提出"恶秽既通，乘热追拔，勿使潜滋"，体现了温疫学派攻击祛邪、早拔病根为要的思想。

杨氏还提出在治法上与伤寒不同，伤寒治法在于温覆发散。而温病邪在里，虽有表证，实无表邪，不可发汗。其引成无忌"以泻诸经之温热，谓泻诸阳之热逆，泻胸中之热，泻胃中之热，泻四肢之热，泻五脏之热也"，提示针刺五十九穴在于泄热，自与伤寒不同。

对于其提到的不可发汗，今天应辨证加以看待，不必拘于此。瘟疫初起有表证，虽以热疫为患，然若恶寒身痛甚，为表气闭郁，可适当予以辛温之品增强表散开闭透邪之力。

2. 阐述温病的证候、传变、治疗及其与伤寒的不同

杨氏通过对温病和伤寒的比较，阐述了温病的证候特点及其传变、治疗原则。

温病感受天地之杂气，邪由口鼻入于三焦，郁久而发病，其临床表现忽觉凛凛，后但热不恶寒、头痛等。与伤寒初起外感寒而发表，有中风与伤寒之表证不同。温病邪郁于内，可郁热自发，也可因饮食、劳累、情志等诱发。由此可知，杨氏是从伏气角度认识瘟疫。与其受王安道、张石顽等影响有关。

邪气既郁于内，当由里达外。其治疗以清里为主，里清表透，不汗自愈，即所谓战汗透邪。而可与伤寒白虎、承气等方疗温疫，即在于温病邪郁于阳明之理。但治疗温病不能以伤寒辛温发汗，否则会加重伏热，病深不解。

至于其所言伤寒不传染，温病多传染，仅供参考，此处只在强调温病的传染性，而临床伤寒也有传染者。

【原文】

凡温病脉不浮不沉，中按洪、长、滑数，右手反盛于左手，总由怫热郁滞脉结于中故也。若左手脉盛，或浮而紧，自是感冒风寒之病，非温病也。

凡温病脉，怫热在中，多见于肌肉之分而不甚浮，若热郁少阴，则脉伏余绝，非阴脉也，阳邪脉也。

凡伤寒自外之内，从气分入，始病发热恶寒，一二日不作烦渴，脉多浮紧，不传三阴，脉不见沉；温病由内达外，从血分出，始病不恶寒而发热，一热即口燥咽干而渴，脉多洪滑，甚则沉伏。此发发表清里之所以异也。

凡浮诊中诊，浮大有力，浮长有力，伤寒得此脉，自当发汗，此麻黄、桂枝证也。温病始发，虽有此脉，切不可发汗，乃白虎、泻心证也。死生关头，全于此分。

凡温病脉，两手闭绝，或一手闭绝者危。

凡温病脉，沉涩而微，状若屋漏者死。

凡温病脉，浮大而散，状若釜沸者死。

按： 伤寒温病，必须诊脉施治。有脉与证相应者，则易于识别，若脉与证不相应，却宜审察缓急，或该从脉，或该从证，务要脉证两得。即如表证，脉不浮者可汗而解；里证脉不沉者，可下而解。以邪气微，不能牵引，抑郁正气，故脉不应。下利脉实有病愈者，但得证减，复有实脉，乃天年脉也。由脉法之辨，以洪滑者为阳为实，以微弱者为阴为虚，不待问也。然仲景曰：若脉浮大者，气实血虚也。《黄帝内经》曰：脉大四倍以上为关格，皆为真虚。陶氏曰：不论浮沉大小，但指下无力，重按全无，便是阴脉。此洪滑之未必尽为阳也、实也。景岳曰：其脉如有如无，附骨乃见，沉微细脱，乃阴阳潜伏闭塞之候。陶氏曰：凡内外有热，其脉沉伏，不洪不数，指下沉涩而小急，是为伏热，此微弱之未必尽为阴也、虚也。夫脉原不可一途而取，须以神气、形色、声音、证候，彼此相参，以决死生安危，方为尽善。所以古人望、闻、问、切四者缺一不可。(《伤寒瘟疫条辨·温病与伤寒不同诊脉义》)

凡温病内外有热，其脉沉伏，不洪不数，但指下沉涩而小急，断不可误为虚寒。若以辛温之药治之，是益其热也。所以伤寒多从脉，温病多从证。盖伤寒风寒外入，循经传也；温病怫郁内炽，溢于经也。

凡伤寒始本太阳，发热头痛而脉反沉者，虽曰太阳，实见少阴之脉，故用四逆汤温之。若温病始发，未尝不发热头痛，而见脉沉涩而小急，此伏热之毒滞于少阴，不能发出阳分。所以身大热而四肢不热者，此名厥。正杂气怫郁，火邪闭脉而伏也，急以咸寒大苦之味，大清大泻之。断不可误为伤寒太阳始病，反见少阴脉沉，而用四逆汤温之，温之则坏事矣。又不可误为伤寒阳厥，慎不可下，而用四逆散和之，和之则病甚矣。盖热郁亢闭，阳气不能交接于四肢，故脉沉而涩，甚至六脉俱绝，此脉厥也。手足逆冷，甚至通身冰凉，此体厥也。即仲景所谓阳厥，厥浅热亦浅，厥深热亦深是也。下之断不可迟，非见真守定，通权达变者，不足以语此。

凡温病脉，中诊洪长滑数者轻，重则脉沉，甚则闭绝。此辨温病与伤寒，脉浮脉沉异之要诀也。

凡温病脉，洪长滑数，兼缓者易治，兼弦者难治。

凡温病脉，沉涩小急，四肢厥逆，通身如冰者危。(《伤寒瘟疫条辨·温病脉证辨》)

【阐释】

本节主要论述了温病与伤寒在脉象表现上的不同、温病与伤寒同脉异治、温病中危重的脉象。

1. 温病与伤寒脉象的不同

左手脉盛，或浮而紧，自是感冒风寒之病，温病脉，怫热在中，多见于肌肉之分而不甚浮，凡伤寒自外之内，从气分入，始病发热恶寒，一二日不作烦渴，脉多浮紧，不传三阴，所以很少见到沉脉；温病由内达外，从血分出，始病不恶寒而发热，一热即口燥咽干而渴，脉多洪滑，甚则沉伏。凡是见到浮大有力，浮长有力，用麻黄汤、桂枝汤证辛温发汗。

2. 温病脉象　温病脉不浮不沉，中按洪、长、滑数，右手反盛于左手，温病因为怫热在中，多见于肌肉之分而不甚浮，若热郁少阴，则脉伏余绝，非阴脉，而是阳邪脉。温病内外有热，其脉沉伏，不洪不数，但指下沉涩而小急，断不可误为虚寒，这是因为温病怫热内郁外达肌表所致。

3. 温病危重脉象　温病脉，两手闭绝，或一手闭绝者属于危机之像。温病脉，沉涩而微，状若屋漏者死；温病脉，浮大而散，状若釜沸者死。温病脉，洪长滑数，兼缓者易治，兼弦者难治。温病脉，沉涩小急，四肢厥逆，通身如冰者危。

4. 辨脉以决定治疗　杨氏认为，凡伤寒自外入内，从气分入，始病发热恶寒，一二日不作烦渴，脉多浮紧，不传三阴，脉不见沉；温病由内达外，从血分出，始病不恶寒而发热，一热即口燥咽干而渴，脉多洪滑，甚则沉伏，为发表清里之差异。换言之，伤寒初起脉浮紧，主邪在表，所以治疗应该解表；温病初起脉洪滑或沉伏，主邪热在里，所以治疗应该清里。

（三）目诊

【原文】

目者至阴也，五脏六腑精华之所系，水足则明察秋毫，如常而了了者，里无邪也。至于目暗不明，乃邪热居内焚灼，肾水枯涸，不能朗照。若赤，若黄，若瞑，若直视，若反折，邪具在里也。若不急下，则邪愈炽矣。并宜加味凉膈散加龙胆草。

薛氏曰：凡开目而欲见人者，阳证也，闭目而不欲见人者，阴证也。目中不了了，目精不和，色赤，热甚于内者也。目瞑者，必将衄也。目精黄者，将发身黄也。或瞪目直视，或戴眼反折，或目胞陷下，或睛暗而不知人者，皆难治也。（《伤寒瘟疫条辨·里证》）

【阐释】

此节论述了温病目诊的方法。

1. 目诊的方法

目暗不明，为邪热内燔，劫夺肾水，肾水枯涸，不能则目暗不明。目赤、目黄、目瞑、目直视、目反折，是邪热在内的标志。目精不和，色赤，热甚于内者也。目瞑者，是将要衄血的前兆。目精黄者，全身发黄的前兆。

2. 以目之开闭辨阴阳证及预后

开目而欲见人者，属于阳证也，闭目而不欲见人者，属于阴证。瞪目直视，或戴眼反折，或目胞陷下，或睛暗而不知人者，预后一般不佳。

温病的特色诊法，一般概括为辨舌验齿、辨斑疹白㾦，历代医家对温病的目诊，涉及较少，杨氏此论，尤为突出，值得肯定。

（四）脉厥体厥

【原文】

脉厥，沉伏欲绝。体厥，四肢逆冷，凉过肘膝，半死半生，通身如冰，九死一生。此邪火壅闭，阳气不能四布于外，胃家实也，急以解毒承气汤大清大下之。下后而郁热已解，脉和体温，此为病愈。若下后而郁热已尽反见厥者，为虚脱，宜补。若下后郁热未尽，仍见厥者，更下之，厥不回者死。

按：温病厥逆皆下证，伤寒厥逆多兼下利，则阳热变为阴寒者十之五。盖木盛则胃土受克，水谷奔迫，胃阳发露，能食则为除中。木盛则肾水暗亏，汲取无休，肾阳发露，面赤则为戴阳。尚多可救，除中十不救一，所以温之灸之，以回其阳，仍不出少阴之成法也。但厥而下利，阴阳之机甚微，不可不辨也。（《伤寒瘟疫条辨·脉厥·体厥》）

【阐释】

本节论述了温病厥证的表现及治法，与伤寒厥证的差异。

1. 温病厥证的表现及机理

杨氏认为，温病有脉厥与体厥之分。脉厥，表现为脉象沉伏欲绝；体厥，表现为四肢逆冷，凉过肘膝，通身如冰。其机理主要由于邪热内闭，隔绝阳气，使之不能外达于四末所致。温病厥证多表现腑实不通之胃家实。

2. 温病厥证的治法

杨氏认为，温病的厥证皆为下证，所以可以用解毒承气汤大清下之，下后脉和体温，为病愈，下之后，郁热已尽但又见到厥证的，为虚脱之证，当用补法。

3. 温病厥证与伤寒的差异

杨氏认为，温病厥逆皆下证，伤寒厥逆多兼下利。但温病厥证亦可转化为阴寒之证。

杨氏认为，温病的厥证属于阳明腑实之胃家实之证，并不完全正确。温病之厥证，除阳明腑证可以导致之外，尚有邪热内闭心包，亦可出现身厥之证，邪热耗气伤津，也可致厥证，不可概认为属于阳明腑实。

三、温疫辨证

（一）温疫辨证阴阳

1. 外感热病之阳证

【原文】

凡治伤寒温病，最要辨明阴阳。若阴阳莫辨，则寒热紊乱，而曰不误于人者，未之有也。如发热恶寒，头痛身痛，目痛鼻干，不眠，胁痛，寒热而呕，潮热谵语，詈骂不认亲疏，面红光彩，唇燥舌黄，胸腹满痛，能饮冷水，身轻易动，常欲开目见人，喜言语声响亮，口鼻之气往来自如，小便或黄或赤，或混浊或短数，大便或燥秘或胶闭，或夹热下利或热结旁流，手足自温暖，爪甲自红活，此阳证之大略也。伤寒阳证，有表有里，随证治之，方论详后，用宜分清；温病阳证，有表证无表邪，一于清热导滞而已。尤要辨明是伤寒是温病，断不可混而一之。伤寒得天地之常气，由气分传入血分；温病得天地之杂气，由血分发出气分。但其中证候相参，从来混淆，倘分别一有不清，则用药死生立判矣。今人不辨寒温，好用热药，而不知凉药之妙而难也。(《伤寒瘟疫条辨·阳证》)

【阐释】

本节论述外感热病中属阳证的主要症状表现。

（1）外感热病辨治中，最主要的是辨明阴阳　阴证阳证不分，则寒热不明，贻误患者。正如明代张景岳说："治病不辨阴阳，虑其动手便错。"

（2）外感热病中阳证　表现为发热恶寒，头痛身痛，目痛鼻干，不眠，胁痛，寒热而呕，潮热谵语，詈骂不认亲疏，面红光彩，唇燥舌黄，胸腹满痛，能饮冷水，身轻易动，常欲开目见人，喜言语声响亮，口鼻之气往来自如，小便或黄或赤，或混浊或短数，大便或燥秘或胶闭，或夹热下利或热结旁流，手足自温暖，爪甲自红活。

（3）伤寒阳证与温病阳证的区别　伤寒阳证，有表有里，用分清之法；温病阳证，有表证，但没有表邪，温病的表证是邪热由内达外，郁于肌腠而形成，所以无表邪，用清热导滞之法。

伤寒与温病的传变规律。伤寒得天地之常气，由气分传入血分；温病得天地之杂气，由血分发出气分。

2. 外感热病之阴证

【原文】

凡伤寒末传寒中而为阴证，与阴寒直中三阴而为阴证，或恶寒战栗，面时青黑，或虚阳泛上，面虽赤而不红活光彩，身重难以转侧，或喜向壁卧，或倦卧欲寐，或闭目不欲见人，懒言语，或气微难以布息，或口鼻之气自冷，声不响亮，或时躁扰，烦渴不能饮冷，或唇青，或苔黑而滑，手足厥逆，爪甲青紫，血不红活，小便青白或淡黄，大便下利或寒结，或热在肌肉之分，以手按之，殊无大热，阴胜则冰透手也。虽是发热，与阳证不同，不可以面赤烦渴误作阳证，须要辨别明白。其用药自是理中、四逆、白通一派。温病无阴证，然或四损之人，亦有虚弱之人，但其根源原是温病，即温补药中亦宜兼用滋阴之味，若峻用辛热，恐真阴立涸矣。仲景伤寒少阴病，于附子汤，真武汤中用白芍即此义也。景岳理阴煎、大温中饮。自谓云腾致雨之妙，自我创始，其实亦本仲景此义而为之者也。后人之千方万论，未有见出乎范围之外者。(《伤寒瘟疫条辨·阴证》)

【阐释】

本节论述外感热病中属阴证的主要症状表现。

（1）外感热病中，由于感受寒邪，或是邪气久羁而伤阳，也可以出现阴证，阴证表现为恶寒战栗，面时青黑，或虚阳泛上，面虽赤而不红活光彩，身重难以转侧，或喜向壁卧，或倦卧欲寐，或闭目不欲见人，懒言语，或气微难以布息，或口鼻之气自冷，声不响亮，或时躁扰，烦渴不能饮冷，或唇青，或苔黑而滑，手足厥逆，爪甲青紫，血不红活，小便青白或淡黄，大便下利或寒结，或热在肌肉之分，以手按之，殊无大热，阴胜则冰透手。虽然出现面赤、发热，也不能误认为阳证，治疗用理中、四逆、白通之类以温阳。

（2）杨氏认为，"温病无阴证"。实际上虽然温病主要偏于伤阴，但也可以伤阳。在温病过程中，可以出现阳气受伤，阴寒内盛的阴证。如湿热类温病，由于中气不足而从寒而化，变为寒湿，甚则出现湿胜阳微之证。不能笼统地认为伤寒无阳证，温病无阴证。故杨氏之说，有失偏颇，有机械之嫌。

（3）素体阳虚而感温邪的治疗。杨氏认为，素体阳虚再感受温邪，为防止温邪伤阴，在治疗用温热药温补时，加用滋阴之品。

3. 阳证似阴

【原文】

阳证似阴，乃火极似水，真阳证也。盖伤寒温病，热极失于汗下，阳气亢闭郁于内，反见胜己之化于外。故凡阳厥，轻则手足逆冷，凉过肘膝，剧则通身冰冷如石，血凝青紫成片，脉沉伏涩，甚则闭绝。以上脉证悉见纯阴，犹以为阳证何也？及察内证，气喷如火，谵语烦渴，咽干唇裂，舌苔黄黑或生芒刺，心腹痞满胀痛，舌卷囊缩，小便短赤涓滴作痛，大便燥结或胶闭，或夹热下利，或热结旁流，或下血如豚肝，再审有屁极臭者是也。粗工不察，但见表证，脉体纯阴，便投温补，祸不旋踵。大抵阳证似阴，乃假阴也，实则内热而外寒。在伤寒以大承气汤下之，有潮热者，六一顺气汤，热甚合黄连解毒汤；在温病双解、凉膈、加味六一、解毒承气之类，斟酌轻重消息治之，以助其阴而清其火，使内热既除，则外寒自伏。《易》所谓水流湿者即此义也。此与阳胜格阴例同，王太仆所谓病人身寒厥冷，其脉滑数按之鼓击指下者，非寒也。余谓温病火闭而伏，多见脉沉欲绝，不尽滑数鼓击也，要在详证辨之。（《伤寒瘟疫条辨·阳证似阴》）

【阐释】

本节主要论述了阳证似阴的临床表现和辨识要点。

（1）外感热病中，可以出现阳证似阴。阳证似阴，是由于邪热内盛，将阳气郁闭在内，不能布达于外，出现一派"寒象"：手足逆冷，凉过肘膝，剧则通身冰冷如石，血凝青紫成片，脉沉伏涩，甚则闭绝，其实也就是所谓"真热假寒证""火极似水"。患者虽然表现出一派阴寒内盛的症状，但是仔细辨别，仍可发现端倪：气喷如火，谵语烦渴，咽干唇裂，舌苔黄黑或生芒刺，心腹痞满胀痛，舌卷囊缩，小便短赤涓滴作痛，大便燥结或胶闭，或夹热下利，或热结旁流，或下血如豚肝，屁极臭。

（2）阳证似阴的治疗。杨氏主张清泻里热以治疗本证，用承气汤、凉膈散、黄连解毒汤等清泻里热，里热得清，壅塞得畅，气机流通，则假寒现象自然会消失。这正是"寒因寒用"治疗原则的具体体现。若辨别不清，而妄投补剂，无异于抱薪救火。但杨氏指出，伤寒的阳证似阴用大承气汤、六一顺气汤、黄连解毒汤；温病用双解、凉膈、加味六一、解毒承气汤等，未免机械。

4. 阴证似阳

【原文】

阴证似阳，乃水极似火，真阴证也。盖伤寒传变三阴而为阴证，或阴寒直中三阴而为阴证。阴胜于内，逼其浮游之火发于外，其脉沉微而迟，或沉细而疾，一息七八至，或尺衰寸盛，其证面赤烦躁，身有潮热，渴欲饮水，或咽痛，或短气，或呕逆，大便阴结，小便淡黄，惊惶不定，时常郑声，状类阳证，实阴证也。粗工不察，但见面赤烦渴，咽痛便秘，妄投寒凉，下咽立毙。大抵阴证似阳，乃假阳也，实则内寒而外热，急以白通、附子、通脉四逆汤之类加人参，填补真阳，以引火归原，但使元气渐复，则热必退藏。《易》所谓火就燥者即此义也。此与阴盛格阳例同。王太仆所谓身热脉数，按之不鼓击者，非热也。但阳证似阴与阳证，伤寒温病家通有之。而阴证似阳与阴证，此值正伤寒家事，温病无阴证。古人未曾言及。后人多不知此，吴又可其先觉乎。

按寒热有真假者，阳证似阴，阴证似阳是也。盖热极反能寒厥，乃内热而外寒，即真阳假阴也；寒极反能燥热，乃内寒而外热，即真阴假阳也。假阴者最忌温补，假阳者最忌寒凉，察此之法，当以脉之虚实强弱为主。然洪长滑数，强实有力，真阳脉固多，而沉伏细涩，六脉如绝，假阴脉亦不少。可知不唯证之阴阳有真有假，即脉之阴阳亦有真有假。死生关头，全在此分。噫！医道岂易易哉。

吴又可曰：阴阳二证，古方书皆对待言之，以明其理。世医以阴阳二证，世间均等，临诊之际，泥于胸次，往来踌躇，最易牵入误描。甚有不辨脉证，但窥其人多蓄少艾，或适在娼家，或房事后得病，或病适至行房，问及于此，便疑为阴证。殊不知病之将至，虽童男室女，旷夫寡妻，僧尼阉宦，势不可遏，与房欲何涉焉？即使素多少艾，频宿娼家，房事后适病，病适至行房，此际偶值病邪，气壅火郁，未免发热，到底终是阳证，与阴证何涉焉？况又不知阴证，实乃世间非常有之证，而阳证似阴者何日无之？究其所以然者，不论伤寒温病，邪在胃家，阳气内郁，不能外布，即便四逆，所谓阳厥是也。仲景云：厥微热亦微，厥深热亦深。其厥深者，轻则冷过肘膝，脉沉而微，重则通身冰凉，脉微欲绝。虽有轻重之分，总之为阳厥。因其触目皆是，苟不得其要领，于是误认者良多。况且温病每类伤寒，再不得其要领，最易混淆。夫温病杂气直行中焦，分布上下，内外大热，阴证自何而来？余治温病数百人，仅遇一二正伤寒，即令正伤寒数百人，亦不过一二真阴证，又何必才见伤寒便疑为阴证，况多温病，又非伤寒者乎！人亦可以憬然思，翻然悟矣。

按仲景曰：阳证见阴脉者死。《类经》注云：证之阳者假实也，脉之阴者真虚也，阳证阴脉即阴证也。夫证之阳而曰假实，自是假阳证矣，假阳证自是阴证可知矣。脉之阴而曰真虚，自是真阴脉矣，真阴脉自是真阴证更可知矣。此真阴假阳，所谓阴证似阳是也。即王太仆所谓阴盛格阳是也，宜用温补之药无疑矣。今人一遇壮热烦渴，谵语狂乱，登高弃衣，而声音嘹亮，神色不败，别无败坏阳德之状，但厥逆脉伏，沉涩如绝，便以为阳证见阴脉而用温补之药，祸不旋踵，殊不知证现内热外寒之象，脉见沉伏微细之形，火郁亢极，阳气不能交接于四肢，故体厥脉厥状类阴寒，此真阳假阴，所谓阳证似阴是也，即王太仆所谓阳盛格阴是也。乾隆甲戌、乙亥，吾邑连间数年温毒盛行，眼见亲友病多阳证似阴，用附子理中汤而死者若而人。用八味丸料及六味丸合生脉散而死者又若而人。病家医家，皆以为死证难以挽回，卒未有知其所以误者，余深悯焉。因古人格阴似阴体厥脉厥之说，精心研究，颇悟此理。温病无阴证，伤寒阴证百中一二，庸工好用热药，且多误补其虚，故患阴证似阳者少，坏事亦不若阳证似阴者之多也。每参酌古训，又兼屡经阅历，实验得阳证似阴乃火极似水，阳邪闭脉，非仲景所谓阳证阴脉也。辄用升降、凉膈、加味六一、解毒承气之属，随证治之，无不获效，不必疑也，特书之以为误认阳证阴脉之戒。可知仲景云阳证见阴脉者，所谓戴阳是也，所谓孤阳飞越是也，所谓内真阴而外现假阳之象是也，非真阳证也。夫天之所以生物，人之所以有生者，阳气耳，脉证俱无真阳之气，故曰死。岂若阴证见阳脉者之尚有生机乎？如阳证阳脉，即不药亦无害生理，惟阳证似阴乃火郁于内，反见胜己之化于外，脉自亢闭，实非阴脉，此群龙无首之象，证亦危矣。然犹在可死可不死之间，若早为清泻之，脉自复而愈。至若贫贱之人饥饱劳伤，富贵家酒色耗竭，此则四损不可正治之辈，又当别论。甚至脏腑久虚，痰火久郁，一着瘟病正不胜邪，水不胜火，暴发竟起，一二日即死者，其脉或浮洪而散，状若釜沸，或沉微而涩，状若屋漏，每遇此等脉证，徒为悼叹而已。（《伤寒瘟疫条辨·阴证似阳》）

【阐释】

本节论述了阴证似阳的临床表现及其辨识。

（1）伤寒阴证似阳的表现及治法 伤寒传至三阴经，阳虚之极，阴寒盛于下焦，逼迫虚阳浮游于上，格越于外，出现面赤烦躁，身有潮热，渴欲饮水，或咽痛，或短气，或呕逆，大便阴结等类似于阳热证的表现，如果不加以仔细辨别，认为面赤烦渴、咽痛便秘属于阳热内盛，用寒凉之剂清解，很容易出现生命危险。但从小便淡黄，惊惶不定，时常郑声，脉沉微而迟，或沉细而疾，一息七八至，或尺衰寸盛等症状仔细辨别，可以发现本证实为阳虚阴寒内盛之证，治疗用白通汤、附子汤、通脉四逆汤之类加人参，填补真阳，以引火归原，使得元气渐渐恢复，假热自然会消退。

（2）寒热有真假，阳证似阴，阴证似阳　杨氏认为，热极反能寒厥，为阳热在内而外见寒象；寒极反能燥热，为内真寒而外假热。

（3）寒热真假的辨识方法　杨氏认为，辨别寒热真假的方法是根据脉象。脉象洪长滑数，强实有力，属于真阳脉，但脉象沉伏细涩，六脉如绝，属于假阴脉。例如，临床见到壮热烦渴，谵语狂乱，登高弃衣，而声音嘹亮，神色不败者，但见到厥逆脉伏，沉涩如绝等假阴脉，妄透温补之剂，往往祸不旋踵。脉见沉伏微细，是火热极盛，格阴于外，阳气不能交接于四肢，故体厥脉厥状类阴寒，即"阳盛格阴证"。

（4）阴精素亏者病温的治疗　杨氏认为，若房劳过度，即妻妾成群，经常嫖娼，或房事后得病，或病初发而行房之人，多为精气不足，正不胜邪，但不能遇到此类人病温，一概用温补之品，治疗还是应当祛邪为主。

四、温疫治疗

（一）温疫治疗纲领

【原文】

客有过而问之者曰：闻子著《寒温条辨》，将发明伤寒乎，抑发明温病也？特念无论伤寒温病，未有不发于寒热者，先贤之治法，有以为热者，有以为寒者，有以为寒热之错出者，此为治病大纲领，盖为我条分而辩论焉。余曰：原受教。客曰：《内经》云：热病者，伤寒之类也。人之伤于寒也，则为病热。未入于腑者，可汗而已；已入于腑者，可下而已。三阳三阴，五脏六腑皆受病，荣卫不行，脏腑不通，则死矣。又曰：其未满三日者，可汗而已；其满三日者，可下而已。《内经》直言伤寒为热，而不言其有寒，仲景《伤寒论》垂一百一十三方，用桂、附、人参者八十有奇，仲景治法与《内经》不同，其故何也？余曰：上古之世，恬淡浑穆，精神内守，即有伤寒，一清热而痊可，此《内经》道其常也。世不古若，人非昔比，以病有浅深，则治有轻重，气禀日趋于浇薄，故有郁热而兼有虚寒，此仲景尽其变也。客又曰：伤寒以发表为第一义，然麻黄、桂枝、大青龙每苦于热而难用，轻用则有狂躁、斑黄、衄血、亡阳之失，致成热毒坏病，故河间自制双解散、凉膈散、三黄石膏汤。若麻黄、桂枝、大青龙果不宜用，仲景何以列于一百一十三方之首乎？致使学者视仲景书，欲伏焉而不敢决，故弃焉而莫之外。夫仲景为医家立法不桃之祖，而其方难用，其故何也？余曰：伤寒以病则寒，以时则寒，其用之固宜。若用于温病，诚不免狂躁、斑黄、衄血、亡阳之失矣。辛温发散之药，仲景盖为冬月触冒风寒之常气而发之伤寒设，不为感受天地疵病旱潦之杂气而发之温病设，仲景治温病必别有方论，今不见者，其亡之也。叔和搜采仲景旧论之散落者以成书，功莫大矣。但惜其以自己之说，杂于仲景所言之中，使玉石不分耳。温病与伤寒异治处，惟刘河间、王安道，始倡其说，兼余屡验得凶厉大病，死生在数日间者，惟温病为然。而发于冬月之正伤寒者，百不一出，此河间所制双解、凉膈、三黄石膏，清泻内热之所以可用，而仲景麻黄、桂枝、大青龙，正发汗者之所以不用也。盖冬月触冒风寒之常气而病，谓之伤寒；四时触受疵疠之杂气而病，谓之温病。由其根源之不一，故脉证不能相同，治法不可相混耳。客又曰：人有伤寒初病，直中三阴，其为寒证无疑矣。又有病初三阳，本是热证，传至三阴，里实可下，止该用承气、抵当，乃间有寒证可温可补，又用理中、四逆其故何也？余曰：以初本是热证，或久病枯竭，或暴感风寒，或饮食生冷，或过为寒凉之药所攻伐，遂变成阴证，所云害热未已，寒证复起，始为热中，末传寒中是也。且人之虚而未甚者，胃气尚能与邪搏，而为实热之证。若虚之甚者，亡阳于外，亡阴于内，上而津脱，下而液脱，不能胜其邪之伤，因之下陷，而里寒之证作矣。热极生寒，其证多危，以气血之虚脱也。客又曰：寒热互乘，虚实错出，既闻命矣。子之治疗，果何以得其宜，条辨之说，可闻否乎？余曰：证治多端，难以言喻。伤寒自表传里，里证皆表证侵入于内也；温病由里达表，表证即里证浮越于外也。大抵病在表证，有可用麻黄、桂枝、葛根辛温发汗者，伤寒是也；有可用神解、清化、升降、芳香、辛凉、清热者，温病是也。在半表半里证，有可用小柴胡加减和解者，伤寒是也；有可用增损大柴胡、增损三黄石膏汤内外攻发者，温病是也。在里证，有可用凉膈、承气咸寒攻伐者，温病与伤寒大略同。有可用理阴、补阴、温中、补中调之养之者，温病与伤寒大略同。但温病无阴证，宜温补者，即所云四损不可正治也。若夫伤寒直中三阴之真寒证，不过理中、四逆、附子、白通，一于温补之而已。至于四时交错，六气不节，以致霍乱、疟痢、吐泻、咳嗽、风温、暑温、湿温、秋温、冬温等病，感时行之气而变者，或热或寒，或寒热错出，又当观其何时何气，参酌伤寒温病之法，以意消息而治之。此方治之宜，大略如此。而变证之异，则有言不能传者，能知意在言表，则知所未言者矣。客又曰：子之治疗，诚无可易矣。第前辈诸名家，皆以为温暑之病本于伤寒而得之，而子独辨温病与伤寒根源异，治法异，行邪伏邪异，证候异，六经脉证异，并与时气之病异，得勿嫌于违古乎？余曰：吾人立法立言，特虑不合于理，无济于世耳。果能有合于理，有济于世，虽违之，庸何伤？客唯唯而退。因隐括其说曰：寒热为治病大纲领辨，尚祈临病之工，务须辨明的确，或为伤寒，或为温病，再谛审其或属热，或属寒，或属寒热错出，必洞悉于胸中，然后诊脉定方，断不可偏执己见，亦不可偏信一家之谬说，庶不至于差错也。(《伤寒瘟疫条辨·寒热为治病大纲领辨》)

伤寒，冬月感冒风寒之常气而发之病名也。温病，四时触受天地疵疠旱潦之杂气而发之病名也。根源歧出，枝分派别，病态之异，判若霄壤。窃验得凶厉大病，死生人在数日间者，尽属温病，而发于正伤寒者，未尝多见。肃万兴《轩歧救正》曰，其值严冬得正伤寒者，二十年来，于千人中仅见两人，故伤寒实非大病，而温病方为大病也。从来伤寒诸籍，能辨温病与伤寒之异治者，止见刘河间、王安道两公，而病源之所以异处，亦未道出汁浆。余宗其说而阐发之，著为《寒温条辨》。若论里证，或清或攻，或消或补，后一节治法，温病与伤寒虽曰不同，亦无大异。唯初病解表前一节治法，大有天渊之别。盖伤寒感冒风寒之常气，自外而传于内，又在冬月，非辛温之药，何以开腠理而逐寒邪，此麻黄、桂枝、大青龙之所以可用也。若温病得于天地之杂气，怫热在里，由内而达于外，故不恶寒而作渴，此内之郁热为重，外感为轻，兼有无外感，而内之郁热自发者，又多发在春夏，若用辛温解表，是为抱薪投火，轻者必重，重者必死。惟用辛凉苦寒，如升降、双解之剂，以开导其里热，里热除而表证自解矣。亦有先见表证而后见里证者，盖怫热自内达外，热郁腠理之时，若不用辛凉解散，则热邪不得外泄，遂还里而成可攻之证，非如伤寒从表而传里也。病之轻者，神解散、清化汤之类；病之重者，芳香饮、加味凉膈散之类，如升降散、增损双解散，尤为对证之药。故伤寒不见里证，一发汗而外邪即解；温病虽有表证，一发汗而内邪愈炽。此麻黄、桂枝、大青龙，后人用以治伤寒，未有不生者，用以治温病，未有不死者。此前一节治法，所谓大有天渊之别也。举世不惺，误人甚众，故特表而出之，以告天下之治温病而等于伤寒者。又温病要得主脑，譬如温气充心，心经透出邪火，横行嫁祸，乘其瑕隙亏损之处，现出无穷怪状，令人无处下手，要其用药，只在泻心经之邪火为君，而余邪自退。每见人有肾元素虚，或适逢淫欲，一值温病暴发，邪陷下焦，气道不施，以致便闭腹胀，至夜发热，以导赤、五苓全然不效，一投升降、双解而小便如注。又一隅之亏，邪乘宿损，如头风痛，腰腿痛，心痛，腹痛，痰火喘嗽，吐血便血，崩带淋沥之类，皆可作如是观。大抵邪行如水，唯注者受之，一着温病，旧病必发，治法当先主温病，温邪退，而旧日之病不治自愈矣。不得主脑，徒治旧病，不唯无益，而坏病更烈于伤寒也。若四损之人，又非一隅之亏者可比。伤寒要辨疑似，有如狂而似发狂者，有蓄血发黄而似湿热发黄者，有短气而似发喘者，有痞满而似结胸者，有并病而似合病者，有少阴发热而似太阳发热者，有太阳病脉沉而似少阴者，太阳少阴俱是发热脉沉细，但以头痛为太阳、头不痛为少阴辨之。头绪多端，务须辨明，如法治疗。若得汗、吐、下合度，温、清、攻适宜，可收十全之功，不至传变而成坏病矣。《伤寒论》中，共计坏病八十有六，故伤寒本无多病，俱是辨证不明，错误所致。如太阳始病，当以汗解，如当汗不汗，则郁热内迫而传经；如发汗太过，则经虚风袭而成痉；如不当汗而汗，则迫血妄行而成衄。大便不可轻动，动早为犯禁。当汗误下，则引邪入里，而为结胸痞气，协热下利。当下误汗，则为亡阳，下厥上竭谵语。小便不可轻利，轻利为犯禁。盖自汗而渴，为湿热内盛，故宜利。如不当利而利，必耗膀胱津液而成燥血发狂；如当利不利，必就阳明燥火而成蓄血发黄。若夫内伤类伤寒者，用药一差，死生立判。盖内伤头痛，时痛时止；外感头痛，日夜不休。内伤之虚火上炎，时时闹热，但时发时止，而夜甚于昼；外感之发热，非传里则昼夜无休息。凡若此等，俱要明辨于胸中，然后察色辨声，详证诊脉，再定方制剂，庶不至误伤人命耳。(《伤寒瘟疫条辨·发表为第一关节辨》)

【阐释】

阐述温病的治疗纲领及其与伤寒的异同。

杨栗山从温病与伤寒的病因、脉证的不同，提出寒热为治病之纲领。对温病的治疗要辨清寒热，结合脉诊确定治疗处方。因温病与伤寒所感之气不同，伤寒冬月触冒风寒之常气而病，温病四时触受疵疠旱潦之杂气而病，根源不一，故脉证不同，治法自不能相混。正如其说，"以辨温病与伤寒异，辨治温病与治伤寒异，为大关键"(《伤寒瘟疫条辨·温病与伤寒治法辨》)。

瘟疫证候复杂多端，应仔细辨别施治。杨氏提出关键在于温病初起治法与伤寒不同，对临床具有十分重要的指导意义。伤寒以发表为第一义，故予麻黄、桂枝、大青龙等，非辛温之药不足以开腠理以逐寒邪，专为冬月触冒风寒常气之伤而设。而温病得于天地之杂气，怫热于里，由内达外，故不恶寒而口渴，虽有表证，实无表邪，不可辛温发汗。若用辛温解表，犹如抱薪投火，加重热势，助热伤津，邪热会随升提之性而上逆，出现狂躁、斑黄、衄血、亡阳等重候。正如其说："若夫春夏之温病，其杂气从口鼻而入，伏郁中焦，流布上下，一发则炎热炽盛，表里枯涸，其阴气不荣，断不能汗，亦不可汗，宜以辛凉苦寒清泻为妙。"(《伤寒瘟疫条辨·六经证治辨》)其治疗重在开泄里热，里热除而表证自解，可予辛凉苦寒，如升降散、双解散之类。其症轻的，可予神解散、清化汤之类；重者，可予芳香饮、加味凉膈散之类，如用升降散、增损双解散，尤为对证。若先见表证后见里证，为怫热达外郁于腠理，此时可配以辛凉解散，透邪外泄，防其热不外透而加重里热。若温病清后热不退，脉洪滑数，或沉伏，表里皆实，谵妄狂越，此为热在三焦，宜用六一汤，解毒承气汤大下之。

总之，初起的治疗最为关键，正如杨氏所言："在伤寒，风寒外入，但有一毫表证，自当发汗解肌，消散而愈，其用药不过麻黄、桂枝、葛根、柴胡之类；在温病，邪热内攻，凡见表证，皆里证郁结，浮越于外也。虽有表证，实无表邪，断无正发汗之理。故伤寒以发表为先，温病以清里为主，此一着最为紧要关隘。"(《伤寒瘟疫条辨·表证》)

对邪在半表半里，伤寒可以小柴胡汤加减和解；而温病则用增损大柴胡汤内外双解，或增损三黄石膏汤内外攻发。

邪入于里，可清、攻、消、补，温病与伤寒治疗无大异，河间所制双解散、凉膈散、三黄石膏汤之类苦寒攻伐，针对杂气怫郁于里，或伤寒寒邪入里化热，均在清泻内热。

温病中可热有伤气阴，或苦寒伤阳等，出现阴虚或阳虚或气虚，则可分别施以滋阴、益气、温阳等，如用理阴煎、补阴煎、理中汤、补中益气汤等。

杨氏提出温病疫毒充斥心经，躁扰心神，可出现神志异常，怪状无穷，其治疗要领在于泻心经之邪火。

杨氏强调体质和宿疾在瘟疫发病中的作用和影响。如其言素有肾虚，或房劳太过，感疫邪则会暴发温病，由于是疫邪陷于下焦，气道不施，故便闭腹胀，至夜发热，用导赤散、五苓散无效，运用升降散、双解散针对疫邪清解热疫则小便利，邪外出而愈。对宿有疾病，如头风痛、腰腿痛、心痛、腹痛、痰火喘嗽、吐血便血、崩带淋沥等，感疫邪而病温，其旧病必发。治疗当先治温疫，疫邪得去，有利于旧病的恢复。在现代疫病的防治中，注重体质和基础疾病，对防治瘟疫的流行具有重要意义。

而杨氏所言伤寒出现发狂、蓄血、发黄、结胸等证，在瘟疫中疫热炽盛，亦可见到。如疫热搏结肠腑，躁扰心神，可发狂；邪入血分，可蓄血于下焦，或结于胃肠；热与痰合，结于胸脘，可见结胸。

　　因此，于瘟疫临床结合脉证，抓住病机，灵活辨证，十分重要。正如杨氏所言："凡若此等，俱要明辨于胸中，然后察色辨声，详证诊脉，再定方制剂，庶不至误伤人命耳。"（《伤寒瘟疫条辨·发表为第一关节辨》）

　　而杨氏在《伤寒瘟疫条辨·六经证治辨》中对温病下后和伤寒下后的治疗比较，也体现了上述思想。如，温病下后肢厥热盛不退，为危候。如脉虚人弱，不可更下，以黄连解毒汤、玉女煎清之。不能不下者，予黄龙汤。若停积已尽，邪热愈盛，脉微气微，用大复苏饮清补兼施，宣散蓄热。而伤寒下后热不退，胸中坚满，脉数实，或下后复发热喘满，可用大柴胡汤、六一顺气汤再下之。对脉虚人弱，发热口干舌燥，不可更下，以小柴胡汤、参胡三白汤和解，与温病不同。

　　此外，杨氏还提出温病治疗过程中因治疗失误也会引起如伤寒一样的坏证，且病情重于伤寒，宜随证治之，值得重视。其说："若温病一坏，势虽烈于伤寒，果随证治之，亦有得生者，但不可卤莽灭裂耳。"（《伤寒瘟疫条辨·坏病辨》）

（二）温疫发热治疗

【原文】

　　凡治伤寒温病，当发热之初最为紧要关隘，即宜详辨脉证治疗，此时用药稍不确当，必变证百出而成坏病矣。如温病发热，杂气怫郁三焦，由血分发出气分，断无正发汗之理。而发热头痛，身痛而渴，为热之轻者，神解散、小清凉散之类；如发热气喷如火，目赤舌黄，谵语喘息，为热之重者，加味凉膈散、增损三黄石膏汤之类；如发热厥逆，舌见黑苔，则热之极矣，加味六一顺气汤、解毒承气汤大清大下之。（《伤寒瘟疫条辨·里证·发热》）

【阐释】

　　本节阐述瘟疫发热的治疗。

　　温热疫发热的基本机理是杂气怫郁于三焦，由里外发所致。于临床要辨清证候轻重，进行施治。

　　对热疫轻症，身热、头身痛、口渴，可予神解散、小清凉散之类轻者清之。神解散用于温病初起，憎寒发热头痛、身重酸痛、四肢无力、口苦咽干、胸腹满闷等，杨氏说："温病初觉，但服此药，俱有奇验。外无表药而汗液流通，里无攻药而热毒自解。"（《伤寒瘟疫条辨·医方辨·神解散》）命之曰神解。小清凉散用于温病壮热烦躁，头沉面赤，咽喉不利，或唇口颊腮肿。该方"黄连清心火，亦清脾火；黄芩清肺火，亦清肝火；石膏清胃火，亦清肺火；栀子清三焦之火；紫草通窍和血，解毒消胀；银花清热解毒；泽兰行气消毒；当归和血；生地、丹皮凉血以养阴而退阳也；僵蚕、蝉蜕为清化之品，散肿消郁，清音定喘，使清升浊降，则热解而证自平矣"。（《伤寒瘟疫条辨·医方辨·小清凉散》）

　　对热疫重症，发热、谵语喘息、气喷如火、目赤、舌黄，可予加味凉膈散、增损三黄石膏汤之类重者泻之。加味凉膈散为温病主方，杨氏用其治温病，愈者不计其数，治如大头、瓜瓤等温疫重症，效果也好，其称之为神方。方中连翘、薄荷、竹叶味薄而升浮，泻火于上；黄芩、黄连、栀子、姜黄味苦而无气，泻火于中；大黄、芒硝味厚而咸寒，泻火于下；僵蚕、蝉蜕为清化之品，涤疵疬气，以解温毒；用甘草者，取其性缓而和中也；加蜜、酒者，取其引上而导下也。增损三黄石膏汤用于表里三焦大热，疫病热毒至深，表里俱实，五心烦热，两目如火，鼻干面赤，舌黄唇焦，身如涂朱，燥渴引饮，神昏谵语。方中取白虎汤之意，用石膏、知母寒能制热；取黄连解毒汤之意，用黄连、黄柏、黄芩、栀子苦能下热；佐以薄荷、豆豉、僵蚕、蝉蜕之辛散升浮，扬散邪火，内外分消。

若热毒极盛，发热厥逆，热结肠腑，应清热解毒与攻下并举，可与加味六一顺气汤、解毒承气汤。加味六一顺气汤中有攻下之大承气汤，清热解毒之僵蚕、蝉蜕、黄连、黄芩，理气之柴胡、白芍；解毒承气汤中有攻下热毒之大承气汤，清热解毒以黄连解毒汤加僵蚕、蝉蜕。

（三）温疫急证急攻

【原文】

杂气流毒，怫郁三焦，其病不可测识。一发舌上白苔如积粉，譬如早服凉膈、承气等方下之，至午舌变黄色，烦满更甚，再急下之，至晚舌变黑刺，或鼻如烟煤，仍加硝黄大下之。所谓邪微病微，邪甚病甚，非药之过也。此一日之间而有三变，几日之法一日行之，稍缓则不及救矣。若下后热渴除苔不生方愈。更有热除苔脱，日后热复发苔复生者，再酌前方下之，不必疑二也。当见温病有一二日即死者，乃其类也。丁亥五月，监生李廉臣女，年十八，患温，体厥脉厥，内热外寒，痞满燥实，谵语狂乱，骂詈不避亲疏，烦躁渴饮，不食不寐，恶人与火，昼夜无宁刻。予自端阳日诊其病，至七月初三始识人，热退七八而思食，自始至终以解毒承气汤一方，雪水熬石膏汤煎服，约下三百余行黑白稠黏等物，愈下愈多，不可测识，此真奇证怪证也。廉臣曰：若非世兄见真守定，通权达变，小女何以再生。戊子秋，举人李煦南长公，约年十五，患温，脉沉伏，妄见妄言，如醉如痴，渴饮无度，以加味凉膈散连下一月而苏。又予甥年二十一，患温，初病便烦满囊缩，登高弃衣，渴饮不食，日吐血数十口，用犀角地黄汤加柴、芩、连、栀、元参、荆芥穗灰十剂，间服泻心、承气汤七剂，诸证退而饮食进。越五日，小便不通，胀痛欲死。予细诊问，脉仍沉，脐间按之劲疼，予思此土实气闭不舒，因而小水不利也，以大承气汤下黑血块数枚，而病始瘳。此皆证之罕见者也，可见凡下不以数计，有是证即投是药。但恐见理不明，认证不透，反致耽搁，而轻重缓急之际，有应连日，有应间日下者，如何应多，如何应少，其间不能如法，亦足误事，此非可以言传，临时酌断可也。（《伤寒瘟疫条辨·里证·急证急攻》）

【阐释】

本节阐述温疫急证急攻治疗思路。

温疫乃杂气流毒怫郁三焦，温热疫邪炽盛，可入于腑，当下即下，不必拘于下之过早，也不必拘于下之次数过多，甚至一日之内，可数次攻下。充分体现了温疫病急，用药也宜紧的思想。

　　杨氏这一思想源于吴又可。吴氏在《温疫论》中提出急证急攻，逐勿拘于结粪，不必拘于下不厌迟之说，指出承气汤本为逐邪而设，非专为结粪而设。若待结粪已成，再行攻下，是犹养虎为患，医之咎也。其论述湿热疫，疫邪在膜原，已有行动之机，欲离未离之际，即当攻下，促邪而下，即使邪未愈，亦不能久羁。若邪入于胃腑，更当攻下。杨氏完全承袭这一思想，由于针对的温疫性质不同，其攻下有所不同。温热疫可早用凉膈散、承气汤之类攻下，不同于吴氏所论用达原饮加大黄之法。但一旦入于胃腑，则皆化为热邪，搏结肠腑，攻下之理相同。

　　临床治疗温疫，不仅肠腑热结可予攻下，而且若邪热炽盛，化火成毒，燔灼气营，亦可用攻下之法，促邪从下而解，如杨氏对于温疫"重者泻之"共六方：增损大柴胡汤、增损双解散、加味凉膈散、加味六一顺气汤、增损普济消毒饮、解毒承气汤，皆蕴攻下之理。

（四）大头瘟的辨治

【原文】

　　大头者，天行疙疡之杂气，人感受之，壅遏上焦，直犯清道，发之为大头温也。世皆谓风寒闭塞而成，是不知病之来历者也。若头巅脑后项下，及耳后赤肿者，此邪毒内蕴，发越于阳明也；耳上下前后，并头角赤肿者，此邪毒内蕴，发越于少阳也。其与喉痹项肿，胫筋肿大，俗名蛤蟆温，正经论所云清邪中上焦是也。如绞肠温吐泻揪痛，软脚温骨痿足重，正经论所云浊邪中下焦是也。如瓜瓤温胸高呕血，疙瘩温红肿发块，正经论所云阴中于邪是也。古方用白僵蚕二两酒炒，全蝉蜕一两，广姜黄去皮三钱，川大黄生四两。为末，以冷黄酒一盅，蜜五钱，调服三钱，六证并主之。能吐能下，或下后汗出，有升清降浊之义，因名升降散，较普济消毒饮为尤胜。夫此六证，乃温病中之最重且凶者，正伤寒无此证候，故特揭出之言之，其余大概相若。七十余条，俱从伤寒内辨而治之，正以明温病之所以异于伤寒也，正以明伤寒方之不可以治温病也。知此则不致误伤人命耳。喻氏曰：叔和每序伤寒，必插入异气，欲鸣已得也。及序异气，则必借意《难经》，自作聪明，漫拟四温，疑鬼疑神，骎成妖妄。世医每奉叔和序例如箴铭，一字不敢辨别，故有晋以后之谈温者，皆伪学也。栗山独取经论平脉篇一段，定为温病所从出之原，条分缕析，别显明微，辨得与伤寒各为一家，豪无蒙混，不为叔和惑煽，直可追宗长沙矣。（《伤寒瘟疫条辨·温病大头六证辨》）

【阐释】

　　本节论述大头瘟的证治。

　　1.大头瘟的病因

　　杨氏认为，大头瘟的病因是感受了杂气，具有传染性强、热毒炽盛的特点。杂气伤人，壅遏上焦，上攻头面，导致气血壅塞不同，出现头面部红肿疼痛。

　　2.大头瘟的临床表现

　　杨氏认为，大头瘟，头颠脑后项下及耳后赤肿者，属于邪毒内蕴，发越于阳明；耳上下前后，并头角赤肿者，属于邪毒内蕴，发于少阳。

3. 大头瘟与其他类似病证的鉴别

与大头瘟相似的病证有三种：一为蛤蟆温主，要表现为喉痹项肿、足胫筋肿大；二则为绞肠温，表现为吐泻腹痛；三则为软脚温，表现骨瘘足重。鉴别之处，蛤蟆温属于上焦，绞肠温属于中焦，软脚温则属于下焦。

4. 大头瘟的治疗

杨氏主张用白僵蚕、蝉蜕、姜黄、大黄等治疗大头温，认为该方能吐能下，或下后汗出，有升清降浊之意，使杂气之邪直出体外。

杨氏认为大头瘟的病因是杂气，纠正了传统上认为大头温的病因是风寒所致的错误认识。但杨氏认为升降散比普济消毒饮作用为优，恐非。

（五）温疫用药思路及治疫总方升降散

1. 温疫用药思路
【原文】

作方圆必以规矩，治病证必以古方，固也。但古方今病，焉能尽合？是以罗太无曰：以古方治今病，正如拆旧屋凑新屋，其材木非一，必再经匠氏之手。故用方者，不贵明其所当然，要贵明其所以然，则或增，或损，或奇方，或偶方，或合方，或以内伤方治外感，或以外感方治内伤，信手拈来，头头是道。许学士云：读仲景之书，用仲景之法，未尝执仲景之方，乃为得仲景之心也。若不明其所以然，而徒执其方，如经生家不能搦管作文，乃记诵先辈程文，以计场屋题目之必中，奚可哉。是集诸方，人所易晓者，止录其方，其涉疑难及理趣深奥者，颇采《明理论》《医方考》《明医方论》等书，以阐明之，间附一得之见，诚能潜心于此，处方其无误乎，抑又有虑焉。仲景《伤寒论》曰：病当汗解，诊其尺脉涩，先与黄芪建中汤补之，然后汗之。先贤慎于用汗药如此，则吐药下药可知矣。故凡用方者，虽方与病合，又在诊脉，并察兼证，以详辨其虚实，或汗或吐或下，方为尽善。若遇老人虚人，血气阴阳四损者，宁可顾护元气，而不可轻用汗吐下之重剂也。（《伤寒瘟疫条辨·医方辨·医方辨引》）

【阐释】

本节为温疫用方的思路。

疫病的发生和流行，不同时期，病情不尽相同，对前人治疗方剂用于今天疫病的治疗，重在把握其组方实质，明其治疗原理。同时，应详细辨析病情，才能灵活运用。因此，杨氏不少方是根据其所遇疫情，以古人之方加减而成，常以"增损"名之，如根据刘河间双解散、凉膈散、三黄石膏汤改制而成的增损双解散、加味凉膈散、增损三黄石膏汤，根据《伤寒论》大柴胡汤改制而来的增损大柴胡汤等。

2. 治疫总方升降散
【原文】

温病亦杂气中之一也，表里三焦大热，其证治不可名状者，此方主之。如头痛眩晕，胸膈胀闷，心腹疼痛，呕哕吐食者；如内烧作渴，上吐下泻，身不发热者；如憎寒壮热，一身骨筋酸痛，饮水无度者；如四肢厥冷，身凉如冰，而气喷如火，烦躁不宁者；如身热如火，烦渴引饮，头面猝肿，其大如斗者；如咽喉肿痛，痰涎壅盛，滴水不能下者；如遍身红肿，发块如瘤者；如斑疹杂出，有似丹毒风疮者；如胸高胁起胀痛，呕如血汁者；如血从口鼻出，或目出，或牙缝出，毛孔出者；如血从大便出，甚如烂瓜肉，屋漏水者；如小便涩淋如血，滴点作疼不可忍者；如小便不通，大便火泻无度，腹痛肠鸣如雷者；如便清泻白，足重难移者；如肉脯筋惕者；如舌卷囊缩者；如舌出寸许，纹扰不住，声音不出者；如谵语狂乱，不醒人事，如醉如痴者；如头疼如破，腰痛如折，满面红肿，目不能开者；如热盛神昏，形如醉人，哭笑无常，目不能闭者；如手舞足蹈，见神见鬼，似风癫狂祟者；如误服发汗之药，变为亡阳之证，而发狂叫跳，或昏不识人者。外证不同，受邪则一。凡未曾服过他药者，无论十日、半月、一月，但服此散，无不辄效。

白僵蚕（酒炒）二钱　全蝉蜕（去土）一钱　广姜黄（去皮）三分　川大黄（生）四钱

称准，上为细末，合研匀。病轻者，分四次服，每服重一钱八分二厘五毫，用黄酒一盅、蜂蜜五钱，调匀冷服，中病即止。病重者，分三次服，每服重二钱四分三厘三毫，黄酒盅半，蜜七钱五分，调匀冷服。最重者，分二次服，每服重三钱六分五厘，黄酒二盅，蜜一两，调匀冷服。胎产亦不忌。炼蜜丸，名太极丸，服法同前，轻重分服，用蜜、酒调匀送下。

按：温病总计十五方。轻则清之，神解散、清化汤、芳香饮、大小清凉散、大小复苏饮、增损三黄石膏汤八方；重则泻之，增损大柴胡汤、增损双解散、加味凉膈散、加味六一顺气汤、增损普济消毒饮、解毒承气汤六方；而升降散，其总方也，轻重皆可酌用。察证切脉，斟酌得宜，病之变化，治病之随机应变，又不可执方耳。按处方必有君、臣、佐、使，而又兼引导，此良工之大法也。是方以僵蚕为君，蝉蜕为臣，姜黄为佐，大黄为使，米酒为引，蜂蜜为导，六法俱备，而方乃成。窃尝考诸本草，而知僵蚕味辛苦气薄，喜燥恶湿，得天地清化之气，轻浮而升阳中之阳，故能胜风除湿，清热解郁，从治膀胱相火，引清气上朝于口，散逆浊结滞之痰也。其性属火，兼土与木，老得金水之化，僵而不腐。温病火炎土燥，焚木烁金，得秋分之金气而自衰，故能辟一切怫郁之邪气。夫蚕必三眠三起，眠者病也，合簿皆病，而皆不食也；起者愈也，合簿皆愈，而皆能食也。用此而治疗合家之温病，所谓因其气相感，而以意使之者也，故为君。夫蝉气寒无毒，味咸且甘，为清虚之品，出粪土之中，处极高之上，自感风露而已。吸风得清阳之真气，所以能祛风而胜湿；饮露得太极之精华，所以能涤热而解毒也。蜕者，退也，盖欲使人退去其病，亦如蝉之蜕，然无恙也。亦所谓因其气相感，而以意使之者也，故为臣。姜黄气味辛苦，大寒无毒，蛮人生啖，喜其祛邪伐恶，行气散郁，能入心脾二经建功辟疫，故为佐。大黄味苦，大寒无毒，上下通行。盖亢甚之阳，非此莫抑，苦能泻火，苦能补虚，一举而两得之。人但知建良将之大勋，而不知有良相硕德也，故为使。米酒性大热，味辛苦而甘，令饮冷酒，欲其行迟，传化以渐，上行头面，下达足膝，外周毛孔，内通脏腑经络，驱逐邪气，无处不到。如物在高巅，必奋飞冲举以取之。物在远方及深奥之处，更必迅奔探索以取之。且喜其和血养气，伐邪辟恶，仍是华佗旧法，亦屠苏之义也，故为引。蜂蜜甘平无毒，其性大凉，主治丹毒斑疹，腹内留热，呕吐便秘，欲其清热润燥，而自散温毒。大黄定乱以致远，佐使同心，功绩建焉。酒引之使上行，蜜润之使下导，引导协力，远近通焉。补泻并行，无偏胜之弊，寒热并用，得时中之宜。所谓天有覆物之功，人有代覆之能，其洵然哉。是方不知始自何氏，《二分晰义》改分两变服法，名为赔赈散，用治温病，服者皆愈，以为当随赈济而赔之也。予更其名曰升降散。盖取僵蚕、蝉蜕，升阳中之清阳；姜黄、大黄，降阴中之浊阴，一升一降，内外通和，而杂气之流毒顿消矣。又名太极丸，以太极本无极，用治杂气无声无臭之病也。乙亥、丙子、丁丑，吾邑连歉，温气盛行，死者枕藉。予用此散，救大证、怪证、坏证、危证，得愈者十数人，余无算。更将此方传施亲友，贴示集市，全活甚众，可与河间双解散并驾齐驱耳。名曰升降，亦双解之别名也。(《伤寒瘟疫条辨·升降散》)

【阐释】

本节主要论述了升降散的组成、用法及配伍意义。

（1）温病的治疗原则　杨氏对于温病的治疗，基本上继承了宋元以来刘河间、喻嘉言、吴又可等医家治疗温病的方法，但又有发展。在对温病病因的认识上，杨氏继承了吴又可杂气说，认为"温病是杂气非六气"，杂气从口鼻入而布三焦。清邪偏重于上焦，浊邪多归于下焦，致使三焦气机失畅。在治疗上，宗喻嘉言"逐秽解毒"之说："上焦如雾，升而逐之，兼以解毒；中焦如沤，疏而逐之，兼以逐秽解毒；下焦如渎，决而逐之，兼以逐秽解毒。"秽浊之气既通，乘势追击，所以温病非清即泻，非泻即清，视其轻重缓急而救之，因此，杨氏创立了治疗温病的十五首方剂。

（2）治温方剂的分类　杨氏治温十五方，大致可以分为清、泻两类。其中清法八方，泻法六方，都从升降散化裁而出。一般来说，温病病情比较轻的，用清法，主要包括了神解散、清化汤、芳香饮、大清凉散、小清凉散、大复苏饮、小复苏饮、增损三黄石膏汤等八首方剂。温病病情比较重的，以泻法为主，包括了增损大柴胡汤、增损双解散、加味凉膈散、加味六一顺气汤、增损普济消毒饮、解毒承气汤六首方剂。

（3）升降散的组成及方义　升降散由僵蚕、蝉蜕、片姜黄、大黄组成。主治温病表里俱热，邪气充斥表里之"表里三焦大热"证。症见头痛眩晕，胸膈胀闷，脘腹疼痛，上吐下泻，或内热作渴，头面肿大，痰涎壅盛等。方中僵蚕为君，以其"味辛苦气薄，喜燥恶湿，得天地清化之气，轻浮而升阳中之阳，故能胜风除湿，清热解郁，从治膀胱相火，引清气上朝于口，散逆浊结滞之痰也"；蝉蜕"气寒无毒，味咸且甘，为清虚之品，出粪土之中，处极高之上，自感风露而已。吸风得清阳之真气，所以能祛风而胜湿；饮露得太极之精华，所以能涤热而解毒也"为臣；姜黄"气味辛苦，大寒无毒，蛮人生啖，喜其祛邪伐恶，行气散郁，能入心脾二经建功辟疫"为佐；大黄"味苦，大寒无毒，上下通行，苦能泻火，苦能补虚"为使；米酒"性大热，味辛苦而甘，令饮冷酒，欲其行迟，传化以渐，上行头面，下达足膝，外周毛孔，内通脏腑经络，驱逐邪气，无处不到"，"和血养气，伐邪辟恶"为引。四药合之，僵蚕、蝉蜕升阳中之清阳，姜黄、大黄降阴中之浊阴，一升一降，上下沟通，疏表清里，内外通利，调气和血，为统治温病之基础方。

升降散出自明代张凤逵之《伤暑全书》，主治"凡患瘟疫，未曾服他药，或一二日，或七八日，或至月余未愈者"。但本方经过杨氏的发挥，成为一首治疗温病的重要方剂，也是温病学方药研究中的重要内容。杨氏自称"予用此散，救大证、怪证、坏证、危证，得愈者十数人，余无算"，绝非虚言。

3. 神解散

【原文】

温病初觉，憎寒体重，壮热头痛，四肢无力，遍身酸痛，口苦咽干，胸腹满闷者，此方主之。

白僵蚕（酒炒）一钱　蝉蜕五个　神曲三钱　金银花二钱　生地二钱　木通　车前子（炒研）　黄芩（酒炒）　黄连　黄檗（盐水炒）　桔梗各一钱

水煎去渣，入冷黄酒半小杯，蜜三匙，和匀冷服。

此方之妙，不可殚述。温病初觉，但服此药，俱有奇验。外无表药而汗液流通，里无攻药而热毒自解，有斑疹者即现，而内邪悉除，此其所以为神解也。（《伤寒瘟疫条辨·神解散》）

【阐释】

本节论述神解散的组成、用法和配伍意义。

（1）神解散的组成及用法　神解散由僵蚕、蝉蜕、黄连、黄芩、黄柏、木通、金银花、生地黄、神曲、车前子、桔梗组成。主治温病初起，邪热内郁，外达肌表之证。症见憎寒体重，壮热头痛，四肢无力，遍身酸痛，口苦咽干，胸腹满闷。本证属于邪热内蕴，透达于外，而致表气郁滞，表里俱病。故治疗以清热解毒以内清里热，透散郁热而解肌腠之邪，实为表里双解。

（2）神解散的配伍意义　神解散实可视为升降散之加减变化而来。以僵蚕、蝉蜕、金银花透表清热；黄连、黄芩、黄柏、金银花清热解毒；木通、车前子导邪下行；神曲除胸腹满闷而行胃气，入大队寒凉药中，又可护胃；桔梗载药上行，直达上焦，以达归于肺，以肺主肌表之故。全方虽不专事发汗，但可使表达而郁热自除，营卫调和而汗出热退；并无通下之品，却能导热下行而里热自清。本方可以通过清热凉散透表，治疗斑疹初现，故名之曰神解散。

4. 清化汤

【原文】

温病壮热，憎寒体重，舌燥口干，上气喘吸，咽喉不利，头面猝肿，目不能开者，此方主之。

白僵蚕（酒炒）三钱　蝉蜕十个　金银花二钱　泽兰叶二钱　广皮八分　黄芩（二钱）　黄连　炒栀　连翘（去心）　龙胆草（酒炒）　元参　桔梗各一钱　白附子（炮）　甘草各五分

大便实加酒炒大黄四钱，咽痛加牛蒡子（炒研）一钱，头面不肿去白附子。

水煎去渣，入蜜、酒冷服。

此方名清化者，以清邪中于上焦，而能化之以散其毒也。芩、连、栀、翘清心肺之火；元参、橘、甘清气分之火；胆草清肝胆之火，而且沉阴下行，以泻下焦之湿热；僵蚕、蝉蜕散肿消毒，定喘出音，能使清阳上升；银花清热解毒；泽兰行气消毒；白附散头面风毒；桔梗清咽利膈，为药之舟揖，蜜润脏腑，酒性大热而散，能引诸凉药至热处，以行内外上下，亦火就燥之意也。其中君明臣良，而佐使同心，引导协力，自使诸证息平矣。(《伤寒瘟疫条辨·清化汤》)

【阐释】

本节论述清化汤的组成、用法和配伍意义。

(1) 清化汤的组成与用法　清化汤由白僵蚕、蝉蜕、金银花、泽兰叶、广皮、黄芩、黄连、炒山栀、连翘、龙胆草、玄参、桔梗、白附子、甘草组成。适用于温病初起，邪入肺胃，症见壮热，憎寒体重，舌燥口干，上气喘吸，咽喉不利，头面猝肿，目不能开者。

(2) 清化汤的配伍意义　方中黄芩、黄连、山栀、连翘清心肺上焦之火；玄参、橘、甘清气分之火；龙胆草清肝胆之火，而且沉降下行，以泻下焦之湿热；僵蚕、蝉蜕散肿消毒，定喘出音，能使清阳上升；金银花清热解毒；泽兰行气消毒；白附散头面风毒；桔梗清咽利膈，为药之舟揖；蜜润脏腑，酒性大热而散，能引诸凉药至病所，通行内外，使全身气机协调，邪热得清，诸症自平。

杨氏认为"元参、橘、甘清气分之火"，这与传统上对橘皮(广皮)功效认识略有差异。传统上认为，橘皮以行肺脾之气、化痰为主，杨氏这里认为"清气分之火"，是针对火郁气壅而言，"火郁发之"，通过橘皮的行气、玄参的清热、甘草的清热解毒来散气分郁火，不可概认为橘皮有清气分之功。

5. 芳香饮

温病多头痛身痛，心痛胁痛，呕吐黄痰，口流浊水，涎如红汁，腹如圆箕，手足搐搦，身发斑疹，头肿舌烂，咽喉痹塞等证，此虽怪怪奇奇，不可名状，皆因肺胃火毒不宣，郁而成之耳。治发急宜大清大泻之。但有气血损伤之人，遂用大寒大苦之剂，恐火转闭塞而不达，是害之也，此方主之。其名芳香者，以古人元旦汲清泉水以芳香之药，重涤秽也。

元参一两　白茯苓五钱　石膏五钱　蝉蜕(全)十二个　白僵蚕(酒炒)三钱　荆芥三钱　天花粉三钱　神曲(炒)三钱　苦参三钱　黄芩二钱　陈皮一钱　甘草一钱

水煎去渣，入蜜、酒冷服。(《伤寒瘟疫条辨·芳香饮》)

【阐释】

本节论述芳香饮的组成、用法和配伍意义。

(1) 芳香饮的组成及用法　芳香饮由玄参、白茯苓、石膏、蝉蜕、白僵蚕、荆芥、天花粉、神曲、苦参、黄芩、陈皮、甘草等组成，具有芳香化浊、清热化斑之功。适用于温病邪入肺胃，累及肝脾，弥漫肌腠。治疗温病头痛身痛，心痛胁痛，呕吐黄痰，口流浊水，涎如红汁，腹如圆箕，手足搐搦，身发斑疹，头肿舌烂，咽喉痹塞等症。

(2) 芳香饮的配伍意义　方中玄参清热解毒，凉血消斑，又散痰解；茯苓渗湿，除痰；石膏清热解肌，与玄参相配，又凉血消斑，以斑属阳明热毒故也；僵蚕、蝉蜕清热透表，兼能解痉；荆芥避秽化浊；天花粉清热生津散郁结，消肿解毒；黄芩、苦参清热除湿；神曲、陈皮、甘草健胃护胃，和中化痰。诸药合用，清热化浊，芳香避秽，故名芳香饮。

6. 大清凉散

【原文】

温病表里三焦大热，胸满肋痛，耳聋目赤，口鼻出血，唇干舌燥，口苦自汗，咽喉肿痛，谵语狂乱者，此方主之。

白僵蚕（酒炒）三钱 蝉蜕（全）十二个 全蝎（去毒）三个 当归 生地（酒洗） 金银花 泽兰各二钱 泽泻 木通 车前子（炒研） 黄连（姜汁炒） 黄芩 栀子（炒黑） 五味子 麦冬（去心） 龙胆草（酒炒） 丹皮 知母各一钱 甘草（生）五钱

水煎去渣。入蜜三匙，冷米酒半小杯，童便半小杯，和匀冷服。

此方通泻三焦之热，其用童便者，恐不得病者小便也。《素问》曰轮回酒，《纲目》曰还元汤，非自己小便，何以谓之轮回？何以谓之还元乎？夫以己之热病，用己之小便，入口下咽，直达病所，引火从小水而降甚速也。此古人从治之大法。惜愚夫愚妇未曾晓也，甚且嘲而笑之。眼见呕血人，接自己小便饮一二碗立止，非其明效大验乎。（《伤寒瘟疫条辨·大清凉散》）

【阐释】

本节论述大清凉散的组成、用法和配伍意义。

（1）大清凉散的组成、用法 大清凉散由白僵蚕、蝉蜕、全蝎、当归、生地黄、金银花、泽兰、泽泻、木通、车前子、黄连、黄芩、栀子、五味子、麦冬、龙胆草、丹皮、知母、甘草等组成。治疗温病表里三焦大热，邪犯肺胃、肝胆四经。症见满肋痛，耳聋目赤，口鼻出血，唇干舌燥，口苦自汗，咽喉肿痛，谵语狂乱。

（2）大清凉散的配伍意义 方中僵蚕、蝉蜕清化邪热，解毒利咽；全蝎息风定痉，解毒散结；当归、生地黄、泽兰、丹皮凉血活血；黄连、栀子、黄芩、知母清泻肺胃、肝胆之火；泽泻、木通、车前子清利水道，导热从小便而去，与通便相配，更能导热下行；麦冬、五味子酸甘化阴，补阴液之不足；甘草和中。全方共奏清热凉血散血、解毒化湿之功。

杨氏所用通便，既往多取健康男童小便，目前临床已不用，可用人中黄或人中白代之。

7. 小清凉散

【原文】

温病壮热烦躁，头沉面赤，咽喉不利，或纯口颊腮肿者，此方主之。

白僵蚕（酒炒）三钱 蝉蜕十个 银花 泽兰 当归 生地各二钱 石膏五钱 黄连 黄芩 栀子（酒炒） 牡丹皮 紫草各一钱

水煎去渣，入蜜、酒、童便冷服。

黄连清心火，亦清脾火；黄芩清肺火亦清肝火；石膏清胃火，亦清肺火；栀子清三焦之火；紫草通窍和血，解毒消胀；银花清热解毒；泽兰行气消毒；当归和血；生地、丹皮凉血以养阴而退阳也；僵蚕、蝉蜕为清化之品，散肿消郁，清音定喘，使清升浊降，则热解而证自平矣。（《伤寒瘟疫条辨·小清凉散》）

【阐释】

本节论述了小清凉散的组成、用法及配伍意义。

（1）小清凉散的组成、用法 小清凉散由白僵蚕、蝉蜕、银花、泽兰、当归、生地黄、石膏、黄连、黄芩、栀子、牡丹皮、紫草等组成。主治壮热烦躁，头沉面赤，咽喉不利，或纯口颊腮肿之证。

（2）小清凉散的配伍意义 黄连清心、脾之火；黄芩清肺、肝火；石膏清肺、胃之火；栀子清三焦之火；紫草通窍和血，解毒消胀；金银花清热解毒；泽兰行气消毒；当归和血；生地黄、丹皮凉血以养阴而退阳；僵蚕、蝉蜕为清化之品，散肿消郁，清音定喘，使清升浊降，则热解而证自平，全方奏清热解毒、养阴凉血之功。

8. 大复苏饮

【原文】

温病表里大热，或误服温补和解药，以致神昏不语，形如醉人，或哭笑无常，或手舞足蹈，或谵语骂人，不省人事，目不能闭者，名越经证。及误服表药，而大汗不止者，名亡阳证。并此方主之。

白僵蚕三钱　蝉蜕十个　当归三钱　生地二钱　人参　茯神　麦冬　天麻　犀角镑（磨汁入汤和服）　丹皮　栀子（炒黑）　黄连（酒炒）　黄芩（酒炒）　知母　甘草（生）各一钱　滑石二钱

水煎去渣，入冷黄酒、蜜、犀角汁和匀冷服。

陈来章曰：热入于心经，凉之以连、栀、犀角；心热移于小肠，泄之以滑石、甘草；心热上逼于肺，清之以芩、知、麦冬；然邪之越经而传于心与夫汗多亡阳者，皆心神不足也，故又入人参、茯神以补之。此即导赤泻心各半汤也。予谓应加明天麻（湿纸包煨，切片酒炒），使之开窍，以定其搐。再加生地、当归、丹皮，和血凉血以养其阴，仍用僵蚕、蝉蜕以清化之品，涤疵疠之气，方为的确。（《伤寒瘟疫条辨·大复苏饮》）

【阐释】

本节论述大复苏饮的组成、用法与配伍意义。

（1）大复苏饮的组成、用法 大复苏饮由白僵蚕、蝉蜕、当归、生地黄、人参、茯神、麦冬、天麻、犀角、丹皮、栀子、黄连、黄芩、知母、甘草、滑石等组成。主治温病表里大热，或误服温补和解药，以致神昏不语，形如醉人，或哭笑无常，或手舞足蹈，或谵语骂人，不省人事，目不能闭者，或误服表药，而大汗不止的亡阳证。

（2）大复苏饮的配伍意义 方中黄连、栀子、犀角清热凉心；滑石、甘草泻小肠之火而泻心热；黄芩、知母、麦冬清泻心肺之热；人参、茯神益气敛阴安神；天麻开窍定痉；生地黄、当归、丹皮和血凉血以养其阴；僵蚕、蝉蜕以清化之品，涤疵疠之气，此方实际上是导赤散与黄连泻心汤的加减方。全方有清心凉肝息风、救逆复苏之功。

温病过程中出现神昏谵语、舌蹇肢厥、舌红绛之证，多用凉开三宝治疗，不用宁心安神之法。至于温病亡阳之证，本方力显单薄，宜用参附汤加龙骨、牡蛎，或是独参汤等回阳救逆。

9. 小复苏饮

【原文】

温病大热，或误服发汗解肌药，以致谵语发狂，昏迷不醒，燥热便秘，或饱食而复者，并此方主之。

白僵蚕三钱　蝉蜕十个　神曲三钱　生地三钱　木通　车前子（炒）各二钱　黄芩　黄檗　栀子（炒黑）　黄连　知母　桔梗　牡丹皮各一钱

水煎去渣，入蜜三匙，黄酒半小杯，小便半小杯，和匀冷服。（《伤寒瘟疫条辨·小复苏饮》）

【阐释】

本节论述小复苏饮的组成、用法和配伍意义。

（1）小复苏饮的组成和用法　小复苏饮由白僵蚕、蝉蜕、神曲、生地黄、木通、车前子、黄芩、黄柏、栀子、黄连、知母、桔梗、牡丹皮组成。主治温病大热，邪侵脾胃，或误治后谵语发狂，昏迷不醒，燥热便秘，或饱食而复者。具有清热解毒、救逆复苏之功。

（2）小复苏饮的配伍意义　方中黄连、黄芩、栀子、黄柏清泻心、肺、肝、胆、胃中之伏火；生地黄、丹皮、知母清泻肾中浮游之火；木通、车前草清热利小便而清心火，通利水道；桔梗开导胸脘；神曲消食而防诸药寒凉伤胃。诸药相合，共奏清热解毒、救逆复苏之功。

本方与大复苏饮的适应证基本一致，但清心宁神之力偏弱，故对热入心包神昏重者不宜。

10. 增损三黄石膏汤

【原文】

温病主方。表里三焦大热，五心烦热，两目如火，鼻干面赤，舌黄唇焦，身如涂朱，燥渴引饮，神昏谵语，服之皆愈。

石膏八钱　白僵蚕（酒炒）三钱　蝉蜕十个　薄荷二钱　豆豉三钱　黄连　黄檗（盐水微炒）　黄芩　栀子　知母各二钱

水煎去渣，入米酒、蜜冷服。

腹胀疼或燥结加大黄。

寒能制热，故用白虎汤；苦能下热，故用解毒汤。佐以荷、豉、蚕、蝉之辛散升浮者，以温病热毒至深，表里俱实，扬之则越，降之则郁，郁则邪火犹存，兼之以发扬，则炎炎之势皆烬矣。此内外分消其势，犹兵之分击者也。热郁腠理，先见表证为尤宜。（《伤寒瘟疫条辨·增损三黄石膏汤》）

【阐释】

本节论述增损三黄石膏汤组成、用法及配伍意义。

（1）增损三黄石膏汤的组成、用法　增损三黄石膏汤由石膏、白僵蚕、蝉蜕、薄荷、豆豉、黄连、黄柏、黄芩、栀子、知母组成。治疗温邪由表入里，充斥内外，表里三焦大热，症见五心烦热，两目如火，鼻干面赤，舌黄唇焦，身如涂朱，燥渴引饮，神昏谵语等。

（2）增损三黄石膏汤的配伍意义 方中石膏、知母解肌，清热养阴，清肺胃之火；黄柏、黄连、黄芩、栀子通泄三焦之火，实为黄连解毒汤；薄荷、豆豉芳香辛散，发散郁火，与石膏、知母、黄连解毒汤相配，可以透热外达，而无凉遏之弊；僵蚕、蝉蜕清透郁热，除秽避疫。诸药合用，表里三焦大热可除。

杨氏在本方的主治病症中提出"五心烦热"，实为三焦火毒炽盛之象，并非阴虚内热之"五心烦热"。前者为实火，后者为虚火，不可混为一谈。

11. 增损大柴胡汤

【原文】

温病热郁腠理，以辛凉解散，不至还里而成可攻之证，此方主之。乃内外双解之剂也。

柴胡四钱 薄荷二钱 陈皮一钱 黄芩二钱 黄连一钱 黄檗一钱 栀子一钱 白芍一钱 枳实一钱 大黄二钱 广姜黄七分 白僵蚕（酒炒）三钱 全蝉蜕十个

呕加生姜二钱

水煎去渣，入冷黄酒一两，蜜无钱，和匀冷服。（《伤寒瘟疫条辨·增损大柴胡汤》）

【阐释】

本节论述了增损大柴胡汤的组成、用法及配伍意义。

（1）增损大柴胡汤的组成、用法 大柴胡汤由柴胡、薄荷、陈皮、黄芩、黄连、黄柏、栀子、白芍、枳实、大黄、姜黄、白僵蚕、蝉蜕等组成。治疗温病热郁腠理，症见憎寒壮热、面目红赤、心烦口渴、苔黄脉数者。

（2）增损大柴胡汤的配伍意义 方中柴胡、白芍、枳实、大黄，为大柴胡汤中原有之药，主要为新散清透郁热，苦寒导热下泄；薄荷、僵蚕、蝉蜕加强辛透之力；黄连、黄柏、栀子苦寒直折里热；陈皮、姜黄理气化痰，全方共奏辛凉解散、清热解毒之功。

12. 增损双解散

【原文】

温病主方。

白僵蚕（酒炒）三钱 全蝉蜕十二枚 广姜黄七分 防风一钱 薄荷叶一钱 荆芥穗一钱 当归一钱 白芍一钱 黄连一钱 连翘（去心）一钱 栀子一钱 黄芩二钱 桔梗二钱 石膏六钱 滑石三钱 甘草一钱 大黄（酒浸）二钱 芒硝二钱

水煎去渣，冲芒硝，入蜜三匙，黄酒半酒杯，和匀冷服。

按： 温病本末身凉不渴，小便不赤，脉不洪数者，未之有也。河间以伤寒为杂病，温病为大病，特立双解散以两解温病表里之热毒，以发明对病与伤寒异治之秘奥，其见高出千古，深得长沙不传之密，且长沙以两感为不治之证，伤寒病两感者亦少，一部《伤寒论》仅见麻黄附子细辛汤一证，惟温病居多，以温病咸从三阴发出三阳，乃邪热亢极之证，即是两感，惜长沙温病方论散佚不传，幸存刺五十九穴一法。惟河间双解散，解郁散结，清热导滞，可以救之，必要以双解为第一方，信然。予加减数味，以治温病，较原方尤觉大验。戊寅四月，商邑供生刘光平，年八旬，患温病，表里大热，气喷如火，舌黄口燥，谵语发狂，脉洪长滑数，予用原方治之，大汗不止，举家惊惶，急易大复苏饮一服汗止。但本证未退，改制增损双解散方，两剂而病瘥。因悟麻黄春夏不可轻用，因悟古方今病不可过执也。所以许学士有云：读仲景之书，学仲景之法，不可执仲景之方，乃为得仲景之心也。旨哉斯言。（《伤寒瘟疫条辨·增损双解散》）

【阐释】

本节论述增损双解散的组成、用法和配伍意义。

（1）增损双解散的组成、用法　增损双解散由白僵蚕、全蝉蜕、姜黄、防风、薄荷叶、荆芥穗、当归、白芍、黄连、连翘、栀子、黄芩、桔梗、石膏、滑石、大黄、芒硝组、甘草组成。具有散表邪、清里热、通腑实、调气血、畅气机之功。主治温病表里之热毒炽盛之证。温毒易于攻窜流走、蕴结壅滞。上干清窍则头痛、目眩、耳聋；下流则腰痛、足痛足肿；流于肌肤则发为斑疹疮疡；壅于胃肠则下利脓血；上于阳明则腮脸肿痛；结于太阴则腹痛呕吐；结于少阴则咽痛喉痹；结于厥阴则舌卷囊缩。凡此种种，都可以用本方治疗。

（2）增损双解散的配伍意义　方中用薄荷、连翘、荆芥穗、僵蚕、蝉蜕、防风疏风邪热解表散表邪；黄连、黄芩、石膏、滑石、栀子清泻里热；大黄、芒硝通下以清热；当归、白芍、姜黄以调和气血；桔梗、姜黄、大黄上升下降而调气机。全方共奏散表邪、清里热、通腑实、调气血、畅气机之功。

13. 加味凉膈散

【原文】

温病主方余治温病，双解、凉膈愈者不计其数，若病大头、瓜瓢等温，危在旦夕，数年来以二方救活者，屈指以算百十余人，真神方也，其共珍之。

白僵蚕酒炒，三钱　蝉蜕全，十二枚　广姜黄七分　黄连二钱　黄芩二钱　栀子二钱　连翘去心　薄荷　大黄　芒硝各三钱　甘草一钱　竹叶三十片

水煎去渣，冲芒硝，入蜜、酒冷服。

若欲下之，量加硝、黄，胸中热加麦冬，心下痞加枳实，呕渴加石膏，小便赤数加滑石，满加枳实、厚朴。

连翘、荷、竹，味薄而升浮，泻火于上；芩、连、栀、姜，味苦而无气，泄火于中，大黄、芒硝，味厚而咸寒，泻火于下；僵蚕、蝉蜕以清化之品，涤疵疬之气，以解温毒；用甘草者，取其性缓而和中也；加蜜、酒者，取其引上而导下也。（《伤寒瘟疫条辨·加味凉膈散》）

【阐释】

本节论述加味凉膈散的组成、用法及配伍意义。

（1）加味凉膈散的组成及用法　加味凉膈散由白僵蚕、蝉蜕、姜黄、黄连、黄芩、栀子、连翘、薄荷、大黄、芒硝、甘草、竹叶组成。即凉膈散合升降散，加黄连而成。主治温病热热郁于胸膈，充斥表里，症见大热面赤，胸膈灼热如焚，烦热便干，甚至谵妄之证。具有清化郁热、凉膈泄热、以泄代清之功。

（2）加味凉膈散的配伍意义　方连翘、薄荷、竹叶清泻上焦胸膈之火；黄芩、黄

连、栀子、姜黄苦寒沉降泻火于中；大黄、芒硝咸寒泻火清热；僵蚕、蝉蜕以清化之品，涤疵疠之气，以解温毒；用甘草者，取其性缓而和中；加蜜、酒者，取其引上而导下。诸药相合，胸膈、肺胃、肝胆郁热可除。

14. 加味六一顺气汤

【原文】

温病主方，治同前证。

白僵蚕（酒炒）三钱　蝉蜕十个　大黄（酒浸）四钱　芒硝二钱五分　柴胡三钱　黄连　黄芩　白芍　甘草（生）各一钱　厚朴一钱五分　枳实一钱

水煎去渣，冲芒硝，入蜜、酒和匀冷服。（《伤寒瘟疫条辨·加味六一顺气汤》）

【阐释】

本节论述加味六一顺气汤的组成、用法和配伍意义。

（1）加味六一顺气汤的组成和用法　加味六一顺气汤由白僵蚕、蝉蜕、大黄、芒硝、柴胡、黄连、黄芩、白芍、甘草、厚朴、枳实组成，为六一顺气汤（大黄、芒硝、厚朴、枳实、柴胡、黄芩、白芍、甘草）加僵蚕、蝉蜕、黄连而成。具有清化透邪、救阴泄热之功。六一顺气汤治疗温病邪入少阴、厥阴，口燥咽干，怕热消渴，谵语神昏，大便燥实，胸腹满硬，或热结旁流，绕脐腹痛，厥逆脉伏者，本方与之证治相同。

（2）加味六一顺气汤的配伍意义　方中蝉蜕、僵蚕疏风泄热；大黄、厚朴、枳实、甘草取大承气汤之意，通腑泄热，除痞散满；黄连、黄芩清泻上焦之火，清泻膈热；柴胡宣阳解郁；白芍敛阴和血；甘草泻火和中。诸药合用，既除少阴之厥逆，又解厥阴之热渴，升清降浊，排除痞满，热退则谵语自除。

15. 增损普济消毒饮

【原文】

太和年，民多疫疠，初觉憎寒壮热体重，次传头面，肿盛目不能闭，上喘，咽喉不利，口燥舌干，俗名大头瘟。东垣曰：半身以上天之阳也，邪气客于心肺，上攻头面而为肿耳。经谓清邪中于上焦，即东垣之言益信矣。

元参三钱　黄连二钱　黄芩三钱　连翘（去心）　栀子（酒炒）　牛蒡子（炒研）　蓝根（如无，以青黛代之）桔梗各二钱　陈皮　甘草（生）各一钱　全蝉蜕十二个　白僵蚕（酒炒）　大黄（酒浸）各三钱

水煎去渣，入蜜、酒、童便冷服。

芩、连泻心肺之热为君，元参、陈皮、甘草泻火补气为臣，翘、栀、蒡、蓝、蚕、蝉散肿消毒定喘为佐，大黄荡热斩关，推陈致新为使，桔梗为舟楫，载药上浮，以开下行之路也。（《伤寒瘟疫条辨·增损普济消毒饮》）

【阐释】

本节论述增损普济消毒饮的组成、用法和配伍意义。

（1）增损普济消毒饮的组成　本方由玄参、黄连、黄芩、连翘、栀子、牛蒡子、板蓝根、桔梗、陈皮、甘草、全蝉蜕、白僵蚕、大黄组成。为李东垣之普济消毒饮去马

勃、升麻、柴胡，加蝉蜕而成。治疗温毒之邪，充斥表里，寒壮热体重，次传头面，肿盛目不能闭，上喘，咽喉不利，口燥舌干之大头瘟。

（2）加味普济消毒饮的配伍意义 方中以黄芩、黄连泻心肺之热；玄参、陈皮、甘草泻火凉血；连翘、山栀、牛蒡子、板蓝根、僵蚕、蝉蜕散肿消毒定喘；大黄泄热通腑，推陈致新；桔梗为舟楫，载药上浮。诸药合用，共奏清瘟败毒、疏风透邪之功，使内外之邪上散下消，诸症可已。

16. 解毒承气汤

【原文】

温病三焦大热，痞满燥实，谵语狂乱不识人，热结旁流，循衣摸床，舌卷囊缩，及瓜瓤、疙瘩温，上为痈脓，下血如豚肝等证，厥逆脉沉伏者，此方主之。

加栝蒌一个，半夏二钱，名陷胸承气汤，治胸满兼有上证者。

白僵蚕（酒炒）三钱　蝉蜕（全）十个　黄连一钱　黄芩一钱　黄檗一钱　栀子一钱　枳实（麸炒）二钱五分　厚朴（姜汁炒）五钱　大黄（酒洗）五钱　芒硝（另入）三钱

按：此乃温病要药也。然非厥逆脉伏，大热大实，及热结旁流，舌卷囊缩，循衣摸床等证，见之真而守之定，不可轻投。予用此方，救坏证、急证、大证而愈者甚众。虚极加人参二钱五分，如无参，用熟地黄一两、归身七钱、山药五钱，煎汤入前药煎服，亦累有奇验。《内经》曰：热淫于内，治以咸寒，佐之以苦，此方是也。加人参取阳生阴长，所谓无阳则无以生。加熟地等取血旺气亦不陷，所谓无阴则阳无以化，其理一也。（《伤寒瘟疫条辨·解毒承气汤》）

【阐释】

本节论述解毒承气汤的组成、用法和配伍意义。

（1）解毒承气汤的组成、用法 解毒承气汤由大承气汤加僵蚕、蝉蜕、黄连、黄柏、黄芩、栀子组成，具有清热解毒、攻下腑实之功。主治三焦大热，痞满燥实，谵语狂乱不识人，热结旁流，循衣摸床，舌卷囊缩，以及瓜瓤、疙瘩温，上为痈脓，下血如豚肝等证，厥逆脉沉伏者。

（2）解毒承气汤的配伍意义 方中大承气汤峻下热结；黄连解毒汤（黄连、黄芩、黄柏、栀子）苦寒清热解毒；僵蚕、蝉蜕辛散透热。共奏峻下热结、清热解毒之功。

杨氏治疗温病十五方均从升降散加减变化而来，均以僵蚕、蝉蜕为主药。一般来说，温病病情比较轻的，用清法，主要包括了神解散、清化汤、芳香饮、大清凉散、小清凉散、大复苏饮、小复苏饮、增损三黄石膏汤等八首方剂。温病病情比较重的，以泻法为主，包括了增损大柴胡汤、增损双解散、加味凉膈散、加味六一顺气汤、增损普济消毒饮、解毒承气汤六首方剂。

杨氏用药有以下几个特点：①辛散透邪外达。温病为邪热怫郁在内而外达，应该予以解散，所以以辛凉之品为宜，杨氏除用僵蚕、蝉蜕辛凉清散之外，多用薄荷、豆豉、连翘、银花等清透之品，辛凉透邪。②苦寒以清里热。纵观杨氏十五方，多用黄连、黄柏、黄芩、山栀等苦寒之品直清里热，其中十三方中均合以黄连解毒汤苦寒直折里热。

③攻下驱邪泻热。杨氏认为攻下逐邪在温疫病的治疗中有重要的地位，创立的解毒承气汤、加味六一顺气汤、增损双解散、加味凉膈散中均合用承气汤。④注意顾护胃气。杨氏喜用苦寒，但苦寒之品容易败胃，久服有化燥伤阴败胃之虞，杨氏在方中常加神曲一味，以保护胃气，即可促进药物的吸收，有无败胃之弊。

第十三章　暑热疫原文节选 ▷▷▷▷

余师愚《疫疹一得》节选

余师愚名霖，师愚乃其字。清初安徽桐城人。乾隆戊子年（1768），桐城疫病流行，余氏识其病由热淫所致，投以大寒解毒之剂辄愈。乾隆癸丑年（1793），京师大暑，发生疫病，医生用张介宾的方法无效，用吴又可法亦不完全有效，冯鸿胪星实姬人患疫病危，呼吸将绝，余氏投以大剂石膏等药，应手而愈。医生遵照其治法，活人无算。余氏将其心得著《疫疹一得》，初刻于乾隆甲寅年（1794），道光年间，毗陵庄制亭重刻之。

《疫疹一得》总结了余氏多年来治疗暑热疫的经验。汪曰桢称其"发前人之未发"。王孟英将该书"节取而删润之，纂为圣经之纬"，编入《温热经纬》之中，易名《余师愚疫病篇》，誉其为"独识淫热之疫，别开生面，洵补昔贤之未逮，堪为仲景之功臣"。该书主要内容，可概括为如下几个方面：①论述了疫病学的源流及其与伤寒的区别。②阐述了疫疹的病机、形色及治疗。③创制了清瘟败毒饮，详细论述了暑热疫病变出现的各种症状和辨治。

余氏所论之温疫，如汪曰桢说：余氏所论"专治燥热之疫，学者切记自不致误用矣。"

余氏疗暑热疫有以下特点：其一，使用的方药直接针对其病因病机，故组方稳定，始终以清瘟败毒饮为主，药物加减变化亦不多。尽管暑热疫变化无恒，但能治病求本，则诸证自消。其二，反对用药含混或病重药轻，认为面临恶候，用药不可稍存疑虑，并提出"用药必须过峻数倍于前人"的主张，有一人用石膏至 3kg 的记载。

由于历史条件所限，余氏对暑热疫证治的论述，亦有许多不足之处。其统用一方，难免有呆板之嫌；药物加减，或有不当之处；病机分析，或有牵附之语等。王孟英认为余氏之论"纯疵互见"，这是我们学习余氏论述时须注意的。尽管如此，余氏对暑热疫研究颇深，临床经验丰富，疗效亦佳，值得继承与发扬。

一、论疫与伤寒似同而异

【原文】

伤寒初起，先发热而后恶寒；疫证初起，先恶寒而后发热，一两日后，但热而不恶寒。此寒热同而先后异也。有似太阳、阳明者，然太阳、阳明头痛不至如破，而疫则头痛如劈，沉不能举。伤寒无汗，而疫则下身无汗，上身有汗，惟头汗更盛。头为诸阳之首，火性炎上，毒火盘踞于内，五液受其煎熬，热气上腾，如笼上熏蒸之露，故头汗独多，此又痛虽同而汗独异也。有似少阳而呕者，有似太阴自利者。少阳而呕，胁必痛、耳必聋；疫症之呕，胁不痛、耳不聋。因内有伏毒，邪火干胃，毒气上冲，频频而作。太阴自利者，腹必满；疫症自利者，腹不满。大肠为传送之官，热注大肠，有下恶垢者，有旁流清水者，有日及数十度者。此又症异而病同也。种种分别是疫，奈何犹执伤寒治哉？（《疫疹一得·论疫与伤寒似同而异》）

【阐释】

暑热疫的临床表现与伤寒有许多似是而实非之处，宜仔细鉴别，否则容易导致误治。本节主要从以下几个方面区分温疫与伤寒。

1.温疫初起，颇有些类似伤寒太阳、阳明证的证候表现，但太阳、阳明证之头痛不至如破，温疫则头痛如劈，沉不能举，有势若难支之状。

2.伤寒为外感风寒之邪，初起多寒邪束于肌表，故太阳伤寒证多为无汗；温疫为暑热火毒之邪燔炽于内，初起即充斥肆逆于表里上下，火性炎上，迫液外泄，故初起即有汗且头汗更盛。

3.伤寒邪在少阳多心烦喜呕，但必伴见寒热往来、胸胁苦满或耳聋等症；暑热火毒干犯于胃，胃气上逆亦可致呕，但却无胸胁苦满、耳聋等症。

4.伤寒太阴病，脾气不升，寒湿下注，可致下利。由于脾虚邪陷，寒湿不化，气机壅滞，故同时多见腹满；温疫下利为邪热注于大肠，故自利而腹不满。

余氏将暑热疫与伤寒的异同作了阐述。关于两者的区别，还应结合余氏后面的论述，并不限于此四证。

二、论斑疹

【原文】

仲景论：冬至后为正伤寒。可见非冬至后，不过以类推其治耳！其言伤寒，重在"冬至后"三字。世人论仲景书，究心七十二症，至于"冬至后"三字，全不体贴，是以无论春、夏、秋、冬，俱以伤寒治之。要知四时之气，寒特一耳。以冬月因寒受病，故曰伤寒。至春而夏，由温而热，亦曰伤寒，不知寒从何伤？予每论热疫，不是伤寒，伤寒不发斑疹。有人问曰：子言热疫不是伤寒，固已。至云伤寒不发斑疹，古人何以谓伤寒热未入胃，下之太早，热乘虚入胃，故发斑；热已入胃，不即之下，热不得泄，亦发斑。斯何谓也？曰：此古人立言之误也。即"热"之一字，以证其非，热与寒相反而不相并者。既云伤寒，何以有热入胃？又曰热已入胃，何以谓之伤寒？即用白虎、三黄、化斑、解毒等汤，俱从热治，未作寒医，何今人不悟古人之误，而因以自误而误人也？至论大者为斑，小者为疹；赤者胃热极，五死一生；紫黑者胃烂，九死一生。予断生死，则又不在斑之大小、紫黑，总以其形之松浮、紧束为凭耳。如斑一出，松浮活于皮面，红如朱点纸，黑如墨涂膏肤，此毒之松活外现者，虽紫黑成片，可生；一出虽小如粟，紧束有根，如履底透针，如矢贯的，此毒之有根锢结者，纵不紫黑亦死。苟能

细心审量，神明于松浮紧束之间，决生死于临证之顷，始信予言之不谬也。(《疫疹一得·论伤寒无斑疹》)

【阐释】

本节主要论述暑热疫外发斑疹的色泽、形态及病机，并与伤寒鉴别。斑与疹在形态及成因上都有区别：斑点大成片，平摊于皮肤之上；疹呈琐碎小粒，高出于皮肤表面，抚之碍手。斑与疹虽均为邪热入营血所致，但两者的形成原因不同。疹多由肺经邪热侵入血络所致，而斑则多由阳明气分邪热内迫营血外发肌肉所致。应当注意，余氏此处所论的斑疹，与上述斑与疹的概念不同。此乃仅从形态大小而分为斑与疹，然俱隐于皮里而不高出于皮面，其病机均属于血分热毒外迫肌肤所致。换言之，即余氏所说的"疹"，实际上即是"斑"之小者，余氏每以疹赅斑。

发斑多由热郁阳明，胃热炽盛，内迫营血，从肌肉外发而成。伤寒主要为感受寒邪所致，故寒邪未化热之前，绝无斑疹外发，必至寒邪化热之后，或可见斑。暑热疫则起病即淫热火毒燔炽阳明，外窜经络，内攻脏腑，表里、三焦、气血俱为疫毒充斥，故常常发斑。其有发热不及一日便见斑者，疫毒犹浅；发斑愈迟，其毒愈重。

一般而言，斑疹色泽红润者，为邪毒尚轻；若斑色紫、黑者，为邪毒深重之象，其中尤以黑斑最为险恶。余氏进一步提出须详察斑疹形态，抓住松、浮、紧、束四字。即斑疹透发，总以松浮为吉，紧束为凶。如斑疹一出，即松活浮洒于皮面，无论或红、或赤、或紫、或黑，均属邪毒外泄，预后大多良好，即使紫黑成片，甚或有恶证，均尚可救治。如果一出即小如粟粒，紧束有根，犹如从皮里钻出似的，则系热毒深重，正不胜邪而闭伏于里，预后不良。

三、论治疹

【原文】

疹出于胃，古人言热毒未入胃而下之，热乘虚入胃，故发斑；热已入于胃，不即下之，热不得泄，亦发斑。此指误下、失下而言。夫时行疫疹，未经表下，如热不一日而即发，有迟至四五日而仍不透者。其发愈迟，其毒愈重。一病即发，以其胃本不虚，偶染邪气不能入胃，犹之墙垣高大、门户紧密，虽有小人，无从而入，此又可所谓"达于膜原"者也。至有迟至四五日而仍不透者，非胃虚受毒已深，即发表攻里过当。胃为十二经之海，十二经都朝宗于胃，胃能敷布十二经，荣养百骸。毫发之间，靡所不贯。毒既入胃，势必敷布于十二经，戕害百骸，使不有以杀其炎炎之势，则百骸受其煎熬，不危何待？瘟既曰毒，其为火也明矣。且五行各一其性，惟火有二：曰君，曰相。内阴外阳，主乎动者也。火之为病，其害甚大，土遇之而赤，金遇之而镕，木遇之而燃，水不能胜则涸。故《易》曰：燥万物者，莫熯乎火。古人所谓"元气之贼"也。以是知火者疹之根，疹者火之苗也。如欲其苗之外透，非滋润其根，何能畅茂？一经表散，燔灼火焰，如火得风，其焰不愈炽乎？焰愈炽，苗愈遏矣。疹之因表而死者，比比然也。其有表而不死者，乃麻疹、风疹、暑疹之类。有谓"疹可治而斑难医"，人或即以疫疹为斑耳。夫斑亦何不治之有哉，但人不敢用此法耳！(《疫疹一得·疫疹案》)

【阐释】

本节主要论述暑热疫疹的病机与治法。余氏所论的疫疹，实际上即斑之小者，虽呈琐碎小点但并不高出皮面，抚之并不碍手，主要由阳明胃热侵入血分，迫血外溢肌肤所致。并无章虚谷所谓"疹从血络而出属经，斑从肌肉而出属胃"之别，所以余氏"疹出于胃"与通常所说肺热及营，从血络而出之疹，自是不同。

暑热疫毒极易侵入血分，故病每易发斑。斑疹外发的迟与速，与邪毒、正气之间的力量对比密切相关。一般而言，正气盛者，则能胜邪而促邪外达，则斑透较快；若邪毒盛者，则正气不能一时胜邪外出，则斑透较迟。

余氏指出：疫疹乃火毒为患。火之为病，其危害甚大，迫津外泄，消灼阴液，生风动血。火邪尚耗散人体正气，如《素问》所说："壮火食气。"故云："古人所谓元气之贼也。"胃为水谷之海，十二经气血皆禀于此，火毒燔炽于阳明胃，则可随十二经气血运行全身。热毒侵入血分，迫血妄行，上出于口鼻则为吐血、衄血，外迫于肌肤即为发斑。因此，疫疹的出现，提示火毒内盛，侵入营血。这样从斑疹的色泽、形态等，便可测知暑热邪毒的轻重。所以说："火者疹之根，疹者火之苗。"

不仅如此，疫疹的外透尚标志内陷之邪毒有外达之机，故治疗应当清胃凉血、撤热解毒，促进斑透外解。故余氏说："如欲其苗之外透，非滋润其根何能畅茂。"所谓"滋润"，并非滋阴濡润，而是清泄火热，凉血解毒，以杀其炎炎之势。

应当注意：疫疹由营血外达肌表而出，是指病位在里的邪毒，有外出肌表之势。即病势向外。疫疹外透，病势向外，但病位在里，绝非表证。邪在里，当禁用表散之法。若误用表散，不唯邪毒不能外透，反更助邪热。故曰："疹之因表而死者，比比然也。"

亦如汪曰桢所说："急急透斑，不过凉血清热解毒，俗医必以胡荽、浮萍、樱桃核、西柳为透法，大谬。"可见，导致误治的根源即在于未明确发斑的病位和病势。若为风温夹毒之麻疹，感受风毒之风疹均系邪在肺卫肌表，故又当以表散为宜，与此暑疫之斑疹禁用表散不同。

综上可见，余氏抓住疫疹的病机要点为火毒之患，以及疫疹外透为内陷之邪毒有外达之机这两个关键，提出疫疹之治禁用表散，应当清胃解毒、撤热凉血，促其斑透外解。所以说："夫疫疹亦何难治哉？但人不知用此法也。"而不知用此法的缘由，则在于没有抓住疫疹的病因病机。

四、论疫疹之脉不宜表下

【原文】

疫疹之脉未有不数者。有浮大而数者，有沉细而数者，有不浮不沉而数者，有按之若隐若现者，此《灵枢》所谓"阳毒伏匿"之象也。诊其脉，即知其病之吉凶。浮大而数者，其毒发扬，一经表热，病自霍然；沉细而数者，其毒已深，大剂清解，犹易扑灭；至于若隐若现，或全伏者，其毒重矣，其症险矣。此脉得于初起者间有，得于七八日者颇多，何也？医者初认为寒重，用发表，先亏其阳，表则不散；继之以下，又亏其阴。殊不知伤寒五六日不解，法在当下，犹必审其脉之有力者宜之。疫症者，四时不正之疬气。夫疬气乃无形之毒，胃虚者感而受之，病形颇似大实，而脉象细数无力。若以无形之疬气，而当硝、黄之猛烈，邪毒焉有不乘虚而入耶？弱怯之人，不为阳脱，即为阴脱。气血稍能驾御者，必至脉转沉伏，变症蜂起，或四肢逆冷，或神昏谵语，或郁冒直视，或遗尿旁流，甚至舌卷囊缩，循衣摸床，种种恶症，颇类伤寒。医者不悟，引邪入内，阳极似阴，而曰变成阴证，妄投参、桂，死如服毒，遍身青紫，鼻口流血。如未服热药者，即用大剂败毒饮，重加石膏，或可挽回。予因历救多人，故表而出之。(《疫疹一得·论疫疹之脉不宜表下》)

【阐释】

暑热疫，由于火毒内盛，故脉往往多见数。有浮大而数，沉细而数，不浮不沉而数等。浮大而数者，为邪不太甚而正气能胜邪外出，疫邪已渐向外发扬，宜选用寒凉佐以透泄之剂，因势利导，促进热邪外达，病易痊愈。脉见沉细而数者，则提示邪气甚而正气不能胜邪外出，疫毒深在闭伏，惟用大剂清解，才可能扑灭其火毒燔灼之势。

至于若脉按之若隐若现，或全伏而不见者，则其毒最重，其证最险。邪毒郁伏愈深，则脉愈沉伏。这种脉象，见于暑热疫初起者不多，常见于起病七八日以上者。此乃起病之初，医生将其误认为是伤寒，先重用发表之剂，表散不效，又继用攻下。然暑热疫，为无形火毒充斥表里三焦所致，绝非邪客于表，若误用发表之法，则津气随汗而外耗，邪气则更加猖獗。虽伤寒五六日不解，燥热内结，可用苦寒攻下一法，但亦必审其脉之有力者才可应用。暑热疫，热象虽甚，但脉象却多细数无力，此为火毒耗散正气，消灼阴液所致，加之暑热疫为无形火毒为患，少见燥实内结，故若误用大黄、芒硝等苦寒攻下，则徒伤津气而使火毒愈盛，热毒势必乘虚而深入。素体正虚者，则可能发生阳脱或阴脱之证；正气充盛之人，亦由津气耗伤而邪热闭伏于里不能外泄，而见沉伏之脉象，若隐若现，或全伏不见。可见，对于暑热疫出现的数脉，除需分别浮大而数与沉细而数等拟定相应治法外，切忌误为伤寒，而妄用表散攻下之法。

暑热疫误治而致脉转沉伏者，津气大伤，火毒闭伏，必致变证蜂起。热深厥深，则四肢逆冷。热甚而心神被扰，则神昏谵语，郁冒直视，或遗溺旁流。热盛引动肝风，肝主筋，肝经下抵阴器而上络于舌，故舌卷囊缩，循衣摸床。如此恶候，若医者犹不能觉察，此为引邪深入之阳极似阴证，反以为是阴寒证，妄投热药，则常见死如服毒，遍身青紫，口鼻流血。正确的治疗应亟用大剂清瘟败毒饮重加石膏大清其热，或存挽救之希望。

五、论疹形治法

【原文】

松而且浮，洒于皮面，或红，或紫，或赤，或黑，此毒之外现者，即照本方治之，虽有恶症，百无一失。(《疫疹一得·疫疹之形·松浮》)

疹出紧束有根，如从肉里钻出，其色青紫，宛如浮萍之背，多见于胸背。此胃热将烂之色，即宜大清胃热，兼凉其血，务使松活、色退，方可挽回。稍存疑惧，即不能救。(《疫疹一得·疫疹之形·紧束有根》)

【阐释】

余氏辨斑疹，除注意从其颜色以测其预后吉凶外，非常重视斑疹的形态变化。所谓："余断生死，则又不在斑之大小紫黑，总以其形之松浮紧束为凭耳。"所以，斑疹一出，无论红、赤、紫、黑，只要是松浮洒于皮面者都提示热毒有外泄之机，预后大多良好。若一出即小如粟粒，其形凝滞敛束，斑疹边缘清晰，提示邪气闭伏于里而不得外泄，病候危重。若疫疹颜色青紫，如紫背浮萍，每见于胸背部，则提示毒深锢结，且气血失于流畅，瘀热互结，即应大剂清瘟败毒饮加凉血散血之品，清邪热，败火毒，凉血化瘀，务使其颜色转淡，形象松活，万不能有所迟误。

六、论疹色治法

【原文】

血之体本红，血得其畅则红而活、荣而润，敷布洋溢，是疹之佳境也。(《疫疹一得·疫疹之色·红活》)

淡红，有美有疵。色淡而润，此色之上者也；若淡而不荣，或娇而艳、干而滞，血之最热者。(《疫疹一得·疫疹之色·淡红》)

深红者，较淡红为稍重，亦血热之象。一经凉血，即转淡红。(《疫疹一得·疫疹之色·深红》)

色艳如胭脂，此血热极之象，较深红而愈恶。必大用凉血，始转深红，再凉之，而淡红矣。(《疫疹一得·疫疹之色·艳红》)

紫赤，类鸡冠而更艳，较艳红而火更盛。不急凉之，必至变黑。(《疫疹一得·疫疹之色·紫赤》)

细碎宛如粟米，红者谓之红砂，白者谓之白砂。疹后多有此证，乃余毒尽透，最美之境，愈后脱皮。若初病未认是疫，后十日、半月而出，烦躁作渴，大热不退，毒发于颔者，死不可救。(《疫疹一得·疫疹之色·红白砂》)

【阐释】

从斑疹的颜色看，主要有红、赤、紫、黑四种。由于血体本红，所以红是斑疹的正色，即斑疹色泽以红活荣润为顺。若见淡红而润，这是热毒不深；若鲜红娇艳，或淡白干滞不荣，则为津液被灼，血热炽盛。赤即深红色，提示邪热较红色稍重，凉其血便可转为淡红。若色赤而艳如胭脂，为血热甚重，较深红色更为凶恶，必须用大剂凉血之品，始可色渐转淡。斑疹颜色紫赤如鸡冠花者，为火毒炽烈，燔灼营血，宜清泄火毒，凉血散血。一般而言，邪热愈轻，则色泽愈浅；邪热愈重，则色泽愈深。然又不论何种颜色，只要斑疹润泽有神，则提示人体津气尚充，营血流畅；若干晦无泽者，则多为热毒锢结，血枯液涸，正气败竭，病多危殆。

若皮肤上出现细碎如沙粒的疹子，红色为红砂，白色者为白砂。此多见于斑疹外发之后，为余毒尽透之象，因其余毒不甚，故疹点细微。血分余毒外泄，则为红砂；气分余毒外泄，则为白砂。愈后往往蜕皮。

毒发于颔，即发颐之候。初起在口角的外下方，下颌骨的外上方处疼痛兼有紧张感，开口较难，肿胀逐渐延向耳前耳后，亦有寒热，与痄腮相似，但初起即肿如结核，渐大如桃如李。此乃邪不外达而结于少阳、阳明之络所致。暑热疫，烦躁作渴，大热不退，而见此发颐之证，多属不祥之候。其救治可用清瘟败毒饮加减，清热凉血解毒以透邪外泄。若破溃溢脓，又须结合外科治疗。

七、论瘟毒发疮

【原文】

瘟毒发斑，毒之散者也；瘟毒发疮，毒之聚者也。初起之时，恶寒发热，红肿硬痛，此毒之发阳者；但寒不热，平扁不起，此毒之内伏者。或发于要地、发于无名、发于头面、发于四肢，种种形状，总是疮证，何以知其是疫？然诊其脉、验其症而即知也。疮症之脉，洪大而数，疫则沉细而数；疮症先热后寒，疫则先寒后热；疮症头或不痛，疫则头痛如劈，沉不能举，是其验也。稽其证，有目红面赤而青惨者，有忽汗忽躁者，有昏聩如迷者，有身热肢冷者，有腹痛不已者，有大吐干呕者，有大泄如注者，有谵语不止者，有妄闻妄见者，有大渴思水者，有燥躁如狂者，有忽喊忽叫者，有若惊若惕者。神情多端，大都类是，误以疮症治之，断不能救。（《疫疹一得·瘟毒发疮》）

【阐释】

疮疡一般以红肿热痛为阳证，扁平不起为阴证。阳证治宜清热活血解毒，阴证治宜温托。暑热疫毒亦可导致气滞血凝、邪毒结聚而发为疮疡，治疗可用清瘟败毒饮加活血解毒之品，清热凉血，活血解毒。只要疫毒得以清解，则疮疡亦可消散。

然暑热疫毒所发之疮疡，亦有扁平不起，但寒不热者，颇似一般阴证疮疡。两者应注意区分。暑热疫毒所致者，其脉沉细而数、头痛如劈、目赤面红、谵语不止、大渴思水等疫毒深在内伏之象，均为一般阴证疮疡所不具有。治疗应当大剂清热凉血、活血解毒，使其邪热清解，火毒外泄。并可配合外治法。若误为一般阴证疮疡而妄用温托之法，必加速病情危殆，而无法挽救。

八、论治疫

【原文】

上古无疫疹，亦无痘，有之自汉始，何也？盖因天地开辟于子丑，人生于寅，人禀清轻无为之性，斯时茹毛饮血之味，内少七情六欲之戕，外无饮食厚味之嗜，浑然一小天地，是以无疫亦无疹。及汉始有者，亦由天地大运主之。自汉迄今，天地大运，正行少阴，即如仲夏，一日十二时论之，自子而丑、而寅、而卯、而辰，虽在暑天，人犹清爽；待交巳午，炎炎之势，如火炽热。由此推之，疫疹之有于汉后者，可悟，运气之使然也。但未经岐黄断论，后人纷纷俱访伤寒类推其治，即仲景所谓至春变温、夏变热、秋变湿，亦略而不察，且立言附和。有云瘟疫伤寒、瘟疹伤寒、斑疹伤寒，甚至热病伤寒。抑知既曰伤寒，何以有瘟、有斑、有疹、有热？认症既讹，故立言也谬，是以肆行发表攻里，多至不救。至河间清热解毒之论出，有高人之见，异人之识，其旨既微，其意甚远。后人未广其说而反以为偏。《冯氏锦囊》亦云：斑疹不可妄为发表。此所谓大中至正之论，惜未畅明其旨，后人何所适从？吴又可著《瘟疫论》，辨伤寒、瘟疫甚晰，如头痛、发热恶寒，不可认为伤寒表证，强发其汗，徒伤表气；热不退，又不可下，徒损胃气。斯语已得其奥妙。奈何以瘟毒从鼻口而入，不传于胃而传于膜原，此论似有语病。至用达原、三消、诸承气，犹有附会表里之意。惟熊凭昭《热疫治验》首用败毒散去其爪牙，继用桔梗汤，同为舟楫之剂，治胸膈及六经邪热。以手、足少阳，俱下膈络胸中三之气，气同相火游行一身之表。膈与六经，乃至高之分；此药浮载，亦至高之剂，施于无形之中，随高下而退胸膈及六经之热，确系妙法。予今采用其法，减去硝黄，以疫乃无形之毒，难以当其猛烈，重用石膏，直入戊己，先捣其窝巢之害，而十二经之患，自易平矣，无不屡试屡验，故于平日所用方法，治验详述于下，以俟高明者正之。（《疫疹一得·疫疹穷源》）

【阐释】

汉代张仲景的原书中是否对疫疹作过专门论述，现在无从考证。继仲景之后，对于温疫的治疗，则各抒己见。余氏认为：河间学派的开山刘完素提出清热解毒之说，颇有创新，但可惜后世并未能将其很好地推广和发扬。明末吴又可辨析温疫甚晰，指出温疫的治疗不可误作伤寒表证，强发其汗而徒伤表气；温疫初发，热势虽盛，但邪未入胃之际，又不可早用承气攻下，误下则徒伤胃气。这些论述都颇为精当。但对于温疫病机的认识及治疗方药的选用，都存在明显的缺陷。清初冯楚瞻所著的《冯氏锦囊》中有"斑疹不可发表"之说，尽管立论中肯，但其旨意未能明晰。唯有熊恁昭《热疫志验》提出应首用败毒散，继用桔梗汤治疗温疫，则能切中病机。故余氏取其义，师其法，并重用石膏，治疗暑热疫。

应当注意：熊恁昭所用的败毒散，其中的羌活、独活、柴胡、川芎等药，毕竟为辛温或升散之品。所谓"首用败毒散去其爪牙"，王孟英认为："爪牙者，表邪之谓也。"故必外夹风寒湿之表邪者，用之始为合拍，无表邪者不可用。喻嘉言论治疫，极言败毒散功效之神，认为应服此方为第一。此乃用于风寒湿瘴杂感之疫气尚可，用于暑热疫则恐辛温升散之品助其邪热。至于用桔梗汤加减治疗暑热疫证，尚属可取。桔梗汤中连翘、竹叶、薄荷、甘草、桔梗轻清透泄上焦气分邪热，山栀、黄芩苦寒泻火，故又名清心凉膈散。余氏再加石膏直接清肺胃之热，此方治疗暑热疫，仅邪在上、中焦气分者始为适宜，若暑热火毒充斥肆逆于表里、三焦、气血者，则显然病重而药轻。

因此，尽管余氏说采用败毒散与桔梗汤之法，其实他所习用的，仍是清瘟败毒饮的石膏、生地黄、犀角、黄连一类清热泻火、凉血解毒之品。可见，余氏治疗暑热疫证的方法，是他善于总结前人的经验，如刘河间的清热解毒法，吴又可的疏利透达、表里分消等法，经过融汇变通而拟定的。

九、论妊娠病疫

【原文】

娠妇有病，安胎为先，所谓有病"以未治之"也。独至于疫，则又不然，何也？母之于胎，一气相连，母病即胎病，母安则胎安。夫胎赖母血以养，母病热疫之症，热即毒火也，毒火蕴于血中，是母之血亦为毒血矣。毒血尚可养胎乎？不急有以治其血中之毒，而拘拘以安胎为事，母先危矣，胎能安乎？人亦知胎热则动，胎凉则安。母病毒火最重之症，胎自热矣。极力清解以凉血，使母病一解，而不必安自无不安矣。至于产后，以及病中适逢经来，当以类推。若以"产后、经期，药禁寒凉"，则误人性命，只数日间耳！急则治其标者，此之谓也。(《疫疹一得·妊妇疫疹》)

【阐释】

妊娠期间感受暑热疫毒，则不仅母病暑热疫，胎儿亦受其患，可致胎动不安，甚或流产。因胎儿全赖母体之气血供养，母受其病，胎儿岂能无恙。所以治疗大法宜以清解暑热疫毒为本，这样才能"使母病去而胎可无虞"。清解疫毒之剂，多为清热泻火、凉血解毒之品，或有恐伤胎元而畏缩不敢使用者。按照《素问》中"妇人重身，毒之如何……有故无殒，亦无殒也"的理论，只要使疫毒得以清解则去除了伤动胎儿的原因，这即是保胎的正确方法，用药无须顾虑。反之，若舍本求末，不清解疫毒而徒事保胎，不仅胎不能保，且母病更转危重，导致母子皆不保的恶果。

据此理而类推，妇女在月经期或产后感受暑热疫毒，亦应当以治疗疫病为本，不可因产后、经期而畏用寒凉之剂而贻误治疗，加重病情。更不可拘泥于"产后宜温"之说，不予清热而妄用温补，必致如火上加油，愈益其燔灼之势。

总之，妊娠病疫的治疗，应当是病去而胎自保。这一观点，许多温病学家都颇强调。如吴又可说："用当其证，大黄为安胎圣药。"另外，吴又可还强调对妊娠疫病的治疗，必须"慎勿过剂"，可供参考。

十、论闷疫

【原文】

疫疹初起，六脉细数沉伏，面色青惨，昏聩如迷，四肢逆冷，头汗如雨，其痛如劈，腹内扰肠，欲吐不吐，欲泄不泄，男则仰卧，女则覆卧，摇头鼓颌，百般不足，此为闷疫，毙不终朝矣。如欲挽回于万一，非大剂清瘟不可，医家即或敢用，病家决不敢服。与其束手待毙，莫如含药而亡。虽然，难已哉！(《疫疹一得·疫疹不治之症》)

【阐释】

所谓闷疫，即指暑热疫毒深伏内闭，不能透达于外。故常见脉沉、面色青惨、四肢逆冷、头汗如雨等热深厥深之象。火毒之邪内伏而扰乱神明，故昏聩如迷。火性炎上，充斥肆逆，故见头痛如劈，摇头鼓颌，欲吐不吐，欲泄不泄等症。其热深厥深之象，切不可误认为阴寒内盛，阳气外亡。临床之际尚可辨其舌，闷疫之舌质多呈紫赤，提示疫毒深伏于里。此证极为险恶，故有毙不终朝之说。其治疗大法必须以清透郁伏之暑热火毒，使其外泄为宜。余氏主张大剂清瘟败毒饮救治，其过用寒凉直折之品，易使邪热更加闭伏于里，即吴又可所"强遏其热，致邪愈结"之意。

故汪曰桢批评说："清瘟败毒饮有遏抑而无宣透，故决不可用。"王孟英也认为："清透伏邪，使其外越，或可挽回，清瘟败毒饮何可试耶？"对于闷疫的治疗，王孟英提出救急之捷法，即先针刺曲池、委中，以泄营分之毒，再用紫雪丹内服以清透伏邪，使其外越。此内外兼治之法，可供参考。如《全国名医验案类编》载丁佑之治疗温疫闭证，即仿此法而获效。不过，在邪热外达显张之后，仍宜用清瘟败毒饮清其暑热火毒。

十一、疫疹之方

【原文】

清瘟败毒饮《一得》　治一切火热，表里俱盛，狂躁烦心，口干咽痛，大热干呕，错语不眠，吐血衄血，热盛发斑。不论始终，以此为主，后附加减。

生石膏大剂六两至八两，中剂二两至四两，小剂八钱至一两二钱　小生地大剂六钱至一两，中剂三钱至五钱，小剂二钱至四钱　乌犀角大剂六钱至八钱，中剂三钱至四钱，小剂二钱至四钱　真川连大剂六钱至四钱，中剂二钱至四钱，小剂一钱至一钱半　生栀子　桔梗　黄芩　知母　赤芍　元参　丹皮大剂四钱，中剂三钱，小剂一钱五分　连翘　竹叶　甘草

疫证初起，恶寒发热，头痛如劈，烦躁谵妄，身热肢冷，舌刺唇焦，上呕下泄，六脉沉细而数，即用大剂；沉而数者，用中剂；浮大而数者，用小剂。如斑一出，即用大青叶，量加升麻四五分，引毒外透，此内化外解、浊降清升之法，治一得一，治十得十。以视升提发表而愈剧者，何不俯取刍荛之一得也。

此十二经泄火之药也。斑疹虽出于胃，亦诸经之火有以助之。重用石膏直入胃经，使其敷布于十二经，退其淫热；佐以黄连、犀角、黄芩泄心、肺火于上焦；丹皮、栀子、赤芍泄肝经之火；连翘、玄参解散浮游之火；生地黄、知母抑阳扶阴，泄其亢甚之火，而救欲绝之水；桔梗、竹叶载药上行；使以甘草和胃也。此皆大寒解毒之剂，故重用石膏，先平甚者，而诸经之火自无不安矣。（《疫疹一得·疫疹诸方·清瘟败毒饮》）

【阐释】

温疫发病急剧，病情险恶，具有强烈的传染性，能引起大流行。1768 年，余霖家乡疫疹流行，"大小同病，万人一辙"，医者"有作三阳治者，有作两感治者"，误为伤寒，守古法而治今病，以致"如此死者，不可胜计"。余氏创清瘟败毒饮治之，大获奇效。1793 年，京师大疫，亦用此方治之，服药者病皆霍然而愈。故余氏称此方"三十年来，颇堪自信"。

清瘟败毒饮：本方由白虎汤、犀角地黄汤、黄连解毒汤三方加减而成。余氏重用大寒解毒之剂清气凉血，大败疫疹之毒，尤其重用石膏"直入胃经，使其敷布于十二经，退其淫热""先平甚者，而诸经之火自无不安矣"。余氏亲临大疫，独具匠心，重症重剂，根据脉象与主症不同，生石膏、生地黄、犀角、川连、丹皮诸药分别投以大、中、小不同剂量，并详列疫疹 52 症随症加减之法，足见其制方用药之严谨。

十二、疫疹之症

《疫疹一得》专列"疫疹之症"，对暑热疫发病过程中出现的病候进行了辨析论述，并于"清瘟败毒饮"方后详列疫疹五十二症随症加减之法。选释数症，窥其一斑。

【原文】

头痛目痛，颇似伤寒，然太阳、阳明头痛不至于倾倒难举；而此则头痛如劈，两目

昏晕，势若难支。总因火毒达于两经，毒参阳位。用釜底抽薪法，彻火下降，其痛立止，其疹自透。误用辛香表散，燔灼火焰，必转闷证。(《疫疹一得·疫疹之症·头痛倾侧》)

头痛倾侧，本方加元参、甘菊花、石膏。(《疫疹一得·疫疹诸方·清瘟败毒饮》)

【阐释】

头居人体最高部位，因其位高而属阳，故风、火之邪最易致头部病证。所谓火性炎上，颠顶之上唯风可到。暑热火毒之邪上干清空，则头痛如刀劈，且两目疼痛，目眩眼花。治疗应以清瘟败毒饮清解其暑热火毒，增石膏、玄参以助清热生津之力，加菊花以清头目之火。手足三阳经均会于头，伤寒邪在三阳者，亦可出现头痛。太阳头痛偏于后脑，阳明头痛偏于前额，少阳头痛偏于两侧，但头痛一般不很剧烈，且不伴目痛昏花等症。故不可误认为本证头痛为邪客于表所致，误用辛香表散，促其火焰发扬；更不可误为伤寒，妄投辛温之品，必祸不旋踵。

【原文】

头为诸阳之首，其大异常。此毒火寻阳上攻，故大头。(《疫疹一得·疫疹之症·大头》)

大头天行，本方加石膏、归尾、板蓝根、马勃、紫花地丁、银花、元参、僵蚕、生大黄脉实者量加。(《疫疹一得·疫疹诸方·清瘟败毒饮》)

【阐释】

脏腑清阳之气上于头，手足三阳经脉均会于头，主一身之阳的督脉亦达于颠顶，故曰："诸阳之首。"毒火上攻，致头面红肿如斗，两眼如线，甚则咽痛、耳聋，故用清瘟败毒饮加清热解毒、利咽消肿之品。脉实者，邪盛而正不衰，加酒洗生大黄。大黄可苦寒直折其火毒攻冲之势，更用酒洗，乃取其上升下行之意，使药力达于头面。此大黄之用，非攻下之意。如杨栗山《伤寒瘟疫条辨》所拟增损普济消毒饮，治邪气上攻，头面焮肿，方中亦用酒浸大黄，两者用意一致。

【原文】

杂证鼻衄，迫于肺经浮游之火，而疫则阳明郁热上冲于脑。鼻通于脑，热血上溢，故从鼻出若泉。(《疫疹一得·疫疹之症·鼻衄涌泉》)

鼻衄涌泉，本方加石膏、生地、黄连、羚羊角、桑皮生用、元参、棕炭、黄芩。(《疫疹一得·疫疹诸方·清瘟败毒饮》)

【阐释】

暑热疫见鼻衄如泉，为火热之邪损伤阳络，迫血上溢所致，宜用清瘟败毒饮，增其方中清热泻火凉血药物之量。所加羚羊角、桑皮，不如换用大黄以折其炎上之势，引火下行。本证血从上溢，王孟英认为宜减去清瘟败毒饮中的桔梗，防其升提助衄，加白茅根凉血止衄。此说颇有见地，不仅于本证恰当，凡用清瘟败毒饮治疗邪热迫血上溢之证，均为可取。

【原文】

舌苔分乎表里，至于如霜，乃寒极之象。在伤寒故当表寒，而疫症如霜，舌必厚大，为火极水化，误用温表，旋即变黑。《灵枢》曰：热证舌黑，肾色也。心开窍于舌，水火相刑必死。予已经过多人，竟无死者，可见古人亦有未到处，但无此法耳！（《疫疹一得·疫疹之症·满口如霜》）

满口如霜，本方加石膏、川连、连翘、犀角、黄柏、生地。（《疫疹一得·疫疹诸方·清瘟败毒饮》）

【阐释】

暑热疫舌苔白厚如霜而满布，且舌体肿大，为暑热疫毒兼夹痰湿，热毒遏伏所致。俞根初说："肿舌大舌，多属脾经湿热证。"其舌质必红赤较甚。虚寒证之白苔，多白滑多津，且舌质偏淡，不可见白苔即认属寒证，而妄施温散之法。治疗此证，除应清解暑热疫毒外，尚应宣化透泄其痰湿，使其湿开热透，邪易外解。本证用大剂寒凉，则有滋腻凉遏之弊。如王孟英说："凡热证疫证见此苔者，固不可误指为寒，良由兼痰夹湿遏伏热毒使然，清解方中，宜佐开泄之品为治。"临床可选加藿香、佩兰、豆卷、石菖蒲、枳壳等品。

【原文】

舌者，心之苗。心宁则舌静，心乱则舌动。心在卦为离，属火，下交于肾，得坎水相济，成其为火，故为君火。寂无所感，自然宁静；毒火冲突，燔炙少阴，以火遇火，二火相并，心不能宁，哈舌其能免乎？（《疫疹一得·疫疹之症·哈舌弄舌》）

哈舌弄舌，本方加石膏、川连、犀角、黄柏、元参。（《疫疹一得·疫疹诸方·清瘟败毒饮》）

【阐释】

嗒舌即舐舌、弄舌，即如《医宗金鉴》说："弄舌时时口内摇。"暑热疫见时时伸舌，上下左右，犹如蛇舔，或口内摇扰，均提示心经毒火亢盛，故增犀角、黄连、玄参等以加强清心火之力。王孟英说："宜加木通、莲子心、朱砂、童溺之类。"此乃取导赤之意，清泄心火，导热下行，可以选用。

【原文】

瘟毒移于大肠，里急后重，赤白相兼，或下恶垢，或下紫血，其人必恶寒发热，小水断缩。此热滞大肠，只宜清热利水，其痢自止。误用通利止涩之剂，不救。（《疫疹一得·疫疹之症·似痢非痢》）

似痢非痢，本方加石膏、川连、滑石、猪苓、泽泻、木通。（《疫疹一得·疫疹诸方·清瘟败毒饮》）

【阐释】

里急后重，赤白相兼，下利恶垢或紫血，临床表现与痢疾相似。但此为暑热疫毒移于大肠所致，故治疗亦应以清解暑热疫毒为主，而不可按痢疾治。若以痢疾施治，则热不退痢亦不止。如张锡纯说："有下痢或赤，或白，或赤白参半，后重腹疼，表里俱觉发热，服凉药而热不退，痢亦不愈，其脉确有实热者，此等痢证原兼有外感之热。"

本证若恶垢难下，尚可遵《黄帝内经》"通因通用"之法，相机而佐用攻下之品。此恶垢既下，则应突出化毒之法。见赤白相兼，尚可增加凉血解毒之品。至于利小便以实大便，主要用于泌别失职之湿胜濡泻，决不可用于热移大肠之下利。余氏指出不可误用止涩之法，加滑石、猪苓、泽泻等淡渗之品。

【原文】

小便涩赤，亦属膀胱热极，况短而且缩，其色如油乎！盖因热毒下注，结于膀胱。（《疫疹一得·疫疹之症·小便短缩如油》）

小便短缩如油，本方加滑石、猪苓、泽泻、木通、通草、萹蓄。（《疫疹一得·疫疹诸方·清瘟败毒饮》）

【阐释】

治疗小便浑赤短涩，必须探本求因，解除其致病之根源，即所谓："源清则流洁。"本证邪热内炽而阴津耗伤，致小便短赤而涩。治疗宜清热解毒，护津生津，则小便自利。若但见小便短涩，即漫用渗利，于本证不仅为舍本求末，且易速其阴津枯涸而小便更加短涩。温热之患忌用淡渗，吴鞠通曾反复强调，其论可互参。故所加通淋利水之品，于本证实非所宜。

【原文】

筋属肝，赖血以养。热毒流于肝经，疹毒困不能寻窍而出，筋脉受其冲激，则抽惕若惊也。（《疫疹一得·疫疹之症·筋抽脉惕》）

筋抽脉惕，本方加石膏、丹皮、胆草。（《疫疹一得·疫疹诸方·清瘟败毒饮》）

【阐释】

惕者，筋脉跳动。抽惕如惊，指四肢筋脉拘急，瘛疭不宁。肝主筋，为风木之脏，此乃肝经热盛而引动内风之象，故增牡丹皮，加龙胆草以助清泄肝经邪热之力。若抽搐甚者，羚羊角亦可加入。

【原文】

在伤寒过汗则为亡阳，而此则不然。盖汗者心之液，血之所化也。血生于心，藏于肝，统于脾。血被煎熬，筋失其养，故筋肉为之瞤动。（《疫疹一得·疫疹之症·筋肉瞤动》）

筋肉瞤动，本方加生地、石膏、黄柏、元参。（《疫疹一得·疫疹诸方·清瘟败毒饮》）

【阐释】

筋肉瞤动，指筋脉肌肉瞤动。暑热疫见此，多属热盛动风，治宜清热息风。增生地黄、玄参等清热养阴，增液舒筋，未必不可，但本证终属热盛而致风动，火热得清则风自息，病机关键须明确。其方中桔梗之性升浮，用于肝风内动之证不宜。龙胆草泻肝经实火，诸家赏用，本证加入，更能增强其凉肝息风之效。

第十四章　　寒疫原文节选 ▷▷▷▷

张仲景《伤寒论》节选

张机，字仲景，河南南阳人，约生活于公元150～219年，受业于同郡名医张伯祖，尽得其传。关于仲景生平事迹，《后汉书》《三国志》无传，北宋林亿、孙奇、高保衡校定的《伤寒论序》中有述："见《名医录》云：南阳人，名机，仲景乃其字也。举孝廉，官至长沙太守，始受术于同郡张伯祖。时人言，识用精微，过其师。所著论，其言精而奥，其法简而详，非浅闻寡见者所能及。"仲景善于治疗，尤精经方，与同时代的著名医学家华佗齐名，后世称其为医圣。

《伤寒论》主要学术成就有以下几点：①创立了六经辨证论治体系：根据脏腑经络、气血阴阳、精神津液等生理功能及其间的运动变化情况，以及六淫致病后的各种病态关联，时刻关注邪正盛衰；动态观察病情变化，以明疾病之所在，证候之进退，预后之吉凶，从而厘定正确的治疗措施。②开创了理法方药的紧密结合程式：仲景取汉以前的"医经家"和"经方家"的所长，并将两者有机地结合起来，理法方药一脉贯通，对于能动地认识和治疗疾病，意义十分深远。③对中医临床各科疾病辨治有指导作用：书中包含若干杂病内容，若能灵活运用六经辨证原理，并对方剂适当化裁，则一部论述外感热病之书，可演作内伤杂病之用。④为温病学说的形成奠定了理论基础：温病学说是在本书基础上，对外感热病的理论、辨治方法不断补充发展而建立的，提出了以卫气营血辨证和三焦辨证为主体的辨治体系，为中医外感热病的诊断和治疗增添了新的内容。⑤本书在日本、朝鲜、韩国、东南亚等世界各地广泛传播，为中医学远播世界产生了积极影响。

一、寒疫的概念

【原文】

从春分以后秋分节前，天有暴寒者，皆为时行寒疫也。三月四月，或有暴寒，其时阳气尚弱，为寒所折，病热犹轻；五月六月，阳气已盛，为寒所折，病热则重；七月八月，阳气已衰，为寒所折，病热亦微。其病与温及暑病相似，但治有殊耳。(《伤寒论·序例》)

【阐释】

寒疫是因感受暴寒而发的疫病。

1.寒疫与温疫是性质不同的疾病，以疫相称，主要因其所发疾病，无问男女老少，病状相似，能相互传染而引起大流行，不同于一般伤寒和温疫。温疫属温病范畴，人较熟知。对于寒疫，今人知之者少，古代医家虽多有论述，但对其认识和治疗仍混同于一般伤寒。

2.《素问·本病论》："清生风少，肃杀于春，露霜复降，草木乃萎；民病瘟疫早发……"提示季令之寒与寒疫发病的关系。晋·王叔和《伤寒例》继承《黄帝内经》六气异常发病的思想，总结疫病流行是由于"非其时有其气"造成的，"凡时行者，春时应暖，而复大寒；夏时应大热，而反大凉；秋时应凉，而反大热；冬时应寒反大温。此非其时而有其气，是以一岁之中，长幼之病多相似者，此则时行之气也"，并且第一次明确提出了"寒疫"的病名。

3.明确寒疫发病时间，多见于春、夏、秋三季，有明显的季节性。就症状及病情而言，不同季节有各自的发病特点，一般以夏季为重。

二、时行病和寒疫的区别

【原文】

《阴阳大论》云：春气温和，夏气暑热，秋气清凉，冬气冰冽，此则四时正气之序也。冬时严寒，万类深藏，君子固藏，则不伤于寒，触冒之者，乃名伤寒耳。其伤于四时之气，皆能为病，以伤寒为毒者，以其最成杀厉之气也，中而即病者，名曰伤寒；不即病者，寒毒藏于肌肤，至春变为温病，至夏变为暑病。暑病者，热极，重于温也。是以辛苦之人，春夏多温热病者，皆由冬时触寒所致，非时行之气也。凡时行者，春时应暖而反大寒，夏时应热而反大凉，秋时应凉而反大热，冬时应寒而反大温，此非其时而有其气。是以一岁之中，长幼之病多相似者，此则时行之气也。夫欲候知四时正气为病，及时行疫气之法，皆当按斗历占之。九月霜降节后，宜渐寒，向冬大寒，至正月雨水节后，宜解也。所以谓之雨水者，以冰雪解而为雨水故也。至惊蛰二月节后，气渐和暖，向夏大热，至秋便凉。从霜降以后，至春分以前，凡有触冒霜露，体中寒即病者，谓之伤寒也。九月、十月，寒气尚微，为病则轻；十一月、十二月，寒冽已严，为病则重；正月、二月，寒渐将解，为病亦轻。此以冬时不调，适有伤寒之人，即为病也。其冬有非节之暖者，名为冬温。冬温之毒，与伤寒大异。冬温复有先后，更相重沓，亦有轻重，为治不同，证如后章。从立春节后，其中无暴大寒，又不冰雪，而有人壮热为病者，此属春时阳气发于冬时伏寒，变为温病。从春分以后至秋分节前，天有暴寒者，皆为时行寒疫也。三月、四月，或有暴寒，其时阳气尚弱，为寒所折，病热犹轻；五月、六月，阳气已盛，为寒所折，病热则重；七月、八月，阳气已衰，为寒所折，病热亦微。其病与温及暑病相似，但治有殊耳。（《伤寒论·伤寒例》）

【阐释】

本篇首次提出时行病和寒疫的概念，并阐明时行病的特点和寒疫的病因、发病时间、病状及其与伤寒、温病的区别。

1.首次提出时行病和寒疫的概念

《伤寒论》把感受非时之气罹患的流行性疾病称为时行病，即"凡时行者，春时应暖而反大寒，夏时应热而反大凉，秋时应凉而反大热，冬时应寒而反大温，此非其时而有其气"。同时，首次提出"时行寒疫"的概念，即"从春分以后至秋分节前，天有暴寒者，皆为时行寒疫也"。时行病主要包括时行寒疫和冬温。

2. 时行病的特点

感受非时之气而发病，无论男女老少，病状相似。是同一时期多人发病，具有流行性的特征。一方面可能由于气候骤变，非时暴寒侵袭人体，不分长幼，感必相同，临床表现也多相似。这种相似性可以是人群共同感受相同的非时暴寒之气表现为相似的证候，也可以是感受具有传染性的寒性疫邪互相染易而出现相同的症状。

3. 寒疫的病因、发病时间、病状

《伤寒论》认为时行寒疫是感受非时暴寒、折遏阳气所致的流行性疾病。发病时间为春、夏、秋三季，如"从春分以后至秋分节前"。病状与温及暑病相似，但随时间节气的不同而病状及病情不同，春季及秋季较轻，夏季较重。

4. 寒疫与伤寒、温病的区别

寒疫以疫相称，主要因其所发疾病，无论男女老少，病状相似，能互相传染而引起大流行，不同于一般伤寒和温病。对于寒疫，今人知之者少，古代医家虽多有论述，但对其认识和治疗仍混同于一般伤寒。实际上，寒疫为感受非时暴寒而发，常见于"从春分以后至秋分节前"，病状与"温及暑病相似"，无论男女老少，病状相似，三月、四月稍轻，五月、六月较重，七月、八月亦轻。具有传染性和流行性，为时行病。而伤寒为感受四时正气之"冬时严寒"而发，常见于"从霜降以后，至春分以前"，九月、十月稍轻，十一月、十二月较重，正月、二月亦轻。传染性和流行性不强，非时行病。再有温病为感受冬时之严寒，藏匿于体内，郁遏阳气，至春夏而发。如文中所言："其伤于四时之气，皆能为病，以伤寒为毒者，以其最成杀厉之气也，中而即病者，名曰伤寒；不即病者，寒毒藏于肌肤，至春变为温病，至夏变为暑病。暑病者，热极，重于温也。是以辛苦之人，春夏多温热病者，皆由冬时触寒所致，非时行之气也。"常见于"从立春节后"。传染性和流行性不强，非时行病。此与《素问·生气通天论》"冬伤于寒，春必温病"相一致。因寒疫与伤寒、温病有别，故治疗上也各不相同。

庞安时《伤寒总病论》节选

庞安时（约1042～1099年），字安常，自号蕲水道人，蕲水（今湖北浠水县）人。北宋著名医家。庞安时出身于医学世家，深谙《内》《难》，旁涉诸家，精研伤寒，推及温病，通晓临床各科。著有《伤寒总病论》《难经辨》《主对集》等，诸书已失，唯存《伤寒总病论》。

《伤寒总病论》6卷。前三卷论述伤寒六经证，后三卷载暑病论、时行寒疫论、斑豆疮论、天行温病论等，全书载244首方，载52证，丰富了《伤寒论》，发展了仲景之学。

《伤寒总病论》学术成就包括：温病是由寒毒与阳气相搏而发病，主张温病与伤寒分论分治，促成了温病与伤寒的分化，对后世温病学说的创立有先导作用。阐发天行温病，附辟温疫方，注重预防；指出四时感受"异气"即发而成腑脏阴阳温毒者，春有青筋牵，夏有赤脉攒，秋有白气狸，冬有黑骨温，四季有黄肉随。③治温病倡用寒凉，重用石膏，常随证配以黄芩、栀子、大青叶等清热解毒。后世温疫学家吴又可之异气说、余霖治疫重用石膏，或取法于庞氏。④设"时行寒疫"专论，论及寒疫的发病、转归、证候及治法。

一、寒疫的发病及转归

【原文】

《病源》载从立春节后，其中无暴大寒，又不冰雪，而人有壮热病者，此属春时阳气，发于冬时，伏寒变为温病也。从春分以后至秋分节前，天有暴寒，皆为时行寒疫也。三月、四月，或有暴寒，其时阳气尚弱，为寒所折，病热犹轻；五月、六月，阳气已盛，为寒所折，病热则重；七月、八月，阳气已衰，为寒所折，病热亦微，其病与温病、暑病相似，但治有殊耳。其治法初用摩膏火灸，唯二日法针，用崔文行解散，汗出愈。不解，三日复发汗，若大汗而愈，不解者，勿复发汗也。四日服藜芦丸，微吐愈；若病固，藜芦丸不吐者，服赤小豆瓜蒂散吐之，已解，视病尚未了了者，复一法针之当解。不解者，六日热已入胃，乃与鸡子汤下之愈。无不如意，但当谛视节度与病耳。食不消，病亦如时行，俱发热头痛，食病，当速下之。时病当待六七日。时病始得，一日在皮，二日在肤，三日在肌，四日在胸，五日入胃，入胃乃可下也。热在胃外而下之，热乘虚入胃，然要当复下之。不得下，多致胃烂发斑。微者赤斑出，五死一生；剧热者黑斑出，十死一生。人有强弱相倍也。病者过日不以时下之，热不得泄，亦胃烂出斑矣。若得病无热，但狂言烦躁不安，精神言语不与人相主当者，治法在"可水五苓散证"中。此巢氏载治时行寒疫之法焉。温病、暑病相似，但治有殊者：据温病无摩膏火灸，又有冬温、疮豆，更有四时脏腑阴阳毒，又夏至后有五种热病，时令盛暑，用药稍寒，故治有殊也。(《伤寒总病论·时行寒疫论》)

【阐释】

寒疫的发病和转归与季节气候特点和患者个人体质有密切关系，就治法而言，仍未脱离六经辨证和卫气营血辨证。

1. 寒疫是由时令不正，气候应寒而反热，应热而反寒，从而在自然界中产生一种非时之气——戾气或疫气。感之则先憎寒而后发热无汗，日晡益甚，苔白脉浮，治当解表疏利为先，继则根据病情演变随证施治。

2. 风寒疫邪袭人多从皮毛而入，初起邪犯足太阳膀胱经，引起卫外功能失调，恶风寒较重，发热相对较轻；肺主皮毛司呼吸，风寒疫邪从皮毛侵入而影响肺的宣发功能，则出现咳嗽、气喘、鼻塞、声音嘶哑等肺气失宣之症。病情轻浅，可用针、灸或汗法。

3. 风寒疫邪可郁而化热。寒疫初起若不加治疗，或是治疗不当，风寒疫邪在卫表郁久可逐渐化热入里，出现阳明里热证。这时无形邪热弥漫内外，气机阻闭，堵塞机窍，扰乱神明，可见口渴便秘、耳聋神昏、汗出苔黄。舌苔由白而黄，由黄而黑，显示邪气由寒转热，愈演愈烈。此时当判定经证、腑证，相应施予清法、吐法或下法。倘热邪较剧，迅速入营入血，自当凉血止血。

二、寒疫的证治

【原文】

初得时行赤色，头痛项强，兼治贼风走痒寒痹，赵泉黄膏。

大黄　附子　细辛　川椒　干姜　桂枝各一两　巴豆五十粒

㕮咀，苦酒渍一宿，以腊月猪脊一斤，煎调火三上三下，去滓收之。伤寒赤色，热酒调服梧桐子大一枚，又以火摩身数百遍，兼治贼风最良。风走肌肤，追风所在摩之，神效，千金不传。

崔文行解散，时气不和，伤寒发热。

桔梗炒　细辛各四两　白术八两　乌头炮，一斤

细末，伤寒服一钱五铢匕，不觉复小增之，以知为度；若时气不和，旦服一钱五铢匕，辟恶欲省病，一服了去，此时行寒疫通用之。无病者预服，以辟寒为佳，皆酒调下。

藜芦散，辟温疫伤寒。

藜芦　蹢躅　干姜各四分　牡丹皮　皂角各五分　细辛　附子各三分　桂枝　朱砂各一分

末之，绛囊带一方寸匕，男左女右，臂上着之。觉有病之时，更以粟米大内鼻中，酒服一钱匕，覆取汗，日再当取一汗耳。

赤小豆瓜蒂散，在厥阴证中。

鸡子汤治热盛，狂语欲走。

生鸡子七枚　芒硝一两

井花水一大升，同搅千遍，去沫，频服之，快利为度。

猪苓散即伤寒门五苓散也，在可水证中。以上五方，载巢氏治时行寒疫合用之方。

庞曰：摩膏火灸，可行于西北二方，余处难施，莫若初服解散、赤散之类，如转发热而表不解，乃行后四方为佳。天行壮热，烦闷无汗者，麻黄葛根汤。

麻黄五两　葛根四两

粗末，每服五钱，水二盏，栀子二个，葱白五寸，豉一撮，煎八分，去滓沫，温温相次四五服。取汗，止后服。

天行一二日，麻黄汤。自汗者去麻黄加葛根二两。

麻黄二两　石膏一两半　贝齿五个，无亦得　升麻　甘草　芍药各一两　杏仁四十个

粗末，每服五钱，水二盏，煎八分，温服。取汗，止后服。

葛根解肌汤，汗后表不解，宜服此。自汗者去麻黄。

葛根四两　麻黄　芍药　大青　甘草　黄芩　桂枝各二两　石膏三两

煎如前法。

诏书发汗白薇散，治时气二三日不解。

白薇二分　杏仁三分　贝母三分　麻黄七分

细末，酒调下方寸匕，相次二三服，温覆汗出愈。汤调亦得。

圣散子方此方苏子瞻《尚书》所传，有序文。

昔尝览《千金方》，三建散于病无所不治，而孙思邈特为著论，以谓此方用药节度，不近人情。至于救急，其验特异，乃知神物效灵，不拘常制，至理开感，智不能知，今予所得圣散子，殆此类也欤。自古论病，唯伤寒至危急，表里虚实，日数证候，应汗应下之法，差之毫厘，辄至不救。而用圣散子者，一切不问阴阳二感，或男女相易，状至危笃者，连饮数剂，则汗出气通，饮食渐进，神宇完复，更不用诸药连服取差，其余轻者心额微汗，正尔无恙。药性小热，而阳毒发狂之类，入口即觉清凉，此殆不可以常理诘也。时疫流行，平旦辄煮一釜，不问老少良贱，各饮一大盏，则时气不入其门。平居无病，能空腹一服，则饮食快美，百疾不生，真济世卫家之宝也。其方不知所从来，而故人巢君谷世宝之，以治此疾，百不失一二。余既得之，谪居黄州，连岁大疫，所全活至不可数。巢君初甚惜此方，指江水为盟，约不传人，余窃隘之，乃以传蕲水人庞君安常。庞以医闻于世，又善著书，故以授之，且使巢君之名与此方同不朽也。其药如下。

肉豆蔻十个　木猪苓　石菖蒲　茯苓　高良姜　独活　柴胡　吴茱萸　附子炮　麻黄　厚朴姜灸　藁本　芍药　枳壳麸炒　白术　泽泻　藿香　吴术蜀人谓苍术之白者为白术，孟茅术也，而谓今之白术为吴术　防风　细辛　半夏各半两，姜汁制　甘草一两

剉焙作煮散，每服七铢，水一盏半，煎至八分，去滓热服。余滓两服合为一服，重煎，皆空心服。

治时气伤寒，头痛身热，腰背强引颈，及中风口噤，治疟不绝，妇人产中风寒，经气腹大，华佗赤散方。

丹砂二分　蜀椒　蜀漆　干姜　细辛　黄芩　防己　桂枝　茯苓　人参　沙参　桔梗　女萎　乌头　常山各三分　雄黄　吴茱萸各五分　麻黄　代赭各十分

除细辛、丹砂、干姜、雄黄、桂外，皆熬制作散，酒服方寸匕，日二；耐药者二匕，覆令汗出。治疟先发一时服药二匕半，以意消息之。

乌头赤散，治天行疫气病。

乌头六分　皂角　雄黄　细辛　桔梗　大黄各一两

细末，清酒或井花水服一刀圭，日二，不知稍增，以知为度。除时气不和，一日进一服。牛马六畜中天行瘴疫，亦以方寸匕。人始得病，一日时服一刀圭，取两豆许，内鼻孔中。（《伤寒总病论·时行寒疫治法》）

【阐释】

本篇论述时行寒疫的治法与用方。

1.寒疫辨治。若寒疫初起，外用摩膏火灸，驱风逐邪，此法偏温，仅适用于西北高寒地域；内服赵泉黄膏辛温解表通里、崔文行解散解表辟疫。若寒疫发热而表未解者，将藜芦丸纳入鼻中取汗而愈，此丸亦可辟疫，预防传染；不吐者，疫邪痰浊留滞胸脘者，更服赤小豆瓜蒂散吐之。若热毒入胃，阳明腑实，神明受扰，而狂语奔走者，用

鸡子汤滋阴润燥、宁神定魄、泻火通下。若风寒疫邪不解，循经传腑，导致膀胱气化不利，而成太阳经腑同病，不发热，但见狂言烦躁不安者，用五苓散化气利水、解表透邪。若风寒疫邪郁而化热而壮热、烦闷无汗者，用麻黄葛根汤解肌退热。若天行寒疫发病一二日，风寒疫邪郁表而里热炽盛无汗者，用麻黄汤解表清里；汗出者，去麻黄，加葛根解肌退热生津。若发汗后疫邪未解，用葛根解肌汤解肌和营，清热解毒；汗出者，去麻黄。若天行寒疫发病二三日不解，化热入里，用白薇散清解表里，透达疫邪，使疫邪由内出外。风寒疫邪犯表入里，湿滞中脘者，用圣散子方疏表发汗，辟疫祛邪。若疫邪郁遏膀胱经，头痛身热，腰背强引颈者，用华佗赤散解表祛邪，清热辟疫。乌头赤散解表通里，用于治疗天行疫气病。庞氏论治寒疫选方用药，常于麻黄、细辛、桂枝等辛温药中，配以大黄、芒硝、石膏、黄芩、大青叶、白薇等药清热生津、凉血解毒之品，重视清解寒毒，临证内治法与外治法并用，治疗与预防并举。

2. 圣散子。"圣散子"方是苏东坡贬谪黄州时，家乡人巢谷氏所惠赠，东坡传给朋友庞安常。圣散子的方药组成：麻黄、防风、细辛等辛温解表药，藿香、石菖蒲、白术等和中化湿药，附子、良姜、肉豆蔻等温中散寒药。适用于感受了风寒湿邪气导致的疫病。适时黄州连岁发生大疫，用"圣散子"方者，"所全活者至不可数"。可知，在历史上确有寒性瘟疫的发生，而且属于可以危及生命的严重传染病，使用温热药物可取得较好的效果。

根据有关研究，北宋辛未年（1091）永嘉瘟疫流行，用"圣散子"则"被害者不可胜数"。故"一切不问阴阳二感，或男女相易"，"不问老少良贱，各饮一大盏"，不符合中医学辨证论治的指导思想。"圣散子"中多辛温燥烈之品，用于寒疫固效，若用于温疫则祸大矣。陈无择目睹"圣散子"的危害，经观察后认为，这是没有根据当地特有的地理、气候环境，胡乱用药导致的结果。陈氏指出："此药以治寒疫……一切不问，似太不近人情。夫寒疫，亦能自发狂。盖阴能发躁，阳能发厥，物极则反，理之常然，不可不知。今录以备疗寒疫用者，宜审之，不可不究其寒温二疫也。辛巳年，余尝作指治，至癸巳复作此书，见石林避暑录，亦云宣和间，此药盛行于京师，太学生信之尤笃，杀人无数，医顿废之。然不妨留以备寒疫，无使偏废也。"（《三因极一病证方论·料简诸疫证治》）

3. 临床必须明确"寒疫"和"热疫"的性质，还要根据人体的虚实、邪正消长的变化，按照四诊八纲，分别轻重缓急，进行辨证论治，不能执一方以应无穷之变。疫邪中人，来势较急，里证比较多见，古人认为急则治标，多主攻下。但还宜详审病情，随机应变，不可疏忽大意，以免变生不测。

张景岳《景岳全书》节选

张景岳（1563～1640），名介宾，字会卿，号景岳，别号通一子。明末会稽（今浙江绍兴）人，明末著名的医学理论家和临床家。张氏深研医理，精于易学、兵法、天文、地理、术数、音律等，将哲理与医学融通，在医学理论与临床实践上做出重大贡献。其学术思想以阴阳学说和命门学说为核心，提出"阳非有余""真阴不足"等理论，倡导扶正治形，填补精血，盖"善补阳者，必于阴中求阳，则阳得阴助而生化无穷；善补阴者，必于阳中求阴，则阴得阳升而泉源不竭""凡欲治病者必以形体为主，欲治形者必以精血为先"，创制左归、右归等方，慎用寒凉和攻伐方药，喜用熟地及温补方药，人称"张熟地"，又被称为温补派。其学识渊博，著述宏富，撰有《类经》《类经图翼》《类经附翼》《景岳全书》《质疑录》，堪称"仲景之后，千古一人"。

《景岳全书》"杂证谟"篇设"瘟疫"专论，从经义、论证、瘟疫脉候、治法六要、汗有六要五忌、汗散法、补虚法、温补法、清利法、吐法、下法、瘟疫热毒辨治、大头瘟证治、伤寒初感治法、伤寒饮食宜忌、避疫法、瘟疫论列方、论外备用方等18个章节来阐述，其中论及寒疫的发病、转归、治法及方药。

一、寒疫的发病及转归

【原文】

经曰：冬伤于寒，春必病温，是温病即伤寒也。然伤寒有四时之不同，如冬感寒邪而即病者，为真伤寒。其有寒毒内侵而未至即病者，必待春温气动，真阴外越，再触寒邪，其病则发，故至春犯寒则发为温病，至夏犯寒则发为热病，亦犹伤气者遇气则作，伤食者遇食则发，其义一也。然而伤寒瘟疫，多起于冬不藏精及辛苦饥饿之人。盖冬不藏精则邪气乘虚易入，而饥饿劳倦之流则受伤尤甚，故大荒之后，必有大疫，正为此也。但此辈疫气既盛，势必传染，又必于体质虚浊者先受其气，以渐遍传，则又有不待冬寒而病者矣。然此以冬寒主气之为病也。至于客气变迁，岁时不同，故有冬行春令，则应寒反暖，夏行冬令，则应热反冷，春秋皆然，是则非其时而有其气，壮者无恙，怯者受伤，是又不止冬寒，而运气不正之害，所当察而慎避者有如此。

瘟疫本即伤寒，无非外邪之病，但染时气而病无少长率相似者，是即瘟疫之谓。古人有云：瘟证因春时温气而发，乃因郁热自内而发于外，初非寒伤于表也，故宜用辛平之剂，治与正伤寒用麻黄者不同也。此说固若近理，而实有未必然也。盖瘟疫若非表证，则何以必汗而后解？故余于前论中，谓其先受寒邪，再触则发，诚理势之确然也。但其时有寒热，证有阴阳。治阳证热证者，即冬时亦可清解；治阴证寒证者，即春夏亦可温散。谓宜因时者则可，谓非寒伤于表也则不可。（《景岳全书·杂证谟·瘟疫·论证》）

【阐释】

疫病的发生是季节气候变化、体质因素及社会因素各方面综合作用的结果。

1. 瘟疫是指一切具有强烈传染性和流行性的疫病，性质上有属寒属热的不同，属寒者为寒疫，属热者为温疫，因而瘟疫实际上包括了寒疫与温疫两种疫病。温疫所具有的传染性和流行性，与其特异的致病因素有关。不同的致病因素所引起的温疫，其传染及流行程度不同。

2. 人体正气的盛衰是能否发病的决定因素。患者脏腑之气亏虚，即人群抵抗力下降，是疫病发病的本质因素，也是决定疾病转归方向的关键所在，正如庞安时在《伤寒总病论》中所说："勇者气行则已，怯者着而成病矣。"外感寒邪之后体质强盛的人可以抗御邪气而不发病，体质弱的人无力抗邪则邪气留滞而发病。人的体质情况除了有正气偏强偏弱以外，还有偏阴偏阳的不同，这些都会影响病情的转化和病证的类型。如素体阳虚之人容易感受风寒时毒之邪，素体阴虚之人容易感受风热时毒之邪。

3.影响瘟疫传染和流行程度的因素还有气候条件、社会因素、预防措施等。这其中运气不正、六气异常是疫病发生的外在原因。若外界寒温失调，六淫及时毒之邪大量形成，毒力强，就能突破人体防御能力，导致突然发病。疫病的发生和传染与社会因素也有紧密联系，"大荒之后，必有大疫"，反映影响疫病传染和流行程度的还有社会因素、预防措施等。正如仲景自序云："余宗族素多，向余二百，建安纪年以来，死亡者三分有二，伤寒十居其七。"建安年间的社会状况，有史可证。因社会的动荡不宁，百姓颠沛流离，为求生计而不顾养藏之道，触冒寒邪的"辛苦之人"不计其数，其发病率也可想而知。

4.尽管瘟疫的发生与季节气候条件有着非常密切的关系，但季节的寒温并非是决定治疗方向的关键。治疗需要把握的是疾病每一阶段的阴、阳、表、里、寒、热、虚、实的性质，这才是治疗的下手处，也是决定最终疗效好坏的关键。

5.治疗瘟疫根据地域、季节和人的体质不同而灵活变通，不可拘泥于古方。

二、寒疫的证治

【原文】

凡伤寒初感之治，本与传变者不同。盖凡病伤寒瘟疫者，无不发热，然初感之时，其邪在表，未经传里，未至郁热，虽身标有热，不过肤腠之寒邪，而内未有火，岂即阳证？斯时也，但用温散，或兼托散，药对其证，无不即愈。奈何时欲之医，一见发热，便认为火，而芩、连、知、柏，开手便用，不知内无实热，何以当此？以寒邪得寒药，而表里俱寒，勾连不解，则日以内传，寒凉妄用，则元阳日败，凡受斯害，死者多矣。此理不明，则既不知表里，又不知先后，终身不省，每致误人，而且敢侈口谈医，其心果亦安乎？（《景岳全书·杂证谟·瘟疫·伤寒初感治法》）

凡伤寒瘟疫，表证初感，速宜取汗，不可迟也。故仲景曰：凡发汗服汤药，其方虽言日三服，若病剧不解，当半日中尽三服。如服一剂，病证犹在，当复作本汤服之。至有不肯汗出者，服三剂乃解。若汗不能出者，死病也。此所谓汗不宜迟也。然取汗之法，又当察其元气病气之虚实，若忽尔暴病，表证已具而元气未亏者，但以辛平之剂，直散之可也。若兼杂证，则当察其寒热温凉，酌宜而治，不得但知发散也。又若身虽大热，表证全具而脉见虚弱者，必不易汗，此即当详察补虚法，酌而治之。若不知标本，而概行强散，营竭则死。

伤寒之宜平散者，以其但有外证，内无寒热，而且元气无亏也，宜以正柴胡饮为主治。此外如十神汤、参苏饮，皆可酌用。若病在阳明者，宜升麻葛根汤。若感四时瘟疫，而身痛发热，及烟瘴之气者，宜败毒散或荆防败毒散。若病在三阳，而头痛鼻塞，项强身痛，咳嗽者，宜神术散。若伤风兼寒，而发热咳嗽者，宜柴陈煎或金沸草散，甚者小青龙汤。

伤寒之宜温散者，以其寒邪外盛而内无热证，及元气无亏而气清受寒者，皆可从温直散之，宜二柴胡饮为最当。若寒甚表实者，惟麻桂饮为最妙，毋疑畏也。此外，如五积散、麻黄汤、桂枝汤、小青龙汤、葛根汤、圣散子之类，皆可酌用。

伤寒之宜凉散者，以其外热里亦热，必脉证俱阳，而烦渴喜冷，及元气强实者，乃可兼凉兼散，宜一柴胡饮为先，或九味羌活汤、柴葛解肌汤，甚者六神通解散，皆可酌用。若内外俱热，而或为热泻者，宜柴芩煎。若表里俱热而兼斑疹者，宜柴葛煎。

伤寒之宜兼补兼散者，以营卫不足，血气不充也。用药如用兵，兵进而粮饷不继则兵覆，攻病而元气不继则病覆，故治虚邪之宜散者，必当先本后末，此其最要者也。若寒邪在营，肝脾血少而邪热不退者，宜三柴胡饮或归柴饮。若寒邪在卫，脾肺气虚而表邪不解者，宜四柴胡饮。若脾胃气血不足而邪热不解者，宜五柴胡饮。若邪在半表半里，往来寒热而微见气虚者，宜小柴胡汤。若温暑大热大渴，津枯液涸，阴虚不能作汗者，宜归葛饮。若寒邪深入而阴中阳气不足，或背恶寒者，必难散解，非理阴煎不可。若中气大虚大寒，身热恶寒，或大便溏泄而表邪不能解者，非大温中饮不可。（《景岳全书·杂证谟·瘟疫·汗散法共五条》）

【阐释】

景岳明确了伤寒、瘟疫运用汗散法的指征、时机、具体方药及注意事项，为汗散法的临床运用铺平了道路。

1. 患病必须早治，正如王叔和在《伤寒例》中所说的："凡人有疾，不时既治，隐忍冀差，以成痼疾。"特别是时气病，"时气不和，便当早言，寻其邪由，及其腠理，以时治之，罕有不愈者"。由于感受了时令不正之气，病情的发展变化非常迅速，不及时医治，病邪向里传变，会酿成不可救治的败局。

2. 从给药的法度来看，无论伤寒还是寒疫初起，需解表发汗者，一般以一日3次为度，使药力持续不断。病情重的可以缩短服药的间隔时间，甚至半日以内将3次量服尽，以增强药力。服1剂之后病证不减也无变化，可连服至3剂。1剂之后已达到预期的效果，当中病既止，不必尽剂，以免损伤正气。

3. 明确运用汗散法的适应证。表证初感，这无论是对普通伤寒，还是寒热瘟疫，都具有普遍意义。景岳就汗散一法，从患者的体质和感邪性质两个方面进行综合讨论，根据患者体内基本物质亏损的种类和程度分别用药，使亏损的物质得到补充、滋养，在这个基础上再选择合适的发汗方法，以发散人体肌表的邪气，这样才能达到人体正气充足则祛除外邪。这种用药指导思想，可广泛运用于寒疫的治疗。

4. 张景岳对表邪初感证治疗进行了分层与分类，他根据人体正气的盛衰，将表散法分为直散和托散两类。直散是针对浅而实者，托散是针对虚而深者。仲景麻、桂二汤，逐肌表之外邪，属于肌表之散剂；小柴胡、补中益气、三柴胡饮、四柴胡饮之类，则已兼顾邪正，乃经络之散剂；而理阴煎、大温中饮、六味回阳饮、十全大补汤之类，皆建中逐邪，属脏腑之散剂。极大丰富了解表法的内涵。

5. 张氏将解表方分为温散类、凉散类、平散类及兼补兼散类，其中，温散类补充麻桂饮、五积散、十神汤等，凉散有一柴胡饮、归葛饮、柴平汤、柴芩煎等，平散有三柴胡饮、正柴胡饮、柴陈煎、参苏饮等，兼补兼散之方则有补阴益气煎、三柴胡饮、四柴胡饮、五柴胡饮、理阴煎、大温中饮等。其中对理阴煎尤其推崇，他认为理阴煎乃"寒邪初感温散第一方"，此方"温补阴分，托散表邪"，则"寒邪不攻自散"。它也属温散之法，但与麻、桂相比，"一从阳分，一从阴分"，"一逐于外，一托于内"（《景岳全书·新方八阵·热阵》）。此方可随证加减，或加麻黄，或加柴胡，或加细辛、附子，或加人参，或去姜、桂。总之，化裁变通可用治伤寒多种病证。

6. 以中医学理论为指导，从"疫"邪的毒力强，易损伤正气，损及脏腑的致病特点来看，恰恰需要制定扶正祛邪并重的治疗原则。若按一般外感风寒论治，只是辛温解表不扶正，可能会耗伤疲惫正气，使邪深入；若只扶正不祛邪，又会使邪稽留，正气遏制，无力抗邪。只有二者结合，才能相得益彰。

7. 现代医家蒲辅周将寒疫划入春季时病，指出寒疫发病"偶为暴寒所折，发为寒疫，其发病多与伤寒相似"。临床多见寒夹秽浊和外感风寒、内蕴湿热两种证型，前者症见"憎寒、发热，头痛、身疼，胸闷不饥，或欲呕或泻，或口干不渴饮，脉浮弦而滑或紧，舌质色黯，苔白而秽，治法宜芳香温散和解，不宜辛凉、苦寒，一般可用香苏饮加味或十神汤化裁。头痛甚加川芎、僵蚕、白芷、蔓荆子；身痛加羌活、防风；项背痛加葛根；呕加半夏、生姜；若呕吐下利腹痛可用藿香正气加生姜；若无汗身痛兼胃肠不和，症状夹杂，可用五积散为末，每用 15g，加生姜 3 片，水煎温服"。后者"似寒非寒，似温非温，壮热烦躁，无汗头痛身疼，胸腹痞满，大便不利，小便短涩，目胀心烦，口苦不思食，渴不多饮，脉沉紧或浮弦，舌质黯，苔白腻或黄腻者，属内蕴湿热，外感风寒，营卫失和，三焦郁滞，治宜两解，用增损双解散为末，每用 15g，加生姜 3 片、葱白 3 枚，水煎热服，汗出热退，二便自和，当避风，以稀粥调养数日即愈"（《时病的治疗经验》）。

【原文】

凡治伤寒、瘟疫宜温补者，为其寒邪凝滞，阳不胜阴，非温不能行，非温不能复也。如寒气在经者，以邪在表也，宜用温散，法具如前；寒气在脏者，以阳气虚也，或宜温补，或止温中。然用温之法，但察其外虽热而内无热者，便是假热，宜温不宜凉也；病虽热而元气虚者，亦是假热，宜温不宜凉也。真热者，谁不得而知之，惟假热为难辨耳。病假热者，非用甘温，热必不退，矧真寒者，又在不言可知。大都实证多真热，虚证多假热，故治实者多宜用凉，治虚者多宜用温。真假不识，误人不浅矣。又真寒假热之辨，则实亦有寒，实亦有热，虚亦有寒，虚亦有热，若谓实者皆热，虚者皆寒，则凿而谬矣。但实而寒者，只宜温散，不必滋补，虚而热者，只宜调补，最畏寒凉。盖寒凉无生意而善败元气，若以寒凉治虚证，则热未必退，且暂用则或可，久则无不败脾而危者。既已病热，又不宜寒，则总云假热，本非过也。

伤寒发热而命门阳虚，或恶寒，或身痛，或呕，或痢，脉弱气虚而表不能解者，必用大温中饮，或理阴煎。若伤寒身热，心肺有寒，或呕哕而咳，或腹满而喘，止有寒邪而无虚者，宜小青龙汤。若阴证伤寒，自利脉沉，身痛发热，腹痛厥逆，但有寒邪而元气无虚者，当用温药，宜四逆汤。若寒大太阴，腹痛吐痢，或胀满厥逆，脾胃虚寒而邪有不解者，宜温胃饮或理中汤。若伤寒一二日，邪在太阳，或在少阴，背恶寒而表不解者，宜附子理阴煎，在仲景则用附子汤。若风寒在表，阴寒在里，外为身热而内则泻痢不能止，或见呕恶，或腹因痢痛者，止其中气下泄则外邪益陷，必不能解，宜速用胃关煎或大温中饮。凡患伤寒，有阴阳大虚，元气将败而邪不能解者，非六味回阳饮不可。然但有大虚大寒之意，即当用此，若待其败，恐无及矣。凡阴盛隔阳，内真寒而外假热者，其症必头红面赤，或干渴舌焦，或口疮喉痛，或烦喘狂躁，或身热如火，或见虚斑而蚊迹遍身，或发阴黄而尿如金汁。虽其外有此证而脉则微弱不鼓，且或为呕恶，或为泄泻，或背腹畏寒，或气短似喘，或昏睡无知，或惊惶惧怯，或虽热不渴，或言虽谵妄而气促声微，或身虽躁狂而举动无力，禁之则止，是皆内虚外实、真寒假热之证。须用理阴煎，或六味回阳饮、大温中饮、八味地黄汤之类，大剂与之，庶可保全。若虚火上浮，喉痛热躁，不能热饮者，用井水浸药冷与饮之，此用假寒之味以解上焦之假热，真热之性以救下焦之真寒，回阳起死，真神妙之法也。其有血气本虚，用补相便，然温补既多，而病日昏聩，且见烦热难愈者，此其阳邪独亢，阴气不至，而虚中有热也，但改滋阴，以犀角地黄汤加黄芩、麦冬，或一柴胡饮加知母之类。此十补一清之法，一剂即效，其妙如神。医中圆活，最宜知此。（《景岳全书·杂证谟·瘟疫·温补法共二条》）

【阐释】

张景岳《景岳全书·杂症谟·瘟疫》提出治疗伤寒与瘟疫当明辨寒热虚实，只有明确病性，才能确定治法与用方。

1. 瘟疫有寒疫和温疫之分，发热有真热假热之别。这里的真热，指的是感受温热邪气，初起即有里热症状者，病性属阳；假热所指，即是因感受寒邪，卫阳怫郁所致的表热，病性属阴。由于它们在症状上都有发热，就给临床辨证治疗带来很大难度，这也是在医疗实践中必须注意的一点。病因病本大不相同，治疗上也应大相径庭。不可因发热而滥用寒凉，"寒则阴邪凝滞不散，邪必日深，阳气必日败，而汗不得出者死"。

2. 单就寒疫的病因来看，虽是感受寒邪，但由于人的体质状况不同，感邪的病位层次不同，临床表现不同，相应的治法方药也就应当灵活变通，这就是"同病异治"。景岳就几种常见证型的病因病机、临床表现进行了详尽的论述，同时明确其治法方药，为后世学者的运用铺平了道路。

（1）感邪轻浅，正气不损，临床以卫表症状为主者，治以辛温发散。

（2）表里同病者，景岳分为心肾阳虚型、表寒里饮型、脾胃虚寒型、阴阳两虚型、阴盛隔阳（真寒假热）型，并详述各证的症、因、脉、治，分别指出其鉴别和治疗要点，强调因人、因证制宜。

（3）确有热象而体质素虚者，应根据具体情况，在全身调理的基础上，或温阳，或阴阳并补，辅以轻清宣散。

3. 旗帜鲜明地主张解表可用温中法。此温中法并非麻、桂之辛温法，而是指温补解表之法，他在《景岳全书·伤寒典·论汗十四》中指出："故凡治伤寒，但见脉细微弱及沉细无力者，皆不可任意发汗。夫脉弱非阳，既不可用寒凉，而寒邪在表，又不可用攻下，然则舍汗之外，又将何法以治此表邪乎？不知温中即可以散寒，而强主即可以逐寇……故凡治表邪之法，有宜发散者，有宜和解者，有宜调补营卫者。如果邪实而无汗，则发散为宜；有汗而热不除，则和解为宜；元气虚而邪不能退，则专救根本，以待其自解自汗为宜。"可以看出，张氏这里提出了表证并非仅用解表之法，表证也可以通过治里而解。

4. 对体虚外感的治疗，即所谓阴证伤寒的治疗，主张用补益之法。除了上述虚寒表证之外，张氏认为临床有众多的伤寒证候属虚证，或虚实夹杂，对这些证候，应该用温补之法治疗。他斥责"时医不察虚实，但见伤寒，则动曰伤寒无补法，任意攻邪"。实际上，对于"夹虚伤寒"，应懂得"固本御侮之策"，其治疗门径则有调补命门、补益中气、调补营卫等方面。

5.《伤寒论》中虽然八法俱备，但主要是祛邪，对于补法，论述较少，补益类方剂数量亦不多。诸如理中汤、四逆汤，虽含补益之意，但主要着眼于散寒回阳，而非补益，但张介宾明确提出温补之法治疗虚证伤寒，创立许多补益方剂，他将补益方剂分为峻补诸方、补阴诸方和补中诸方三类，其中峻补诸方以温补为主，有大补元煎、大营煎、三阴煎、六味回阳饮等。其六味回阳饮乃理阴煎加人参、附子，治命门火衰，阴中无阳等证，"凡阴阳大虚，元气将脱者，非此不可"，此较之四逆汤显然内涵有异。大补元煎针对"元气大虚者，虽有寒邪，亦不可攻，必单培根本，正复邪将自散，或真寒假热诸证皆宜用此"。另有左归饮、右归饮、六味丸、八味丸亦移治于伤寒。"凡命门真阴亏损，虽有寒邪不可攻者"，宜左归丸；"凡命门阳衰，或阴盛格阳，感邪不可攻者"，宜右归丸。这些方剂的创立，与张氏重命门、倡温补及阴阳互根的思想是分不开的。

吴鞠通《温病条辨》节选

吴鞠通（名瑭，字佩珩，号鞠通），生于清乾隆二十三年（1758），卒于道光十六年（1836），江苏淮阴人，清代著名温病学家。吴氏少习儒学，后因父、侄患病身亡而慨然弃举子业，专事方术，怀救世之心，嗜学不厌，研理务精，终至一代医学巨匠。著有《温病条辨》《医医病书》《吴鞠通医案》等。

《温病条辨》最主要的学术成就有以下几点：①规范温病病名和范围及其证治，如重点论述了风温、温热、暑温、伏暑、湿温、秋燥、冬温、温疟及痢疾、痹证、黄疸等病证的辨治。②创立温病三焦辨治纲领，在继承前人理论和证治经验的基础上，通过自己的临床实践，认识到温病的发生发展与三焦所属脏腑经络的病机病理变化有密切关系，将疾病变化规律用三焦进行归纳，从而创立了温病三焦辨证理论体系，即以手太阴肺与手厥阴心包为上焦，足太阴脾与足阳明胃为中焦，足厥阴肝与足少阴肾为下焦的辨证方法，并在此基础上提出三焦证治纲要，即治上焦如羽（非轻不举），治中焦如衡（非平不安），治下焦如权（非重不沉），使温病辨证与治疗更为丰富，臻于规范和完善。③丰富了温病的治则治法，对常见温病详备了病证的理、法、方、药，突出对邪正双方的重视，一方面强调祛除病邪，另一方面又处处注意顾护正气。以温邪易耗阴液为立法的依据，倡导清热养阴法。据临床实践，提炼叶天士医案温病治法，化裁处方，以切实用，如分出清络、清营、育阴等多种治法。以银翘散为辛凉平剂，桑菊饮为辛凉轻剂，白虎汤为辛凉重剂，使温病治法用方层次清晰，具有很高的理论水平和实用价值。④明确温病的治疗禁忌，在确立各种温病病证的治疗大法的同时，论述了各种治疗禁忌，如白虎汤四不予、温病发汗之禁、湿温初起治法三禁、斑疹治禁、淡渗之禁、苦寒之禁、"数下"之禁、下焦病治禁等。这对指导临床运用和真正掌握治疗大法具有重要价值。

【原文】

世多言寒疫者，究其病状，则憎寒壮热，头痛骨节烦疼，虽发热而不甚渴，时行则里巷之中，病俱相类，若役使者然；非若温病之不甚头痛骨痛而渴甚，故名曰寒疫耳。盖六气寒水司天在泉，或五运寒水太过之岁，或六气中加临之客气为寒水，不论四时，或有是证。其未化热而恶寒之时，则用辛温解肌；既化热之后，如风温证者，则用辛凉清热，无二理也。（《温病条辨·寒疫论》）

【阐释】

本篇阐明了寒疫的发病特点、临床表现及治疗方法。

1. 寒疫的发病特点

一是寒疫具有传染性和流行性，发作流行时，可在周围街巷之中流行，病人的病状相似；二是寒疫的发生，主要是出现在五运六气中遇到六气之太阳寒水司天或在泉之年，如太阳寒水司天之年：戊辰年、甲戌年、庚辰年、丙戌年、壬辰年、戊戌年、甲辰年、庚戌年、丙辰年、壬戌年等。太阳寒水在泉之年，如乙丑年、辛未年、丁丑年、癸未年、己丑年、乙未年、辛丑年、丁未年、癸丑年、己未年等。或在五运寒水太过的年份，如丙寅年、丙子年、丙戌年、丙申年、丙午年、丙辰年等。或者六气当令又有寒水作为加临的客气，其加临之时随不同年份而四季变化，在此情形下，不确定在什么季节，都有可能发生寒疫。

2. 寒疫的临床表现

憎寒壮热、头痛、骨节烦疼，但不甚口渴，具有流行性。并且与温病的临床表现进行对比，温病头痛、骨节疼痛不甚厉害，而口渴较为明显。

3. 寒疫的治疗

①未化热：寒疫未化热，仍表现为恶寒发热时，用辛温解肌法，发汗散寒。②已化热：寒疫已化热，表现如同风温病，发热恶寒而口渴，或恶寒已，但发热者，用辛凉清热法，凉泄散热。

《重订通俗伤寒论》节选

俞根初（1734～1799），名肇源，浙江绍兴陶里人。清代著名伤寒学家，绍派伤寒创始人，著有《通俗伤寒论》。自民国初年出版以来，《通俗伤寒论》就被医界"公认为四时感证的诊疗全书"（曹炳章语），书中"伤寒"，即为"外感百病之总名也"。该书将伤寒、温病、温疫等外感热病融为一体进行研究，发展了仲景《伤寒论》书中的"伤寒兼证"，融合了古今有关论著，结合个人临证心得，对伤寒的证治规律进行了深入阐述。

该书历经何秀山、何廉臣、何幼廉、何筱廉、曹炳章、徐荣斋等几代人整理成《重订通俗伤寒论》。该书设"伤寒兼疫"专论，指出了寒疫的因、证、脉、治。

【原文】

【因】春应温而反寒，夏应热而反凉，感而为病，长幼率皆相似，互相传染。所以互相传染者，由寒气中或夹厉风，或夹秽湿，病虽与伤寒相类，而因则同中有异。

【证】初起头疼身痛，憎寒壮热，无汗不渴，胸痞恶心，或气逆作呕，或肢懈腹痛，舌苔白薄，甚或淡灰薄腻。若传里后，亦有口渴便闭，耳聋神昏者，舌苔由白而黄，由黄而黑。

【脉】左略紧，右弦缓。

【治】春分后夹厉风而发，头疼形寒独甚者，苏羌达表汤，加鲜葱白三钱、淡香豉四钱，辛温发表。秋分前夹秽湿而发，身痛肢懈独甚者，藿香正气汤加葱、豉，辛淡芳透。均加紫金片以解毒。如有变证，可仿正伤寒传变例治之。

秀按　时行寒疫，俞君区别夹厉风、夹秽湿两因。按时求原，对症立方，确有见地。若其人素体阳虚，外寒直中阴经，陡然吐利腹痛，肢冷筋吊者，则为时行中寒，应仿阴证伤寒例治之。以予所验，寒疫多发于四五六七四个月。若天时晴少雨多，湿令大行，每多伤寒兼湿之证。藿香正气汤加葱、豉、紫金片，汗利兼行，避秽解毒，确是对病真方。若寒夹厉风，邪气独盛于表，而里无伏热者，则活人败毒散，每用三四钱，葱豉汤泡服，亦奏肤功。即圣散子治寒疫，其功亦着。

廉勘　春应温而反寒，夏应热而反凉，感此非时之寒为寒疫。秋应凉而反热，冬应寒而反温，感此非时之暖为温疫。此皆四时之常疫也，通称时疫。近世寒疫少，温疫多，医者尤宜注意。前哲吴坤安曰：治时疫，当分天时寒暄燥湿，病者虚实劳逸，因症制宜，不可拘泥。如久旱天时多燥，温疫流行，宜清火解毒，忌用燥剂。久雨天时多湿，民多寒疫。或兼吐泻，宜燥湿散寒，忌用润剂。此治时疫之正法也。（《重订通俗伤寒论·伤寒兼疫》）

【阐释】

本篇阐明了寒疫的因、证、脉、治及与普通伤寒的异同。

1. 寒疫的病因

春应温而反寒，夏应热而反凉，感此非时之暴寒为寒疫，或暴寒兼夹厉风，或秽湿；秋应凉而反热，冬应寒而反温，感此非时之暴暖为温疫。此皆四时之常疫也，通称时疫。伤寒之病与疫气为病都属外感之病，时行疫病以气候的反常为前提条件。二者最主要的区别在于伤寒呈散在发生，而时行疫病有较强的传染性和流行性，如《伤寒论·伤寒例》所述："是以一岁之中，长幼之病多相似者，此则时行之气也。"叶子雨在《难经正义》也指出："寒疫初病，恶寒无汗，面赤头痛项强，盖得之毛窍开，而寒气闭之也，与伤寒异处惟传染耳。"

2. 感邪途径及传变

《素问·刺法论》说："五疫之至，皆相染易，无问大小，病状相似。"又说："如此天运失时，三年之中，大疫至矣。"所谓天运失时即春应温而反寒，夏应热而反凉。吴又可指出："邪之所着，有天受，有传染。"天受是指通过空气传播，"口鼻之气，通乎天气"，故外感疫邪通过口鼻侵袭机体。寒疫为时疫的一种，多由口鼻而入，由三焦传变。伤寒是感受寒邪，皮毛受之为病，传变由表入里多循六经。

3. 寒疫初起临床表现

初起头疼身痛，寒疫感受暴寒疫邪，邪性属寒，寒主收引、凝滞。人身气血津液之所以畅行不息，全赖一身阳和之气的温煦推动。一旦阴寒之邪侵犯，阳气受损，失其温煦，易使经脉气血运行不畅，甚或凝结阻滞不通，不通则痛。如寒邪伤及肌表，毛窍腠理闭塞，卫阳被郁不得宣泄，寒客血脉则气血凝滞，血脉挛缩，可见头身疼痛，无汗不渴；暴寒侵袭人体，寒凝经脉，格阳外出，卫阳被遏，故憎寒壮热；胸痞恶心，或气逆作呕，或肢懈腹痛原因有二：①暴寒邪盛，寒邪凝滞气机，气机不畅即可见胸闷、肢懈腹痛，气机运行失常出现恶心、气逆作呕。②早春天寒时降，地浊上升，人在气交之中，感寒发病，亦可夹杂秽浊。浊邪害清，浊气为病，闭阻清阳，壅滞清窍，胸为上焦，浊邪犯之，失其清旷，气机不畅则出现胸痞气逆，甚则累及脾胃，不能升清降浊，发为恶心吐泻。若患者素体阳虚，感受暴寒之邪，直中阴经，出现中寒之腹痛、吐利之症；舌苔白薄，为太阳伤寒本证，淡灰薄腻是伤寒兼杂秽浊之邪的本相。若寒盛气郁，气郁热生，化热传里，无形郁热，互为因果，阻碍气机，蔽塞机窍，扰乱神明，亦可出现口渴便闭、耳聋神昏。舌苔由白而黄，由黄而黑，亦是由邪气寒郁热生，热炽、热盛的表现。

4. 寒疫的治疗

春分阳气始发，风气盛，暴寒兼杂厉风而病发头疼形寒，治疗当以苏羌达表汤加鲜葱白三钱、淡香豉四钱，辛温发汗解表。秋分前夹秽湿而发，寒加湿而病发身痛肢懈，治疗以藿香正气汤加葱、豉，辛淡芳透。均加紫金片以辟秽解毒，体现了俞根初寒温并用的治疗思想。

5. 古代医家提出的寒疫与现代的流行性感冒，有相似的发病特点

主要依据有三：①有明显的季节性，多在冬、春发病。冬春季节，天气应寒反暖或应暖反寒，肺气的卫外功能和皮毛开阖功能失司，疫厉之邪从呼吸道侵入而发生呼吸系统疫病。流感大多由流感病毒所致，致病类似伤寒之邪，寒为冬季主气，风为春季主气，风善行数变，流动迅速；流感常突然发生，迅速蔓延，流感病毒变异快，有耐寒不耐热的特性，得冬春主气相助，易肆虐猖獗，越是人口密集的地区，发病率越高。短期小则省内，大则全国，乃至全球引起流行，有中医学"疫"邪致病的发病特点。②流感临床表现大多类似，除具有一般外感风寒之"发热，恶寒，鼻塞流涕，头痛，身痛，无汗或少汗"等表寒证外，同时还有"咳嗽清痰，恶心不思饮食，舌质淡，苔白滑"等肺、脾、胃脏腑功能失调（正气受损）的里虚寒证表现，有"疫"邪所向披靡，从口、鼻、皮毛侵入，直入脏腑的致病特点。③从发病年龄和身体情况来看，流感流行期间，无论男女老幼，胖瘦强弱，很少幸免，一人感之，几天内全家皆患，防不胜防，有"疫"邪致病特点，没有易感人群。流感病毒，毒力强，变异快，种类多，要单靠西药控制病情和流行，效果不佳。现代有学者临床观察部分甲型流感患者，表现为只恶寒不发热，或恶寒重发热轻，或先恶寒后发热，伴无汗、周身疼痛、鼻塞流清涕、苔白或白腻等，又根据其较强的传染性和发病迅速，认为与"寒疫"有着密切的关系。

第十五章　杂疫原文节选

刘松峰《松峰说疫》节选

　　刘奎，字文甫，号松峰，山东诸城人，约生于雍正末年，卒于嘉庆初年。其在治疗瘟疫方面独树一帜，又被称为瘟疫学家，著有《瘟疫论类编》和《松峰说疫》等瘟疫专著。《松峰说疫》为其代表著作，约成书于 1758 年，上承《黄帝内经》运气学说，下宗吴又可《温疫论》等，该书内容丰富，共有述古（博取前贤有关温疫论述，明其学术之渊源）、论治（先列总论 12 条，次举温疫统治八法等）、杂疫（集诸疫 70 余证，其治法列举放痧、刮痧、治疫痧方治诸法及用药宜忌）、辨疑（举述 14 条有关温疫之疑点加以剖析）、诸方（载方 120 余首）、运气（书末有详解五运六气与瘟疫发生关系的论述）等六卷。

　　刘松峰关于瘟疫有不少创新。如提出将疫病分为三类：瘟疫（温疫）、寒疫、杂疫，即"三疫"学说。刘氏称瘟疫即为温疫，温热性质突出，与吴又可所论之湿热疫其性质完全不相同。在治疗上，根据瘟疫变化莫测，症状多样的特点，提出治疗疫病最宜变通，创"温疫统治八法"，以解毒、针刮、涌吐、笔熨、助汗、除秽、宜忌、符咒八法及时祛除病邪。治疗上还强调寒凉解毒为要，认为瘟疫始终为热，故以寒凉解毒为基本法，应用清热解毒之药必须适当。瘟疫统治八法中解毒法排在首位，自拟金豆解毒煎，药味均为清热解毒之轻剂。此外，治疗上还提出"瘟疫六经治法"，在遵循仲景《伤寒论》六经辨证的基础上，结合自己的临床经验，首创瘟疫六经治法。在其书中总结了针对三阴三阳之传变的瘟疫六经治方 18 首，其中 12 首方是《伤寒论》经方化裁而得。在方剂总结上，将防治瘟疫的方剂分为"避瘟方"和"除瘟方"两类，其中部分方剂既可以治疗瘟疫，亦可以预防瘟疫，如神仙祛瘟方，"服后已病者即痊，未病者不染"。总之，《松峰说疫》一书总结了不少疫病的诊断、治疗和预防方法，对于现代疫病的预防和治疗具有一定的参考价值。

一、瘟疫概述

【原文】

　　古人言诸瘟病者，多作温热之温。夫言温而不言瘟，似为二症，第所言与瘟病相同，则温瘟为一病也明矣。后人加以疒字，变温为瘟，是就病之名目而言，岂可以温瘟为两症乎！其曰春温、夏温、秋温、冬温，总属强立名色，其实皆因四时感瘟气而成病耳。其曰风温、湿温、温疟、温暑者，即瘟病而兼风、湿、暑、疟也。其曰瘟毒者，言瘟病之甚者也。曰热病者，就瘟病之发于夏者而言耳。至于晚发之说，更属不经。夫冬月寒疠之气，感之即病，那容藏于肌肤半年无恙，至来岁春夏而始发者乎？此必无之理也，而顾可习而不察欤！至于疫字，传以民皆疾解之，以其为病，延门阖户皆同，如徭役然。去彳而加疒，不过取其与疾字相关耳。是则瘟疫二字，乃串讲之辞，若曰瘟病之为疠疫，如是也，须知疫病所该甚广。瘟字原对疫字不过。瘟疫者，不过疫中之一症耳，始终感温热之疠气而发，故以瘟疫别之。此外尚有寒疫、杂疫之殊，而瘟疫书中，却遗此二条，竟将瘟疫二字平看，故强分瘟病、疫病，又各立方施治，及细按之，其方论又谩无差别，殊少情理，断不可从也。吁！瘟疫二字尚不明其义意，又奚以治瘟疫哉。（《松峰说疫·瘟疫名义论》）

传曰：疫者民皆疾也。又曰：疫，疠也，中去声。人如磨砺伤物也。夫曰民皆疾而不言何疾，则疾之所该也广矣。盖受天地之疠气，城市、乡井以及山陬海澨所患皆同，如徭役之役，故以疫名耳。其病千变万化，约言之则有三焉。一曰瘟疫。夫瘟者，热之始，热者，温之终，始终属热症。初得之即发热，自汗而渴，不恶寒。其表里分传也，在表则现三阳经症，入里则现三阴经症，入府则有应下之症。其愈也，总以汗解，而患者多在热时。其与伤寒不同者，初不因感寒而得，疠气自口鼻入，始终一于为热。热者，温之终，故名之曰瘟疫耳。二曰寒疫。不论春夏秋冬，天气忽热，众人毛窍方开，倏而暴寒，被冷气所逼即头痛、身热、脊强。感于风者有汗，感于寒者无汗，此病亦与太阳伤寒伤风相似，但系天作之孽，众人所病皆同，且间有冬月而发疹者，故亦得以疫称焉。其治法则有发散、解肌之殊，其轻者或喘嗽气壅，或鼻塞声重，虽不治，亦自愈。又有病发于夏秋之间，其症亦与瘟疫相似，而不受凉药，未能一汗即解，缠绵多日而始愈者，此皆所谓寒疫也。三曰杂疫。其症则千奇百怪，其病则寒热皆有，除诸瘟、诸挣、诸痧瘴等暴怪之病外，如疟痢，泄泻、胀满、呕吐、喘嗽、厥痉、诸痛、诸见血、诸痈肿、淋浊、霍乱等疾，众人所患皆同者，皆有疠气以行乎其间，故往往有以平素治法治之不应，必洞悉三才之蕴而深究脉症之微者，细心入理，一一体察，方能奏效，较之瘟疫更难揣摩。盖治瘟疫尚有一定之法，而治杂疫竟无一定之方也。且其病有寒者，有热者，有上寒而下热者，有上热而下寒者，有表寒而里热者，有表热而里寒者，种种变态，不可枚举。世有瘟疫之名，而未解其义，亦知寒疫之说，而未得其情，至于杂疫，往往皆视为本病，而不知为疫者多矣。故特表而出之。（《松峰说疫·疫病有三种论》）

余于疫症，既分三种，曰瘟疫，曰寒疫，曰杂疫，三者具而疫症全矣。然犹未也。忆某年，一冬无雪，天气温和，至春不雨，入夏大旱，春杪即疫疠盛行。正瘟疫殊少，而杂疫颇多，有小儿发疹者，有大人发疹者，有小儿疹后而患痢患泄泻者，有大人患痢患泄泻者，有先泻而后痢者，有先痢而后泻者，有泻痢而兼腹胀痛者，有胀痛而不泻痢者，有泻痢既愈，迟之又久而复作者，有瘟症既愈，迟之又久而复作者，有复作而与前不同者，有腹胀而不痛者，有痛而不胀者，有不思饮食者，有单发热者，有先瘟症而后不语者，有肿头面者，有周身长疖者，有长疥者，有霍乱者，有身痒者，有患瘟症而兼泄泻者，城市乡井，缘门阖户皆同。此岂达原饮一方所能疗欤！其治法亦与平常患泻痢，胀痛等疾亦异。此皆杂疫之类也。要之，杂疫无病不有，惟无咽膈梦遗之为疫病者耳。(《松峰说疫·疫症繁多论》)

【阐释】

阐明疫病的分类，明确瘟疫的性质。

1. 疫病分三种：疫病为感受疠气所致，有瘟疫、寒疫、杂疫三种。

2. 刘氏所言瘟疫实为温热性质疫病，即温热疫。

刘氏说，瘟即温，瘟病即温病。疫，民皆疾，其为病，延门阖户，如徭役然。瘟疫为感受四时瘟气，即温热之疠气所致。为疫病中的一种。其突出瘟疫具有两个重要特点：一是温热之性；二是传染性，具有疫病特征。

刘氏论述初看与吴又可关于瘟疫病机传变的论述有类似之处，可表里分传。然细看，此瘟疫与吴氏所论迥然不同。此处强调热邪为患，如刘氏所说："夫瘟者，热之始，热者，温之终，始终属热症。"应为温热性质疫病，自与吴氏所论湿热性质疫病不同。刘氏还将之与伤寒比较，言瘟疫不因寒而得，乃疠气自口鼻入，初起发热，自汗而渴，不恶寒。其表里分传，在表为三阳经症，入里出现三阴经症，入腑有应下之症。以汗解而使病愈。

雷少逸指出，温、瘟不同，如其说："温者，温热也；瘟者，瘟疫也；其音同而其病实属不同。"(《时病论·附论·温瘟不同论》)认为温热本四时之常气，瘟疫乃天地之疠气。其观点与吴又可、刘松峰不同。其实质在于强调瘟疫具有强烈的传染性，与本处讨论不相违背。刘氏、吴又可所论温病实为雷氏所言之瘟疫。

3. 瘟疫与寒疫、杂疫的病因及治法不同。

三种疫病皆感受疠气所致，然具体病因有别，治法不一。

如前所述，瘟疫为感受温热之疠气所致，治有定方，可以汗解。

寒疫四季可发，为天热毛窍开张感受暴寒所致，有头痛、身热、脊强。可有汗(感于风者)，可无汗(感于寒者)，与太阳伤寒伤风相似，但具有流行性，众人所病皆同，冬月尚有发疹者。治以发散、解肌。轻者有不治而愈者；也有发于夏秋之间与瘟疫相似，但不受凉药，不能一汗即解而缠绵多日愈者。

杂疫颇多，症状复杂，有寒有热，皆因疠气所致，城市乡井，延门阖户皆同。病情复杂，难于揣摩，治无定方，非达原饮一方所能疗，往往以常法治之不应。

二、瘟疫立方用药

【原文】

杂病用药品过多或无大害，即如健脾者多用白术固已，再加山药可也，再加扁豆亦可也，再加莲肉、枣肉亦无不可也。即如补肾者多用熟地固已，再加枸杞可也，再加菟丝亦可也，再加苁蓉、首乌、芡实、杜仲亦无不可也。补药固不厌多，即杂症药品过繁亦为害尚浅，觉其不善，速为减去或挽回，而瘟疫不能也。即如葛根治瘟疫药中至和平之品，若邪在太阳，加之太早反足以引邪入阳明矣。又如葛根与白芷均属阳明散剂，而白芷温散，葛根凉散。白芷散阳明风寒之邪，葛根散阳明瘟热之邪。若瘟邪之在阳明，用葛根而用白芷必然掣肘，恐不似他症用药繁多之帖然无事矣。所以瘟疫用药，按其脉症，真知其邪在某经，或表或里，并病合病，单刀直入，批隙导窾，多不过五六味而止。至于分两之重轻则在临时，看其人之老少虚实，病之浅深进退，而酌用之，所以书内记载之方，大半止有炮制而无分两，欲以变通者，俟诸人耳。(《松峰说疫·立方用药论》)

【阐释】

阐明瘟疫的立法用药规律。

一是要抓住病机，根据患者的脉症，辨清邪气所在部位，单刀直入，批隙导窾，采取针对性治疗攻击祛邪。其举例如葛根，对邪在太阳不宜早用，否则会引邪入阳明。

二是药味不宜过多，如刘氏所说："多不过五六味而止。"如对瘟邪在阳明，葛根不宜与温散之白芷合用，否则会使疗效掣肘。

三是剂量必须权衡，要根据患者的体质、病情的轻重而变通。正如其所说："至于分两之重轻则在临时，看其人之老少虚实，病之浅深进退，而酌用之"。

【原文】

夫古之黄连解毒、三黄、凉膈、泻心等剂，非古人之好用凉药也，以其所秉者厚，故用之无寒中之患，而获败火之功。今人所秉者薄，既不逮古，而又兼之以凿丧，若用大苦大寒之剂，其何以当之。况瘟疫之火，因邪而生，邪散而火自退矣。若用大寒之剂，直折其火，未有驱邪之能，而先受寒凉之祸。受寒则表里凝滞，欲求其邪之解也难矣。总之如黄连、黄柏、龙胆草、苦参大苦大寒等药，皆当慎用。以有生地、二冬、元参、丹皮、栀子、黄芩、银花、犀角、茅根、竹沥、童便、葛根、石膏、人中黄辈加减出入，足以泻火而有余矣。如果有真知灼见，非黄连等药不可，少者分计，多者钱计而止，不可多用。(《松峰说疫·治瘟疫慎用古方大寒剂论》)

或曰大苦大寒之剂既在禁例，而治瘟疫顾用三承气、白虎何也？答曰：石膏虽大寒，但阴中有阳，其性虽凉而能散，辛能出汗解肌，最逐温暑烦热，生津止渴，甘能缓脾，善祛肺与三焦之火，而尤为阳明经之要药。凡阳狂、斑黄、火逼血升、热深、便秘等症，皆其所宜。唯当或煅或生，视病之轻重而用之耳。大黄虽大寒有毒，然能推陈致新，走而不守：瘟疫阳狂、斑黄、谵语、燥结、血郁，非此不除。生恐峻猛，熟用为佳。至于芒硝，虽属劫剂，但本草尚称其有却热疫之长，而软坚破结非此不可，但较诸石膏、大黄，用之便当审慎矣。夫以大黄、石膏之功能，彰彰若是，较之只有寒凉凝滞之性者，其宜否不大相迳庭也哉！此治瘟疫者之所不可阙也欤。(《松峰说疫·用大黄石膏芒硝论》)

疫病所用补药，总以人参为最，以其能大补元气。加入解表药中而汗易出，加入攻里药中而阴不亡，而芪、术不能也。则年高虚怯而患疫者，有赖于人参为孔亟矣。第参非素丰家莫能致，无已则以党参代之。夫古之所谓人参，即今之所谓党参也。故古有上党人参之号。上党者何？即山西之潞安府也。今日上党所出者，力虽薄弱而参性自在，其质坚硬而不甚粗大，味之甘与苦俱而颇有参意，第较之辽参色白耳。忆四十年前，此物盛行，价亦不昂，一两不过价银二钱。厥后，有防党、把党者出，止二钱一斤，而药肆利于其价之贱，随专一售此，而真党参总格而不行，久之且并不知真者为何物，而直以把党、防党为党参矣。岂知今之所谓把党、防党者以其捆作把，故以把名，以其形类防风，故以防名也。将此物加入瘟疫药中，又焉能扶正而除邪也哉。用党参者，必当向潞安求其真者而用之，方能奏效。但真者不行已久，闻之济宁药肆中尚有，而他处则鲜矣。此外又有明党、洋参二种，明党形类天冬而两头俱锐，洋参形似白及而其性颇凉，总不知其为何物，皆不敢用。至于药肆中，又有所谓广党者，云出自广东。夫党者，地名也。不曰广参，而曰广党，其命名先已不通，又安敢服食欤！真可发一笑也。余阅本草云葳蕤可代人参，又阅医书云少用无济。吾乡山中颇有此物，因掘取如法炮制而重用之，冀其补益，不意竟为其所误。服之头痛、恶心，尚意其偶然，非药之故，后竟屡用皆然，因知可代人参之说断不足信也。(《松峰说疫·用党参宜求真者论》)

【阐释】

阐述温热疫用药禁忌：

1.慎用黄连、黄柏、龙胆草、苦参等大苦大寒之剂

其原因有二：一是体质素秉薄弱，二是以大寒之剂会使邪气凉遏不去，寒凉凝滞。正如刘氏所说："况瘟疫之火，因邪而生，邪散而火自退矣。若用大寒之剂，直折其火，未有驱邪之能，而先受寒凉之祸。受寒则表里凝滞，欲求其邪之解也难矣。"

若把握得当，必须运用，则剂量宜小，不可多用。

对瘟疫邪火，可以生地黄、二冬、玄参、丹皮、栀子、黄芩、银花、犀角、茅根、竹沥、童便、葛根、石膏、人中黄等加减泻火，可供临床参考。

2.关于大黄、芒硝和石膏的运用

大黄大寒有毒，能推陈致新，走而不守，对瘟疫阳狂、斑黄、谵语、燥结、血郁，祛除邪气，非此不可。提示疫热炽盛，当下即下，早拔病根为要，使用大黄重在导邪下行。一方面能下有形之邪，如燥结、血郁等，另一方面也可下无形邪热而治发狂、谵语、发斑发黄等。正如吴又可所说："忽拘于下不厌迟之说，应下之证，见下无结粪，以为下之早，或以为不应下之证误投下药，殊不知承气本为逐邪而设，非专为结粪而设也。必俟其粪结，血液为热所抟，变证迭起，是犹养虎遗患，医之咎也。"(《温疫论·注意逐邪勿拘结粪》)吴氏还说："三承气汤功效俱在大黄，余皆治标之品也。"由此可见，吴氏学说对刘松峰的影响。由于大黄重在下邪，故熟用即可。临床对于一些急性温热疫，大黄入方常用。

芒硝咸寒，软坚破结，辅助大黄泄下邪热，正如吴又可对三承气汤论述，"中有坚结者，加芒硝软坚而润燥，病久失下，虽无结粪，然多黏腻极臭恶物，得芒硝助大黄，有荡涤之能"(《温疫论·注意逐邪勿拘结粪》)。

石膏大寒，性辛凉，能行能散，解肌透邪，善祛肺与三焦之火，为阳明经之要药。对于温热疫所出现的高热、发狂、发斑发黄、动血、便秘等，能捣其窝巢之害，祛除无形之疫毒。石膏及代表方剂白虎汤为医家治疗温疫广为运用。正如余师愚在《疫疹一得·自序》中所说："因读本草言石膏性寒，大清胃热，味淡而薄，能表肌热，体沉而降，能泄实热。恍然大悟，非石膏不足以治热疫，遇有其症，辄投之，无不得心应手。""疫证乃外来之淫热，非石膏不能取效。"(《温热经纬·余师愚疫病篇·疫诊治验》)

3. 关于补药的运用

温疫虽为热证，然温热疫邪可伤气，故于疫病可适当补益，常用人参大补元气，扶正托邪，或固正护阴。对于年老体弱的疫病患者，常配以人参。可以山西之潞安府之上党人参，即党参代替。黄芪、白术之类一般不用。

三、瘟疫治则治法

(一) 治疗原则

【原文】

世之重疾，无逾风、劳、臌、膈。而四者之治，总有蹊径可寻。如风证止真中、类中二条，真中殊少，治法无多，止有类中亦不过气血亏损而已。故张景岳恐人认作风治，特立非风一门。究其治法，惟大补气血而止。劳证即云难治，亦不过阴阳、水火、气血、先天、后天，视其何者亏损而补益之。臌胀有驱水理气之殊，噎膈止润燥养血之法。惟至于疫，变化莫测，为症多端，如神龙之不可方物。临证施治者，最不宜忽也。瘟疫尚好治疗，识其表里，已得大纲，即有变现杂症，如斑汗、发黄之类，皆易捉摸。即杂疫如所谓诸瘟、诸痧、诸挣等症，各具疗法，亦易施治。唯乙巳年，民之所患并非奇疾怪症，不过痢疾、泄泻、肚腹胀痛等病，有何难疗？执意用平日治此疾法治之，半皆不应。或二三人同患一症而治法各异者，施之此人而效，施之彼人而又不效矣。或有一人患是症而愈，而复作者，其治法又异，施之前次而效，施之后此而又不效矣。若非具慧眼卓识，而窥见垣一方者，岂能人人而济之乎！盖必深明乎司天在泉之岁，正气客气之殊，五运六气之微，阴阳四时之异，或亢旱而燥热烦灼，或霖雨而寒湿郁蒸，或忽寒而忽暖，或倏晴而倏阴，或七情之有偏注，或六欲之有魇情，或老少强弱之异质，或富贵贫贱之殊途，细心入理，再加以望闻问切，一一详参，庶病无遁情，而矢无妄发。至于治法，千变万化，随宜用药，莫可名言。故仲景曰：瘟疫不可先定方，瘟疫之来无方也，旨哉斯言。疫病一门，又岂一百一十三方所能尽哉！是在留心此道者，神而明之可耳。(《松峰说疫·治疫症最宜变通论》)

吴又可书中，有舍病治药之论，此第知其一耳。而抑知瘟疫之有所因者，更非一说之所能尽也。盖有因食、因酒、因痰、因惊、因郁、因气、因思水不与、因饮水过多、因过服凉药、因误服温补、因服诸药错误、因信巫祝担搁，种种因由，未可更仆，皆当暂舍其所患之瘟，而求其弊，以治其因也。食宜消之，酒宜解之，痰宜化之，惊宜镇之，郁宜开之，气宜顺之，水宜行之，寒宜温之，热宜凉之，再佐以治瘟疫之药始得，非全抛而舍之之谓也。更有兼食、兼饮、兼痰、兼水等症，而卒难得汗者，治法略同。但又当以治瘟疫为主，而治兼之药佐之矣。总之，务要寒热温凉之不差，脏腑经络之不惑，主可以起死人而肉白骨也。是亦在乎神而明之者。(《松峰说疫·舍病治因论》)

【阐释】

阐述瘟疫的治疗原则。

瘟疫变化复杂，临床治疗不易把握，应辨识邪气深入后表里分传的病机而治。同时，强调因人、因时制宜，灵活施治。

瘟疫的治疗要注意审因论治，有兼证当兼治。吴又可在其《温疫论》中提出了"舍病治药""舍病治弊"，即对疫病因医生治疗的失误，如用药错误，违背禁忌等，而导致的病情变化，此时应根据病情具体分析，进行治疗，不必仅仅拘于疫病本身的治疗。其实质是提醒医家治疗疫病在于切中病机，灵活辨证。刘松峰发扬了吴又可思想，提出舍病治因，瘟疫治疗要注意分清病因和兼证，变通施治。同时也说明疫病病机的复杂性，病情的反复性，给瘟疫的治疗带来困难，"莫可名言"（《松峰说疫·治疫症最宜变通论》）。

（二）治疗方法

【原文】

凡自古饥馑之后，或兵氛师旅之余，及五运之害制，六气之乖违，两间厉气与人事交并而瘟疫始成焉。人触之辄病，症候相同，而饥寒辛苦之辈感者居多，年高虚怯之人感之偏重，是皆有毒气以行乎间，此毒又非方书所载阳毒、阴毒之谓。未病之先，已中毒气，第伏而不觉，既病之时，毒气勃发，故有变现诸恶候。汗下之后，余毒往往未尽，故有自复之患。是毒气与瘟疫相为终始者也。兹定金豆解毒煎以解其毒势，且能清热。并不用芩、连、栀、柏而热已杀杀，音晒矣。（《松峰说疫·瘟疫统治八法·解毒》）

针法有二，用针直入肉中曰刺。将针尖斜入皮肤向上一拨，随以手摄出恶血曰挑。刮法有四，有用蛤壳者，有用磁盅者，有用麻蒜者，惟刮臂用。有用铜钱者。凡刮，或蘸清水，或盐水，或香油。余见刮瘟疫者，则用小枣蘸烧酒刮之，刮出紫疙瘩如熟椹，随用针斜挑破，摄出血，再另刮出疙瘩挑之，刮毕挑止。原其用枣蘸酒之意，取其以火攻火固已，不知易以蓖麻油蘸刮，如无，用麻汁捣蓖麻仁稍加水，取浓汁。更捷。余见刮挑者，往往待瘟邪入里，现谵狂等症方用之，初感即用此方当更善也。至于瘟疫，或有咽喉诸症则刺少商穴。刺法穴道并见下虾蟆瘟。或体厥脉厥等症则刺少商穴，并十指上薄肉靠指甲边一韭叶宽处。当中刺之血出，如血不出，可摄出之皆效。刮针穴道，颈项后当中，刮一道；两旁左右大筋上，各刮一道；左右两肩软肉处，靠肩井。各刮一道；两肩下脊背上软肉处，各刮一道；脊骨两旁，竖刮自脖下至腰各两道；脊后胁间肋缝中软肉处，左右各刮数道；前侠旁软肉处，斜刮各一道；前胁间肋缝中软肉处，左右各刮数道。每处如刮出紫疙瘩，随用针挑破，摄血。（《松峰说疫·瘟疫统治八法·针刮》）

吐法近今多不讲，而抑知实有奇效也。吴又可止言邪在胸膈，欲吐不吐者方用此方，而抑知瘟疫不论日数，忽得大吐，甚是吉兆，将欲汗解也。吴太史德庵宿病胃痛，痛极则吐，偶感瘟症，十余日，正危急间，又犯宿疾，胃口大痛，移时继以呕吐，困顿不止。众皆惶遽莫措，求余诊视，余曰：无妨，可勿药，有喜，不久当汗解矣。众以余言始定。至夜，果大汗而愈。盖吐中即有发散之意，彼触动沉疴而吐者，尚能发瘟疫之

汗，则涌吐之功又安可没也耶！(《松峰说疫·瘟疫统治八法·涌吐》)

《景岳全书》中有罨法，止治伤寒结胸一症。而抑知此法不第治结胸为然。凡瘟疫用药后，弗即汗解，俟六七日，应汗不汗，觉心腹中稍有闷痛等症，用罨熨之法，往往大汗而愈，是亦一瘟疫取汗之良方也。盖内通而外未有不解者。且不特此也，举凡瘟疫伤寒，诸结胸痞气，支结脏结，其有中气虚弱不任用药攻击者，以此法治之，则滞行邪散，其效如神。并治杂症。不论寒热，胸胁心腹鞕痛、版闷皆效。(《松峰说疫·瘟疫统治八法·罨熨》)

古有汗、吐、下三法，而汗居其首者，以邪之中人，非汗莫解也。吐虽有散意，尚待汗以成厥功。下之有急时，因难汗而始用。此是不论伤寒、瘟疫，而汗之之功，为甚巨矣。瘟疫虽不宜强发其汗，但有时伏邪中溃，欲作汗解，或其人秉赋充盛，阳气冲激，不能顿开者，得取汗之方以接济之，则汗易出，而邪易散矣。兹谨择和平无碍数方以备用。倘瘟疫之轻者，初觉即取而试之，又安知不一汗而解乎！(《松峰说疫·瘟疫统治八法·助汗》)

凡瘟疫之流行，皆有秽恶之气，以鼓铸其间。试观入瘟疫之乡，是处动有青蝇，千百为群。夫青蝇乃喜秽之物，且其鼻最灵，人所不闻，而蝇先闻之，故人粪一抛，而青蝇顿集，以是知青蝇所聚之处，皆疫邪秽气之所钟也。更兼人之秽气，又有与之相济而行者。凡凶年饥岁，僵尸遍野，臭气腾空，人受其熏触，已莫能堪，又兼之扶持病疾，俭埋道殣，则其气之秽，又洋洋而莫可御矣。夫人而日与此二气相习，又焉得不病者乎！使不思所以除之，纵服药亦不灵，即灵矣，幸愈此一二人，而秽气之弥沦布濩者，且方兴而未有艾也，可不大畏乎！兹定数方，开列于下，倘瘟疫之乡，果能焚烧佩带，则不觉，秽气之潜消，而沉疴之顿起矣。(《松峰说疫·瘟疫统治八法·除秽》)

治瘟疫，虽以用药为尚，而宜忌尤不可以不讲也。不知所宜，不能以速愈；不知所忌，更足以益疾。兹特取所宜所忌者若干条，开列于下，俾病家医者有所持循遵守，庶投剂有灵而养疴无弊矣。

房中不可烧诸香，只宜焚降真。诸香燥烈，降香降邪。不宜见日光，太宁阳真火。不宜见灯光。总以火故。卧须就地，南方即在地塘板上布席卧。亦就阴远热之意。衣被不可太暖，可稍薄，唯足宜常暖。不必戴帽。风有应避、不应避。风能解热清凉，有涤疫之功，正疫家对症妙药，不必垂帘密室，病者言不欲见风，避之可也。不可恼怒，病时病后俱宜戒。食莫过饱，病时病后皆宜戒。尤忌鱼肉，病时病后。忌房事，病后。忌劳心力，病后。涤舌散火，密润刮之。愈后半月，不可食韭。食即发。忌饮烧酒，陆路不可坐车。震动之，病增剧，不救，当宜静，不宜动。愈后浴冷水，损心包。(《松峰说疫·瘟疫统治八法·宜忌》)

【阐释】

介绍瘟疫的治疗方法及宜忌。

1. 解毒

瘟疫发病，皆毒气相随为患，往往毒气伏于体内，发病时，饥寒辛苦或年高虚怯之人，感邪后发病，毒气即勃发，出现种种险恶病症。且余毒未尽，还可使疫病复发。因此，解毒十分重要。刘氏拟定金豆解毒煎解毒清热，并于瘟疫九传中，皆可加减运用，不必用芩、连、栀、柏。该方由金银花、绿豆、生甘草、陈皮、蝉蜕等组成。方中金银花能清热解毒，疗风止渴；绿豆甘寒清解毒邪，兼行十二经，祛逐疫毒；甘草解毒清热，亦通行十二经，为金银花、绿豆之佐药；陈皮调中理气，疏通营卫；蝉蜕其性轻浮，可透邪出肌肤，散风热，使毒气潜消也。

此外，刘氏提出也可用绿糖饮。该方仿张景岳绿豆饮，用白糖代食盐而成。以绿豆煮汤，用白糖代茶饮，饥者拌糖并食豆。绿豆性清凉而不苦寒，善解毒退热，除烦止渴，利小便，对治瘟疫尤为适宜。以白糖易食盐，白糖既能解毒，兼具凉解，瘟疫初终，俱可服食，乃平易中之最佳最捷方也，刘氏称为治瘟疫之良剂。

由上两方可知刘氏强调绿豆解毒的运用，值得我们今天重视。

2. 针刮

针法有两种，一是刺，一是挑；刮法有四种，可用蛤壳、磁盅、麻蒜、铜钱刮，可蘸清水、盐水或香油。

瘟疫初起即可用刮法。以蓖麻油或麻仁汁蘸刮，效果较好。瘟疫有咽喉症状者，可针刺少商穴透邪。肢体厥冷，身冷如冰，六脉如丝，微细若无等症状者，如吴又可所说："盖因内热之极，气道壅闭。"（《温疫论·体厥》）故可刺少商穴，并挑十指出血以透疫热外出。

刮针穴道，可取颈项后当中，两旁左右大筋上，左右两肩软肉处，两肩下脊背上软肉处，各刮一道。脊骨两旁，竖刮自脖下至腰各两道；脊后胁间肋缝中软肉处，左右各刮数道；前侠旁软肉处，斜刮各一道；前胁间肋缝中软肉处，左右各刮数道。每处如刮出紫疙瘩，随用针挑破，摄血。

3. 涌吐

瘟疫注重吐法的运用，其目的在于导疫邪外出。吴又可治疫邪在胸膈，心烦喜呕，欲吐不吐，欲饮不饮，欲食不食，以瓜蒂散取吐。刘氏认为，疫病忽得大吐为吉兆，吐即发散，疫邪将欲汗解也。值得今天疫病治疗重视。刘氏还列有一些吐法，如仙传吐法、萝卜子汤吐法等，可供参考。

4. 罨熨

罨熨为瘟疫取汗之良法。瘟疫用药后，应汗不汗，心腹稍闷痛，用罨熨法，疏通气机，透散疫邪，多大汗而愈。尤其适于瘟疫伤寒结胸痞气、支结脏结、中气虚弱不任攻伐者。其他胸胁心腹硬痛闷满有邪之杂症，皆可运用。本法强调热熨，刘松峰罨熨法用生葱、生姜、生萝卜入锅炒热布包熨患处，汗出而愈。刘氏认为，该方可随症加减，如有表邪或气滞者，生葱为君；寒多者，生姜为君；痰食滞者，萝卜为君。广泛运用，则各等分，或葱可多些。

5. 助汗

汗、吐、下三法在于祛邪外出，汗法居于首位，为治伤寒、瘟疫的重要方法。瘟疫不宜强发其汗，但伏邪中溃出表，或其人秉赋充盛，阳气冲激，不能顿开者，宜取汗解邪。对于瘟疫轻症初起，取汗即愈。可用如姜梨饮（大梨、生姜、童便）治久汗不出；葱头粳米粥（白粳米、葱头加水煮粥滚服取汗）治时瘟取汗；洋糖百解饮（白糖）治瘟疫，阴证以葱汤下，阳证以沸汤下，暑热以新汲水下；也可用新青布冷水或黄连水浸过略挤干，置胸上取汗，用于夏月极热。

汗法可运用于热在上中焦之证，但应注意瘟疫为热邪所致，不可强发其汗，更不能以辛温发汗，否则会加重津伤，其治法重在清热解毒，邪解而汗自出。

6. 除秽

瘟疫流行，皆疫邪秽气鼓铸。对瘟疫流行，应焚烧佩带以除秽，既能治病，又能防病，值得今天重视，尤其是在新发传染病暴发流行时，更应注重运用传统避秽祛邪方法，多有灵验。

刘氏还拟定了除秽靖瘟丹，将药末装入绛囊，阖家分带，时时闻臭，防病治病。苍降反魂香（苍术、降真香）入艾叶内，以绵纸卷筒燃烧除秽祛疫。

7. 宜忌

治瘟疫，有宜忌。刘氏所列宜忌，其中如焚降香，实为防病祛邪；注意穿衣冷暖适宜，足保暖；适当避免外邪；保持情志舒畅；注意饮食宜忌，避免过劳，忌酒，病后禁冷水浴等，对防止感染瘟疫和病后复发具有重要意义，其实质体现了中医学天人相应思想，即顺应四时，起居有常，正气存内，疫邪才不会犯人发病。当然，对于疫邪太盛，则应避其毒气，不要到疫区，不与患者或携带者接触。

四、瘟疫六经治法

（一）太阳经治法

【原文】

太阳以寒水主令，手太阳以丙火而化气于寒水，阴胜则壬水司气而化寒，阳胜则丙火违令而化热，故太阳以寒水之经，而易于病热。冬不藏精，相火升泄，伤其寒水闭蛰之气，火旺水亏已久，及春夏感病，卫闭营郁，寒水愈亏，故受病即发热作渴而不恶寒也。太阳在六经之表，是以感则先病。其经自头下项，行身之背，故头项痛而腰脊强。肺主卫、肝主营，而总统于太阳。太阳之经，在皮毛之部，营卫者，皆皮毛之所统辖。瘟病卫闭而营郁，法当清营热而泄卫闭。治宜凉金补水而开皮毛，元霜丹主之。（《松峰说疫·瘟疫六经治法·太阳经·头痛热渴》）

瘟疫在太阳，脉浮、头痛、发热、汗出，以风强而气不能闭也。若脉浮而紧，发热恶寒，身痛腰疼，烦躁无汗喘促者，是寒束而邪不能泄也。盖瘟疫有汗，寒疫无汗，以风性疏泄，而寒性闭藏，卫阳过闭，邪不能泄，营郁莫达，则烦躁喘促。与伤寒同治，宜以浮萍、黄芩，清散经络之热也。（《松峰说疫·瘟疫六经治法·太阳经·身痛脉紧烦躁无汗》）

病在太阳经，未入阳明之腑，不至遽生烦渴。若阳明燥盛之人，经热外遏，燥气内应，则见烦渴。阳明从燥金化气，腑燥发作，故有燥热便难之症。今腑燥未作，胸燥先动，是以烦渴生焉。其太阳表证未解，宜浮萍、石膏汤清金而解表，绝其燥热入腑之源。表证已解，第以白虎加元麦汤清燥生津。气虚者加人参以益气，因表解而阳虚，恐

燥去而阳亡也。(《松峰说疫·瘟疫六经治法·太阳经·烦热燥渴》)

【阐释】

阐述瘟疫太阳经证治。

疫病的发生，因冬不藏精，相火升泄，伤其寒水闭蛰之气，正气亏虚，火旺水亏已久，而于春夏感邪发病。其初起有发热口渴，不恶寒，头项痛，腰脊强。其机理为卫闭而营郁，治当清营热而泄卫闭，凉金补水而开皮毛，以元霜丹主之。

若瘟疫在太阳，脉浮、头痛、发热、汗出，外有寒邪外束，烦躁喘促无汗，为卫阳过闭，邪不能泄，营郁不达，宜以浮萍、黄芩清散经络之热也，可与浮萍黄芩汤。

病在太阳经，未入阳明，胸燥先动，故见烦渴。与前因肾水亏而渴不同，故不用元霜丹而用白虎汤之意。由于太阳表证未解，宜浮萍、石膏汤清热解表，防疫热伤津入腑。表证已解，则以白虎加元麦汤清燥生津；气虚加人参以益气。

(二) 阳明经治法

【原文】

阳明以燥金主令，足阳明以戊土而化气于燥金，太阴胜则阳明化气而为湿，阳明胜则太阴化气而为燥，故阳明之经易于病燥。冬水失藏，相火升，胃津槁，脾精亦亡。太阳之湿，久化阳明之燥，春夏感病，卫阳遏闭，营热郁发，土焦金燔，燥气愈盛，其经挟鼻络目，行身之前，故目痛鼻干而身热不卧。阳莫胜于阳明，燥热在经，不得泄越，迟则胃腑积热，腑阴渐枯，便伏异日危机。于其腑热未动之时，凉泄经络，以清其热，则后患绝矣。素雪丹主之。(《松峰说疫·瘟疫六经治法·阳明经·目痛鼻干》)

三阳之经，阳明为盛。足阳明从燥金化气，太阳表邪不解，经热内传，火性就燥，必入阳明。阴盛于里，而阳盛于表，腑燥未作，经燥先动，胆木逆行而贼胃土，胃气壅遏，不能容受，故呕吐而泄利。缘经邪郁迫其腑气故也。(《松峰说疫·瘟疫六经治法·阳明经·目痛鼻干呕吐泄利》)

病传阳明经，不得汗解，腑阳素旺之人，以经热郁蒸，而腑热内作。开其皮毛，则见大汗淋漓，第汗愈泄而土愈焦，燥愈增而热愈盛。每申酉之交，应时发热，如潮汐不爽，是谓潮热。燥土消烁心液，故谵语。燥矢壅遏腑气，故满痛。迟则脏阴耗亡，营气郁陷，生死攸关，不可不急下也。泄以大小承气，而加养阴凉血之味，脏阴续复，营郁外达矣。(《松峰说疫·瘟疫六经治法·阳明经·阳明腑证：汗出潮热谵语腹满便秘》)

【阐释】

阐述瘟疫阳明经证治。

阳明属燥金，湿邪亦易于化燥，加之肾水亏虚，相火易升，胃津枯槁，故阳明之经易于病燥。可见，目痛、鼻干、身热不卧、胸烦口渴，乃瘟疫卫阳闭遏，营热郁发，土焦金燔，以素雪丹凉泄经络，以清其热；或与浮萍葛根汤，刘氏曰该方"治阳明经证，目痛鼻干，烦渴不卧。"(《松峰说疫·瘟疫六经治法·阳明经·目痛鼻干呕吐泄利》)若伴气伤，用人参白虎汤清金泄热，益气生津。应防止阳明燥热入腑，腑阴渐枯而成腑实便秘之危候。

　　若胆木逆行犯胃，胃失和降，则呕吐；疫邪下迫肠腑，则泻利。阳明经呕吐，可予浮萍葛根半夏汤，阳明经泄泻，可予浮萍葛根芍药汤。

　　疫邪传入阳明，腑阳素旺之人，经热郁蒸，腑热内结，成腑实之候。出现申时潮热、谵语、腹满痛，宜急下之。同时，防止脏阴耗亡，营气郁陷，可加养阴凉血之味。可予调胃承气、小承气汤或大承气汤加芍药、地黄。同时，此证已入阳明，忌发汗，否则汗出津伤会加重燥结。

（三）少阳经治法

【原文】

　　少阳经以相火主令，足少阳以甲木而化气于相火，须则下蛰而温肾水，逆则上炎而刑肺金，故少阳经最易病火。瘟病寒水失藏，相火炎蒸，已旺于衰废之时。春夏感病，卫闭营郁，热盛火发，势当得令之候，愈极重赫。彼少阳伤寒，二阳在表，三阴在里，阳盛则热，阴盛则寒，少阳居表里之半，是以往来寒热。至于瘟病，三阴经气从阳化热，故但热而无寒也。其经自头下项，络耳循胁，行身之侧，故胸胁痛而耳聋。火曰炎上，炎上作苦，故咽干而口苦。相火内郁，则刑肺金。甲木内郁，则克胃土。外无泄路，势必焦上流金而入阳明。当以清凉和解之法，散其炎烈。红雨丹主之。（《松峰说疫·瘟疫六经治法·少阳经·胁痛耳聋》）

　　瘟疫阳明经热不解，则入少阳之经，少阳在二阳之里，三阴之表，阴盛则传太阴之脏，阳盛则传阳明之腑。少阳者，入腑入脏之门户，瘟疫营郁热盛，火旺木枯，故但传胃腑，而鲜入脾脏。传胃则木邪逼土，腑气郁遏而生吐利，是宜清散经邪，杜其入腑之路也。（《松峰说疫·瘟疫六经治法·少阳经·目眩耳聋口苦咽干胸痛胁痞呕吐泄利》）

　　瘟病经热不解，外泄无路，断无但在经络，不传胃腑之理。此自然之层次，则宜用攻泄。盖胃土燥热，必烁脏阴，其肺脾肝肾精液，久为相火煎熬，益以燥热燔蒸，脏阴必至枯竭。是当滋其脏阴，泄其腑热，勿令阳亢而阴亡也。白英丹主之。（《松峰说疫·瘟疫六经治法·少阳经·三阳传胃》）

　　瘟疫三阳经病，营郁热盛，热必内传胃腑，胃阳素旺，燥热感发，经腑同气，表里俱病，腑热内逼，而脏阴消烁，过经不解则危。瘟疫所最忌者，营热不能外泄。盖以卫盛而营衰，脾阴虚而胃阳旺也。若脾阴不衰，胃阳不旺，六经既遍，邪欲内传，而脏气扦格，外御经邪，热无内陷之隙，则蒸泄皮毛，发为斑点，而病轻矣。若一入胃腑，腑阳日盛，则脏阴日枯，不得不用泄法，缓则泄于经尽之后，急则泄于经尽之前，腑热一清，则经热外达而红斑发矣。（《松峰说疫·瘟疫六经治法·少阳经·三阳传胃发斑》）

【阐释】

　　瘟疫入少阳经的机理、传变及治疗。

　　瘟疫阳明经疫热不解，则传入少阳经，出现但热无寒、胸胁痛、耳聋、咽干而口苦。相火内郁，可刑金克胃，入于胃腑。治以清润之剂，清凉和解，凉泄经络燥热，方用红雨丹，不宜用麻桂辛温发汗。因其伤在卫气，病在营血，营郁发热，故方中用丹皮、芍药泄热凉营，柴胡、黄芩和解表里，玄参、生姜滋阴透邪，甘草调和。

少阳为二阳和三阴交界，邪气可传太阴脾和阳明胃。但瘟疫营郁热盛，火旺木枯，故易传胃腑，少入脾脏。胆胃逼土，腑气郁遏，故疫邪在少阳，可伴呕吐泄利，治宜清散邪热，防其入腑。

若邪在少阳，传入胃腑，燥热燔蒸，脏阴枯竭，出现谵语腹满，潮热口渴，当以泄胃攻下，故用白英丹。燥热盛，俱可急下。

若瘟疫三阳经营郁热盛，必内传胃腑。经腑同病，脏阴消烁，热不外解，则病情危重。若脾胃正气强盛，能御邪于外，邪无内陷之机。若邪入胃腑，腑阳日盛，脏阴日枯，则宜泄下腑热。

（四）三阴经治法

【原文】

吴又可之《瘟疫论》世所盛行，其中达原饮固为治瘟疫之良方。第言瘟邪浮越于某经者，即加某经之药，止有三阳在表治法，至于邪之传里者，仅有入阳明胃腑一条，传三阴则略而不及。夫云：邪伏膜原，自内达外，不似伤寒之按次传经则可。若云邪总不入三阴，是将脏腑、经络划然中断，而人身之营卫，总杆格而不通矣，此岂理也哉！即伤寒传足不传手之说，识者犹或非之。至于瘟疫之传变，且并将三阴而遗之何也？每见患瘟疫者，腹胀满，大便实，或自利发黄，以及四肢诸症，非传入足太阴经乎？舌干口燥咽痛，但欲寐，非传入足少阴经乎？烦满囊缩，以及善怒号呼、冲逆动摇并胁肋诸症，非传入足厥阴经乎？且不特此也，患在皮毛气分而哮喘、咳嗽者，知邪之入肺。患在神志昏冒而面赤、喜笑者，知邪之入心。是则五脏六腑瘟邪之传变无所不到，谓脏腑诸症，不能一时皆现，则可谓瘟邪止在三阳经，必无是理也。（《松峰说疫·辨疑·辨瘟邪止在三阳经》）

太阴以湿土主令，手太阴以辛金而化气于湿土，阳明盛则太阴化气而为燥，太阴盛则阳明化气而为湿，故百病之在太阴皆是湿，而惟温病之在太阴则化湿为燥。以其冬水失藏，相火泄而脾阴烁，春夏感病，营郁热旺，湿气自当愈耗。其经自足走胸，行身之前，布胃络嗌，故病传太阴，则腹满而嗌干。太阳之湿夺于阳明之燥，燥亢湿枯必死。是宜清散皮毛，泄阳明之燥，而滋太阴之湿也。黄酥丹主之。（《松峰说疫·瘟疫六经治法·太阴经·腹满嗌干》）

少阴以君火主令，足少阴以癸水而化气于君火，阳盛则丁火司权而化热，阴盛则癸水违令而生寒，故百病之在少阴多是寒，而惟温病之在少阴则化寒为热。以其冬不藏精，水亏火泄，春夏感病，更值火旺水虚之候。其经贯肾络肺而系舌本，故口燥舌干而渴。肾者主水，人身水火对列，水枯而火亢，则人亡矣。是宜清散皮毛，泄君火之亢而益肾水之枯也。紫玉丹主之。（《松峰说疫·瘟疫六经治法·少阴经·干燥发渴》）

厥阴以风木主令，手厥阴以相火而化气于风木，治则木达而化温，病则火郁而生热。以厥阴乙木原胎丁火，故厥阴之经，最易病热，瘟病卫闭而遏营血，营郁是以发热。而营藏于肝，方隆冬火泄，营血已伤腾沸，春夏感病，卫闭营遏，血热更剧。其经自足走胸，行身之侧，循阴器而络于肝，故烦满而囊缩。手厥阴之火，扇以足厥阴之风，风烈火炎，煎迫营血，枯槁命殒，是宜清散皮毛，泄相火之炎，而滋风木之燥也。苍霖丹主之。(《松峰说疫·瘟疫六经治法·厥阴经·烦满囊缩》)

瘟病传至厥阴，邪热斯甚，若木荣血畅，经脏润泽，营热不能内传，六经既遍，别无出路，则郁极外发而见红斑。若营虚不能透发，过时斑见而色带紫黑，营血败伤，多至不救，是宜解表凉血，使其营热发达，亦苍霖丹主之。

吴又可用达原饮治瘟疫，善矣。但瘟之愈，终由汗解，往往有下后，而仍自解以汗者，是瘟疫之需汗也，恐急矣。因思能发瘟疫之汗者，莫过于浮萍，其性凉散，入肺经，达皮肤，发汗甚于麻黄，本草载之详矣。间尝以之治瘟疫，辄效。后又质诸北海老医黄玉楸，颇与余意合。用之数年，历有成效，始敢笔之于书。并添三阴经治法，以补又可之所未及。第医者，意也。兹不过规矩焉已耳。但有是方，未必有是病。神而明之，则又在存乎其人矣。(《松峰说疫·瘟疫六经治法·厥阴经·厥阴发斑》)

【阐释】

瘟疫三阴经治法。

关于瘟疫传入三阴经，刘氏批评吴又可，说其达原饮固为治瘟疫之良方，然其治法只有三阳在表治法，邪气传里，仅入阳明胃腑，而传三阴则略而不及，毫无道理。其提出瘟疫可传入三阴，如腹胀满，大便实，或下利发黄，及四肢诸症，为邪入足太阴经；舌干口燥咽痛，但欲寐，邪入足少阴经；烦满囊缩，善怒号呼，冲逆动摇，胁肋诸症，邪入足厥阴经。

据此，其提出三阴经治疗法则。温病在太阴易于化燥，因营郁热旺。疫病传太阴，出现腹满、嗌干、发热、口渴，可以黄酥丹清泄阳明燥热，防太阴之湿为燥热所夺。

温病少阴出现口燥舌干而渴，发热，宜清泄君火，益肾水，方用紫玉丹。防水枯火亢而亡。

疫邪入厥阴，热更炽张，厥阴经自足走胸，循阴器，故烦满而囊缩，发热口渴，以苍霖丹清泄相火，滋养风木。若邪热不能外透，出现紫黑斑，为营血败，多不救，宜解表凉血，营热外达，亦用苍霖丹。

瘟疫终由汗解，浮萍性凉散，入肺经，达皮肤，发汗强于麻黄，治瘟疫效果较好。

五、杂疫证治

《松峰说疫·卷之三》专论"杂疫"，载述了清代民间谚俗之各种杂疫，归纳为七十二症，如葡萄疫、捻颈瘟、蛤蟆瘟、大头瘟、诸翻、诸挣、诸瘴等，谓："其命名也，皆出自经史子集，名山石室，并良医口授，试之而历有奇效，方敢笔之于书。"并附以简便良方。

(一) 葡萄疫

【原文】

小儿多患此症，以受四时不正之气，郁于皮肤，结成大小青紫斑点，色若葡萄，发在遍体头面，乃为腑症。邪毒传胃，牙根出血，久则必至亏损。初起宜服羚羊角散清热凉血。久则胃脾汤滋益其内。又有牙根腐烂者，人中白散。

加减羚羊角散。此方银花、羌活、僵蚕、生地等皆可酌入。

羚羊角末　防风　麦冬去心　元参　知母酒炒　黄芩　牛蒡子研炒　甘草节　金银花

淡竹叶十余片，煎服。

胃脾汤　此汤必实有不足之症方可用，初起切勿轻投。

白术土炒　茯神　陈皮　远志去心　麦冬去心　沙参　五味子研　甘草节

虚弱自汗者，去沙参，加参、芪。

人中白散　治小儿走马牙疳，牙龈腐烂黑臭。

人中白尿壶中白碱，煅，一两　儿茶五钱　黄柏　薄荷　青黛各三钱　冰片二分五厘

共为细末，先用温汤漱净，吹药于疳上，日六七次，吹药涎从外流者吉，内收者凶。(《松峰说疫·杂疫·葡萄疫》)

【阐释】

葡萄疫的辨治。

葡萄疫是感受四时不正之气，郁结于皮肤而发病，以遍体青紫斑点，颜色形状如葡萄为主要特征，多发于小儿。疫毒传入胃腑，热毒炽成，上熏牙龈，则见牙龈出血，久则令人虚羸。发病初起，宜服羚羊角散清热凉血；久则胃脾汤滋益其内；牙根腐烂者，宜用人中白散。

加减羚羊角散：羚羊角、防风清热泻火解毒，清肝息风止痉；玄参凉血滋阴解毒，清络中之热；麦冬、知母、黄芩、甘草四药滋阴清热，金银花、竹叶、牛蒡子清热解毒，亦可透热转气。诸药共奏清热凉血化斑之功。用于本病初期的热毒炽盛证。

胃脾汤：白术、茯神、陈皮、远志健脾和胃，宁心安神；麦冬、沙参、五味子、甘草节益胃生津，养阴清热。诸药共奏滋养脾胃、顾护正气之功。用于本病后期的脾胃虚亏证，若无虚损，则不轻投此方。

人中白散：人中白清热泻火止血；儿茶止痛止血，收湿敛疮；青黛清热解毒，凉血消斑；黄柏清热解毒疗疮，薄荷疏风散热透邪，冰片清香宣散解毒，与薄荷合用清热散毒。诸药共奏清热解毒消斑、消肿止痛敛疮之功。治小儿走马牙疳，用于本病热毒炽盛，上熏牙龈，或余毒未解，毒腐牙龈牙龈腐烂黑臭之证。

(二) 大头瘟

【原文】

此症有阴阳，有可汗不可汗者。其症发于头上，并脑后、项、腮、颊与目，赤肿而痛，发热，症似伤寒。治疗散见各医书，本门兹不多赘，用前刺法亦妙。

大力子丸　兼治哑瘴。

元参　连翘去隔　甘草　桔梗　川大黄生熟酌用　石膏煅，研　川连酒炒　黄芩酒炒　荆芥　防风　羌活　大力子炒，研

为末，作丸。或姜煎服亦可。

又方　僵蚕二两浸，大黄二两。

姜汁丸弹子大。蜜水和服一丸。

又方　普济消毒饮。见《医方集解》，专治大头瘟初起。

又方　大头瘟生疙瘩及喉闭，并将疙瘩刺出血，即愈。（《松峰说疫·杂疫·大头瘟》）

【阐释】

大头瘟的辨治。

大头瘟有阴证阳证，有可发汗、不可发汗之分。本病发于头面部，累及脑后、项、腮、颊与目，红赤肿痛，发热，症状类似伤寒。

大力子丸：玄参、连翘、甘草清热解毒，养阴消肿；川大黄、石膏、川连、黄芩解毒泻火，通腑泄热，大黄泻阳明腑热，石膏清阳明气分之热；荆芥、防风、羌活、牛蒡子疏风散热透邪；桔梗利咽，且为舟楫，载药上行。诸药共奏清热解毒、疏风消肿之功。

另一方源于升降散加减，药用僵蚕清化，涤疫疠之气，以解温毒，并能疏风透热；大黄苦寒，通腑泄热，泻火解毒。僵蚕升阳中之清阳，大黄降阴之中阴浊，升清降浊，上下通和，邪无所居。姜汁辛温，上行透邪；蜜甘以止痛解毒，和百药。诸药共奏清热解毒、升清降浊之功。

普济消毒饮：黄芩、黄连味苦寒泄热解毒；鼠黏子、薄荷、僵蚕、柴胡疏风散邪透热；甘草、连翘、升麻、马勃、板蓝根清热解毒消肿；玄参滋阴降火；陈皮理气化滞；桔梗利咽，为舟楫，载药上行。诸药共奏清热解毒、疏风消肿之功。

刺血疗法，祛除疫邪，泄热疗毒，用于治疗大头瘟生疙瘩及喉闭。

（三）蛤蟆瘟

【原文】

其症咽喉肿痛，涕唾稠黏，甚则往来寒热，身痛拘急，大便秘结，有类伤寒，亦与捻颈瘟相似，但以不腹胀为异。治法：凉散、和解、攻下、败毒，随症施治无不获愈。方俱散见各医书，本门不多赘。其治疗捷法，于初起时，用手在病人两臂，自肩、项，极力将其中凝滞疠气恶血，赶至手腕数次，用带子将手腕扎住，不令恶血走散，用针刺少商穴，并十指近甲盖薄肉正中处，捻出恶血则愈。少商穴在大指外边仄面靠甲角处，摸有穴者便是。

又法：将脖项患处，口吃盐水用力吮咂，俟其皮色红紫成片则愈。或用针将项下一挑，手捻针孔出血，密密挑捻愈。（《松峰说疫·杂疫·蛤蟆瘟》）

【阐释】

蛤蟆瘟的辨治。

蛤蟆瘟症见咽喉肿痛，涕唾稠黏，甚则往来寒热，身痛拘急，大便秘结，有类伤寒，与捻颈瘟相似，"其症喉痹失音，颈大，腹胀如蛤蟆者是也"（《松峰说疫·杂疫·捻颈瘟》）。蛤蟆瘟腮颐肿痛，颈项胀大如蛤蟆，区别于捻颈瘟腹胀如蛤蟆。

其治法包括凉散、和解、攻下、败毒，随症施治。其快捷治法，是针刺少商穴，捻出恶血，以宣泻郁热，驱除疫毒。又一治法，固定项脖，口含盐水，用力吮吸，至到皮色变成红紫色，病可愈。或用针挑刺颈筋肿大之处，手捻针孔至出血，密密挑捻，疫毒邪热随血而泄，病可向愈。

（四）瘟痧

【原文】

其症恶寒发热，或腹痛，似疟非疟，气急喘逆，头面肿胀，胸腹饱闷胀满，或泄泻下痢脓血。轻者牵连弥月，重者急危一时。治宜放痧，消食积为主，俟痧毒已泄，然后和解清理除其寒热，健脾养血补其中虚。（《松峰说疫·杂疫·瘟痧》）

痧症药宜冷服。盖昏迷不醒，乃痧之热毒攻心，故心不能自主而昏迷。冷药入口，从膈间顺流而下，则热毒在胸臆者，随药而消，故旋清醒，即尚昏迷，必有食积、血痰阻塞，再按脉症用药，开导攻下，未有不醒者，兹特举用药之一隅，以俟神而明之者。用荆、防之类，从表而散；用青、陈二皮，从中而消；用枳实、大黄之类，从大便而下；用木通、泽泻之类，从小便而行；用查、芽、匐子之类，所以治其食之阻；用银花、红花之类，所以治其血之壅；银花治血未解。用槟榔、蓬术之类，所以治其积之滞。（《松峰说疫·杂疫·用药大法》）

凡痧有青筋、紫筋，或现于数处，或现于一处。必用针去其毒血，然后据症用药。按：轻者，针即见效，不用服药。（《松峰说疫·杂疫·宜识痧筋》）

足太阳膀胱痧，腰背巅顶连风府胀痛难忍。

足阳明胃经痧，两目红赤如桃，唇干鼻燥，腹中绞痛。

足少阳胆经痧，胁肋肿胀痛，连两耳。

足太阴脾经痧，腹胀板痛，且不能屈伸，四肢无力，泻不止。

足厥阴肝经痧，心胃吊痛，身重难移，作肿身上作胀腹内。

足少阴肾经痧，痛连腰肾，小腹胀硬。

手太阳小肠经痧，半身疼痛，麻木不仁，左足不能屈伸。

手阳明大肠经痧，半身胀痛，俯仰俱废，右足不能屈伸。

手少阳三焦经痧，胸腹热胀，揭去衣被，干燥无极。

手太阴肺经痧，咳嗽声哑，气逆发呛。

手厥阴心包络痧，或醒或寐，或独语一二句。

手少阴心经痧，病重沉沉，昏迷不醒，或狂言乱语。（《松峰说疫·杂疫·治痧分经络症候》）

一在头顶头百会穴。一在两眉中间印堂。一在两眉梢洼陷处太阳穴。一在结喉两旁。一在舌底下筋之两旁。一在双乳。以上俱斜挑。

一在两手背十指尖当中近甲薄肉。一在两臂弯。一在两足背十指尖当中近甲薄肉。一在两腿弯。以上但直刺。（《松峰说疫·杂疫·放痧十则》）

腿弯上下有细筋，深青色或紫色，或深红色者便是。皮白嫩者方显紫红色。刺之则有紫黑毒血。腿上大筋不可刺，刺亦尤毒血，反令人心烦，两腿边硬筋上筋不可刺，硬筋，腿之大粗筋。其上筋，乃指靠皮之小筋言。刺之恐令人筋吊，缩也。手臂筋色亦如此辨之。至于宜针挑者，唯取挑破皮略见血。如无血，手挤之。至于指尖刺之太近指甲，令人头眩。凡刺不可太深，银针方佳，铁性有毒。

锦按：两腿弯、两臂弯，止此二处宜寻痧筋刺之。余处亦不言痧筋，是无痧筋也。只按穴放之可耳。法有直刺、斜挑之异，故以放字该之。至于挑法，亦当有随症施治者，如头痛则挑印堂及太阳穴，胃痛则挑心窝，腹痛则绕脐挑之。胁痛则密挑两肋以及挑肩井穴，挑背挑项，挑耳尖耳轮，挑腰挑软肋，数处皆诸痧必挑之穴。俱用针斜挑皮挤血。至于少商穴及两手足指尖，乃系直刺，如无血亦须挤之。（《松峰说疫·杂疫·放痧法》）

背脊颈骨上下及胸胁两肩背臂之痧，用钱蘸香油刮之。头额腿上痧，用棉纱线或蒜麻蘸香油刮之。大小腹软肉内痧，用食盐以手擦之。（《松峰说疫·杂疫·刮痧法》）

脖项后当中洼处刮一道，脖项后两旁左右大筋上各刮一道，前身两肩下胁上软肉缝中各斜刮一道，两胁肋软缝中左右各刮三道，左右肩靠着肩井软肉处各刮一道，背脊骨两旁竖刮，自项下至腰各刮一道，背后胁肋软缝中左右各刮三道。以上皆用钱蘸盐水刮之。两臂内用蒜麻一缕，然松绳蘸水刮之，但要出痧红紫为度。诸穴并治一切痧症，唯蒜麻刮臂弯，专治眩晕恶心痧。若非病症，刮之亦不红紫。

松峰曰：前刮痧法出《痧胀玉衡》书。新定刮痧法乃屡用而屡效者，并录之以备择用。（《松峰说疫·杂疫·新定刮痧法》）

肌肤痧用油盐水刮之，则毒不内攻。血肉痧看青紫筋刺之，则毒有所泄。内形痧须辨经络脏腑，在气在血，则可消散而绝其根。此段言当用药。（《松峰说疫·杂疫·治痧三法》）

忌热汤、热酒、粥汤、米食诸物，犯之轻者必重，重者立毙。（《松峰说疫·杂疫·痧前禁忌》）

痧后略松觉饿，骤进饮食而即复，忍耐一二日，乃可万全。（《松峰说疫·杂疫·痧后禁忌》）

【阐释】

1. 阐述瘟痧的治疗大法

瘟痧为热毒壅滞于内，出现恶寒发热，似疟非疟，气急喘逆，头面肿胀，胸腹饱胀，或腹痛，下痢脓血等候。病重热毒攻心，可出现神志昏迷。

痧证的治疗在于使痧毒外泄。以放刮痧、消食积为主。待再和解表里，健脾养血。若热毒攻心，则宜苦寒清心开窍解毒。

杨氏提出药物宜冷服，忌热服，在于针对热毒，使胸脘热毒顺势而下。当然，临床若患者脾胃虚弱，虽为热邪为患，亦不宜过于寒凉，尤其是服法上若冷服，可能加重脾伤，甚至使脾虚不运药，达不到治疗效果。因此，一般情况可予适当温服，不大热即可，在于顾护脾胃。

对痧证治疗，需结合脉症，辨证选药，如食积、血痰阻塞等，可予开导攻下等。其用药目的在于祛邪外出。

2. 放刮痧的具体方法

放痧主要指挑刺，刮痧指用钱币等刮取。

（1）放痧应注意几点

①要识别痧筋，分经络：痧筋在两腿弯、两臂弯处，为靠皮之小筋。粗大筋不能刺。痧筋有青筋、紫筋。痧证要分十二经不同治疗。

②放痧方法：用针挑刺，去毒血，以挑破皮略见血即可，如无血则以手挤之。针刺不可太深。针具以银针为好，铁性有毒，现代临床则应注意消毒，避免感染。痧证轻症针刺即取效。若后需用药，宜据症用药。

③放痧部位：可根据病情需要斜挑和直刺。如百会、印堂、太阳穴、结喉两旁、舌底下筋的两旁、双乳等，可按穴斜挑；手背十指尖当中近甲薄肉、两臂弯、两足背十指尖当中近甲薄肉、两腿弯，可直刺。

刘氏还举例随症施治，如头痛，挑印堂及太阳穴；胃痛，挑心窝；腹痛，绕脐挑之；胁痛，密挑两肋及挑肩井穴，挑背挑项，挑耳尖耳轮，挑腰挑软肋，用针斜挑皮挤血。至于少商穴及两手足指尖，直刺，如无血须挤出。

（2）刮痧注意事项

对肌肤痧，用油盐水刮。对血肉痧，刺青紫筋，使毒外泄。对内形痧，须辨经络脏腑和气血进行药物治疗。

此外，刘氏还新定刮痧法，用钱蘸盐水，刮脖项后当中洼处、脖项后两旁左右大筋上、前身两肩下胁上软肉缝中、两胁肋软缝中、左右肩靠着肩井软肉处、背脊骨两旁、自项下至腰、背后胁肋软缝中。两臂内用蒜麻燃松绳蘸水刮，以出痧红紫为度。

刘氏还提出治痧禁忌，仅供临床参考。如痧前忌热汤、热酒、粥汤、米食等，痧后避免骤进饮食复发。

陈耕道《疫痧草》节选

陈耕道，字继宣，清代江苏常熟县人，通行的史志中对作者生平记载很少，但《常昭合志》卷十八《艺文志》中记载："陈耕道，字继宣，监生，医士。"可知作者曾在国子监学习，并以医为业。嘉庆年间，江苏虞山一带喉痧（猩红热）流行，而江浙一些医家却对此病认识模糊，陈耕道融会前贤之长，在治疗无数病人的临床实践基础上，著《疫痧草》三卷推之于世。刊刻于嘉庆六年（1801）。此书内容富赡，书中系统阐述烂喉痧的传染、症状特点、治疗经验及防疫方面的意见。其列证详，论述精，辨治得法，为后世所广泛重视，是中医《温病学》及耳鼻喉科专业临床及研究人员的必读古籍之一。

《疫痧草》的主要内容有：①卷上为疫痧"辨论章"，首述疫痧（猩红热）名义、治法，次述疫邪所侵脏腑及传染途径等。②卷中为疫痧"见象章"，阐明疫痧所见脉象、形色、舌色及神昏、失音、便溏等症的治疗与预防。③卷下为疫痧"汤药章"，记载疫痧常用的疏达、清散、清化、下夺和救液五大法及疫痧常用汤药。都有可取之处。

《疫痧草》的主要学术成就有：①"疫"字为纲，强调疫痧表末火本。②论辨证，着眼神脉喉痧。③提出疫痧的治疗机要、制法定方原则。④强调疫痧的传染性、重视疫痧预防措施。

一、"疫"字为纲，强调疫痧表末火本

【原文】

痧，方书名麻疹，浙人呼为瘄子，其病轻，自古无专书也。至石顽《医通》，始有麻疹一种。其书曰：麻疹者，手足太阴阳明蕴热所致。迩来麻疹变幻百出，其危有甚于痘者。书中诸论极详，至烂喉之说，疫毒之名，未之加也。而近年发痧，大半烂喉，且复重险，何也？感疫毒也。感疫轻，则喉烂轻而痧亦轻；感疫重，则喉烂重而痧亦重。重者最易传染，往往一家连毙数口，可谓险之极也。(《疫痧草·辨论章卷上·辨论疫痧名义》)

烂喉疫痧辨证以喉为主，喉烂浅者疫邪轻，喉烂深者疫邪重，疫邪轻者易治，重者难痊。医者当视其喉，喉烂宜浅不宜深也。观其神，神气宜清不宜昏也。按其脉，脉宜浮数有神，不宜沉细无力也。察其痧，痧宜颗粒分明而缓达透表，不宜赤如红纸而急现隐约也。合而论之，以定吉凶。(《疫痧草·辨论章卷上·辨论疫痧治法》)

发痧有正虚，有阴虚，正阴虚而疫毒盛，诚为危疾也。正虚疫盛者，灼热无汗，喉烂神昏，痧隐成片，而脉细如丝，软如绵，正气欲脱，疫邪直干脏腑矣。阴虚疫盛者，无汗灼热，神昏喉烂，痧隐成片，而舌绛且光，短且强，阴液燥涸，疫火灼伤脏腑矣。二者毙甚速，正虚之毙尤速也。正阴者，人之赖以为生也。正阴实而疫毒盛，毒火炎炎，迅如雷电，阴液为之涸，正气为之败，犹属不治，而况正阴素亏乎？而况正阴俱亏乎？(《疫痧草·辨论章卷上·辨论疫痧正阴不足》)

疫痧烂喉，原是温热之症，其症有疫者险，无疫者轻，无疫者病虽重而死者少。究其由，无疫而发痧，无疫而烂喉，则温热之邪，仅在经络，疏而达之，故易松解。若触毒而发痧烂喉，一时俱见，则温热之毒，深藏脏腑，故病重，病重者重用疏达，而痧反隐，神反昏，喉烂反盛者，往往有之，何也？温热之邪，自肌表感冒，温热之毒，自口鼻吸入。肌表感冒者，邪在经络，疏以达之，得汗即松。口鼻吸入者，毒在脏腑，疏以达之，所以反险也。(《疫痧草·辨论章卷上·辨论发痧有疫无疫》)

伤寒传遍六经，而疫痧之邪，不传遍于六经也。其感冒疫邪在肺胃，甚者直陷心包。如呕恶、呃逆、舌绛、口渴、牙关拘急等象，是邪踞阳明，而阳明病象见也；如鼻扇、鼻煤、喉烂、气秒、失音、衄衊等象，是邪犯太阴，而太阴之病象见也；如神烦、神昏、鼾睡、谵语等象，是邪干心包，而心包之病象见也。肺胃在身半之上，主乎口鼻，疫邪自口鼻而入，故其邪多踞于肺胃，而心包与肺胃相近，宜哉陷心包之径捷也。其余他脏，或火盛而波及，未必疫邪踞此矣。(《疫痧草·辨论章卷上·辨论疫邪所干脏腑不同伤寒》)

疫痧之火，迅如雷电，身热一发，便见烂喉，神呆痧隐，肌赤不分颗粒。其毒火炎

炎，灼伤脏腑，在片刻间尔。安能如伤寒之传变六经，绵延日久哉？其治法必如伤寒之疏达既透，而后清之化之，则恐十死八九矣。治疫痧者，在疫火未肆之前，而先化其火，则其火渐化，其病渐松，在疫火既肆之后，而后化其火，吾恐化之无益矣。汗虽无，身灼热；痧虽隐，无颗粒；脉虽郁，喉已腐；舌虽垢，神已烦。疏不兼清每多凶，达而兼化每多吉，必如伤寒症之疏达既透，而后清之化之，岂非十死八九哉？故以治疫痧之法治伤寒不可，以治伤寒之法治疫痧亦不可。然善治疫痧者，必善治伤寒，善治伤寒者，必善治疫痧，善治疫痧伤寒者，亦必善治杂症，神而明之，存乎其人也。善治疫痧伤寒杂症者，推其理而齐家治国，何莫非扩而充之之道哉？范子曰，不为良相，即为良医，此之谓也。(《疫痧草·辨论章卷上·辨论治疫痧不同治伤寒》)

时痧，次于疫痧也。身乍热而痧细隐约，无汗、脉郁、喉烂、神烦者，疫痧也。身发热而咳嗽，神清、有汗、喉不腐，数日后，痧点乃见，三三五五，零星散布，又数日，咳盛、脉大，或兼便溏，痧形转大、转多，大块云密，肌肤赤焮，此为大块时痧，次于细小疫痧也。夫大块痧，未必必无疫，必不死也。细小痧，未必必有疫，必死也。痧虽细小而热不盛，神不昏，脉有胃气，喉不腐烂，无疫毒之伏，非必死之症。痧虽大块，而热不止，神不清，津液干涸，正气败坏，即无疫毒之伏，亦为必死之症。然大块之痧，无疫者多，死者少，细小之痧，有痧者多，死者众。细小之痧，热不盛，喉不腐者，俗名为风痧，非疫痧也，不以此例也。大块之痧，亦如疫痧之易于传人，而死者少，余故以时疫目之。疫痧治法已悉，此特以时痧之见象治法言。时疫者，风温时邪在经络，无疫毒干脏之患，身热而有汗，咳嗽而神安，其发也迟，始则三五散布，继则赤焮云密，自发至退，常十余日。兼有便溏，火下泄也，喉不腐烂，缘无疫也。痧足而便溏止，身热退，胃气开，病将愈矣。其治法也，身热咳嗽，痧点未达者，疏解兼以开肺。继则痧点渐透达而未足，或兼泄泻，仍用疏解，不必止泄，痧足而泄自止也。痧虽未足，目赤神烦，舌绛脉数，散药加犀，达而兼清。痧透已足，赤焮云密，脉象数大，舌绛神烦，清火养液，在所必需。痧足渐回，热退胃开，而咳嗽未止，轻清理肺，其病自愈。痧发早回，而燥热不退，神机呆倦，腹痛胸满，鼻扇气促，液涸舌干，正虚脉乱，此等恶象，犯之多危，勿谓大块时痧，非为必死之症也。(《疫痧草·辨论章卷上·辨论时痧见象治法》)

【阐释】

在《疫痧草》中陈氏从病因、病机等多个方面强调疫痧与一般的温病及时痧、风痧的不同。

1."疫"字为纲，强调疫痧不同于伤寒

陈氏在"卷上辨论章""卷中见象章"等章节中，多次强调疫痧的诊断特点及与一般温病在临床表现上的不同。如在《卷上辨论章·辨论治疫痧法不同治伤寒》中陈氏曰："疫痧之火，迅如雷电，身热一发，便见烂喉；神呆痧隐，肌赤不分颗粒，其毒火炎炎，灼伤脏腑，在片刻间耳。"而且陈氏还观察到疫痧病人与一般温热病的不同，表现在口唇一圈以外发疹，这也疫痧是诊断上的特点，他在《疫痧草·见象章卷中·面色》一节中还认为这是险症："疫毒盛者初发热时，绕鼻现赤色一围亦险。"并且强调

猩红热的杨梅舌亦是疫痧的诊断要点，他在《疫痧草·见象章卷中·痧达》一节中说："若痧虽透而喉烂尤甚，神机烦躁，舌绛如珠，口渴唇干。"

2.提出疫痧与风痧（风疹）及时痧（麻疹）的鉴别诊断　他在《辨论时痧见象治法》中说："细小之痧，热不盛，喉不烂者，俗名风痧。""身发热而咳呛神清，有汗，喉不腐，数日后痧点乃见，三三五五，零星散布；又数日，咳甚脉大，或兼便溏，痧形转大转多，大块云密，肌肤赤嫩，此为大块时痧，亦如痧疹之易于传人而死者少。自发至退常十余日。"而疫痧则"身乍热而疹细隐约，无汗脉郁，喉烂神烦"。由上可见，《疫痧草》对疫痧的诊断要点阐述甚详，并与风痧、时痧相鉴别，使医者一目了然。

3.论疫痧，倡导表末火本

陈氏认为疫痧之感发者，每每基于异常之天气，如"天应寒而反大热，天应热而反大寒；或大寒之后，继以大热，大热之后，继以霾雾，大热之后，继以大寒，大寒之后，继以淫雨；或河水泛而气秽；或疾风触而气毒；或天久阴而郁热；或天盛暑而湿蒸"。斯时，温热疫毒流行，人有正阴虚者，疫毒可乘机自口鼻而入，或着于肺胃，或直干心包，与外感温热表邪者相仿。然疫痧之温热疫毒，其性属火，毒性甚烈，一旦感受，腾腾火毒，消津灼液，上炎则喉烂气秽，外攻则痧隐肌赤，内陷则神昏谵语，瞬息间，便可因阴液枯涸，而现垂危之象。因此，疫痧之证，虽感受于外，表证却非其关键所在，火毒伤阴才是病变的中心环节。故陈氏云："疫痧之证表邪末也，火炽本也。"阐明了疾病的本质，也指明了辨证论治的方向。

总之，陈氏认为疫痧之治，向无专著，无古法可循，无成方可依。如他在《疫痧草·自序》中曰："痧症轻，自古无专书，瘟疫之症险，变幻不测，传染无己者也。顾温疫未尝曰发痧，发痧未尝曰烂喉，烂喉发痧实起于近年也。"其书跋又曰："痧喉一症起于近时，治法良少，而燎原之势，惨莫能言。"故他提倡医家不可率意处方，致多贻误，当明疫痧与一般温病、时痧、风痧等的不同，在其疫火未肆之前，精当处置，尚可救患者于水火之中。

二、详述疫痧发病后的临床表现及特点

【原文】

发热，邪欲达也，宜疏达之，以有汗为吉，无汗为凶。症虽乍起，而灼热无汗，肌如红纸，痧隐不透，其症险，宜清散并用。若灼热无汗，痧隐神昏，喉烂气秽，是疫火内闭，最忌也。再见脉象软细无神者，必死，药物勉用清散，或兼内开。若得汗而仍灼热，痧隐神昏，喉烂而舌绛脉弦者，毒火重也，宜清散并用。更有痧后身热不止，亦为大忌。仍见喉烂舌干，神躁鼻扇，脉空虚，或虚弦无神者，危。（《疫痧草·见象章卷中·发热》）

不热，谓疫痧隐约而身热不盛也。痧为阳邪，身热乃透，或痧隐如朱，神昏喉烂，脉细无神，而身不甚热，是毒火内闭。痧点何自而达？其病险重也，清达并重，或挽万一。若得汗痧足，神清脉和而喉不烂，其身热渐退，乃为病松而热退也。至于时痧，竟有身不甚热者，其病本轻，必无他犯。（《疫痧草·见象章卷中·不热》）

得汗虽吉，然汗之后必得痧点渐足，喉烂渐退为吉。若得汗而痧仍隐约，喉烂反盛，是疫火太盛，症险重也，宜重用清化，或挽万一。(《疫痧草·见象章卷中·得汗》)

不得汗，疫毒内郁也。疫毒内郁，痧点无自而达，即急用疏达而仍无汗，痧隐喉烂盛而神机呆，往往不治，疫痧险恶者，多不得汗也。不得汗而喉烂痧隐，急清达并重，或者痧透汗来而病松耳。(《疫痧草·见象章卷中·不得汗》)

痧达，痧点透表也。痧点透表神渐安，而喉烂渐松者，病迟也。若痧虽透而喉烂犹盛，神机烦躁，舌绛如朱，口渴唇干，脉弦且数，痧点之上，毒泡累累，是疫火极盛，症势非轻，宜重用清化也。或见便闭，兼用下法，舌干且缩，重加育阴。(《疫痧草·见象章卷中·痧达》)

痧不达，痧点隐约不能透表也。凡灼热无汗，痧点隐约不达，急用疏达，而仍无汗痧隐喉烂者盛，而病势危者甚众，何不清达并进乎？清达之而痧点仍属隐约，或一见即缩，但见喉烂者，其症必危。(《疫痧草·见象章卷中·痧不达》)

痧点之形宜尖疏，痧点之色宜红润，若身乍热，即痧隐成片，不分颗粒，其色紫滞干枯而无汗，脉兀神昏喉烂，为火毒内陷，最险症也。若兼脉软细无神者难治，治当清散并重。亦有痧形扁阔，始而三五散布，继而云密焮肿，其发也徐，邪火虽重，犹能透表，所谓时痧，非其疫痧也。若咳嗽神清，脉弦有力而喉不烂者，先达继清，自得渐松矣。(《疫痧草·见象章卷中·形色》)

发痧部位，自头至足者顺，自足至头者不顺，先胸背而后四肢顺，先四肢而后胸背不顺，阳部多顺，阴部多不顺。阳部，头项背也，阴部，胸肋腰也，石顽之说如是。而余观疫痧，无所谓部位也，总以透表为顺，隐约为不顺。痧透表而喉烂减，神气清者，部位虽不顺，犹顺也。痧隐缩而喉烂盛，神气呆者，部位虽顺，犹不顺也。(《疫痧草·见象章卷中·部位》)

痧之发也，宜辨其透表不透表；痧之没也，宜辨其早没正没。何谓透表？痧点分科而有触手之质，透表也。透表之后，或起毒泡，或仍见喉烂舌绛等现象，是疫火之盛，宜大剂清化也。清化之而喉烂减，神气清，则症势松，反是者险。若身热而即见痧点，隐约成片，毫不分科。虽无毒泡发于上，却有毒火郁于中，所谓不透表也。若兼喉烂神昏，难治。发热之后，痧点一现而遂无踪，谓之早没。早没者，痧缩而毒陷也。痧缩之后，喉烂增而鼻扇气促呃逆神昏者，其症不治。正没者，痧点与烂喉之势并退也。透表二三日后，痧点渐退，喉烂渐减，神清脉和，乃为正没。(《疫痧草·见象章卷中·痧发痧没》)

脉象弦数，疫火盛也。脉象郁伏，邪未达也。数大空虚，正气弱而疫邪恶也。若灼热痧隐，喉烂神烦，而脉情弦数者，宜清散并用。喉烂盛而神气昏，脉来弦数无序者，险。灼热无汗，痧隐成片，喉烂神昏者，险。脉虽郁，亦宜清散并用。若灼热无汗，神昏喉烂，痧隐成片，而脉沉细如丝，软如绵，是阳证阴脉也，难治。痧点透表，脉数大，宜清之。若脉象浮取数大，沉按空虚，而见痧隐气促喉烂神倦，其人正气大亏，恐难支横行之疫毒。或痧后脉细如丝，而见喉烂遗毒、牙疳肌肿等象，毒盛正虚，总属重险。(《疫痧草·见象章卷中·脉象》)

疫邪内伏，舌色外见，舌白且腻，疫邪未化火也，宜达之。若喉烂盛而痧隐成片，灼热神烦者，症虽乍起，可兼用清。舌赤多刺，疫邪已化火也，宜清之。若喉烂不盛，而热缓神清，痧达未足者，仍兼用散。舌绛心黑，津液将涸，滋液化火，在所必需。舌黑且缩，神昏喉烂，液涸脏枯，症必危险。（《疫痧草·见象章卷中·舌色》）

发痧，有疫毒、无疫毒，别于喉烂、喉不烂。疫毒轻重，亦以喉烂别之。其烂零星，其色鲜润，疏达之而痧即透，烂即减，是疫轻也。其烂满布，其色干黄，其痧隐约不达，或虽达而烂更盛，是疫重也。初起身缓热，脉微弦，喉烂两傍，疏达之而痧渐足，烂渐减，不延及喉底小舌，兼无秽气者，其症渐松。若延及喉底小舌，痧点一见即缩，是疫内伏，神清尚险。若神昏气喘，鼻扇直视，必不救也。痧点云密尖高，神清热减，而喉底小舌腐烂盛者，是疫火极盛，其症危险，用大剂清化，以冀挽回百一。总之，痧症轻者喉不腐。闷痧恶症，兼有不烂喉者，其不烂也，为闷极而并无从烂喉也，其症必多别端恶象，以决死生。（《疫痧草·见象章卷中·烂喉》）

喉中腐烂，吹药而毒涎垂滴者，药力可愈。吹药而毫无毒涎者，其症至险。（《疫痧草·见象章卷中·毒涎》）

秽气，非口气也。口气由于内热，秽气由于烂喉。疫毒重者喉烂盛，是以吐出之气秽浊也。喉烂气秽，其症至险，且易于缠人。何以烂喉气秽？盖以烂及喉底。喉底之烂，却非自外烂入，实自肺中烂出，所以吐气秽浊也。疫痧烂喉，见喉底好肉为吉，不见喉底好肉为凶，盖不见喉底好肉，所谓肺中烂出，岂非凶多吉少乎？（《疫痧草·见象章卷中·秽气》）

神烦，疫火盛也。疫火内炽，心君不宁，所以神烦。神烦而喉烂盛痧点隐者，为疫毒内陷心包之象，其症险，宜清达并用。若便闭脉实，可兼下法；舌干液亏，可兼育养；痧透神烦，重用清化；痧后神烦，宜用清滋。神烦不止，总非吉象。（《疫痧草·见象章卷中·神烦》）

神昏，似睡非睡，昏倦不语，由疫毒内伏，正气不能支持，邪势直欲内陷也。痧未达者，宜清达并用。清其脏腑之疫火，达其经络之温邪，或兼内开，庶几挽回于万一。神昏而喉烂不盛者，已属至险。若喉烂而痧隐缩，其人神昏不语，是疫毒已陷，危者多而活者少矣。（《疫痧草·见象章卷中·神昏》）

鼾睡是神昏已盛，迷闷似睡而有痰声也。此毒火已陷心包，比神昏尤恶，不治。（《疫痧草·见象章卷中·鼾睡》）

鼻扇为痧症最忌。痧症之邪伏肺胃，鼻扇是肺为邪火灼伤也。痧隐喉烂而鼻扇，是疫毒伏于肺也。痧没喉烂而鼻扇，是疫毒结于肺也。二者俱难治，若兼气促痰鸣，更危。（《疫痧草·见象章卷中·鼻扇》）

鼻煤亦是毒火灼肺，而鼻上起烟煤也。若兼喉烂、面青气促、痰鸣等象，必难治。用清火化毒，使喉烂减而神气爽，其烟煤渐退，或有挽回。（《疫痧草·见象章卷中·鼻煤》）

牙关拘急，是阳明毒火盛也。若见喉烂神昏痧隐者，其症至险，宜清散并重。痧没后，因遗毒而牙关拘急，是阳明余火未清，毒溃症松，拘急乃开。（《疫痧草·见象章卷

中·牙关拘急》)

失音，肺热也。痧本为肺家病，肺经积热，是以失音。失音之于痧症，无关轻重也。有喉烂极盛而失音者，非失音也，肺已烂伤，音从何出？是难治之症。若痧后久咳，形瘦脉虚，声音不爽，防成痧痨。(《疫痧草·见象章卷中·失音》)

疫痧呃逆，总是火呃。有神昏痧隐而呃逆者，火也。有喉烂脉郁而呃逆者，火也。痧症呃逆，毒火必盛也，化其火则呃自止，不必治呃也。若其火不化，非但呃不止，而且命不保矣。(《疫痧草·见象章卷中·呃逆》)

便闭，火内结也。喉烂痧隐，神烦脉实，大便闭涩不通，舌绛者，宜清下兼施，舌垢者，宜疏下并用。(《疫痧草·见象章卷中·便闭》)

便溏，火下泄也。疫痧便溏，却非凶兆，然便溏而神昏痧隐，喉烂脉郁，是火盛正虚而泄，则为险候也，切不可用燥涩之药。痧后火势已退，而便溏不止，是脾气虚，宜保肺理脾，却不可用温燥之品。大块时痧，每有便溏，痧足而溏自止，不必止之也。(《疫痧草·见象章卷中·便溏》)

痧点隐约，肌痒欲达，痧点已足，肌痒欲退。营卫犹和，故尔肌痒。(《疫痧草·见象章卷中·肌痒》)

灼热无汗，疫火盛而肌燥者，其痧难达。痧点虽透，津液亏而肌燥者，其火必盛。二者若兼，喉烂盛而神气烦，总为险象。(《疫痧草·见象章卷中·肌燥》)

疫火结于阳明，阳明之津液渐亏，是以唇绛也。疫火盛而津液涸，唇色紫绛且裂，若兼喉烂盛者，其症必险。喉烂痧隐而唇绛，宜清火达邪。喉烂痧透而唇绛，宜清火养液。火势衰，津液充，其唇绛自退，其喉烂亦当自减也。(《疫痧草·见象章卷中·唇绛》)

火灼液亏，是以齿干。若喉烂舌绛而齿焦黑，即痧未透达，疏散品中必兼养液清化，庶几火化液回而痧乃透也。(《疫痧草·见象章卷中·齿干》)

咳嗽是痧吉象，咳甚发痧，其痧易达。若喉烂盛而咳逆，虽咳亦凶。咳嗽，频声而咳也。咳逆，是气逆而咳，一咳即止，如呛然也。痧前咳邪易达，痧后咳邪逗留，痧后咳久不止，形瘦脉弱，防成痧痨。(《疫痧草·见象章卷中·咳嗽》)

不咳嗽而烂喉，喉烂必盛也。若见神昏痧隐，则为险象。(《疫痧草·见象章卷中·不咳嗽》)

疫痧初发，每必目赤。目赤者，火上炎也。大块时痧，目赤非险。若发细痧而火盛者，必目赤多眵，兼之喉烂痧隐，是为险象也。舌绛者，宜清达兼使，便闭者，宜汗下并用。若痧点已足，喉烂目赤，宜重用清化，庶几保之。(《疫痧草·见象章卷中·目赤》)

嚏，是肺气之发越也，疫痧多嚏不为凶。若见痧隐脉郁，神迷不语，可以冲天散吹入鼻孔，使得嚏而发越其气机。未必得嚏即活，盖缘得嚏而开生机者，亦或有之也。(《疫痧草·见象章卷中·嚏》)

气促是邪火结于肺，致呼吸不利其关隘，是以气机喘促也。若兼喉烂盛者，极危。即喉不盛烂而喘促，亦是疫火伤肺，肺气欲绝之象也，总属危险。(《疫痧草·见象章卷

中·气促》）

谵语，毒火欲乘心包，心神不能自持，是以语言颠倒也。若喉烂盛痧隐约而见谵语，是疫毒内闭，其势甚危，所用药物，清散并重。若见神昏，兼以内开，或能挽回万一尔。（《疫痧草·见象章卷中·谵语》）

身热乍发，面色红亮者，火盛也；青滞者，邪伏也。痧隐成片，喉烂神呆，疏达品中必兼清化，以冀火化而邪达。若喉烂盛而面色青㿠呆白，险候也。兼有气促、鼻扇、神昏等象，难治。面㿠呆白，即喉烂不盛，亦险。又有疫毒甚者，初发热时，绕鼻现赤色一圈，亦险。（《疫痧草·见象章卷中·面色》）

郁伏疫邪，营卫不和，腠理固闭，故尔恶寒。疫痧之发，有恶寒，有不恶寒者，恶寒起者，其症不轻。其恶寒者，未发热时，稍稍恶寒，既发热后，亦不恶寒也。（《疫痧草·见象章卷中·恶寒》）

鼻衄俗名红汗，邪火盛则衄。衄而痧透神清，喉烂渐减，清化之，其症自安。衄而喉烂盛，痧点隐，火盛极也，宜清散并重。（《疫痧草·见象章卷中·鼻衄》）

发痧每多呕恶，呕恶是发泄胃家热，邪痧透而呕自止也。若痧隐不透，呕甚吐蚘，其症险。亦有疫火内郁，欲吐不吐，干恶神呆，喉烂痧隐，其症更险。（《疫痧草·见象章卷中·呕恶吐蚘》）

毒火重者，小便赤涩。若痧达神清，喉烂不盛，清化火毒，其涩自利。若喉烂盛而小便涩，痧点未足，达必兼清，仅利小便，何益之有？（《疫痧草·见象章卷中·溺涩》）

痧为温邪，温邪化火则口渴。渴而烂喉灼热者，痧虽未足，毒火已盛，急宜清达并施。（《疫痧草·见象章卷中·渴》）

腹痛是疫内郁，或者兼有食积也。若灼热脉微，神呆痧隐而腹痛，闷痧也。喉烂便闭而腹痛，为火滞俱盛，亦险象也，可以清而兼下。发痧腹痛，总为不善。（《疫痧草·见象章卷中·腹痛》）

毒泡，是痧点云密，犹不足以尽其毒，故痧上又发白泡，谓之毒泡。盛者泡密通浆，火毒极盛也，宜大剂清化。若得喉腐不盛，神机清爽，得泡而邪达，亦非必死之症。（《疫痧草·见象章卷中·毒泡》）

痧后毒火尚盈，发为牙疳。其症面肿而坚，色㿠亮者颐必穿，穿者不救。口内龈黑者不治，齿落者不治，臭盛者难治，坚肿不退者不治。其治法以清火化毒，其吹药以解毒止腐。其凶则龈黑齿臭，颐亮而穿，穿则必难治也。其吉在服药之后，臭气减而黑腐退，肿势消而牙关开，开则见多骨而去之，则渐愈矣。此症痧痘俱有，而疫痧之症，发牙疳者少，发遗毒者多。（《疫痧草·见象章卷中·牙疳》）

疫痧火毒未清，以致遗毒。遗毒发于项间、腮畔及喉外四肢为重，痧邪甚者乃遗毒，遗毒之症，不可轻视也。遗毒而喉烂不减，饮含不增，身热不止者，俱难治。其治火盛者，宜清化火毒；正虚者，宜扶正化毒。疫痧遗毒，有痧隐神昏，喉烂极盛，而喉外坚肿，是毒结咽喉而无从发泄也。所以喉外坚肿，见之不治，此症见多在一候之内。有痧后毒走四肢，四肢光亮浮肿者难治，此症见每在两候之外。（《疫痧草·见象章卷中·遗毒》）

疫痧火症，其症渐而不久，未必即为虚痨也。然痧后余热未清，正气未充，或乘风安睡，或喜食酸冷，或不戒酒色，以致咳逆食减，虚热便溏，气倦神乏，脉数虚细，而成虚痨，俗名之有痧痨也。不喜调摄者，死。如虚热咳嗽，宜理肺清热；食少便溏，宜健脾和胃。调寒暖，节饮食，寡嗜欲以调摄之，庶几起死回生乎！（《疫痧草·见象章卷中·虚痨》）

【阐释】

本节陈氏详述疫痧诸证候，其发热与不发热，得汗与不得汗，痧达与不达，形色与部位，痧发与痧没，脉象与舌象，烂喉与毒涎，神烦与神昏，每一见角，均详加论述。

1."疫"字为纲，详述疫痧的临床表现

陈氏在"见象章"章节中，详述疫痧的临床表现。如过去张石顽在论时痧时，以痧所发部位的先后论吉凶，陈氏就指出疫痧不能拘此。他说："余观疫痧无所谓部位也，是以透表为顺，隐约为不顺，痧透表而喉烂减，部位虽不顺犹顺也，痧隐缩而喉烂盛，神气呆者，部位虽顺犹不顺也。"陈氏还特别从舌、脉、烂喉、痧的显现与否等各个环节，对疫痧进行层层剖析。如其指出："疫邪内伏，舌色外见，舌白且腻，疫邪未化火，宜达之。若喉烂盛而痧隐成片，灼热神烦者，症虽乍起，可兼用清，舌赤多刺，疫邪已化火也，宜清之。"又曰："发痧有疫毒，无疫毒，别于喉烂喉不烂，疫毒轻重亦以烂喉别之。""喉烂浅者，疫邪轻；喉烂深者，疫邪重，轻者易治，重者难治，医者当视其喉，喉烂宜浅不宜深也。一视其神，神气宜清不宜昏也，按其脉，脉宜浮数有神，不宜沉细无力，察其痧，痧宜颗粒分明而缓达于表，不宜赤如红纸而急现隐约也。合而论之，以定吉凶。"在一般情况下，痧透为疫毒外达之佳兆，痧隐为疫毒内伏之恶象。但亦有特殊情况，如痧"虽透而喉烂尤盛，神机烦躁，舌绛如朱，口渴唇干，脉弦且数，痧点之上毒泡累累，是疫火极盛，症势非轻，宜重用清化也，若见便闭，兼用下法；舌干且缩，重加养阴"。故临证须加分析鉴别，不可一概而论。这些精辟论述，颇为详细，实属要诀关键，为前人著作所未及。

2.论疫痧辨证，着眼神脉喉痧

陈氏紧紧抓住火毒伤阴这一病变中心环节，认为喉痧神脉四者为疫痧的主要见证。他云："医者当视其神，按其脉，观其喉，察其痧。"神脉喉痧四者合参，方可辨证无误，治疗有的放矢，预后明确可辨。

（1）神色　疫火内炽，正气难支横行之疫毒，邪势直欲内陷。扰乱心君则神烦，甚者心神不能自持，语言颠倒而谵语。蒙蔽清窍则神昏，似睡非睡，昏倦不语，更有毒火内陷心包而迷闷鼾睡，且夹痰声，神昏盛矣。至此，危者多而活者少，多属不救。

（2）痧　一般论痧多重视发痧之部位。发痧宜自头至足，先胸背后四肢，头项背多，胸胁腰少。然陈氏认为："余观疫痧，无所谓部位也，总以透表为顺，隐约为不顺。痧透表而喉烂减，神气清者，部位虽不顺犹顺也，痧隐缩而喉烂盛，部位虽顺犹不顺也。"故云："痧之发也，宜辨其透表不透表也。"欲透表者，痧点隐约，肌痒欲达，透表者，痧点分窠，而有触手之质，痧点之形尖锐，痧点之色红润。不透表则身热而即见痧点隐约成片，毫不分窠，其色紫滞。

（3）喉 陈氏认为，烂喉疫痧以喉为主，发痧有疫毒无疫毒，别于喉烂不喉烂。疫毒轻重亦以喉烂别之，喉烂零星而浅，不及喉底小舌，其色鲜润，疏达之而痧即透，烂即减，是疫轻也；其烂满布而深，其色干黄，其痧隐约不达，或虽达而烂更盛是重也。或有"闷痧恶证，兼有不烂喉者"是"为闷极而并无从烂喉也"。

（4）脉 宜达不宜郁，宜浮数有神，不宜沉细无力。最忌阳证阴脉，如灼热无汗，神昏喉烂而脉细如丝，软如绵，正气大亏，难支横行之疫毒也，预后甚恶。

（5）身热 发热者，邪欲外达之象，以有汗而不恶寒为吉。若疫毒内郁，痧点无自外达，多不得汗而兼恶寒，疫痧险恶之证也。

（6）有汗与无汗 陈耕道云："以有汗为吉，无汗为凶。"又说："证虽乍起，而灼热无汗，肌如红纸，痧隐不透，其证险。若灼热无汗，痧隐神昏，烂喉气秽，是疫火内闭，最忌也。""得汗虽吉，然得汗后，必得痧点渐足，喉烂渐退为吉。若不得汗，疫毒内郁，痧点无自而达。若一味疏达，则更无汗。痧隐，喉烂盛，而神机呆，往往不治。疫痧险恶者，多不得汗也。"

总之，疫痧之外象，喉烂宜浅不宜深，神气宜清不宜昏，脉象宜浮数有神，不宜沉细无力，痧宜颗粒分明而缓达透表，不宜赤如红纸而隐约成片。

3. 准确论述疫痧遗毒的表现及治疗

《疫痧草·遗毒》中对本期的论述堪称精准到位，"疫痧火毒未清，以致遗毒，遗毒发于项间、腮畔及喉外四肢为重"。"痧邪甚者乃遗毒，遗毒之证，不可轻视也。遗毒而烂喉不减，饮食不增，身热不止者，俱难治"。"其治法，火盛者宜清火化毒，正虚者宜扶正化毒"。"疫痧恶症，有痧隐神昏，喉烂极盛，而喉外坚肿，是毒结咽喉而无从发泄，所以喉外坚肿也，见之不治。此症见多在一候之内"。"有痧后毒走四肢，四肢光亮水肿者难治，此症见每在两候之外"。条文详细阐述了疫痧的遗毒症的临床表现，指出遗毒而烂喉不减、饮食不增、身热不止者，为难治之症的基本病机是疫痧火毒未清，且强调治疗上火盛者宜清火化毒，正虚者宜扶正化毒治疗原则。

综上所述，本书中陈氏明确提出本病以全身发痧和咽喉红肿溃烂为主要表现，其症初起兼见恶寒发热、头痛、胸闷、呕吐，痧出透后，症状逐渐消失，减轻。本病变化极其迅速，且传染性亦强。作为现存最早的烂喉痧专著。陈氏对其对烂喉痧的临床表现记述可谓非常详尽而准确。

三、提出疫痧的治疗机要、制法定方原则

【原文】

邪在表者，疏而达之。发痧无疫，火不内炽，其痧稀，其热轻，其神清，而咽喉不烂，达透后清，是常理也。

葛根汤治身热，神清，痧隐稀疏，舌白，脉郁而喉不甚腐者。

葛根 牛蒡 荆芥 蝉衣 连翘 郁金 甘草 桔梗

加减葛根汤治无汗，痧隐，舌白，脉郁，喉烂不盛者可用。

葛根 牛蒡 香豉 桔梗 枳壳 薄荷 马勃 蝉衣 荆芥 防风 连翘 焦

栀　赤芍　甘草

香豉散治痧隐，脉郁，喉腐，舌燥，症虽乍起，津液不足，神虽清爽，邪火内伏等症。

香豉　牛蒡　荆芥　桔梗　连翘　焦栀　马勃　大贝　甘中黄（《疫痧草·汤药章卷下·疏达之剂》）

疫痧重者，疏散清化，宜并进也。表邪未解，疏散固不可少；疫火内炽，清化岂可以缓。表邪，末也，火炽，本也。症虽乍起，而见灼热无汗，痧隐成片，喉烂神烦，火炽已甚矣。灼热痧密，火盛而使然也。若泥无汗痧隐，而必一味疏达，愈疏则汗愈无，愈达则痧愈隐，愈疏达则神愈昏，喉愈腐。不顾在本之火，徒治在表之邪，所谓舍本求末，焉熊效乎？故立清散一门，表本兼顾，邪火并治，正如常山蛇形，击其首则尾应，击其尾则首应，自得触处洞然之妙也。

葛犀汤治灼热神昏，烦躁，喉腐，脉弦。痧隐成片不分颗粒，无汗舌垢者宜之。

葛根　犀角　牛蒡　桔梗　连翘　焦栀　蝉衣　荆芥　马勃　楂炭　甘中黄

犀豉饮治喉烂痧隐，脉弦。神昏，烦躁，热盛，汗少，舌绛，口渴，症虽乍起，而疫火燎原有内陷之势，神昏甚者兼用万氏牛黄丸。

犀角　香豉　牛蒡　荆芥　连翘　焦栀　马勃　大贝　蝉衣　赤芍　桔梗甘草（《疫痧草·汤药章卷下·清散之剂》）

疫痧之火，迅而且猛，清化之剂不可缓，更不可轻也。表邪未解，内火已炽，见机者在疫火未肆之前，而先化其火，故散必兼清，恐疫火肆而治之无益也。若表邪已解，火炽已盛，痧透脉弦，喉烂舌绛，口渴神烦，此时清化不重，正一杯水救一车薪之火，焉能有救乎？

犀角地黄汤治痧点已透。火灼液亏，脉数弦大，喉烂舌绛者宜之。如火灼液亏，舌绛喉烂，即痧透未足，疏达品中亦宜加之。此汤化毒救液之妙剂也。

犀角　地黄　丹皮　赤芍

犀羚二鲜汤治痧点虽透而喉烂极盛，脉弦大，口渴，神烦，舌绛唇干，火炽液涸者宜之。

犀角　羚羊角　鲜沙参　鲜生地　连翘　黑山栀　甘中黄　人中白　马勃大贝母　金银花　陈金汁　元参　生石膏　川黄连

夺命饮治疫火极盛津液干涸。舌绛口渴，神烦喉烂，脉象弦大，痧点云密者宜之。

川连　石膏　犀尖　原地　丹皮　赤芍　青黛　马勃　大贝　连翘　元参　金汁　羚羊角　鲜沙参　甘中黄

清肺饮治痧点已透，喉烂渐减，神爽热淡而咳嗽未平者宜之。

桑叶　鲜沙参　羚羊角　连翘壳　桔梗　生甘草　杜橘红　川贝母（《疫痧草·汤药章卷下·清化之剂》）

下夺之剂，不得已之所为也。表邪未解，内火已炽，可以助疏达之品，而为斩关之将，如双解散是也。表邪已解，火炽太盛，可以佐清化之品，而有夺门之能，如四虎饮是也。重剂也，而可施于正强邪实也。正强邪实，表邪未解者，必无汗，痧隐，喉烂，神烦，便秘，脉实，施之双解，不亦宜乎？表邪既解者，必得汗，痧密，喉烂，神躁，脉实，便闭，进以四虎，不亦宜乎？重剂也，不得已之所为也。

双解散治痧隐约，烂喉气秽。神烦便闭，目赤脉实症，势乍作，正强邪实者宜之。

大黄　元明粉　葛根　牛蒡　荆芥　大连翘　薄荷　蝉衣　枳壳　甘中黄桔梗

四虎饮治痧虽透而喉烂极盛。脉象弦数，目赤便闭，神烦舌绛，疫火盛者宜之。

大黄　黄连　犀角　石膏　知母　元参　生地　青黛　马勃（《疫痧草·汤药章卷下·下夺之剂》）

救液之剂，是佐使之一法，火盛液亏者必需也。疫痧之症，不出乎火，火盛者液必亏；疫痧之症，全赖乎液，液亏者病必危。而救液之品，化其火于恬淡之中，养其阴于未涸之候。佐疏达之品，不嫌其寒凝，佐清化之剂，无忧乎液涸。病之液，兵之粮也。粮既匮矣，兵勇何为？救液之剂，其可缓乎？

五鲜饮治舌绛而干，脉弦数大。痧隐而喉腐不盛，可以葛根汤并服；痧隐而喉烂盛，可与犀豉饮齐进。

鲜沙参　鲜生地　鲜茅根　鲜芦根　甘蔗汁

育阴煎治痧透肌燥，舌绛液干，喉烂便闭，脉弦无神。

元武版　鳖甲　原地　丹皮　鲜沙参　麦冬　知母　花粉　大贝母　元参　犀角　金汁

汤药五章，寓奇正相需之道也。《握机经》曰："兵以正合，以奇胜"。立方如立阵，用药如用兵，非奇正相需，焉能制胜劲敌乎？疫痧，病中之劲敌也。疏散之剂、清化之剂、救液之剂、正中之正也；下夺之剂、正中之奇也；清散之剂，奇中之奇也。自古名将，致人而不致于人为奇。所谓兵以奇胜也。正中之正，非不用奇，而所恃以制胜者，在乎堂堂之阵，正正之旗，所谓师出以律也。正中之奇，奇中之奇，非不堂堂之阵，正正之旗，而所持以为制胜者，又在遇劲敌于危途，而危事使安，死事使生，致人而不致于人也。正中之奇，可施于我实彼锐，出奇以制胜。奇中之奇，可施于我虚彼锐，出奇以制胜之。我之虚，人未为虚也。而以彼较我，势必彼锐而我虚，则以彼未锐而预挫其锐，以我未虚，而预防其虚，所谓兵以奇胜也。人知其胜而胜，不知不胜而所以胜机也！用药立方，实类于是。（《疫痧草·汤药章卷下·救液之剂》）

【阐释】

陈氏家学渊博，平时精究叶天士医案，深得治温要旨。故在下卷汤药章中，谓疫痧症属疫毒，即入营化火者多，并立疏达、清散、清化、救液诸法，寓奇正相需之道。其方精当实用，有主有从，能活用叶天士治温之法以治疫痧，总结出比较完善的疫痧治疗方法，实在难能可贵。

1. 立法重"清"，截断病势

本书对疫痧的证治辨析详明，其论治特点首先从病原上与时痧及一般温热病做出区别。他说："疫痧属温热之毒，非温热之邪。"因属疫毒为患，"最易传染，在一家连毙数口，可谓险而又险也"。因此在治疗时，当"在疫火未肆之前，而先化其火，则其火渐化，其病渐松"。若"在疫火既肆之后，而后化其火，吾恐化之无益矣"。此精神在论治时陈氏贯穿于全篇之中，立法着重一个"清"字。虽在表之症，亦必"疏中兼清"，"达而兼化"。

此等治痧之法，虽源于叶天士，但不完全拘泥于叶氏卫气营血辨治体系。是陈氏据疫痧"表末火本"的病理特点，而确定的截断病势、扭转危机的抢救疗法，当是陈氏于反复治疗过程中的实践体验。如《卷上辨论章·辨论治疫痧不同治伤寒》中云："汗虽无，身灼热，痧虽隐，无颗粒，脉虽郁，喉已烂，舌虽垢，神已烦。疏不兼清，每多凶，达而兼化，每多吉。"又曰："如证现灼热无汗，肌如红纸，脉软弱无神，痧隐不透，证险宜清散并用，若灼热无汗，痧隐神昏，喉烦气秒，是疫火内闭，最危也，无汗痧隐，清达并重。"所谓清达、清化，说明虽有无汗、痧隐不透等表证，在疏达之中，均不忘"清"字。故其用药每多重用犀角，它如连翘、山栀、马勃、中黄等品；如痧点已透，火灼，喉烂、舌绛者加凉血清热之品如地黄、丹皮、赤芍；见喉烂极盛者，舌绛，口渴，神烦，火势炽张者，用大剂石膏、黄连、鲜沙参、犀角、羚羊角、鲜生地黄、玄参、金汁等品。

2. 明辨得失，示人法则

陈氏在《疫痧草》汤药章中，治疗上强调必须注意正邪交争中的正气盛衰，同时又指出必须重视津液亏损，他说："疫痧之症，全赖乎液，液亏者，病必危。""病之液，兵之粮也，粮既匮矣，兵勇何为。"故临证时在证势危急之时，务必分辨正邪之间的关系。他比喻用药如用兵，以运兵取胜之理来阐明临床正治、变治等用药之道，指出治疗立方，必明奇正，治病当在邪敌未锐之初而预挫其锐，"所谓兵以奇胜也。"也就是说治疗上要迅速截断病势，敌挫邪退而正气不虚。这些立方用药法则精神，贯穿于全书始末，亦是《疫痧草》全篇的要领。总之，这些论治法则，有一定的规律可循，对后世治疗疫痧，指明了应循道路。故清·沈青芝所辑《喉科集腋》中说："程镜宇云：按陈耕道方法无一不是凉散兼施，盖深得夫表邪为末，火识为本之旨，故立法有条不紊，宜其发一百中，验效如神。"

（1）痧前期的常用治疗方药　正如曹心怡所云："温厉之邪，郁之深而发之暴，不能自出于表，以致上窜咽喉，苟非洞开毛窍，何以浪其毒而杀其势。"根据这个原则，治疗时大多采用疏达之法，所谓疏达，疏是疏宣肺气，达是开达皮腠。喉属肺，肺主气，亦主皮毛，肺开则皮毛亦开，肺气化则血毒亦化，可使痧毒速透，疫邪由外而泄，喉证因亦随之减轻。如丹痧身热神清，痧点稀疏未透，舌白而喉不腐者，应用方剂如葛根汤。方中之葛根、荆芥、连翘可以发汗解表、透痧解毒；蝉衣、牛蒡子既可透疹解毒，兼可疏散风热；川郁金能开肺金之郁，则邪可外达；生甘草、桔梗可以清热解毒、利咽止痛，且可引药上行，这是丹痧初期治疗，最合理想的一张方剂。如灼热神烦，喉腐脉弦，痧隐成片，不分颗粒，无汗舌垢者，可用葛犀汤，即葛根汤方去郁金，加犀角以凉血解毒，山栀以清心泻火，马勃以清咽止痛，楂炭以消导化滞。

不过丹痧初期的治疗，只宜清透为佳，切忌辛温升散过度，更不可猛进大剂寒凉，若误用之，可使疫毒冰伏于内，不能外达，变为音哑喉腐、气促发厥之恶候，所以，叶天士云："温毒外达，多有生者，寒凉强遏，多至不救。"因此，临床治疗时，不可不加注意。

（2）见痧期的常用治疗方药

见痧期的治疗，在丹痧透发过程中，最为重要，因为此期之病情，复杂而多变，关系到预后的问题，此期陈氏提出最主要的三个治法是：

清散法：当丹痧经过疏达之后，痧透已足，喉部感觉宽舒，但红肿未退，仍然口渴心烦，舌质通红或绛，舌尖有刺如杨梅，此属痧毒已泻，而伏火内炽之征，当以清散为正治，所谓清散，清其血分之伏火，散其气分之结热，轻则如陈氏清肺饮，借以清火泻热，方中之桑叶、连翘可以轻宣肺气；沙参、川贝可清肺热而化痰；广皮理气和胃；甘草、桔梗可以清利咽喉。若痧点已透，喉烂极盛，口渴神烦，舌绛火炽，津液干涸，势属热毒内甚，可用犀羚二鲜汤，大剂清散以治疗，若稍犹豫，必有筋急血燥，而生痉厥之变。故方用犀角、羚羊角凉血解毒，清热镇痉；鲜生地黄、鲜石斛、玄参、增液养胃，以清血热滋阴；焦山栀、黄连、生石膏清气热而降火；金银花、连翘、马勃、川贝解毒利咽；金汁、人中黄尤为解毒之圣药，用之得当，每每奏效神速。

清化法：陈耕道明确提出"疫痧之火，迅而且猛，清化之剂不可缓，更不可轻也。表邪未解，内火已炽，见机者在疫火未肆之前，而先化其火，故散必兼清，恐疫火肆而治之无益也"。临床见表邪已解，火炽已盛，痧透脉弦，喉烂舌绛，口干神烦，此时再用清散则如杯水车薪，当用清化。代表方剂有犀角地黄汤，病情较重者可用犀羚二鲜汤。

下夺法：下夺即经所谓"上病下取，引而夺之"之意。是在疫痧治疗过程中不得已而用之的一个法则，由于毒势深重，火焰沸腾，若不扫尽狂氛，则难存阴液，然而必须在有汗痧密、神昏谵语、起坐如狂、喉烂脉实、大便秘结的情况下方可使用，如犀连承气汤，方中之枳实、生锦纹可以荡热去痞；犀角、鲜生地黄可以凉血清热；川连、金汁可以清火解毒，用之得当，常可一药而愈。

（3）痧后期的常用治疗方药

救阴法：救阴即救液，就是救肺胃之津液，凡丹痧经清散，清化，或下夺之后，重症虽经治愈，然而阴气大伤，肺津胃液，亦多热灼亏损，故丹痧既愈之后，呈现周身脱皮如膜，此即阴津受损之征象，宜予生津增液，为善后之良法，所以，《疫喉浅论》亦云："热涸阴精，扶元救阴，两火门庭，疫由火发，火盛灼津，透化攻夺，善保真阴。"宜用五鲜饮，方中以生梨汁、荸荠汁、芦根汁、麦冬汁、藕汁甘寒救液而养液。

四、强调疫痧的传染性、重视疫痧预防措施

【原文】

烂喉疫痧，疫毒自口鼻吸入，干于肺胃，盛者，直陷心包。口鼻之气通于天，天有郁蒸之气，霾雾之施，人自口鼻吸入，着于肺胃，主咽喉，故疫痧多见烂喉也。至于神昏，其疫毒已陷心包，如暑气之归心矣。（《疫痧草·辨论章卷上·辨论疫邪所干脏腑》）

疫痧之毒，有感发，有传染。天有郁蒸之气，霾雾之施，其人正气适亏，口鼻吸受其毒而发者，为感发。家有疫痧之人，吸受病人之毒而发者为传染。所自虽殊，其毒则一也。（《疫痧草·辨论章卷上·辨论疫毒感染》）

疫，厉气也。厉气何自而结，结于天应寒而反大热，天应热而反大寒；或大寒之后继以大热，大热之后继以霾雾，大热之后继以大寒，大寒之后继以淫雨；或河水泛而

气秽；或疾风触而气毒；或天久阴而郁热；或天盛暑而湿蒸。此疫气之所由结也。然此特于有象求之，天之布疫也。象无可拟，或布一方，或布一家，有感有不感者，数也。（《疫痧草·辨论章卷上·辨论疫气所结》）

疫之来也，无从而避也；避疫之说，不过尽人事以听天尔。凡入疫家视病，宜饱不宜饥，宜暂不宜久；宜日午不宜早晚，宜远座不宜近对。即诊脉看喉，亦不宜于病者正对，宜存气少言，夜勿宿于病者之家，鼻中可塞避疫之品，以上之法，皆有象之避也。至于无形之感触，数也，无从而避之也。一日，群医在疫家诊病，一医年最老，主人问曰："疫之传于人，人所知也，而医者日至疫家，必有避忌之法。"或曰："视疫病也，宜饱不宜饥。"或曰："诊疫脉也，坐宜偏不宜对。"或曰："医至疫家不一，然所至之家，俱暂而不久，一诊之后，议论定方，未必即在疫病之房，其感气浅，所以传染少也。"老者默然，主人叩之，曰："诸公之说俱是，然余之言异乎诸子之说。疫邪，厉气也，厉气不胜正气。医者至疫家诊脉定方，殚心竭虑，必求危病得安而后快，是正气也。在我有正气，在外之厉气，何自而干之乎？"余闻其言，心甚敬服，而笔之于书。（《疫痧草·辨论章卷上·辨论避疫气》）

疫痧之发，昔日少而近日多，昔日轻而近日重，重者死而死者多，不可不考其所由来也。其所由有四：疫毒疠干脏腑；气禀薄，易吸受；种痘甚行，胎毒未清；起居不调，疫毒易干。疫气今昔之所同也，然往昔疫邪，未闻发痧，往昔发痧，未闻烂喉。疫痧者，疫毒直干肺脏而烂喉。气秽盛者，直陷心包而神昏不救，瞬息之间，命遂夭殂。毒气传染，枉死甚众，疫疠之重，良可哀也。然人气禀厚，正气旺，精神强固，气血充和，呼吸之间，疫毒无自而干。即或气禀薄，正气弱，而能寡嗜欲，节饮食，调寒暖以慎起居，使脏气和谐，精神清畅，疫毒虽厉，究亦邪不胜正。否则疫毒之干，诚易易也。痘是借温热之邪，以发先天之毒，邪盛毒重，十毙五六，时痘缠绵，盈村累巷。而种痘之法，俟其温热不蕴积之时，发其先天一二分之毒，种之得法，十不失一，简便灵妙，无逾于此。种痘之法，是假人巧以息危疾，而疫痧之行，又因人巧而致危症。自出之痘，胎毒轻则痘轻，胎毒重则痘重，先天之毒，必尽达乃已。而种痘者，胎毒虽重，不过发其一二，其余胎毒，乃蕴而未发也。毒未发而疫毒干之，则二毒混淆，若火燎原，津液为之涸，脏腑为之腐，得其疾者，危殆不救。疫痧之行，非因人巧而致危症乎？然因疫痧而诋种痘，则又非也。胎毒虽盛，气禀虽薄，疫疠虽重，而能寡嗜欲，节饮食，调寒暖，消疫痧之患于无形者，亦未尝无之，所谓人定可以胜天也。即或寡嗜欲，节饮食，调寒暖，而终不免疫痧传染者，天也，人不得而知之矣。（《疫痧草·辨论章卷上·辨论疫邪所由来》）

疫之为病，一触即发，未发之前，安然无恙也，既发之后，迅如雷电也。医者全视其感疫之轻重，观其正阴之虚实。正阴虚而感疫重，一发即多犯象，感疫轻而正阴实，其发自有顺机。其犯象也，其顺机也，亦必身热痧见而后定之。不能因弟发痧而决兄不发也，亦不能因兄发痧而决弟之必发也。亦有兄发痧而预使弟服药，盍因弟发痧而使兄他居之为妙乎？他居之而亦发痧者，数也，人不得而知之矣。若论如伤寒之有伏邪而后发，何以病疫之家，兄发而弟亦发，此发而彼亦发，天然之巧，伏邪人聚于一家乎？若论感疫久之而后发，何以朝见兄病，而夕即弟病。更有亲来视病，而即染之乎？总之，医者在乎视其感疫之轻重，观其正阴之虚实，而定其病势之顺险。其险其顺，能于一发之时，决而无误，斯为老眼。(《疫痧草·辨论章卷上·辨论疫邪迅速一感即发》)

痧后调摄，最宜谨慎，调摄不善，岂特痧后虚痨，种种恶症，随其所犯而乘之。曾见食坚硬而腹胀死，食生冷而水肿死，如此之类，不可胜记。疫痧之症，二火内炽，津液为之涸，脏腑为之伤。其后病愈未久，或火虽退而正气甚虚，或正既虚而余火未净，偶有所犯，则邪火复炽。正如摧粪墙，折朽木，往往有直干脏腑而立毙者。夫疫痧恶症，其愈虽难，痧后不慎，其毙甚易，思既愈而复毙之可畏，自必谨慎调摄之。(《疫痧草·辨论章卷上·辨论疫痧愈后宜谨慎调摄》)

【阐释】

《疫痧草》中陈氏主辨疫痧之"有疫""无疫"，明示此病具有强烈的传染性，并指出其传播途径有感发与传染的不同，故控制传染源、切断传染途径是有效控制疫痧流行的先决条件。

1. 强调疫痧的传染性

（1）疫痧传染性极强　陈氏在《卷上辨论章·辨论疫邪迅速一感即发》中说："疫之为病，一感即发，未发之前，安然无恙也，既发之后，迅若雷电也。"还说："朝见兄病，而夕即弟病，更有亲（戚）来视病而即染病乎！"详细说明了疫痧之传染性强，流行较广的特点。

（2）反对伏气学说，指出疫痧发病为单一性的疫痧之毒（郁蒸之气）所引起　有些伤寒和温病学家，深信伏气说，然陈氏却极力反对用于疫痧，他说："何以病疫之家，兄发而弟亦发，此发而彼亦发，天然之巧，伏邪人聚于一家乎？"这与现代传染病对猩红热的认识是相一致的。

（3）传播途径有感发与传染两种传染途径　提出"疫痧之毒，有感发，有传染。天有郁蒸之气，霾雾之施，其人正气适亏，口鼻吸受其毒而发者，为感发。家有疫痧之人，吸受病人之毒而发者为传染"。说明烂喉丹痧的致病主因是外感疫痧之毒，其传入和传播途径是由"口鼻"吸受，且正当人体正气亏虚之时而发。陈耕道所提及的"感发"与"传染"之论，恰恰符合现代传染病学的观点

（4）疫痧传变途径　《疫痧草·辨论章卷上·辨论疫邪所干脏腑》中云："烂喉疫痧，疫毒自口鼻吸入，干于肺胃，盛者直陷心包。口鼻之气通于天，天有郁蒸之气，霾雾之施，自口鼻吸入，着于肺胃，肺主咽喉，故疫痧多兼烂喉也。至于神昏，其疫毒已陷心包。"可见陈氏认为咽喉为肺胃之门户，又因肺主皮毛，胃主肌肉，所以本病初起既有发热恶寒、头痛身楚等肺卫表证，又有咽喉肿痛和肌肤丹痧等局部临床特征。继则表证消失，热毒归于肺胃，并进一步转盛，咽喉红肿糜烂、肌肤丹痧更为显著。故何廉臣总结说："疫痧时气，吸从口鼻，并入肺经气分则烂喉，并入胃经血分则发痧。"若感邪较轻，人体正气较强，通过积极治疗，肺胃气分热毒外解，则病可痊愈；反之，感邪较甚，正气较弱，治疗不及时或不恰当，温热时毒可深入营血或迅速内陷心包；也有热毒内闭而正气外脱者，均为本病的危重症。

2. 重视疫痧预防措施

（1）未病先防，强调养生摄身 疫痧恶证多险重，其愈亦难。因此，陈氏特别强调未病先防，提出注意摄生，保全正气。如（《疫痧草·辨论章卷上·辨论疫邪所由来》）中陈氏云："然人之气禀厚，正气旺，精神强固，气血充和，呼吸之间，疫毒无自而干。"强调人体正气充盛对于防治疫病的重要性。然若："即或气禀薄，而能寡嗜欲，节饮食，调寒暖，慎起居，使脏气和谐，疫毒虽厉，究亦邪不伤正。"指出虽然正气弱，但若注重摄生，也可以达到保养正气、防治邪气的目的。

（2）积极隔离，注意避疫 陈氏强调避免污秽之气，可防止传染病的发生。故云："不能因弟发痧而决兄不发也，亦不能兄发痧而决弟之必发也；亦有兄发痧而预使弟服药，盍若弟发痧而使兄他居之为妙乎！"强调了对病人隔离，减少人员互相接触，避免交叉感染等措施在控制疫情发展上的重要性。而患疫之人，要有人诊治、服侍，医者、护理者如何避疫呢？他认为"凡入疫家视病，宜饱不宜饥，宜暂不宜久，宜日午不宜早晚，宜远坐不宜近对。即诊脉看喉，亦不宜与病者正对，宜存气少言，夜不宿于病者之家，鼻中可塞避疫之品"。如先涂雄黄或紫金锭于鼻，问疾勿向其面，既出，纸搐取嚏。并提出用大黄、茵陈、降香、茅术焚香烟熏作空气消毒的积极预防措施。

陈耕道先生，融会前贤之长，结合临床心得，打破陈见，独创一格，著作猩红热病专书《疫痧草》，虽未能尽善尽美，然其内容丰富，有许多观点与现代医学吻合，且对猩红热的发病、诊断、预防、隔离等认识已初具规模。在中医药书籍中能阐述疫痧，而说理最翔实者允推此书为第一。故此书初版于嘉庆六年（1801）至今已有一百八十四年。后因此书甚受江南医家称许，宋耀廷和万墉在道光十八年二月斥资再版并作序，还增加了防疫方法（病家可用大黄、茵陈、降香、茅术烟熏作空气消毒）。光绪三十年浙江嘉善徐鸿基又刻印第三版。因此书多流行局限于江浙，知之者不多，故作上述评介，以示一斑。

附 篇 1

瘟疫病案选录 ▷▷▷▷

一、时行温疫病案

温疫案

章 七十岁

温热发癍,咽痛。

生石膏一两　人中黄二钱　苦桔梗六钱　知母四钱　射干三钱　芥穗二钱　元参五钱　银花六钱　牛蒡子五钱　黄芩二钱　连翘六钱　马勃二钱　犀角三钱

苇根、白茅根煎汤,煮成四碗,日三服,夜一服。

温癍三日,犹然骨痛,胸痛,咽痛,肢厥。未张之痧热尚多,清窍皆见火疮,目不欲开,脉弦数而不洪,口干燥而不渴。邪毒深居血分,虽有药可治,恐高年有限之阴精,不足当此燎原之势,又恐不能担延十数日之久。刻下趁其尚在上焦,频频进药,速速清阳。再以芳香透络逐痧,俾邪不入中下焦,可以望愈。

约二时间服紫雪丹二分,宣泄血络之痧毒。

连翘一钱　银花一钱　犀角五分　薄荷三分　牛蒡子一钱,炒研　丹皮五分　人中黄三分　桔梗一钱　白茅根五分　元参一钱　郁金四分　藿香梗五分　炒黄芩三分　芥穗三分　马勃三分　苇根五分　射干五分

周十二时八帖。

照前方加金汁五匙,仍周十二时服八帖。

照前方加犀角三分,黄连三分,炒枯,仍周十二时八帖。

邪有渐化之机,但心火炽盛,阴精枯而被烁,当两济之。

犀角一两,先煎　银花六钱　生白芍六钱　细生地八钱　连翘六钱　麦冬一两,连心　黄连四钱,先煎　丹皮一两　生甘草四钱　白茅根五钱　鲜荷叶四钱

煮成四碗，分四次服。

仍用前药一帖，先煮半帖，约八分二杯，除先服昨日余药一碗外，晚间服此二碗，余药明早煮成，缓缓服之。

如前日法，邪去八九，收阴中兼清肺胃血分之热而护津液。

生白芍六钱　大生地一两　沙参三钱　炙草三钱　柏子霜三钱　火麻仁三钱　麦冬八钱　白茅根五钱

八分三杯，三次服。

里热甚，胸闷骨痛，必须补阴而不宜呆腻。

生白芍四钱　沙苑子二钱　细生地五钱　沙参三钱　麦冬五钱　柏子霜三钱　冰糖二钱　广皮炭钱半

赵　十岁　五月十二日

温病之例，四损重逆为难治。今年老久病之后，已居四损之二。况初起见厥，病入已深。再温病不畏其大渴，引饮思凉，最畏其不渴。盖渴乃气分之病，不渴则归血分。此皆年老藩篱已撤，邪气直入下焦之故。勉议清血分之热，加以领邪外出法。

丹皮二钱　细生地二钱　连翘二钱　郁金二钱　桔梗一钱　羚羊角钱半　甘草五分　桑叶一钱　银花一钱　麦冬一钱　茶菊花一钱　薄荷八分

日三帖，渣不再煎。

十三日　今日厥轻，但老年下虚，邪居血分，不肯外出，可畏，用辛凉合芳香法。

连翘三钱　牛蒡子三钱　藿香钱半　元参三钱　豆豉三钱　薄荷八分　银花三钱　郁金钱半　桑叶二钱　细生地三钱　丹皮三钱　麦冬三钱　芦根五寸

十四日　六脉沉数而实，四日不大便，汗不得除，舌苔微黄，老年下虚，不可轻下。然热病之热退，每在里气既通以后。议增液汤，作增水行舟之计。

元参二两　细生地一两　栀子炭六钱　丹皮六钱　麦冬一两　牛蒡子八钱

水八碗，煮三碗，三次服，均于今晚服尽，明早再将渣煮一碗服。

十五日　仍未大便，酌加去积聚之润药。即于前方内加元参一两、细生地一两。

十六日　脉已滑，渴稍加，汗甚多，邪有欲出之势，但仍未大便，犹不能外增液法，少入玉女煎可也。既可润肠，又可保护老年有限的津液，不比壮年，可放心攻劫也。

元参三两　知母三钱　细生地二两　麦冬一两　生甘草二钱　生石膏一两　银花六钱　连翘五钱

十七日　渴更甚，加以保肺为急，即于前方内加黄芩三钱、生石膏一两、知母二钱。

十八日　大便已见，舌苔未净，脉尚带数，不甚渴，仍清血分为主，复领邪法。

麦冬三钱　生甘草二钱　细生地一两　元参五钱　丹皮六钱　银花三钱　连翘三钱　黄芩二钱

煮三碗，三次服。（《吴鞠通医案·卷一·温疫》）

温毒案

王氏 二十三岁 甲子五月十一日

温毒颊肿，脉伏而象模糊。此谓阳证阴脉耳。面目前后俱肿，其人本有瘰疬，头痛，身痛，谵语，肢厥。势甚凶危，议普济消毒饮法。

连翘一两二钱　牛蒡子八钱　银花两半　荆芥穗四钱　桔梗八钱　薄荷三钱　人中黄四钱　马勃五钱　元参八钱　板蓝根三钱

共为粗末，分十二包，一时许服一包，芦根汤煎服。肿处敷水仙膏，用水仙花根去芦，捣烂敷之，中留一小口，干则随换。出毒后，敷三黄二香散。

三黄二香散

黄连一两　黄柏一两　生大黄一两　乳香五钱　没药五钱

上为极细末，初用细茶汁调敷，干则易之，继用香油调敷。

十二日　脉促，即于前方内加生石膏三两、知母八钱。

十三日　即于前方内加犀角八钱、黄连三钱、黄芩六钱。

十四日　于前方内加大黄五钱。

十五日　于前方内去大黄，再加生石膏一两。

十六日　于前方内加金汁半茶杯，分次冲入药内服。

十八日　脉出，身壮热，邪机向外也。然其势必凶，当静以镇之，勿事荒张，稍有谵语，即服牛黄清心丸一二丸。其汤药仍用前方。

二十日　肿消热退，脉亦静，用复脉汤七帖，全愈。

史 二十二岁

温毒三日，喉痛胀，滴水不下，身热，脉洪数。先以代赈普济散五钱煎汤，去渣，漱口与喉，噙化少时，俟口内有涎，即控吐之。再嗽再化再吐，如是者三五时，喉即开，可服药矣。计用代赈普济散二两后，又用五钱一次与服，每日十数次，三日而喉痛止，继以玉女煎五帖，热全退，后用复脉汤七帖收功。

代赈普济散方

主治温毒、喉痹、项肿、发疹、发斑、温痘、牙痛、杨梅疮毒、上焦一切风热、皮毛痱痤等证。如病极重者，昼夜服十二包，至轻者服四包，量病增减。如喉痹滴水不下咽者，噙一大口，仰面浸患处，少时有稀痰吐出，再噙再吐，四五次，喉即开。服药后如大便频数，甚至十数次者，勿畏也，毒尽前愈。如服三五次，大便尚坚结不通者，每包可加酒炒大黄五六分，或一钱。

桔梗十两　牛蒡子八两　黄芩六两，炒　人中黄四两　荆芥穗八两　银花一两　蝉蜕六两　马勃四两　板蓝根四两　薄荷四两　元参十两　大青叶六两　生大黄四两，炒黑　连翘十两，连心　僵蚕六两　射干四两

上为粗末，每包五钱，小儿减半，瓷瓶收好，勿出香气。

按：此方用东垣普济消毒饮，去直升少阳、阳明之升麻、柴胡，直走下焦之黄连，合化清气之培赈散，改名曰代赈普济散，大意化清气，降浊气，秽毒自开也。方名代赈

者，凶荒之后，必有温疫，凶荒者赈之以谷，温疫者赈之以药，使贫者病者皆得食赈，故方名代赈也。(《吴鞠通医案 · 卷二· 温毒》)

时行大头案

罗谦甫治中书右丞姚公茂，疫发头面肿疼，耳前后尤甚，胸中烦闷，咽嗌不利，身半以下皆寒，足胫尤甚，脉浮数，胺之弦细，上热下寒明矣。《内经》云：热胜则肿。又云：春气病在头。《难经》云：蓄则肿热，砭射之也。遂于肿上刺，其血紫黑，顷时肿痛消散。又于气海、三里、大街艾炷灸百壮，导热下行，遂立既济解毒汤。

江篁南治给事中游让溪，感大头风症，始自颈肿，延至面赤，三阳俱肿，头顶如裂，身多汗，寐则谵语，喘咳。其亲汪子际以川芎茶调散合白虎汤，服一剂而减。次日耳轮发水泡数个，余肿渐消，独耳后及左颊不散。又以六黄汤加散毒药，延及二旬，巅顶有块如鸡子大，面颊余肿未消。江以生黄芪、米仁、茯苓、黄芩、生草，加童便从火治，更饮绿豆、童便，五日愈。(《温毒病论·治疫名案》)

温毒发癍案曾月根（住五华周潭）

【病者】张少卿，年二十二岁，法政学生，住广东五华大田。

【病名】瘟毒发癍。

【原因】感染温毒时行而发。

【症候】面赤唇红，一身手足壮热，血毒外渍，神烦而躁，发出红斑。

【诊断】六脉洪大，右甚于左，舌鲜红，阳明血热无疑。血为阴，气为阳，阳盛则烁血，血热则发癍矣。

【疗法】凉血解毒，以泄络热，故以生地、犀角之大寒为君，以清君火，佐以芍药、丹皮之微寒，以平相火，火熄则斑黄阳毒皆净尽矣。

【处方】鲜生地一两　犀角尖二钱　赤芍药六钱　丹皮二钱五分

【效果】一服热清癍透，继用清养法调理而痊。

廉按　温毒发斑，犀角地黄汤却是正治。故《千金》古方，平时不可不研究也。(《重印全国名医验案类编·八大传染病案·时行温疫病案》)

温疫发癍案胡剑华（住景德镇毕家同）

【病者】孙云山，年三十一岁，酱园柜员，住景德镇。

【病名】温疫发癍。

【原因】夏历八月，癍症流行，平素嗜酒，起居不慎，故易于传染。

【症候】面部浮肿，四肢酥麻，恶寒发热，脊强无汗，口渴嗜茶，腹内不安，荐骨痛甚，癍发隐隐。

【诊断】舌根淡黄少津，脉浮而数，浮为外越之象，数主高热之征。脉症合参，断为阳明热郁发斑之候。

【疗法】癍宜外达，必汗先泄而癍随之出，故用麻杏甘石汤鼓其外出，仍虑力薄，复加防风、独活，助其发汗排泄之力也。

【处方】净麻黄八分　防风一钱　生甘草六分　生石膏八钱　独活八分　苦杏仁二钱

【效果】服一剂，汗出而寒热退，二剂身痒瘰出，三剂荐骨痛止，四剂全愈。

廉按　麻杏甘石汤开表清里，却为透发瘰疹之良剂。惟时当夏月，麻黄宜易香薷，李氏时珍所谓夏月之用香薷，犹冬月之用麻黄也。仿其法，勿执其药，是亦化而裁之妙用欤。（《重印全国名医验案类编·八大传染病案·时行温疫病案》）

温疫内陷症案陈务斋（住梧州四方井街）

【病者】陈梁氏，年二十五岁，广西容县，住乡，体壮，农业。

【病名】温疫内陷。

【原因】素因食物不节，消化不良，宿滞化热。诱因温疫流行，传染菌毒而发，又因药误而内陷。

【症候】初起恶寒发热，头痛项强，腰脊疼胀，肢倦口渴，由午至酉，起立即仆，不省人事，牙关紧闭，肢冷至肘，脘腹灼热，气粗喘急，唇缩而焦，齿黑而干，目赤面青，经昼夜不醒。

【诊断】左右脉伏，舌紫而苔罩白腻，体温达一百零四度，此吴又可所谓体厥脉厥也，由疫毒将发，新凉外束，伏邪欲达而不能遽达，遂至脉伏不见，热极而厥，厥深热亦深。故前医叠用辛散通关方法，竟一昼夜不效。病势甚凶，危在顷刻。惟脉伏多系实证，虽见昏厥，开达得法，或可挽救于什一。

【疗法】初用竹沥合童便，重加紫雪一钱，频频灌下，以豁痰宣窍，清热降火。服后神识略醒，再用刘氏双解散，去防、术、芎、归、芍等，加红花、中白、牙皂、磨犀，取荆、薄、麻黄速解肌表，以辛散外寒，犀角、翘、栀速透上焦，以清宣里热，硝、黄、芩、膏荡涤肠胃，以凉泻伏火。然病至内陷昏厥，必有有形之痰火瘀热，蒙闭心与脑神气出入之清窍，故用牙皂、桔梗以开痰，红花、中白以涤瘀。君臣佐既经配合，而使以益元散者，解热毒以调和诸药也，一服后，则肢表厥减，面唇略润，诊脉略见沉弦数。再二服后，人事略醒，牙关缓软，四肢厥除，惟手足麻挛，口甚燥渴，体中发热，心常惊悸，起卧无常，诊脉起而洪弦数。又用犀羚钩藤汤加中白，取其直清心肝，泻火息风，泄热通络，化痰利水。一服后，热退体和，肢表麻挛已除，惟咽干口渴，烦躁不眠，诊脉弦数略减。又用人参白虎合犀角地黄汤，双清气血两燔，润津燥以救阴液。

【处方】防风通圣散加减方

荆芥穗一钱　苏薄荷一钱　带节麻黄三分　生大黄四钱　生山栀三钱　犀角尖二钱（磨冲）　净朴硝三钱（冲）　益元散三钱（包煎）　西红花二钱　人中白二钱　生石膏六钱（研细）　青连翘四钱　青子芩三钱　小牙皂一钱　津桔梗一钱

【次方】犀羚钩藤汤加人中白方

犀角尖一钱（磨冲）　羚羊角二钱（先煎）　钩藤钩五钱　人中白三钱　牙皂角一

钱　生石膏六钱　知母三钱　莲子心四钱　川木瓜三钱　龙胆草二钱　淮木通二钱

【三方】人参白虎合犀角地黄汤

西洋参三钱　生石膏三钱　肥知母四钱　粉甘草一钱　陈粳米六钱　黑犀角三钱　鲜生地四钱　生赤芍三钱　牡丹皮钱半

煎服。

【效果】五日牙关不闭，四肢厥除，人事已醒。十日热退体和，食量略进。二十日烦躁已除，食量略进，元气回复而痊。

廉按　凡疫病目赤面青，昏厥如尸，四肢逆冷，六脉沉伏者，此为闷疫。闷疫者，疫毒深伏于内而不能发越于外也，渐伏渐深，入脏而死，不俟终日也，至于急救之法，先刺少商、中冲、曲池、委中等穴以宣泄其血毒，再灌以紫雪合玉枢丹清透伏邪，使其外达，或可挽回。此案方法，大旨近是，惟少一刺法，则未免缺点矣。(《重印全国名医验案类编·八大传染病案·时行温疫病案》)

瘟疫闭症案 丁佑之（住南通东门）

【病者】赵大兴，年四十二岁，商界，住县城。

【病名】温疫闭症。

【原因】疫毒内伏血分。

【症候】面色清淡，四肢逆冷，呕泻兼作，昏瞶如迷。

【诊断】六脉细数沉伏，舌色紫赤，良由热伏于内而不发露于外，渐伏渐深，入脏即死，不俟终日，此温疫之最烈者。

【疗法】宜内外兼治，先刺曲池、委中以泄营分之毒，再以紫雪清透伏邪，使其外越。

【处方】紫雪丹五分，新汲水调下。

【效果】一剂知，二剂效。如斯大症，不十日而痊。后治多人，均应手而愈，虽不敢夸验案，然亦不敢自秘。

廉按　仿孟英治闷疫例，却是救急之捷法，妙在先用刺法放血，使疫毒从血分排泄，然后用紫雪使穿经入脏之疫毒，从内达外而消解，故其效如神。(《重印全国名医验案类编·八大传染病案·时行温疫病案》)

温疫昏厥案 姜德清（住平度北七里河）

【病者】官忠学，年五十岁，住平度城北花园。

【病名】温疫昏厥。

【原因】辛酉年八月染疫，前医叠次攻下而无效。

【症候】初起恶寒头痛，四肢酸痛，叠经误治，遂致舌胀满口，不能言语，昏不识人，呼之不应，小便自遗，便闭，旬余大小腹胀，按之板硬。

【诊断】六脉洪大，齿垢紫如干漆，脉症合参，此极重之温疫昏厥也。医者不明病源，发表数次，大耗其液，温补药多，更助其火，火炽液伤，上蒸心脑，下烁胃肠，病之所以酿成坏象也。

【疗法】汤丸并进，因重用生石膏直清阳明，使其敷布十二经，退其淫热为君，犀角、川连、黄芩、连翘，泄心肺之火为臣，元参、生地、知母抑阳扶阴，泄其亢甚之火，而救欲绝之水为佐，丹皮、赤芍、栀子泄肝经之火为使。令其先用利便糖衣丸五粒，接服蓖麻油一两，服后约一时许，大便自下，大小腹俱软，速进汤药两剂头煎，调服安宫牛黄丸两颗。

【处方】生石膏八两（研细）　真犀角四钱　小川连四钱　黄芩四钱　青连翘三钱　元参一两　鲜生地一两　知母八钱　丹皮三钱　赤芍三钱　焦栀子三钱　生绿豆二两　鲜竹叶五钱，煎汤代水。

安宫牛黄丸方

犀角末一两　小川连一两　黄芩一两　焦栀子一两　广郁金一两（生打）　明雄黄一两　飞辰砂一两　珍珠五钱　台麝香二钱半　真冰片二钱半

共为细末，炼蜜为丸，赤金为衣，每丸重三分，金银花、薄荷煎水送。

【次诊】六脉和而略大，齿垢净尽，舌尚干，能言语，惟昏谵未净除，是余热未清。原方减其用量，再进两服，间用安宫牛黄丸一颗，药汤调服。

【次方】生石膏四两（研细）　真犀角二钱　小川连二钱　黄芩二钱　青连翘三钱　元参六钱　鲜生地八钱　知母六钱　粉丹皮三钱　赤芍二钱　焦山栀三钱　生绿豆一两　鲜竹叶三钱

安宫牛黄丸一颗，研细，药汤调服。

【三诊】六脉和平，舌苔退而微干，时有错语，仿增液汤意，令其连进两剂，间用万氏牛黄丸一颗，药汤调下。

【三方】仿增液汤意

生石膏二两（研细）　细生地八钱　知母六钱　连心麦冬四钱　万氏牛黄丸一颗，研细，药汤调下

万氏牛黄丸方

西牛黄五分　小川连一两　黄芩二钱　广郁金四钱　生山栀六钱　飞辰砂三钱

共为细末，神曲糊丸。

【效果】八日即能起坐，旬余胃健而愈。

廉按　病则温疫昏厥，药则中西并进，方从余氏师愚、吴氏鞠通两家择用，清矫雄健，卓尔不群，真胆识兼全之验案也。（《重印全国名医验案类编·八大传染病案·时行温疫病案》）

时疫温毒案陈在山（住辽阳咸春堂）

【病者】郭麟阁之子，年二十三岁，住奉天牛庄城。

【病名】时疫瘟毒。

【原因】素多嗜欲，体瘦阴虚，外感时毒而发病。

【症候】咽喉骤然肿痛，气喘声哑，舌黄口渴，皮肤热，头项痛，心烦谵语，小水

黄涩，大便燥结。

【诊断】脉沉细数，症与脉不相符者，由素嗜烟色之人，津亏血燥，龙雷之火动于内，温热之邪袭于外，内外交迫，表里不通，故脉现似阴非阴，理应舍脉从症，不必为脉理所泥也。

【疗法】重用鲜生地救阴凉血为君，花粉、石膏生津止渴为臣，犀角、薄荷、双花解毒退热为佐，枳壳、蒌仁通畅气分为使，加山豆根、牛蒡子清咽利膈，解毒散热，滑石、竹叶渗利水道，引热下行。

【处方】鲜生地八钱　生石膏一两　天花粉四钱　二宝花三钱　牛蒡子三钱　枳壳二钱　山豆根二钱　薄荷叶一钱　黑犀角一钱　栝蒌仁四钱　淡竹叶钱半

【又方】鲜生地五钱　生石膏六钱　天花粉二钱　二宝花二钱　生枳壳一钱　广犀角八分　滑石粉三钱（包煎）　淡竹叶钱半　陈金汁二两（冲）

【效果】服前方一帖，表热解而咽喉清，稍进饮食，惟内热未退。又服后方两帖，大便一次，热退身凉。终以养阴健胃法而愈。

廉按　温毒较温病尤重，自以清解血毒，宣畅气机，为第一要义。方亦宗此立法，当然有效。诊断时舍脉从症，确有见地。盖温毒温热，不比内伤杂症，往往脉难全恃，必须详审舌苔，按其胸腹，诘其二便，汇而参之，庶可得其真谛也。（《重印全国名医验案类编·八大传染病案·时行温疫病案》）

温毒发颐案严绍岐（住绍兴昌安门外官塘桥）

【病者】张三义，年二十五岁，住塘湾。

【病名】温毒发颐。

【原因】暮春病瘟，感染时毒，病经五日由于失下。

【症候】耳下两颐肿硬且痛，连面皆肿，喉赤肿疼，壮热口渴，便闭四日。

【诊断】脉数且大，按之浮沉俱盛，舌苔黄厚。脉症合参，此由温热时毒挟少阳相火，阳明燥火，势如燎原而上攻，刘松峰《说疫》所谓疙瘩瘟也。

【疗法】内外并治，外敷三黄二香合水仙膏，内服普济消毒饮加减，使在上焦之温毒，疏而逐之，在中焦之温毒，攻而逐之，皆速为消解之意，恐缓则成脓而为害。

【处方】苏薄荷钱半　牛蒡子二钱（杵）　济银花三钱　青连翘三钱　鲜大青五钱　粉重楼二钱　元参三钱　白芷一钱　生川军三钱（酒洗）　陈金汁二两（分冲）　漏芦钱半　鲜荷钱一枚

【外治方】三黄二香散

川黄连一两　川黄柏一两　生大黄一两　明乳香五钱　净没药五钱

上为极细末，初用细茶汁调敷，干则易之，继则用香油调敷。

【水仙膏方】水仙花根不拘多少，剥去老赤皮与根须，入石臼捣如膏，敷肿处，中留一孔出热气，干则易之，以肌肤上生黍米大小黄疮为度。

【效果】连服两头煎不应。原方生川军改为五钱，又加元明精三钱，泻血两次，诸症大减，惟口渴引饮，小便不通。改用白虎汤（生石膏八钱、知母四钱、生甘细梢八分）去粳米，加瓜蒌皮五钱、鲜车前草二两、鲜茅根二两、鲜荸荠草一两，小溲如注，而诸症遂解。

廉按 吾国所谓温毒发颐，即西医所谓耳下腺炎也。东垣普济消毒饮加减，确是对之良方。直至三头煎，始大泻血而毒解，可见消解时毒，总以速清血毒为首要。西医叠次注射清血针，良有以也。（《重印全国名医验案类编·八大传染病案·时行温疫病案》）

温毒喉痈案袁桂生（住镇江京口）

【病者】张文卿夫人，年三十岁，住本镇。

【病名】温毒喉痈。

【原因】吸受温毒，因循失治，或误治而致剧，于五月初十日，始来求诊。

【症候】咽喉两旁肿塞，汤水不能下咽，虽口津亦不能咽，胀塞非常，口有秽气，两旁既肿塞，而其下复溃烂，身热口渴。

【诊断】脉息滑数有力，舌苔白腻。盖温毒痰热，蓄积上焦，污血壅阻而成喉痈。治不得法，致肿势日盛，将成喉闭而死矣。

【疗法】救急之法，当先放血以开其闭，否则牙关拘急，口不能张，呼吸闭塞，神丹莫救矣。乃以刀刺喉内肿处，出紫黑血块甚多，盖皆毒血也。随以蓬莱雪吹之。

【处方】金银花三钱　紫花地丁三钱　淡黄芩三钱　川贝母三钱　栝蒌皮三钱　金果榄三钱　鲜生地八钱　干生地四钱　小川连八分　广橘皮一钱

另加雅梨汁一酒钟和服。

【次诊】下午复诊，喉内见粘有稠脓。乃以毛笔蘸水洗涤，洗出稠脓甚多，喉肿觉松。复于两臂曲池穴针刺出血，以分毒血上行之势。仍以原方再进一剂，明日大雨倾盆，未及来诊。

【三诊】第三日来复诊，则热全退，喉肿大消，能进薄粥两碗，舌苔亦退，又得大便，脉息亦转软滑矣。

【三方】金银花三钱　川贝母三钱　天花粉三钱　生苡仁三钱　浙茯苓三钱　佩兰叶一钱　干生地三钱　元参二钱　原麦冬二钱

【效果】接服二剂全愈。

【说明】凡喉痈肿势过甚者，皆由污血为患，急宜刀刺放血，万万不可姑息也。

廉按 喉风不吐痰，喉痈不放血，皆非其治也。然其间有必须刺者，有不必刺者。沙耀宗《经验方治》云：咽喉痛肿者，紫艳未溃，或已溃而未深，而项外漫肿坚硬，痰气壅闭，汤水难容者，急用喉针在喉之两旁高肿处，刺入分许二三下，咯去紫黑毒血，随时吹药，不致大溃。或用衣针刺两手大指内侧爪甲根分许，即少商穴也，刺入分许，挤尽紫血，泄肺经热毒。然喉烂可进汤水，或色淡不艳，溃烂过深者，皆不必刺。脉细神昏，毒已内陷者，亦不必刺。此案内外兼治，竟收全功者，由开刀放血之效力也。故专门喉科者，必先熟悉外治诸法，试为节述其要：

一要备撑嘴钳，凡牙关紧闭之时，若用金铁之器硬橇其口，必伤其齿。用乌梅、冰片搽擦之法，若又不开，则必用撑嘴钳，缓缓撑开其口，牙环宽而齿不受伤，最为灵妙。

二要备压舌片，凡看喉之际，将舌压住，则喉关内容之形色，一目了然。

三要备杏仁核弯刀，凡杏仁核肿大，势必涨塞喉关，药食难下，必用弯刀于杏仁核上，放出脓血，则喉关宽而药食可下，且无误伤蒂丁之弊，较喉枪喉刀，尤为便利。

四要备照喉镜，察看喉关之内容，能隐微毕显，以补助目力所不及。

五要备皮肤针，以便射入血清，急解喉痧之毒微生物，奏功最捷，此名血清疗法，凡治喉痧初起，历试辄验。

六要提疱以泄毒，用异功散（斑蝥四钱、去翅足，糯米炒黄、去米不用，血竭、没药、乳香、全蝎、元参各六分，麝香、冰片各三分，共研细末），如蚕豆大，放膏药上，贴患处喉外两旁，一周时起泡，夏日贴二三时即能起泡，不必久贴，起泡后，速即挑破，挤出黄水，倘紫色或深黄色，宜用药贴于疱之左右，仍照前挑看，以出淡黄水为度；再用大蒜头捣烂如蚕豆大，敷经渠穴（在大指下手腕处寸口动脉陷中），男左女右，用蚬壳盖上扎住，数时起疱，挑破揩干以去毒气。

七要漱喉以去毒涎，取鲜土牛膝根叶，捣汁一碗，重汤炖温，不时漱喉，漱毕，即低头流去毒涎，再漱再流，须耐心流十余次，毒涎方净。此品为治喉圣药，善能消肿散血，止痛化痰，无论何种喉症，用之皆效，以其能去风痰毒涎也。凡喉症以去风痰毒涎为第一要义，倘红肿白腐，用紫金锭三钱，热水冲化，俟冷，含漱患处，吐出，再含再漱，此法不独能去喉腐，且能导吐风痰。

八要吹鼻以通气吐痰，凡喉痧肺气无不窒塞，首用吹鼻一字散，猪牙皂七钱，雄黄二钱，生矾、藜芦各一钱，蝎尾七枚，共为细末，吹少许入鼻孔，即喷嚏出，而吐毒痰；若鼻塞喉闭，必用喉闭塞鼻枣，蟾酥七分、细辛四分、辰砂三分、麝香二分五厘、冰片二分五厘、猪牙皂四分、半夏三分、辛夷四分、巴豆四分去油、牛黄二分、雄黄四分，研极细末，用红枣切破一头，去核将药少许纳入枣内，用线扎封枣口，左痛塞右鼻，右痛塞左鼻，若小孩鼻小，枣不能塞，或用棉花包药扎塞。亦可，但不能令药靠肉，以免肿疱之患；若喉闭势重者，用两枣将两鼻齐塞。治喉痧喉闭，气息不通，命在垂危者，有起死回生之功，较之用卧龙丹、紫金丹、开关各法，不能得嚏，百无一生者，不若此枣一塞，痰气渐松，人事转醒，洵多神效也。

九要吹喉以解毒去腐退炎止痛。首用烂喉去腐药（用杜牛膝根叶汁之晒干净末一两、苏薄荷末五分、浣花青黛五分、梅花冰片三分、共研匀，瓷瓶密藏，不可泄气受潮，如潮但可晒干再研，不可火烘），以流去毒涎；接吹锡类散（象牙屑焙、珍珠粉各三分、飞青黛六分、梅花冰片三厘、壁蟢窠二十枚、墙上者佳，西牛黄、人指甲焙各五厘，将各焙黄之药，置地上出火气，研极细粉，密装于瓷瓶内，勿使泄气，专治烂喉时症及乳蛾、牙疳、口舌腐烂，凡属外淫为患诸药不效者，吹入患处，濒死可活），以去腐止烂；末用珠黄散（珍珠粉六分，西牛黄三分，京川贝、煅龙骨各四分，煅青果核三枚，共研细末，瓷瓶密藏），以清余毒而生肌。

十要刮后颈以散毒，于颈窝处搽真薄荷油少许，用钱一文，如刮痧样往下顺刮，须千余刮，显出块点，用磁片锋刺破，即以蜞口吮出恶血，无蜞时，则用小吸气筒以吸出之，散毒最为神效。此治喉痧、喉痹、喉痈、喉蛾及各种风火喉症之第一妙法也。（《重

印全国名医验案类编·八大传染病案·时行温疫病案》）

温毒牙疳案 杨孕灵（住泰县）

【病者】朱姓，年约二旬，业商，住泰县娄庄。

【病名】温毒牙疳。

【原因】温病月余，热毒未净，杂进食物厚味，夹热毒熏蒸脾胃而成。

【症候】牙龈肿痛，溃烂流血，色黑味臭，齿摇身热。

【诊断】脉两手浮数，寸关尤甚，舌苔厚腻而灰，此温毒病变之走马牙疳症也。牙疳而名之走马，言患之迅速也。

【疗法】内服外搽漱口之药并用。内服则用石膏、知母、石斛、山栀清热为君，然不滋阴，无以清热，又用地黄、元参、白芍、人中白为臣，少加银胡、桔梗、升麻引经为佐，用鲜芦芽、竹叶为使。外搽之药，乃以赤砒、大枣、人中白、冰片。又漱口之方，用白芷、细辛、乌附尖、蒲黄者，取其引热邪外达也。每日煎药两剂，日夜搽药八九次，漱口均在搽药之前施之。

【处方】生石膏八钱（研细）　鲜石斛三钱　知母四钱　生山栀三钱　人中白钱半　银胡二钱　生杭芍三钱　苦桔梗六分　升麻五分　鲜芦芽八寸　鲜淡竹叶二十片

【漱口方】香白芷一钱　北细辛一钱　乌附尖一钱　生蒲黄二钱

【外搽方】赤砒霜一两　人中白二两　真梅冰片一钱　大黑枣五十枚　黑枣五十枚（去核）

制法　将赤砒一两匀为五十份，安放于枣内，以线扎之，置炭火上煅炼，俟出尽白烟，成炭形为度。取起为末，后入漂煅之人中白、真冰片，共研为极细末，瓷瓶收贮，以备外搽。搽时用毛笔蘸药，轻轻拍在患处。

【效果】一二日腐脱臭少，三四日肉红热清，旬日则齿固肉生矣。

廉按　温毒牙疳，虽挟积热而变，然亦急症。治稍因循，则齿牙尽落。外治砒枣散，确系对症验方。内服大剂清胃消疳，方亦切病，可加胡连、贯仲，则杀虫蚀之力量更足矣。（《重印全国名医验案类编·八大传染病案·时行温疫病案》）

秋瘟痉厥案 姜德清（住平度北七里河）

【病者】张成文，年六十岁。住公沙屯。

【病名】秋瘟痉厥。

【原因】癸亥年八月杪，天时火热，秋瘟盛行，初染不以为病，后至九月中旬而发病。

【症候】初起恶寒头痛，周身拘挛，项脊俱强，陡变痉厥，牙关紧闭。

【诊断】六脉沉细而数，舌紫赤，脉症合参，此秋瘟痉厥症也。乘入阳明之络则口紧，走入太阳之经则拘挛，外窜筋脉则成痉，上蒸心包则为厥，《内经》所谓"血之与气，并走于上，则为大厥"也。

【疗法】先用手术，以灯照前后心、两胁及大小腹，有小红点隐隐，用毫针挑七八个，噤开能言，再挑七八个，周身活动知痛，大叫拒挑，继即神迷复厥。遂用汤丸并进，安宫牛黄丸通心包以清神，清瘟败毒饮加减，透伏火以逐疫毒。

【处方】黑犀角三钱　小川连四钱　青子芩三钱　青连翘三钱　元参三钱　生石膏一两（研细）　鲜生地一两　粉丹皮二钱　焦栀子三钱　赤芍二钱　鲜大青五钱　肥知母四钱　鲜竹叶四十片　鲜石菖蒲一钱（剪碎，搓热，生冲）

安宫牛黄丸　两颗，分两次，药汤调下。

【效果】一剂病轻。第二日又诊，脉洪大，自言觉一气块流走不定，走胁胁痛，走腰腰痛，走至足指，痛不敢屈伸，走至肾囊，疼不可忍。余晓之曰：由当时挑的太少，致经络之热毒流注走痛。原方加石膏一倍，生川柏钱半，丝瓜络一枚，先煎代水。第三日抽惕若惊，筋属肝，由热毒流于肝经，不能外溃而出，筋络受其冲激，故发瘛疭，状如惊痫，又加石膏一两、龙胆草钱半、双钩藤六钱，日服二剂，诸症轻减，痉厥亦止。终用竹叶石膏汤，去人参、半夏，加西洋参、鲜石斛、梨汁等肃清余热，以养胃阴，连进四剂，胃动而愈。

廉按　断症悉宗经旨，处方极合病机，是得力于余师愚《疫症一得》者。惟用毫针挑其痧点，却是放血泄毒之外治良法。病至痉厥，疫毒已直窜脑与脊髓，刺激其神经而发，吴鞠通安宫牛黄丸，不如用紫雪合厥证返魂丹，清镇泄化，平其神经，以定痉厥，其效果尤为神速。（《重印全国名医验案类编·八大传染病案·时行温疫病案》）

时行冬瘟案 吴兴南（住辽阳城内戴二屯）

【病者】刘姓女，年二十岁，辽阳县人，住玉嘉沟。

【病名】时行冬瘟。

【原因】公元一九一七年八月望后至二十三等日，天气似烟非烟，似雾非雾，昏迷岚瘴，日为之赤，昼为之暝，别有一种气氛，是女为人拾棉，早出暮归，感染斯疫，伏至冬初病作。

【症候】四肢酸软，头目昏眩，目眦如血，胸满气喘，神昏谵语，甚则抽搐，两目天吊，牙关紧闭。

【诊断】脉来洪大有力，人迎气口尤盛，呼吸之间，脉约八至，满舌浊苔，直断为时行冬瘟，不可误认作伤寒。

【疗法】先用双甲重按其少商两穴，抽搐顿止，以通关散通其肺窍，少时得嚏。次用芒针，量病人中指中节横纹为度，刺其左右两鼻孔，令血盈盂；又刺颊车，曲池，泻合谷，病者能言矣；次泻廉泉、玉英、手之三里，井中冲、劳宫，心包络经得开；刺左期门，泻肝经邪热；刺右章门，劫肺窍温毒。又次用刮法，顺刮其两胁与两尺泽，如刮痧状，均令黑紫，两腿犹言紧急。又取承山、鱼腹、委中等穴刺之，病觉稍安。此急则治标之法。用药以解毒活血，新加羚羊角汤，方用羚羊角为君，性善解毒，直清肺肝，安神定魄，镇风定抽，双花重用解毒，红花、桃仁专行破血，菊花为清洁之品，得秋肃之气，花开于顶，其香清馨，不杂浊味，能清头风，人共知之，能辟瘟毒，人鲜知焉，重用三钱，以清温解毒，根朴、榔片、枳壳，吴又可达原饮曾用之，其槟榔一名劫瘴丹，生于热带烟岚之地，治瘟疫生用，大得效力。土瓜根即天花粉，能荡平胸中实热，性擅解毒，尤专止渴。

【处方】羚羊角二钱（磨服）　金银花五钱　南红花三钱　甘菊花三钱　土瓜根三钱　生桃仁二钱（去皮）　钩藤钩三钱　坚榔片三钱　川根朴二钱　炒枳壳二钱　生甘草一钱　净连翘二钱

【效果】服二帖，诸症大减，惟尚有谵语。又与自配牛黄安宫丸二丸，服之神清。嗣用清养法调理月余而痊，然已发落甲脱，自己尝言重生也。

廉按　证既明辨，法宗清任，况解毒活血汤，本治热疫之良方，能对证而加减善用之，自然应手奏功。（《重印全国名医验案类编·八大传染病案·时行温疫病案》）

大头瘟案叶馨庭（住黟县南屏）

【病者】叶绍芹，年十二岁，住安徽黟县，小学肆业。

【病名】大头瘟。

【原因】冬今感寒，伏而不发，至春三月，地气上升，复感时行温毒，上攻头部而始发，发即病势剧烈。

【症候】咳嗽气喘，口渴舌燥，壮热便结，神识昏迷，头痛难举，红肿一周，若戴箍焉，箍之内外，红肿成块，游走不定，红块之上，细泡无数。

【诊断】脉象浮数，风温热毒显然。今头痛难举，红肿一周，风热上迫也。红肿成块，游走不定，风之善行数变也。壮热不退，神识昏迷，风火内扰也。火乘所胜以侮所不胜，而肺金受烁，故咳嗽气喘，口渴舌燥，由是而来。

【疗法】因用羚角、钩藤以息风，银花、甘草以解毒，连翘、贝母清心肺，菊花、白芷散头面，人中黄、黑山栀、酒炒生军以泻火，芦根、石斛以清胃，每日煎药两次。

【处方】羚羊角五分（锉末，炖冲）　鲜芦根三钱　金银花四钱　连翘心三钱　双钩藤五钱　鲜石斛三钱　生甘草节一钱　川贝母二钱（去心）　黑山栀二钱　人中黄三钱　香白芷一钱　酒炒生军一钱　甘菊钱半

【效果】上方服三剂，风热渐解，头肿见消。减去羚角、钩藤、生军三味，加冬桑叶三钱、紫马勃一钱（包）、元参心二钱五分，再服四剂而痊。

廉按　大头瘟症，当以东垣普济消毒饮为正治，今仿其法而略为加减，宜乎应手奏功，若病势尤重者，砭法外治，亦当相助以求速效。（《重印全国名医验案类编·八大传染病案·时行温疫病案》）

疙瘩瘟案沈奉江（住无锡）

【病者】拙荆张氏，年五十余，住本宅。

【病名】疙瘩瘟。

【原因】素禀阴虚，每交冬令，喜用脚炉。春时易生温病，一日陡发疫症，困苦莫可言状，另延他医，惊而却走。

【症候】遍体奇痒，渐发无数之块，大者如盘，小者如碗不等，肿而微红，攻于头面则目红，攻于胸肺则气逆，神识模糊，瘙痒不止，几欲挖去其肉，日夜不寐，呼号三日。

【诊断】脉洪弦搏数，舌紫赤，脉症合参，此疙瘩瘟也。由热毒蕴于营分，外发肌肤，防其毒陷心包，则大险重矣。

【疗法】急急清营解毒以透发之。

【处方】黑犀角一钱　鲜大青五钱　鲜生地一两　蜜银花三钱　青连翘三钱　黑山栀三钱　粉丹皮二钱　炒牛蒡二钱　人中黄钱半

先用生绿豆二两　鲜茅根二两煎取清汤，代水煎药。

【效果】连服三四剂，而块渐小渐减，痒亦渐止，调理六七剂而愈。

廉按　疙瘩瘟者，遍身红肿，发块如瘤者是也。症由血毒外溃，故连投清血解毒而痊，无他巧妙。（《重印全国名医验案类编·八大传染病案·时行温疫病案》）

软脚瘟案严绍岐（住绍兴昌安门外官塘桥）

【病者】薛三二，年三十五岁，住松林。

【病名】软脚瘟。

【原因】素患湿热脚气，时愈时发，今春染时行温邪而发。

【症候】一起即两脚大痛，不能起立，立即足软欲仆，身发壮热。

【诊断】脉两关尺弦数，左甚于右，舌紫赤。脉症合参，此《松峰说疫》所谓软脚瘟也。总由肾水先亏，不能养肝，肝经血分之湿热下注两足。余遂断之曰：此为险症，今因素闻患脚气，病在壮年，犹可挽回。

【疗法】以芩、芍、川楝直清肝热为君，二妙化湿滋水，以治脚软为臣，佐以延胡、小茴、淡竹根清通其络以止痛，使以碧玉散，导其湿热从小便而泄也。

【处方】青子芩二钱　生赤芍五钱　川楝子三钱　酒炒延胡钱半　二妙丸钱半　拌碧玉散三钱（包煎）　炒小茴香五分　淡竹根三钱

【效果】两剂，足痛轻减。原方加炒香桑枝二两、青松针一两，煎汤代水。再进两剂，足痛既除，温邪亦渐瘥。嗣以竹根、桑枝、松针、丝瓜络煎汤代茶，调理四日而痊。

廉按　喻氏嘉言谓"软脚瘟者，便清泄白，足重难移者"是也。刘氏《松峰说疫》谓："病因湿瘟，宜苍术白虎汤。"此案病名同，而因症不同，断非直抄苍术白虎汤可愈。辨证从肾水先亏，不能养肝，肝经血分湿热，下注两足而断，颇有见地，故另选对症之药以奏功。可见医者临证，必以探源审症为首要。（《重印全国名医验案类编·八大传染病案·时行温疫病案》）

寒疫案：杨焕成、王大兴案

戊申正月初一，杨焕成病寒疫。耳聋喜呕，口苦咽干，发渴微恶寒，小便黄，胸胁痞满，脉细数，或时欲昏死。延余诊之。余望其面未脱形，症未至极，知其不死。其家恐甚，余当告以无妨。及用三阳经腑症药，加减治之，而以小柴胡汤为主，旋愈。

初二日，又治王大兴，患病如前。但年老素咳，加以谵语甚，循衣摸床，人事不清，犹幸脉弦长，能起立，精神不衰。余亦以前法加减治之，未数剂而人事清，前病减

半也。(《病安实录·寒疫案》)

产后寒疫案

预章邱某之室，分娩三朝，忽患时行寒疫。曾经医治，有守产后成方用生化者，有尊丹溪之法用补虚者，金未中的，而热势益张。邀丰诊之，脉似切绳转索，舌苔满白，壮热汗无。丰曰：此寒疫也，虽在产后，亦当辛散为治。拟用辛温解表法去桔梗，加芎、芷、干姜、黑荆、稆豆，嘱服二剂，则热遂从汗解，复用养营涤污之法，日渐而瘳。(《时病论·临证治案》)

时行寒疫案

城中王某之女刚针薾时，偶觉头痛畏寒，身热无汗。延医调治，混称时证，遂用柴葛解肌，未效又更医治，妄谓春温伏气，用蒌蕤汤又未中病，始来商治于丰。按其脉，人迎紧盛，舌白而浮，口不干渴。丰曰：春应温而反寒，寒气犯之，是为时行寒疫。前二方，未臻效者，实有碍乎膏、芩，幸同羌、葛用之。尚无大害，据愚意法当专用辛温，弗入苦寒自效，即以松峰苏羌饮加神曲、豆卷治之，令其轻煎温服，谨避风寒，复被安眠，待其汗解。服一煎，果有汗出，热势遂衰，继服一煎，诸疴尽却矣。(《时病论·临证治案》)

二、时疫喉痧病案

疫喉痧案 丁甘仁（住上海）

【病者】顾君，年十余岁，在上海南市，开设水果行。

【病名】疫喉痧。

【原因】从时疫传染而得，患已七天。

【症候】寒热无汗，咽喉肿痛，牙关拘紧，痧麻布而隐约，甚则梦语如评。

【诊断】脉郁数不扬，舌苔薄腻而黄，余曰：此疫邪失表，将欲内陷之候也。

【疗法】非麻黄不足以发表，非石膏不足以清里，急进麻杏甘膏汤主之。

【处方】净麻黄四分　生石膏四钱研细　光杏仁三钱　生甘草六分

【效果】连服两头煎，得畅汗，痧麻满布，热解神清，咽喉红肿亦退，数日而安。

廉按　疫喉痧一症，不外乎风寒温热瘟疫疠之气而已。其症初起，凛凛恶寒，身热不甚，并有壮热而仍兼憎寒者，斯时虽咽痛烦渴，先须解毒透痧为宜，即或宜兼清散，总以散字为重，所谓火郁则发之也，俾汗畅则邪达，邪达则痧透，痧透则喉烂自止，此即是案用麻杏甘膏汤之原理也。惟麻黄用于喉痧之理由，曹氏心怡，阐发最详。其《喉痧正的》云：瘟疫之邪，郁之深而发之暴，不能自出于表，以至上窜咽喉。苟非洞开毛窍，何以泄其毒而杀其势，此开手所以必用麻黄也。用麻黄之法，有独用者，有炙入豆豉内者（吴人称过桥麻黄）。凡时令严寒，或症起数日，表邪郁极，当急与解散者，可独用，分量少只三分，多至五分，不过取其轻扬之性以达毛窍，非若西北正伤寒之需重汗也。或时令温暖，邪郁不甚者，可炙入豆豉内用之，分量亦少至三分，用豆豉三四钱，同水炙透，去麻黄，煎服，仿佛仲圣麻沸汤之法，然亦不可拘。若时令虽暖，而表邪甚急者，仍当专用为捷。若在暑月，可用桑白皮监之。或其人素有痰血，或病中曾见衄血者，俱宜兼用桑白皮，此局方华盖散之遗制也。至于救逆诸法，即有麻黄与白膏同用者，如邪郁数日，已从火化，苔黄口渴者，以麻黄、豆豉、鲜石斛同用，舌尖微绛者尚可用，有与黑膏同用者，如误治在前，表邪未达，痧透不畅，而舌色绛赤者，麻黄可与豆豉、生地同用。手足瘛疭者，可参与羚羊角，并有与石膏同用者。如发于暑月，而复误治，痧火与暑邪交并，热甚生风，手足瘛疭，神识瞀乱，而邪仍未达，舌焦黑口渴者，不得已可试用之。即非暑月，但见以上诸症者，亦可参用，活法在人，是在临证者审体之。其言之详明如此。奈近世病家，辄畏麻黄、石膏而不敢服。医者迎合其意，随改用薄荷、蝉蜕、牛蒡、银花、连翘、细辛、芦笋、玉枢丹等，或用葱白、豆豉、紫背浮萍、青蒿脑、紫草、丹皮、青箬叶、鲜茅根、太乙紫金丹等，皆轻清芳烈之品，仿洄溪治温疫之法，服之虽亦能发汗透痧，然总不及麻杏甘膏汤之速效。曹氏心怡所谓喉痧一症历来鲜善治者，以不敢用麻黄畅发其表也。丁君在沪，行道数十余年，医名甚盛，乃敢用数千余年历劫不磨之经方，可谓医林之铮铮者矣。（《重印全国名医验案类编·八大传染病案·时行温疫病案》）

瘟毒喉痧案 尹榘山（住济南西小王府）

【病者】郑继功，年逾三旬，平阴县自治员，住城北郑家庄。

【病名】瘟毒喉痧。

【原因】本年正月下旬赴诸城，路经济南，与友人盘桓多日。家人专丁送信报告云：阖家俱传染瘟症，已殇一幼女之矣，闻耗变欢乐为忧伤，匆匆旋归，见家人皆病，非常忧闷，不但殇女之悲也，因之已亦感染。

【症候】初得时，喉痧咽干而呛，满嗓色白腐烂，水难下咽，目赤唇焦，全身现疹，危险已极。经医生张某，用刀割三次，病势益剧。

【诊断】六脉洪数，惟尺浮大有力，舌白而尖绛，干燥少津液。予向家人曰：此瘟毒喉痧也。乃阳明三焦郁火炽盛，上干肺脏之病，其喉生肿疼者，皆夹热为之，若风毒结于喉间，其热盛则肿塞不通，而水浆不入，俗名狼掐脖，症势险而速。按世医疗此症者，尽知忌发表，诚恐用荆防等品，因风吹火，酿成燎原之势，因执定养阴清肺汤以为主方。不知此症，若专系燥热在内，但现白喉，养阴药犹可重用；既兼痧疹，必有表邪，当痧疹将现未现之际，经络贵乎透泄，而用地、冬滋腻等品以填补之，反将瘟毒遏住，大非所宜，当用竹叶石膏化毒汤为治。

【疗法】先服紫雪丹以救急，次服银翘散以透解热毒，又次加减竹叶石膏汤。而以生石膏直清胃热为君，金汁、银翘、元参，以解火毒为臣，竹叶、木通、人中白等，以泄小肠之积热为佐使，末用粉草，引用苇根者，所以和中气而使邪热透出肌表也。

【处方】生石膏四钱（研细）　金银花二钱　净连翘二钱　大元参四钱　淡竹叶一钱　细木通一钱　鲜生地五钱　甘中黄钱半　粉甘草八分

鲜苇根二两，鲜茅根一两，去衣，二味煎汤代水。金汁一两，分冲。

【又方】生石膏三钱（研细） 犀角一钱 金汁二两（冲） 川贝母三钱（去心） 细木通一钱 竹叶一钱 粳米一大撮

【效果】调服丹散后，继服前汤药方三剂，后汤药方三剂，病遂全愈。

廉按 喉痧与白喉，医者辄多误治。今揭其异点于左，俾学者一觉了然。喉痧由于风温时毒，或湿热秽浊之毒；白喉由于风燥煤毒，或煎炒辛热之毒，其异点一。喉痧初起，即憎寒壮热，或乍寒乍热，白喉初起，即浑身发热，或身反不热，其异点二。喉痧初起，即痧点隐约，甚或密布，肌红且多，发于邪盛火旺之时，其色鲜红而紫艳；白喉初起，并不发痧点，即或见痧点，亦多发于邪退毒轻之际，其色淡红而枯燥，其异点三。喉痧初起，喉红肿黏涎，继即色现深紫，或紫黑黄腐灰白等；白喉初起，喉微痛，或不痛，有随发而白随现者，有至二三日而白始见者，有白腐假膜成片者，有白点白条白块不等者，甚至有满喉皆白者，其异点四。喉痧初起，皆毒盛火亢，初陷则耳前后肿，烦车不开，再陷则神昏谵语，痉厥立至，鼻煽音哑，肺阴告竭而毙；白喉初起，即毒烁阴虚，初溃则白块自落，鼻孔流血，再溃则两目直视，肢厥神倦，黏汗自出，肺气上脱而毙。其异点五。而其所殊途同归者，同为喉烂，同为疫毒，同为传染，同为毒盛血热，同为气液两伤，阴津枯涸耳。惟治疗这法，喉痧繁杂，白喉简单。喉痧之繁，繁在初治，初治之杂，杂在新邪。盖因喉痧一症，虽由疫毒内伏，其发也，往往伏邪因新邪引动而出，或因风寒，或因瘟毒，或因风热风燥，或因湿热秽浊，皆当查明原因，对症发药。此案系瘟毒喉痧，初用紫雪银翘二方，芳透解毒于前，继以竹叶石膏汤加减，清凉透解为后盾，处方步骤井然，宜其应手奏效。堪为温毒喉痧之独树一帜。（《重印全国名医验案类编·八大传染病案·时行温疫病案》）

风毒喉痧案 丁甘仁（住上海）

【病者】傅君，年二十余岁，住上海塘山路。

【病名】风毒喉痧。

【原因】传染而得，已有八天，前医之方，皆是养阴清肺汤等类。

【症候】壮热无汗，微有畏寒，痧麻隐约，布而不显，面色紫暗，咽喉肿腐，滴水难咽，烦躁泛恶，日夜不安。

【诊断】脉郁数不扬，舌苔黄腻，余曰：此喉痧误认白喉也。傅氏数房，仅此一子，老母少妻，哭泣求救。余对之曰：症虽凶险，正气未败，尚可挽回。

【疗法】随投透痧解毒汤，加枳实，竹茹，疏达开豁，兼刺少商出血，开闭泄火。

【处方】荆芥穗钱半 净蝉衣八分 粉葛根二钱 青连翘二钱 紫背浮萍三钱 炒牛蒡二钱 炙僵蚕三钱 淡香豉三钱 嫩射干一钱 轻马勃八分（包煎） 小枳实钱半 鲜竹茹二钱 生甘草五分 前胡钱半

【效果】一日服两剂后，即得畅汗，麻痧渐布，面色转红，咽喉肿腐亦减，连进数剂，三四日即愈。喉痧之症，有汗则生，验之信然。

廉按 治病必先其所因，凡烂喉痧原因，都由瘟毒吸入肺胃，又遇暴寒折郁，内伏肠胃膜原，复触时令之厉风而发。其发也，蕴蒸之毒，弥漫三焦，幸而获治，则毒散而气化，不致牵连传染。不幸失治，则毒聚成疫，触之即病，以次递传，甚至累年不已，如近日沪绍情形，愈发愈盛，迄今未之或息也。陈氏所谓疫痧，余氏所谓疫疹，信矣。其症重在痧子，不重咽喉。初起治法，必先急与开达，轻则如蝉衣、牛蒡、重则如麻黄、葱白之类。其次驱风，荆、薄在所必需，若已从火化者，桑、菊、银翘，亦可参用。又次开肺，肺气开则皮毛亦开，自无壅滞不透之息，故前桔、射干，亦为要药。又次解毒，玉枢丹、太乙紫金丹等，又当兼用。其他如杏仁、橘红之化痰，青箬、桎柳之循经速达，皆为此症辅佐之良品，此初起一二日之大概情形也。至于二三日间，外束之风寒已解，内蕴之毒火方张，凉泻攻毒，急急宜投，如犀角、鲜地、川连、生军、风化硝、金汁等，尤为釜底抽薪之法，腑气通畅，痧火自熄，咽喉亦渐愈矣。若仍执辛散开透之方，则火势愈炽，肿势方增，腐亦滋蔓，必至滴水下咽，痛如刀割，炎势燎原，杀人最暴。遇有议用凉泻者，反以郁遏诽谤之，此偏于发散开达之为害亦臣也。总而言之要惟于先后次第之间，随机权变，对症发药，斯为中其窾矣。此案但用解肌透痧汤即愈者，特其病势之轻浅者耳。(《重印全国名医验案类编·八大传染病案·时行温疫病案》)

冬温喉痧案叶馨庭（住黟县南屏）

【病者】程崇和，年逾弱冠，住安徽黟县，业商。

【病名】冬温喉痧。

【原因】腠理不密，冬温上受，袭入肺胃。

【症候】咽喉上腭，白点满布，有胶黏痰，势将溃烂，饮食难下呕吐口渴，身热便结，肌红发疹。

【诊断】脉象弦数，舌红苔黄燥，此冬令严寒，寒极生热，袭入肺胃，肺胃之火上冲即吐，熏咽成痰，阻碍咽喉，故肿腐疼痛焉。盖手太阴之脉，上从肺系，足阳明之脉，上循喉咙故耳。

【疗法】喉痧一症，虽由肺胃之火上升，而诸经之热有以助之，故用犀角、石斛泻心胃火，牛蒡、浙贝、桔梗、万年青清肺利咽于上，山栀、元明粉推泻于下，生地、丹皮、川连清心肝，马勃、人中黄消热毒，牛黄化热痰。每日煎药两次，外治用冰硼散和紫雪丹，频吹喉内。

【处方】犀角八分（锉末） 牛蒡子一钱 苦桔梗八分 焦山栀二钱 鲜生地二钱 鲜石斛三钱 浙贝母二钱 万年青二片 元明粉二钱 粉丹皮一钱 马勃一钱 人中黄二钱 真牛黄三分（末、冲）

【次方】冰硼散和紫雪丹，频吹喉内。

【效果】上方服二剂，喉痧见松，呕吐得止，身热已退，大便亦解。减去犀角、牛黄、丹皮、元明粉等味，加鲜芦根五钱，金银花二钱，甘草五分，再服三剂，则安然无恙矣。

廉按 夏春农曰：疫喉痧，以三焦相火为发源，以肺胃二经为战场，以吸受疫厉气为贼渠。其症初起，咽喉即腐，或左或右，或左右全腐，其色或白或黄，或紫或红，其痛或重或轻，或不痛，遍身热如火燎，皮肤红晕如斑，苔色或白或黄，或灰黑，或粘厚,脉象或浮数,或弦数,或洪大,或沉伏,呕吐气喘,神烦昏冒,自利溲赤,口干唇红,躁乱惊惕,或微恶寒,面垢肢凉,谵言撮搦,轻者犹可救疗,重者多不逾三日而死,何也?缘手少阳三焦经,与手厥阴心包络经,相为表里,三焦相火沸腾,直犯心包故神糊不识人也,前贤谓温病首先犯肺,逆传心包。予谓疫喉痧三焦火炎直印心包,同一危疴。奈病来仓卒,成法无稽,以致治者聚讼纷纭,或谓先治其喉,禁用寒凉,或谓首重斑痧,当宜升托,然总难获效。不知疫厉之气,充斥三焦,猝然而发,咽喉一腐,遍身皮肤紫赤,如斑如痧,并无颗粒可分,世所谓烂喉痧是也。考前贤以伤寒胃热失下,合君相二火,尚为斑疹,何况疫喉痧本是君相二火为害乎?此疫喉痧之不宜升托也明矣。且予历验之于患疫喉痧者,疫痧一回,无不皮肤甲错,可见营血亢害已极。每见投风药升散过度者,或幸不致毙,然皮肤蒸热逗留,总不易清,必须凉营清救阴之品,日夜频进,大作汤液,直待营阴来复,而外热始清,是疫喉痧亦当以清热透化毒,凉营泄热之法为正治。不必分治喉治痧之先后也,又明矣。此案内外方法,悉宗夏氏薪传,故能特收敏效。(《重印全国名医验案类编·八大传染病案·时行温疫病案》)

烂喉疫痧案 霄桂生(住镇江京口)

【病者】金平卿哲嗣,年八岁,住本镇。

【病名】烂喉疫痧。

【原因】体质素瘦,今年三月出痧,痧后又生泡疮,至六月初旬,又病喉痧,发热咽痛,初由西医蒋某治之,用冷水浸毛巾罨颈项,又用水浴法,及服安知必林,与盐剥水漱喉等法均无效,病势益剧,其岳家童姓荐予治,时六月十五日也。

【症候】身热,咽喉两旁上下,皆溃烂腐秽,口渴溲黄。

【诊断】脉息软数,舌红无苔,盖阴液大亏,热邪燔灼于上焦也。热不难解,惟咽喉全部腐烂,而阴液亏耗,断非实证可比。危险已极,幸神不昏,呼吸不促,不烦躁,尚可挽救。

【疗法】内服以加味增汤为主,外以吹喉锡类散频频吹之。先用淡盐汤漱喉,漱后吹药。金君自以体温计,置病人口中验热度,已有一百零五度之高,予谓体温计虽能验热度之高下,然不能分虚实,万不可泥以论病。若只准体温计所验之热度以定治法,则当用黄白虎,然就脉象舌色而论,则不独三黄白虎不可误投,即西药中之退热剂,亦非所宜。否则危亡立见,噬脐无及矣。金君韪之,遂以予方煎服焉。

【处方】鲜生地一两　原麦冬三钱　元参三钱　金银花三钱　肥知母一钱　鲜石斛三钱　天花粉二钱　黄芩一钱　青连翘三钱　生甘草六分

【次诊】十六日复诊,四肢不热身热亦轻,舌色红艳而光,毫无苔垢,大便通利,溲色黄浊,言语多,口不渴,彻夜不寐,喉烂如故,脉息虚数,原方去黄芩、花粉、知母、鲜生地,加西洋参、枣仁、茯神,百合等品。

【次方】西洋参钱半　炒枣仁三钱　朱拌茯神三钱　原麦冬三钱　干地黄五钱　鲜石斛三钱　元参三钱　青连翘三钱　生甘草六分　金银花三钱

先用百合一枚煎汤代水煎药。

【三诊】十七日复诊，舌上红色转淡，夜间能睡一二时，谵语亦减，咽喉上部腐烂较退，惟下部及隔帘等处，仍然腐烂，精神疲惫，脉息虚细无神，是气血大虚之候也。急宜培补，拟方以大补元煎合增液汤法，惟吹药仍用锡类散，日吹数次。

【三方】西洋参二钱 炒熟地炭四钱 干地黄四钱 怀山药三钱 元参二钱 鲜石斛二钱 朱染茯神四钱 麦门冬二钱 人中黄四分

【四诊】十八日复诊，夜寐甚安，谵语亦止，稍能进粥汤，喉烂减退大半，脉息仍细弱无神，仍用原方加味。

【四方】西洋参二钱 炒熟地黄四钱 干地黄四钱 朱茯神四钱 怀山药三钱 元参二钱 鲜石斛二钱 原麦冬二钱 人中黄四分 湘莲三钱 女贞子三钱

【五诊】十九日复诊，喉烂全退。用毛笔蘸水拭之腐物随笔而出，全部皆现好肉，不比前数日之黏韧难拭矣。脉息亦较有神，而现滑象，舌色仍淡无苔，小便清，能进薄粥，仍用原方加减。

【五方】西洋参二钱 炒熟地三钱 干地黄四钱 朱茯神四钱 元参二钱 湘莲三钱 原麦冬二钱 怀山药三钱 人中黄四分 女贞子三钱 扁豆三钱

【六诊】二十日复诊，饮食较多，乃以原方减轻其剂，接服两日，眠食俱安。但忽又发热，或轻或重，而热之时间又不一致。金君复以体温计验之，仍在一百零五度，及零三四度之间，甚以为忧。予曰：无恐也，此气血未能复原，营卫未能调和，而邪热之内伏者，仍不免有余蕴耳，且现在喉烂全愈，眠食俱安，种种生机，与七日以前之危险现状，相去不啻天渊。乃以前方去熟地，酌加青蒿，佩兰、苡仁、地骨皮等药。接服两剂，遍身发出白痦，如水晶，如粟米，而热遂退，饮食亦渐多，但仍不能起床行立，嘱以饮食培养，如鸡鸭汤粥饭之类，尽量食之，自是遂不服药。

【效果】越数日；为其祖母诊病，此儿犹未能起床，但饮食甚多，每日夜须食六七餐，至半月后，始稍能行动，一月后，始能出卧室，可以想见其病之危，体之虚矣。当其未能出卧室之时，亦间有发热便秘、面目浮肿诸现状，皆未以药治之。此为病后应有之现象，一俟气血精神恢复原状，则自瘥矣。此病得瘥，固由病家始终坚信，旁无掣肘之人，而夏君子雨赞助之力，亦足多焉。予用熟地时，病家不敢服，虑其补也，赖夏君为之解脱。盖夏与金固旧交，而亦精于医者也。

廉按 疫痧时气，吸从口鼻，并入肺经气分者则烂喉，并入胃经血分者则发痧，故烂喉者色多白，病在肺而属气；发痧者色多赤，病在胃而属血，其疫则一也。一发于咽喉之地，一达于肌表之间，在肺则曰烂喉，在胃则曰发痧，是以名烂喉痧。喉痧气血同病，内外异形，其病根不外热毒，热胜则肿，毒胜则烂，热非清凉不解，毒非芳香不除，清凉解毒，芳香逐秽，治疫要领，再视其气质之虚实何如，随症而变通之。此案为救误而设，纯仿阴虚烂喉例治，故以救阴为主，略参解毒，乃治烂喉疫痧之变法也。（《重印全国名医验案类编·八大传染病案·时行温疫病案》）

烂喉丹毒案姜德清（在平度北七里河）

【病者】乔升礼，年四十余，住北乡乔家屯。

【病名】烂喉丹毒。

【原因】平素无病，因多食炙辛热，致肺胃热盛，骤感风热，而病发，

【症候】身发灼热，神气怯弱，四肢沉重，胸膈板闷，不欲饮食，胸胁大小腹内夹核如杏核，大小长短不一，约十数个，按之不痛，咽喉微烂。

【诊断】六脉沉数，舌红苔黄，脉症合参，此烂喉丹毒也。其病之发原由于胃，胃居膈下，而胃之食管在膈上，与喉管相近，因而累及于肺，肺有毒则发痧，胃有毒则发斑，肺胃二经毒火炽，则外露丹痧，此胃毒甚，故只见丹不见痧。

【疗法】外敷汤丸并进。令其先吞六神丸一次，再用清瘟败毒饮，以生石膏为君，重清胃热，犀角、川连、黄芩、连翘、元参泄心肺之火为臣，丹皮、赤芍、栀子、生地、知母凉血行瘀，泄肝经之火为佐，僵蚕、牛蒡子、丝瓜络通十二经为使，外用鲜丝瓜捣敷。

【处方】牛蒡子三钱（杵）　白僵蚕二钱　丝瓜络三钱　知母六钱　鲜生地八两（捣汁）　连翘三钱　焦栀子三钱　赤芍三钱　丹皮三钱　元参八钱　黄芩三钱　小川连四钱　犀角一钱　生石膏二两

水煎，日服二次，外吹锡类散。

【效果】一诊稍轻，二诊治大减，三诊将原方加鲜石斛，鲜大青各三钱，去蒡、蚕、芩、连、石膏，六日全愈。

廉按　名虽烂喉丹毒，实系核疫之一种，与西医所称腺百斯笃相类，方用余师愚清瘟败毒饮，吹锡类散，内外并治，却有效力，方中再加调玉枢丹，芳透解毒，则效当更速矣。(《重印全国名医验案类编·八大传染病案·时行温疫病案》)

喉痧变烂喉案 丁甘仁（住上海）

【病者】叶妇，年二十余，住上海澄衷学校。

【病名】喉痧变烂喉。

【原因】侍其夫喉痧而得此疾。前医恐其亦出痧麻，连进辛凉透解，未敢骤用滋阴清降，毫无应效，病反转重。

【症候】身热甚壮，咽喉腐烂，汤饮难进，烦闷口渴，继则发热更甚，躁扰不安，起坐如狂，甚至谵语妄言，咽喉间满腐，蒂丁去其大半，口唇焦燥。

【诊断】脉洪数有力，舌灰黄，此设毒由口鼻直入肺胃，悉从火化，由气入营，伤津劫液，内风欲动，势将痉厥也。

【疗法】急投犀角地黄汤凉营解毒为君，佐竹叶石膏汤清燥救肺，加减数味，合而为凉营清气之剂。

【处方】犀角尖五分（磨汁，冲）　鲜生地八钱　京赤芍二钱　粉丹皮二钱　川连五分　鲜石斛八钱　京元参三钱　生石膏八钱　焦山栀二钱　薄荷叶八分　青连翘三钱　生甘草八分　鲜竹叶三十片　陈金汁一两（冲）

先用鲜茅根、芦根各一两，煎汤代水，每日服珠黄散二分。

【效果】一日夜连进四剂，即热退神清，咽喉腐烂亦退，三四日即愈。似此危险重

症，得庆更生，亦可谓幸矣。可见有痧麻而喉不腐者有之，喉腐而不出痧麻者亦有之。

廉按 此因喉痧遗毒，以致血毒内溃，肺叶受灼，而喉乃白烂，凉营清气，治法适当。似此佳案，足为后学师范，惟犀角、石膏、金汁等三味，尚可酌加用量，力图速效，否则杯水车薪，药虽对症，尚恐不足，以胜病。虽然，此际之调剂，全在医者诊断之精确，用药之胆识也。(《重印全国名医验案类编·八大传染病案·时行温疫病案》)

三、时行痢疫病案

崇明施姓，迁居郡之盘门，其子患暑毒血痢，昼夜百余行，痛苦欲绝。嘉定张雨亭，其姻戚也，力恳余诊之。余曰：此热毒蕴结。治之以黄连、阿胶等药，一服而去十之七八矣。明日再往，神清气爽，面有喜色。余有事归家，约隔日重来。归后遇风潮，连日行舟断绝，三日后乃得往诊。病者怒目视余，问以安否？厉声而对曰：用得好药，病益重矣。余心疑之，问其父，曾服他人药否？隐而不言。余甚疑之，辞出。有二医者入门，因托雨亭访其故，其父因余不至，延郡中名医，仍进以人参、干姜等药。绐病者曰：视汝脉者此地名医，而药则用徐先生方也。及服而痛愈剧，痢益增，故恨余入骨耳，岂不冤哉！又闻服药之后，口干如出火，欲啖西瓜。医者云：痢疾吃西瓜必死。欲求凉水，尤禁不与，因绐其童取井水漱口，夺盆中水饮其半，号呼两日而死。近日治暑痢者，皆用《伤寒论》中治阴寒入脏之寒痢法，以理中汤加减，无不腐脏惨死，甚至有七窍流血者，而医家病家视为一定治法，死者接踵，全不知悔，最可哀也。(《洄溪医案·痢》)

东山叶宝伦，患五色痢，每日百余次，余悉治痢之法治之，五六日疾如故。私窃怪之，为抚其腹，腹内有块，大小各一，俨若葫芦形，余重揉之，大者裂破有声，暴下五色浓垢斗许，置烈日中，光彩眩目，以后痢顿减，饮食渐进。再揉其小者，不可执持，亦不能消，痢亦不全止。令其不必专力治之，惟以开胃消积之品，稍稍调之，三四月而后块消，痢止。大抵积滞之物，久则成囊成癖，凡病皆然。古人原有此说，但元气已虚，不可骤消，惟养其胃气，使正足自能驱邪，但各有法度，不可并邪亦补之耳。(《洄溪医案·痢》)

金愿谷舍人次郎魁官，九月间患五色痢，日下数十行。七八来，口噤不纳，腹痛呻吟，危在旦夕矣。有主人参以补之者，有主生军以荡之者，举家皇皇，不知所措。孟英视之曰：暑挟食耳。误服热药矣。攻补皆不可施也。轻清取之，可以愈焉。以北沙参、黄连、鲜莲子、栀子、黄芩、枇杷叶、石斛、扁豆、银花、桔梗、山楂、神曲、滑石为方。其家以为病深药淡，恐不济事。西席庄晓村云：纵使药不胜病，而议论极是，定不致加病也。竭力赞其居停投之，覆杯即安，旬日而起。予闻孟英尝曰：莲子最补胃气而镇虚逆。若反胃，由于胃虚而气冲不纳者，但日以干莲子细嚼而咽之，胜于他药多矣。凡胃气薄弱者，常服玉芝丸，能令人肥健。至痢证噤口，皆是热邪伤其胃中清和之气，(要言不烦)故以黄连苦泄其邪，即仗莲子甘镇其胃。今肆中石莲皆伪，味苦反能伤胃，切不可用。惟鲜莲子煎之清香不浑，镇胃之功独胜。如无鲜莲，则干莲亦可用。或产莲之地，湖池中淘得入水不腐之老莲，即古所谓真石莲也，昔人治噤口痢多用此。然可不必拘泥，庶免作伪之人以赝乱真，反致用而无效，徒使病不即愈也。（噤口痢，虚热在胃也。补虚则碍热，清热则妨虚。兹又加以食积，尤为棘手。须看其用药圆到处。）

附：玉芝丸（孟英）猪肚一具，治净。以莲子去心，入肚内，水煎糜烂，收干捣为丸服。（《王孟英医案·卷一·痢》）

朱某患痢于越，表散、荡涤、滋腻等药，备尝之矣。势濒于危，始返杭乞孟英诊之。神气昏沉，耳聋脘闷，口干身热，环脐硬痛异常，昼夜下五色者数十行，小溲涩痛，四肢抽搐，时时晕厥，曰：此暑湿之邪，失于清解表散，荡涤正气伤残，而邪乃传入厥阴，再以滋腻之品补而锢之，遂成牢不可拔之势。正虚邪实，危险极矣。与白头翁汤，加楝实、苁蓉、芩、连、栀、芍、银花、石斛、桑叶、橘叶、羚羊角、牡蛎、鳖甲、鸡内金等药，大剂频灌。一帖，而抽厥减半。四帖，而抽厥始息。旬日后，便色始正，溲渐清长，粥食渐进。半月后，脐间之硬，始得尽消。改用养阴，调理逾月而康。（《王孟英医案·卷一·痢》）

项君香圃，患赤痢濒危。其亲庄嵋仙少府，拉余往视，脉细不饥，口干舌绛，形消色瘁，不寐溺无。禾中医者以其素耽曲，辄进苦燥渗利之药。而不闻景岳云：酒之为害，阴虚者饮之，则伤阴也。况病因暑热不夹湿邪，温燥过投，阴液有立涸之虞。余将旋里，为定西洋参、生地、甘草、银花、石斛、麦冬、生白芍、扁豆花、枳椇子、藕汁一方，冬瓜汤煎，令其恣服。次年春，余往禾，候庄芝阶先生之疾，有一人来拜谢，面如重枣，素昧生平，甚讶之。嵋山曰：即香圃也。面色素赤，上年因病危而色脱，故先生不识耳。承惠之方，服十余帖而愈，今又善饮如昔矣。（《王孟英医案·卷一·痢》）

急性疫痢案 何拯华（绍兴同善局）

【病者】王传荣，年念八岁，业农，住绍兴东关镇。

【病名】急性疫痢。

【原因】仲秋久晴无雨，天气燥热，疫痢流行，感染时气而陡发。

【证候】身热口渴，脐腹大痛，如刺如割，里急后重，下痢频并，或肠垢带血，或纯下鲜血，日夜数十度，或百余次，面赤唇红，吐酸呕苦，胸腹如焚，按之灼手，小溲赤涩，点滴而痛。

【诊断】脉右洪数，左弦劲，舌红刺如杨梅状，苔黄燥如刺。此由血分热毒，与积滞相并，内攻肠胃，劫夺血液下趋，即《内经》所谓"肠澼下血，身热者死"。亦即吴又可所谓"下痢脓血，更加发热而渴，心腹痞满，呕而不食。此疫痢兼症，最为危急"是也。

【疗法】若以痢势太频，妄用提涩，或但用凉敛，必至肠胃腐烂而毙。即以楂、曲、槟、朴、香、连、芩、芍、银花炭等普通治痢之法，以治此种毒痢，亦必胃肠液涸而亡。惟有仿吴氏急症急攻之法，用槟芍顺气汤加减，日夜连服二三剂，纯服头煎，以先下其疫毒。

【处方】花槟榔二钱 赤白芍各五钱 青子芩三钱 小枳实二钱 生甘草一钱 元

明粉三钱　拌炒生锦纹六钱

先用鲜贯仲一两、银花五钱，煎汤代水。

【次诊】次日复诊，赤痢次数已减其半，腹痛亦渐轻减，呕吐酸苦亦除。惟身仍热，胸腹依然灼手，黄苔虽退，舌转紫红起刺，扪之少津。脉左弦劲已减，转为沉数。此胃肠血液渐伤，而疫毒尚未肃清也。议以拔萃犀角地黄汤加玉枢丹，凉血泻火，扑灭毒菌，以救济之。

【次方】犀角粉一钱　鲜生地四两，捣汁，冲　青子芩二钱　小川连一钱　生锦纹三钱，酒洗　生西草一钱　生白芍一两　玉枢丹五粒，研细，药汤调下

【三诊】痢虽十减七八，而腹中切痛，常常后重，所便之物多如烂炙，且有腐败之臭，深恐肠中腐烂，病势尚在险途，幸而脉势稍柔，舌紫渐转红活，姑以解毒生化汤加鲜生地、金汁化腐生肌，滋阴消毒，以救肠中之溃烂。

【三方】金银花一两　生白芍八钱　生甘草钱半　参三七二钱　鲜生地四两，捣汁，冲　陈金汁二两，冲　鸦胆子四十九粒，去皮，拣成实者，用龙眼肉一颗包七粒，以七七之数为剂

【四诊】下痢次数仅五六次，赤色已淡，夹有脓毒黑垢，切痛后重已除，胃亦知饥思食。惟舌色淡红而干，乃阴液大亏之候。议以大剂增液救阴，以其来势暴烈，一身津液随之奔竭，待下痢止，然后生津养血，则枯槁一时难回。今脉势既减，则火邪俱退，不治痢而痢自止，岂可泥滞润之药而不急用乎。用增液汤合参燕麦冬汤，以善其后。

【四方】大生地六钱　元参四钱　提麦冬三钱　西洋参钱半　光暹燕一钱　奎冰糖三钱

【效果】连服四剂，下痢尽止，但遗些少白沫，胃已能进稀粥。后用四君子汤加麦冬、石斛，调理旬余，方能消谷而痊。

廉按　疫邪失下，其祸已不可胜言，若疫痢失下，其祸更可知矣。究其失下之由，每有一等不明事理，自命知医之病家，横拦竖遮，言火道寒，恐大黄下断中气，多方掣肘。殊不知疫痢兼证，下证已具，越怕下者越得急下，盖邪热多留一日，有一日之祸，早下一日，有一日之福。然下之之法，亦有缓急轻重之殊，非谓以承气汤一概而论也。愚每见赤痢之人，其初起之日即见面赤拂郁，舌苔黄糙，壮热口渴，脉息滑实而数，下痢里急，沿门阖境，率皆如此。此即疫痢相兼之证，愚每以喻氏仓廪汤、吴氏槟芍顺气汤两方加减，罔不应手奏效。设遇有应下失下，日久痢不止，外见烦热口渴自汗，舌苔满布黄厚芒刺，腹痛拒按，胸满呕吐，不食，痢见败色，一日夜数十行，后重里急，面垢神惨，脉息或沉微欲无，乍见乍隐，或疾数鼓指，或坚大若革，按之反空，此皆疫痢兼证，应下失下之坏证也。邪热一毫未除，元神将脱，补之则邪毒愈甚，攻之则几微之气不胜其攻，攻不可，补不可，攻补不及，两无生理，良可慨焉。此案辨证处方，悉从吴又可治疫痢正法，所用之药，凉血攻毒，灭菌制腐，又皆脱胎前哲成方而来，非师心自用者可比，且与赤痢菌痢疫之原因疗法适相符合。(《重印全国名医验案类编·八大传染病案·时行痢疫病案》)

五色疫痢案 何拯华（绍兴同善局）

【病者】徐德生之妻胡氏，年三十五岁，住绍城市门阁。

【病名】五色疫痢。

【原因】内因肝热，外因久晴亢旱，秋令疫痢盛行，传染而发。

【证候】下痢五色，青黄赤白黑杂下，昼夜三四十次，胸腹如灼，其痛甚厉，按其脐旁，冲任脉动，胯缝结核肿大，肛门如火烙，扬手掷足，躁扰无奈，不能起床，但饮水而不进食。

【诊断】六脉弦劲紧急，不为指挠，舌色纯红，苔焦黑。脉证合参，即张仲景所谓"五液注下，脐筑痛，命将难全"之证也。

【疗法】毒势如焚，救焚须在顷刻，若延二三日外，肠胃朽腐，不及救矣。急宜重用犀角五黄汤合金铃子散，苦甘化阴，急下存津，以保胃肠之腐烂，昼夜连进三剂，纯服头煎，循环急灌，或可挽回于万一。

【处方】犀角粉一钱　鲜地黄四两，捣汁，冲　青子芩三钱　小川连钱半　生锦纹四钱　延胡索二钱，蜜炙　川楝子三钱，醋炒　生川柏钱半

先用鲜茅根三两，去衣、鲜贯仲一两二味煎汤代水。

【次诊】下痢次数已减其半，青黑之色已除，惟赤如烂血，白如鱼脑，间下黄汁，胸腹虽热，痛势渐缓，小溲赤涩，舌仍鲜红，焦苔大退，脉虽弦急，劲势大减，病势较前渐缓，但用急法，不用急药，三黄白头翁汤加减。

【次方】青子芩二钱　小川连一钱　生川柏一钱　白头翁三钱　犀角粉八分　全当归二钱　干艾叶三分　生甘草八钱　左牡蛎四钱，生打　鲜石榴一钱

【三诊】前用三黄泻火逐疫，犀、草凉血解毒，白头翁疏气达郁，归、艾和血止痛，因其所下已多，佐牡蛎固脱敛津，鲜石榴酸甘收涩。连进二剂，幸而腹痛下痢大减，冲任脉动已低，胯缝结核收小，脉转弦软，舌红渐淡，扪之少津。显系毒火烁液，下多亡阴。法当甘苦咸寒，以滋液救焚，养阴解毒。犀角五汁饮合鸦胆子主之。

【三方】黑犀角五分，磨冲　鲜生地汁四瓢　雅梨汁三瓢　甘蔗汁两瓢

四汁用重汤炖温，临服冲入陈金汁二两。

另用豆腐皮泡软，包鸦胆子七粒，吞服，五汁饮送下，以服至四十九粒为度。

【四诊】连进二剂，初下鲜红血丝，继下紫黑瘀块，终下白黏脓毒。约十余次后，下红黄酱粪四五次，腹痛已除，冲任脉动亦止，舌转嫩红而润，脉转柔软。此邪少虚多之候，用三参冬燕汤滋养气液，调理以善其后。

【四方】太子参一钱　西洋参一钱　北沙参四钱　提麦冬二钱　光暹燕八分　青蔗浆一酒杯　建兰叶三片

【效果】连服四剂，下痢尽止，胃动思食，能进稀粥，每日大便嫩黄。后用一味霍石斛汤，调养旬余而痊。

廉按　熊圣臣谓白色其来浅，浮近之脂膏也，赤者其来深，由脂膏而切肤络也，纯血者阴络受伤，多由热毒以迫之，故随溢随下，此最深者也。红白相兼者，是则深浅皆

及也。大都诸血鲜红者多热证，盖火性最急，迫速而下也；紫红紫白、色黯不鲜明者少热证，以阴凝血败，渐损而致然也；纯白清淡，或如胶胨鼻涕者无热证，以脏寒气薄滑而致然也。余谓凡人患痢疾时，其肠中之黏膜必有红肿之处，其处生出之脓液，即白痢也。若血管烂破有血液流出，即赤痢也。脓血兼下，即赤白痢也。若青黄赤白黑杂下，即五色痢也。其青者胆汁，黄者粪，赤者血，白者脓，黑者宿垢，最重难治。此案系五色疫痢之实证，属毒火蕴伏胃肠所致。初方以凉血解毒、急攻逐疫为主，仿喻氏疫在下焦者决而逐之之法；次方千金三黄白头翁汤加减，于泻火逐疫之中参以固脱敛津；三方犀角五汁饮，于滋液救焚之中，妙在佐鸦胆子一味，善治热性赤痢，最能清血分之热及肠中之热，为防腐生肌，凉血解毒之要药；四方用三参冬燕汤，清滋气液，为善后必不可少之方法。然就余所经验，除疫痢外，多属阴虚证，张石顽所谓痢下五色，脓血稠黏，滑泄无度，多属阴虚是也。不拘次数多寡，便见腰膝痠软，耳鸣心悸，咽干目眩，不寐多烦，或次数虽多，而胸腹不甚痛，或每痢后，而烦困更增，掣痛反甚，饮食不思，速用猪肤汤合黄连阿胶汤加茄楠香汁，小川连、陈阿胶、青子芩、生白芍、鸡子黄，先用猪肤、净白蜜各一两煎汤代水，甘咸救阴，苦味坚肠。若虚坐努责，按腹不痛，一日数十度，小腹腰脊抽掣痠软，不耐坐立，寝食俱废者，阴虚欲垂脱之候也。急宜增损复脉汤，高丽参、提麦冬、大生地、炙甘草、生白芍、真阿胶、山萸肉、北五味、乌贼骨、净白蜡提补酸涩以止之，迟则无济。幸而挽救得转，可用参燕麦冬汤，米炒西洋参、光燕条、提麦冬、奎冰糖滋养气液以善其后。若痢止后，犹有积滞来净，郁在下焦，小腹结痛，心烦口燥，夜甚不寐，宜用加味雪羹煎，淡海蜇、大荸荠、真阿胶另炖烊冲、山楂炭、陈细芽茶，标本兼顾，肃清余积，其间亦有用白头翁加阿胶甘草汤收功者。惟西医实验疗法，谓疫痢非虫即菌，一为赤痢菌赤痢，一为扁虫形赤痢，皆各用血清注射，以收成绩。若阴虚五色痢，终归无效。故举历验咸法，附志于此。(《重印全国名医验案类编·八大传染病案·时行痢疫病案》)

疫痢末期案 刘万年（住太谷东关运兴店）

【病者】姚其锐，年三十六岁，家小康，住山西太谷县城。

【病名】疫痢末期。

【原因】素有烟瘾，案牍烦劳，退后精神不支，当夏令痢疾盛行，忽染此病。

【证候】下痢脓血参半，小腹疼痛，里急后重。经医七八位，时见小效，总不能痊愈。至冬月肚腹不痛，痢亦微少，按之小腹有块，如李如杏状，痢能便出，燥粪不下。延至正月初，形容羸瘦，饮食俱废。病者恐慌，更医数手，或下夺，或润肠，或滋补，全然无效。后用西医灌肠器导之，亦依然如故，始延愚诊视。

【诊断】脉左右皆大而缓。西人谓痢为肠中生炎，此乃阳盛阴虚，伏火上炎，肺气失降，大便燥结所致。头不痛、口知味者，无外感之征也，口不干渴者，火在血分也。肺与大肠相表里，主制节周身之气，《素问·灵兰秘典论》曰："肺者相傅之官，治节出焉，大肠者传导之官，变化出焉。"肺气不降，大肠无由传导，以致凝结而成燥粪。《素问·阴阳应象大论》曰："燥胜则干。"由泻久亡阴，内水亏竭，譬如行舟无水，任凭推送，其何以行？

【疗法】仿吴氏增液润肠法，以玄、地、二冬、阿胶、归、芍为君，大生津液，作增水行船之策，用钱氏泻白散加桑、杏为臣，使肺气肃降，推荡燥粪，佐以西参以助泻白散降肺气之力，使以桔梗开肺气以宽大肠。若用硝黄峻下以治阴虚燥痢，深恐大便水泻而中气亦随脱矣。

【处方】大元参五钱　大生地四钱　原麦冬四钱　蜜炙桑皮三钱　地骨皮三钱　生甘草一钱　桔梗一钱　青子芩一钱　西洋参五钱，另炖　真阿胶五钱，化冲　酒杭芍二钱　白归身二钱　淡天冬二钱　炒杏仁钱半

水煎热服，阿胶另溶化分冲。

【效果】服药一剂，觉腹中似有行动之机。次日照原方加蜜炙枳壳钱半、生枇杷叶五钱去毛，服后约六点钟，忽然肛门矢气，喧响如擂鼓状，燥粪随下如石，如栗子大，用斧捣之，分毫不动。第三日服原方一剂，腹中燥粪始尽。至四日去黄芩，加鲜石斛，又服一剂，饮食能进，身体如常。后服叶氏益胃养阴法，平调而愈。

廉按　此疫痢将愈未愈，下多亡阴，液枯肠燥之治法。若用于初起，大非所宜。故临证之时，查明症候之初中末，亦诊断者所必要也。(《重印全国名医验案类编·八大传染病案·时行痢疫病案》)

陈秋云案

陈秋云体素旺，病桃花脓痢十三日矣。胃不开，仅强食数口，脱形甚，不能起立。与清润药数剂不减，口渴常索冷饮。余转用参、芪、术、砂、蔻等，服下似可口。惟次日药断而耳聋，又次日倏思食，余乃幸药真投病也。再二剂而瘳。(《病安实录·痢症案》)

附 篇 ②

防治瘟疫方剂选 ▷▷▷▷

一、预防方剂选

三画

干敷散方（《外台秘要》）

附子炮，一枚　细辛一分　干姜一分　麻子一分，研　柏实一分

上五味，捣筛为散，正旦举家以井华水各服方寸匕。服药一日，十年不病，二日，二十年不病，三日，三十年不病，受师法但应三日服，岁多病三日一服之。

主辟温疫疾恶，令不相染著气。

四画

太乙流金散（《松峰说疫》）

雄黄两半　羚羊角一两　雌黄　白矾　鬼箭明羽各七钱半

共粗末，三角绛囊盛一两，带心前，并挂户上，又青布包少许，中庭烧之。腊月烧之避瘟气。又于正旦所居处埋之，避瘟疫气。

大避瘟疫。

太苍公避瘟丹（《松峰说疫》）

苍术一斤　台芎　黄连　白术　羌活各八两　川芎　草乌　细辛　柴胡　防风　独活　甘草　藁本　白芷　香附　当归　荆芥　天麻　官桂　甘松　干姜　山奈　麻黄　牙皂　白芍各四两　麝香三分

共为细末，点之。

凡官舍旅馆，久无人到，积湿积邪，容易侵人，焚之可以远此。五六月，终日焚之，可以避瘟。

六画

老君神明散（《松峰说疫》）

苍术一钱　桔梗二钱五分　细辛　附子炮，去黑皮，各一两　乌头四两，去皮，尖

共为细末，带于身边，可免瘟疫。不可服。

避瘟疫。

岁旦屠苏酒方（《外台秘要》）

大黄十五铢　白术十八铢　桔梗　蜀椒各十五铢　桂心十八铢　乌头六铢　芨莽十二铢

一方有防风一两

上七味㕮咀，绛袋盛以十二月晦日日中悬沉井中，令至泥，正月朔日平晓出药，置酒中煎数沸，于东向户中饮之屠苏之饮，先从小起，多少自在，一人饮一家无疫，一家饮一里无疫，饮药酒得三朝，还滓置井中，能仍岁饮，可世无病，当家内外有井，皆悉著药辟温气也。

辟疫气，令人不染温病及伤寒。

朱蜜丸方（《外台秘要》）

白蜜和上等朱砂粉一两，常以太岁日平旦，大小勿食，向东方立，人吞三七丸，如麻子大，勿令齿近之，并吞赤小豆七枚，投井泉水中，终身勿忘此法。

断温疫。

竹茹汤方（《外台秘要》）

青竹茹二升

上一味，以水四升，煮取三升，分三服。

治瘅气。

杀鬼丸方（《外台秘要》）

雄黄五两，研　朱砂五两，研　鬼臼五两　鬼督邮五两　雌黄五两，研　马兜铃五两　皂荚炙，五两　虎骨炙，五两　阿魏五两　甲香一两　羚羊角一枚　桃白皮五两　白胶香一两　菖蒲五两　羚羊角一枚　腊蜜八斤，錬　石硫黄五两，研

上十七味，捣筛十六味，腊蜜和之，丸如杏子，将往辟温处烧之。杀鬼去恶毒气。若大疫家可烧，并带行。

去恶毒。

杀鬼烧药方（《外台秘要》）

雄黄　丹砂　雌黄各一斤　羚羊角　芜荑　虎骨　鬼臼　鬼箭羽　野丈人　石长生　假猪屎　马悬蹄各三两　青羊脂　菖蒲　白术各八两　蜜蜡八斤

上十六味末之，以蜜蜡和为丸如弹许大，朝暮及夜中，户前微火烧之。

辟温气。

七画

赤小豆丸方（《备急千金要方》）

赤小豆二两　鬼臼二两　鬼箭二两　丹砂二两，研　雄黄二两，研

上五味末之，以蜜和如小豆大，服一丸，可与病人同床傅衣也。

断温疫，主温病转相染著，乃至灭门，延及外人，无收视者。

苍降反魂香（《松峰说疫》）

苍术　降真香各等分

共末，揉入艾叶内，绵纸卷筒，烧之，除秽祛疫。

灵宝辟瘟丹（《松峰说疫》）

苍术一斤　降香四两　雄黄二两　硫黄一两　柏叶半斤　丹参二两　桂皮二两　藿香二两　白芷四两　桃头四两，五月五日午时收　雄狐粪二两，尖头者是　菖蒲根四两　升麻一两　商陆根二两　大黄二两　羌活二两　独活二两　雄黄一两　唵叭香如无，可减　赤小豆二两　仙茅二两　朱砂二两　鬼箭羽二两

以上共二十四味，按二十四气为末，米糊为丸，如弹子大，焚一丸。

八画

松毛酒（《松峰说疫》）

松毛细切，末

酒下二钱，日三服。

可避五年瘟。

九画

茵陈乌梅汤（《松峰说疫》）

九九尽日，茵陈连根采，阴干。

遇瘟疫起，每一人用茵陈五分，乌梅二个，打碎，水二盅，煎八分，热服，汗出即愈。

治瘟疫。

神圣避瘟丹（《松峰说疫》）

苍术君，倍　香附　羌活　独活　甘松　山奈　白芷　赤箭　大黄　雄黄各等分

共为末，糊丸弹子大，黄丹为衣，晒干。

正月初一平旦，焚一炷避除一岁瘟疫邪气。

度瘴散方（《外台秘要》）

麻黄去节　升麻　附子炮　白术各一两　细辛　防己　干姜　桂心　防风　乌头炮　蜀椒出汗去目　桔梗各二分

上十二味，捣筛为末，密封贮之，山中所在有瘴气之处，且空腹服一钱匕，覆取汗，病重稍加之。

除秽靖瘟丹（《松峰说疫》）

苍术　降真香　川芎　大黄各二钱　虎头骨　细辛　斧头木系斧柄入斧头之木　鬼箭羽　桃枭小桃干在树者　白檀香　羊踯躅　羌活　甘草　草乌　藁本　白芷　荆芥　干葛　猬皮　山甲　羚羊角　红枣　干姜　桂枝　附子　煅灶灰　川椒　山奈　甘松　排草　桂皮各一钱，共为粗末　明雄二钱　朱砂二钱　乳香一钱　没药一钱，四味另研，共和

将药末装入绛囊，约二三钱，毋太少，阖家分带，时时闻臭，已病易愈，未病不染。

十画

粉身散方（《外台秘要》）

川芎　白芷　藁本

上三味等分，捣下筛内米粉中，以粉涂身。

辟温病。

透顶清凉散（《松峰说疫》）

白芷　细辛　当归　明雄　牙皂等分

共为细末，瓷瓶贮，勿泄气。用时令病者噙水口内，将药搐鼻，吐水取嚏，不嚏再吹，嚏方止。已患未患者皆宜用。

凡遇时令不正，瘟疫流行，人各带之，或嗅鼻，可免侵染。

十一画

豉汤方（《外台秘要》）

豆豉一升　伏龙肝三两，研　小儿小便三升

上三味，用小便煎，取一升五合，去滓，平旦服之，令人不著瘴疫。天行有瘴之处，宜朝朝服。

延年主辟温疫疾恶气，令不相染易。

屠苏酒（《松峰说疫》）

大黄五十铢　白术十铢　桔梗十五铢　川椒十五铢，炒出汗　防风六铢　乌头六铢，炒　桂枝十五铢菝葜六铢

入红囊中，于腊月晦日，悬井中，毋著水，元旦出药入酒中，煎数沸，于东向户中饮之。先自小者饮者，饮三朝。若每年饮，可代代无病。内外井中，宜悉著药，忌猪、羊、牛肉，生葱、桃、李、雀肉。

十二画

雄黄丸（《松峰说疫》）

明雄一两，研　丹参　赤小豆炒熟　鬼箭羽各二两

共为末，蜜丸梧子大。每日空心，温水下五丸。

治瘟不相染。

雄黄散 (《外台秘要》)

雄黄五两　朱砂　菖蒲　鬼臼各二两

上四味，捣筛末，以涂五心额上鼻人中及耳门。

辟温气。

十三画

蒜豉汤方 (《外台秘要》)

蒜五十子，并皮研之　豉心一升

上二味，以三岁小儿小便二升，合煮五六沸，顿服。

疗温气。

福建香茶饼 (《松峰说疫》)

沉香　白檀各一两　儿茶二两　粉草五钱　麝香五分　冰片三分

共为细末，糯米汤调，丸黍米大，噙化。

能避一切瘴气瘟疫，伤寒秽气，不时噙化。

辟温杀鬼丸熏百鬼恶气方 (《外台秘要》)

雄黄　雌黄各二两　羚羊角　虎骨各七两　龙骨　龟甲　鲮鲤甲　猬皮各三两　萼鸡十五枚　空青一两　川芎　真朱各五两　东门上鸡头一枚

上十三味末之，烊蜡二十两并手丸如梧子，正旦门户前烧一丸带一丸，男左女右，辟百恶，独宿丧问病各吞一丸小豆大，天阴大雾日，烧一丸于户牖前佳。

辟温虎头杀鬼丸方 (《备急千金要方》)

虎头骨炙，五两　朱砂一两半　鬼臼一两　雄黄一两半　皂荚炙，一两　雌黄一两半　芜荑一两

上七味，捣筛，以蜜和如弹丸大，缝囊盛，系臂男左女右，家中置屋四角，月朔夜半中庭烧一丸，忌生血物。

辟温粉 (《外台秘要》)

川芎　苍术　白芷　藁本　零陵香各等分

上五味，捣筛为散，和米粉粉身，若欲多时，加药增粉用之。

十四画以上

避瘟丹 (《松峰说疫》)

苍术　乳香　甘松　细辛　芸香　降真香等分

糊为丸豆大。每用一丸焚之，良久又焚一丸，略有香气即妙。

烧之能避一切秽恶邪气。

避瘟丹 (《松峰说疫》)

苍术　红枣

和丸烧之。

避瘟丹 (《松峰说疫》)

乳香　苍术　细辛　生草　川芎　降香　白檀

枣肉丸，焚烧。

烧之避瘟邪气。

翼老君神明白散方（《千金要方》）

白术二两　桔梗一两　细辛一两　附子炮，二两　乌头四两，去黑皮

上五味，捣筛缝囊盛，带之所居门里皆无病。若有得疫疠者，温酒服一方寸匕，覆取汗，得吐则差，若经三四日者，以三方寸匕，内五升水中，煮令大沸，分三服。

藜芦散（一名赤散）（《松峰说疫》）

藜芦　踯躅　干姜各一两　丹皮　皂角各一两六钱　细辛十八铢　桂枝一作桂心　附子　朱砂一作真珠，另研，各六两

共为粗末，绛囊系臂上，男左女右，觉病作，取药末少许，纳鼻中。嫌分量多，和时四分之一亦可，后皆仿此。

避瘟疫。

二、治疗方剂选

一画

一加减正气散（《温病条辨》）

藿香梗二钱　厚朴二钱　杏仁二钱　茯苓皮二钱　广皮一钱　神曲一钱五分　麦芽一钱五分　绵茵陈二钱　大腹皮一钱

水五杯，煮二杯，再服。

三焦湿郁，升降失司，脘连腹胀，大便不爽。

二画

二甲复脉汤（《温病条辨》）

炙甘草六钱　干地黄六钱　白芍药六钱　麦冬五钱　阿胶三钱　麻仁三钱　生牡蛎五钱　生鳖甲八钱

水八杯，煮取八分三杯，分三次服。

热邪深入下焦，脉沉数，舌干齿黑，手指但觉蠕动，急防痉厥。

二加减正气散（《温病条辨》）

藿香梗三钱　广皮二钱　厚朴二钱　茯苓皮三钱　木防己三钱　大豆黄卷二钱　川通草一钱五分　薏苡仁三钱

水八杯，煮三杯，三次服。

湿郁三焦，脘闷，便溏，身痛，舌白，脉象模糊。

二陈汤（《和剂局方》）

陈皮　半夏各五两　茯苓三两　甘草炙，一两半

上药㕮咀，每服四钱，用水一盏，生姜七片，乌梅一个，同煎六分，去滓，热服，不拘时候。

湿痰咳嗽。痰多色白易咯，胸膈痞闷，恶心呕吐，肢体倦怠，或头眩心悸，舌苔白润，脉滑。

二妙散（《丹溪心法》）

苍术　黄柏

上二味为末，沸汤，入姜汁调服。

湿热下注证。筋骨疼痛，或两足痿软，或足膝红肿疼痛，或湿热带下，下部湿疮等，小便短赤，舌苔黄腻者。

二香散（《松峰说疫》）

木香末，三分　檀香末，三分

清水和服。仍用温水调涂囟门。

人马平安行军散（《松峰说疫》）

明雄　朱砂　火硝　枯矾　乳香去油　儿茶　冰片　麝香　硼砂　没药去油

各等分，共为细末。点大眼角，男左女右。冰麝少加亦可。

一点绞肠痧，二点气腰痛，三点重伤风，四点虫蝎伤，五点火眼发，六点走风痛，七点急心痛，八点急头痛，九点火牙痛，十点牛马驴。

人马平安散（《松峰说疫》）

焰硝二钱　朱砂　明雄各一钱　冰片五分　麝香一钱

共为细末，端阳午时修合，瓷瓶收贮，勿出气。用簪脚点两眼角，或吹鼻孔，男左女右。

治一切时症，风寒暑湿，内伤生冷饮食，头风头痛，心痛，绞肠痧，闷气，小肠疝气，牙痛，猪羊疯症。

人中白散（《松峰说疫》）

人中白尿壶中白碱煅一两　儿茶五钱　黄柏　薄荷　青黛各三钱　冰片二分五厘

共为细末，先用温汤漱净，吹药于疳上，日六七次，吹药涎从外流者吉，内收者凶。

治小儿走马牙疳，牙龈腐烂黑臭。

人中黄丸（《松峰说疫》）

大黄三两，尿浸　苍术油炒　桔梗　滑石各二两　人参　川连酒洗　防风各五钱　香附两半，姜汁浸，生用　人中黄二两

神曲糊为丸，清热解毒汤送。如气虚，用四君子汤送。如血虚，四物汤送。痰甚，二陈汤送。热甚，童便送。

人中黄散（《松峰说疫》）

人中黄一两　明雄　朱砂各一两

共为末，薄荷、桔梗汤下二钱，日三夜二。

人参白虎加元麦汤（《松峰说疫》）

石膏三钱煅　知母钱半酒炒　炙草一钱　粳米一撮　人参一钱　元参二钱　麦冬三钱去心

流水煎至米熟，取大半杯，热服。

治瘟疫太阳经罢，气虚烦渴。

三画

三仁汤（《温病条辨》）

杏仁五钱　飞滑石六钱　白通草二钱　白蔻仁二钱　竹叶二钱　厚朴二钱　生薏仁六钱　半夏五钱

甘澜水八碗，煮取三碗，每服一碗，日三服。

湿温。头痛恶寒，身重疼痛，舌白不渴，脉弦细而濡，面色淡黄，胸闷不饥，午后身热。

三石汤（《温病条辨》）

飞滑石三钱　生石膏五钱　寒水石三钱　杏仁三钱　竹茹二钱　银花三钱　金汁一酒杯（冲）　白通草二钱

水五杯，煮成二杯，分二次温服。

暑温蔓延三焦，舌滑微黄，邪在气分。

三甲复脉汤（《温病条辨》）

炙甘草六钱　干地黄六钱　白芍药六钱　麦冬五钱　阿胶三钱　麻仁三钱　生牡蛎五钱　生鳖甲八钱　生龟板一两

水八杯，煮取八分三杯，分三次服。

下焦温病，热深厥甚，脉细促，心中憺憺大动，甚则心中痛。

三白饮（《松峰说疫》）

鸡子清一枚　白蜜一大匙，生者更良　芒硝酌用

共和一处，再用凉水和服。如心不宁，加珍珠末五分。

治热极狂乱及热不退。

三圣丹（《重订霍乱论》）

木香一两，不见火　明雄黄二两　明矾三两

共研细末，以鲜荷叶，橘叶、藿香叶各二两捣汁丸绿豆大，每服九分，重者再服。

治寒湿为病，诸痧腹痛，霍乱吐泻。

三黄二香散（《温病条辨》）

黄连一两　黄柏一两　生大黄一两　乳香五钱　没药五钱

上为极细末，初用细茶汁调敷，干则易之，继则用香油调敷。

温毒敷水仙膏后，皮间有小黄疮如黍米者。

干艾煎（《松峰说疫》）

干艾叶三升

水一斗，煮一升，顿服取汗。

治瘟疫头痛，壮热脉盛。

大力子丸（《松峰说疫》）

元参　连翘去隔　甘草　桔梗　川大黄生熟酌用　石膏煅，研　川连酒炒　黄芩酒

炒 荆芥 防风 羌活 大力子炒, 研

为末，作丸。姜煎服亦可。

大定风珠汤 (《温病条辨》)

生白芍六钱 干地黄六钱 麦冬四钱 生龟板四钱 生牡蛎四钱 生鳖甲四钱 炙甘草四钱 阿胶三钱 麻仁二钱 五味子二钱 生鸡子黄二枚

水八杯，煮取三杯，去滓，再入鸡子黄，搅令相得，分三次服。

热邪久羁，吸烁真阴，或因误表，或因妄攻，神倦瘈疭，脉气虚弱，舌绛苔少，时时欲脱。

大承气加芍药地黄汤 (《松峰说疫》)

大黄二钱 芒硝一钱 厚朴钱半炒 枳实一钱, 麸炒 芍药二钱 生地六钱

流水煎一杯，去渣，入芒硝，火化，温服。不下，再服。

大复苏饮 (《伤寒瘟疫条辨方》)

白僵蚕三钱 蝉蜕十个 当归三钱 生地二钱 人参 茯神 麦冬 天麻 犀角镑磨汁入汤和服 丹皮 栀子炒黑 黄连酒炒 黄芩酒炒 知母 甘草生 各一钱 滑石二钱

水煎去渣，入冷黄酒、蜜、犀角汁和匀冷服。

温病表里大热，或误服温补和解药，发致神昏不语，形如醉人，或哭笑无常，或手舞足蹈，或言语骂人，不省人事，目不能闭者，名越经证。及误服表药，而大汗不止者，名亡阳证。并此方主之。

大顺散 (引《重订霍乱论》)

甘草四两八钱 干姜 杏仁去皮尖 桂心各六钱四分

先将甘草同白砂炒至八分黄熟。次入干姜同炒令姜裂，次入杏仁同炒，候不作声为度，筛去砂，与桂心同捣为散，每二钱，水煎服或沸汤调服。

治袭凉饮冷，阴寒抑遏阳气而成霍乱，水谷不分，脉沉而紧者。

大柴胡加元参地黄汤 (《松峰说疫》)

柴胡三钱 黄芩一钱 半夏二钱制 芍药二钱 枳实一钱麸炒 大黄二钱 生姜二钱 大枣二枚, 劈 元参一钱 生地二钱

流水煎大半杯，温服。

治少阳经传阳明胃腑，呕吐泄利。

大黄酒 (《松峰说疫》)

大黄五钱

好黄酒一两盅，浸一宿，次日温饮。

瘟疫兼便脓血，里急后重，腹痛，昼夜烦不止。

大清凉散 (《伤寒瘟疫条辨方》)

白僵蚕酒炒, 三钱 蝉蜕全, 十二个 全蝎去毒, 三个 当归 生地酒洗 金银花 泽兰各二钱 泽泻 木通 车前子炒研 黄连姜汁炒 黄芩 栀子炒黑 五味子 麦冬去心 龙胆草酒炒 丹皮 知母各一钱 甘草生, 五钱

水煎去渣，入蜜三匙，冷米酒小半杯，童便半小杯，和匀冷服。

温病表里三焦大热，胸满胁痛，耳聋目赤，口鼻出血，唇干舌燥，口苦自汗，咽喉肿痛，谵语狂乱者，此方主之。

小承气加芍药地黄汤（《松峰说疫》）

大黄二钱　厚朴钱半, 炒　枳实一钱, 炒　芍药二钱　生地六钱

流水煎一杯，温服。

小柴胡加花粉芍药汤（《松峰说疫》）

柴胡三钱　黄芩二钱　半夏钱半制　甘草一钱　生姜二钱　芍药二钱　天花粉二钱

流水煎大半杯，热服，覆衣取微汗。

治少阳经目眩耳聋，口苦咽干，胸痛。

小清凉散（《伤寒瘟疫条辨方》）

白僵蚕炒, 三钱　蝉蜕十个　银花　泽兰　当归　生地各二钱　石膏五钱　黄连　黄芩　栀子酒炒　牡丹皮　紫草各一钱

水煎去渣，入蜜、酒、童便冷服。

温病壮热烦躁，头沉面赤，咽喉不利，或唇口颊腮肿者，此方主之。

千金丹（一名人马平安散）（《重订霍乱论》）

明雄黄　蓬砂　硝石各一两　朱砂五钱　梅冰　当门子各二钱　飞金一百页

七味共为细末，合研匀，瓷瓶紧装，每二三分，凉开水下，或嗅少许于鼻内，或加牛黄。

治霍乱痧胀，山岚瘴疠及暑热秽恶，诸邪直干包络，头目昏晕，不省人事，危急等证。并治口疮喉痛，点目去风热障翳，搐鼻辟时疫之气。

飞龙夺命丹（《重订霍乱论》）

朱砂飞二两　明雄黄飞　灯心炭各一两　人中白漂煅八钱　明矾　青黛飞, 各五钱　梅片　麻黄去节, 各四钱　真珠　牙皂　当门子　蓬砂各三钱　西牛黄二钱　杜蟾酥　火硝各一钱五分　飞真三百页

十六味各研极细，合研匀，瓷瓶紧收，毋令泄气。以少许吹鼻取嚏，重者再用凉开水调服一分，小儿减半。按：此丹芳香辟秽，化毒祛邪，宣气通营，全体大用，真有斩关夺隘之功，而具起死回生之力也。

治痧胀疔痛，霍乱转筋，厥冷脉伏，神昏危急之证及受温暑瘴疫，秽恶阴晦诸邪，而眩晕痞胀，瞀乱昏狂；或卒倒身强，遗溺不语，身热痪疯，宛如中风。或时证逆传，神迷狂谵。小儿惊痫，角弓反张，牙关紧闭诸证。

四画

开关散（《重订霍乱论》）

灯心炭一两　羊踯躅三钱　北细辛　杜蟾酥　牙皂各二钱　牛黄　梅片　当门子各一钱

八味共研细，瓷瓶紧装，毋令泄气，每少许吹鼻，得嚏即生。

治番痧臭毒，腹痛如绞，气闭神昏欲绝之证。

元霜丹（《松峰说疫》）

浮萍三钱　麦冬二钱去心　元参二钱　丹皮二钱酒洗　芍药一钱　甘草一钱　生姜三钱切　大枣二枚劈

水煎，热服，覆衣取少汗。一方去元参、麦冬，治同。

治瘟疫太阳头项痛，腰脊强，发热作渴。

五汁饮（《温病条辨》）

梨汁　荸荠汁　鲜苇根汁　麦冬汁　藕汁（或用蔗浆）

临时斟酌多少，和匀凉服，不甚喜凉者，重汤炖温服。

太阴温病，吐白沫黏滞不快者。

五利大黄汤（《景岳全书·大头瘟证治共三条》）

大黄　黄芩　升麻　芒硝　栀子

清热解毒，泻热通便。

适用于时毒焮肿赤痛，烦渴便秘，脉实而数。

五苓散（引《重订霍乱论》）

术石顽云宜用生白术　茯苓　猪苓各十八铢，按二十四铢为一两，每铢重四分二厘弱，六铢为锱，即二钱五分，十八铢即七钱五分　泽泻一两六铢　桂五钱

五味为末，以白饮和服方寸匕，日三，多饮暖水汗出愈。

治伤寒转霍乱，身热头痛，渴欲饮水。

五鲜饮（《疫痧草·汤药章》）

鲜沙参　鲜生地　鲜茅根　鲜芦根　甘蔗汁

清热养阴。

治舌绛而干，脉弦数大，痧隐喉腐不盛，可以葛根汤并服。痧隐则喉烂盛，可与犀豉饮齐进。

太乙玉枢丹（一名解毒万病丹）（《重订霍乱论》）

山慈姑去皮，洗净焙　川文蛤即五倍子捶破，洗刮内桴　千金子即续随子，去油，取净霜，各二两　红大戟洗焙，一两　当门子三钱

五味先将慈、蛤、戟三味研极细末，再入霜香研匀，糯米汤调和干湿得宜，于辰日净室中，木臼内杵千余下，每料分四十锭，故亦名紫金锭。再入飞净朱砂，飞净明雄黄各五钱尤良，或以加味者杵成薄片，切而用之，名紫金片，每服一钱，凉开水调下。孕妇忌之，又不可与甘草药同进也。

治诸痧霍乱，疫疠瘴气，喉风五绝尸疰鬼胎，惊忤癫狂，百般恶证及诸中毒诸痈疽，水土不服，黄疸鼓胀，蛇犬虫伤，内服外敷，功难殚述，洵神方也。

太乙紫金丹（《重订霍乱论》）

山慈姑　川文蛤各二两　红芽大戟　白檀香　安息香　苏合油各一两五钱　千金霜一两　明雄黄飞净　琥珀各五钱　梅片　当门子各三钱

十一味各研极细，再合研匀，浓糯米饮杵丸，绿豆大，外以飞金为衣，每钱许，凉开水下。按：一瓢云此方比苏合香丸而无热，较至宝丹而不凉，兼玉枢之解毒，备二方

之开闭，询为济生之仙品，立八百功之上药也。又按昔人所云，太乙丹能治多病者，即上二方也。今俗传太乙丹，不知创自何人，药品庞杂，群集燥热，惟风餐露宿藜藿人，寒湿为病者，服之颇宜，若一概施之误人非浅。

治霍乱痧胀，岚瘴中恶，水土不服，喉风中毒，蛇犬虫伤，五绝、暴厥、癫狂、痈疽、鬼胎、魇魅及暑湿温疫之邪，弥漫熏蒸，神明昏乱，危急诸证。

太乙紫金锭（一名紫金丹，一名玉枢丹）（《松峰说疫》）

雄黄三钱，取明红大块，研　朱砂三钱，大而有神气者，研　麝香三钱，真香拣净皮毛，研　川五倍子二两，一名文蛤，槌破去虫屎，研　红芽大戟一两五钱，去芦根，洗净，焙干为末。杭州紫色者为上，江南土大戟次之。北方绵大戟，色白性烈害人，勿用　千金子仁一两，白者去油，一名续随子

上药各择精品，于净室中制毕，候端午、七夕、重阳，或天月德，天医黄道上吉之辰，合药。入大乳钵内，再研数百转，入细石臼内，渐加糯米浓汁调和，软硬得中，用杵捣千余下，至极光润为度。每锭一钱。病人每服一锭。势重者再服一锭，以通利为度。利后温粥补之。

瘟疫烦乱发狂，喉闭喉风，以及阴阳二毒，伤寒心闷，狂言，胸膈滞塞，邪毒未出，俱薄荷汤下。凡遇天行时疫，沿街阖户传染者，用桃根汤磨浓滴鼻孔，再服少许，任入病家不染。

止汗法（《松峰说疫》）

将发入水盆中，足露于外，宜少盖。用炒麸、糯米粉，龙骨、牡蛎煅，共为细末。和匀，周身扑之，汗自止，免致亡阳之患。

治瘟病大汗不止。

牛桑饮（《松峰说疫》）

牛蒡根生、捣汁

约五六合，空腹分二服，服讫，取桑叶一大把，炙黄水一升，煮五六合服，暖覆取汗。无叶用枝。

治余热不退，烦渴，四肢无力，不能饮食。

升降散（《伤寒瘟疫条辨方》）

白僵蚕酒炒，二钱　全蝉蜕去土，一钱　广姜黄去皮，三分　川大黄生，四钱

上为细末，全研匀。病轻者，分四次服，每服重一钱八分二厘五毫，用黄酒不盅、蜂蜜五钱，调匀冷服，中病即止。病重者，分三次服，每服二钱四分三厘三毫，黄酒盅半，蜜七钱五分，调匀冷服。最重者，分二次服，每服三钱六分五厘，黄酒二盅，蜜一两，调匀冷服。一时无黄酒，稀熬酒亦可，断不可用蒸酒。胎户亦不忌。

炼蜜丸，名太极丸，服法同前，轻重分服，用蜜、酒调匀送下。

温病表里三焦大热，其证治不可名状者，此方主之。

化斑汤（《温病条辨》）

石膏一两　知母四钱　粳米三钱　甘草三钱　犀角二钱　玄参一合

水八杯，煮取三杯，日三服，渣再煮一盅，夜一服。

太阴温病，发斑者。

丹矾取汗方（《松峰说疫》）

黄丹　胡椒　白矾各一两　马蜂窝五钱

为末。葱捣成膏，手捏，男左女右，对小便处，取汗效。

治瘟疫。

丹蒿散（《松峰说疫》）

黄丹五钱，炒　青蒿童便浸，晒干，二两，为末

每剂服二钱，寒多酒服，热多茶服。

治瘟疟不止。

六一泥饮（《松峰说疫》）

六一泥即蚯蚓粪

不拘多少，新汲水调服。

治瘟疫八九日、已经汗、下不退，口渴咽干欲饮水者。

六一散（即益元散，一名天水散）（引《重订霍乱论》）

白滑石六两　甘草炙，一两

二味为末，每三钱，温水或新汲水调下，日三。夹表邪者，以葱白五寸，豆豉五十粒，煎汤调下。

本方加黄丹名红玉散，加青黛名碧玉散，加薄荷名鸡苏散，加朱砂名辰砂益元散。

六合定中丸（《松峰说疫》）

苏叶二两，炒　宣木瓜二两，微炒　真藿香二两，带梗　子丁香一两，研，毋见火　白檀一两　香薷一两，晒，不见火　木香一两，不见火　甘草一两，微炒

共为细末，滴水为丸如椒大。每服二钱。

一治胸膈饱闷，用生姜二片，煎水服。一呕吐用滚水半盅，对姜汁少许服。一霍乱用生姜两片煎水，加炒盐五分服。一不服水土，煨姜三片，煎水服。一绞肠痧，炒盐水煎服。一泄泻，一姜煎水服。

六和汤（引《重订霍乱论》）

香薷二钱　人参　茯苓　甘草炙　扁豆　厚朴制　木瓜　杏仁去皮尖　半夏各一钱　藿香　砂仁炒，研，各六分　生姜三片　大枣一枚

水煎服。

治夏月虚人外感风寒、内伤生冷之霍乱吐泻，而身发热者。

双解散（引《疫痧草·汤药章》）

大黄　元明粉　葛根　牛蒡　桔梗　枳壳　薄荷　荆芥　蝉衣　大连翘　甘中黄

泻火通便，解毒透表。

治痧隐约，烂喉气秽，神烦便闭，目赤脉实，症势乍作，正强邪实者。

双解散防风通圣散（《松峰说疫》）

防风　荆芥　薄荷　麻黄　白术土炒泔浸　白芍酒洗　川芎酒洗　当归酒洗　连翘去隔　山栀炒　黄芩　石膏煅　桔梗　甘草　滑石末　芒硝　大黄生熟酌用

《医方集解》之双解散，减去硝、黄，引用生姜、葱煎。

专治阳痧。

五画

玉泉散（《松峰说疫》）

石膏六两，生用　粉草一两，生用　朱砂三钱

共为细末，每酌服一二三钱。新汲水对滚水服。

治阳明内热烦渴头痛，二便闭结，发斑发黄，乃热痰喘嗽等症。

正柴胡饮（《景岳全书·大头瘟证治共三条》）

柴胡　防风　陈皮　芍药　甘草　生姜

解表祛邪。

适用于外感风寒，发热恶寒，头疼身痛，宜从平散者。

甘露消毒丹（一名普济解疫丹）（引《重订霍乱论》）

飞滑石十五两　绵茵陈十一两　淡黄芩十两　石菖蒲六两　川贝　木通各五两　藿香　连翘　射干　薄荷叶　白豆蔻各四两

十一味不可加减，生晒研细末，瓷瓶密收，每服三钱，开水温服，日二，或以神曲糊丸如弹子大，调化服亦可。此丹治湿温时疫，著效亦神。累年同人合送，价廉功敏，无出此方之右者。

治暑湿霍乱，时感痧邪及触冒秽恶不正之气，身热倦怠，胀闷肢酸，颐肿咽疼，身黄口渴，疟痢淋浊，泄泻，疮疡，水土不服诸病。

左金丸

川连六两　吴茱萸取陈而开口者，一两

二味同煮干为细末，米饮糊丸绿豆大，每三钱，陈木瓜五钱煎汤下。吐酸味者，竹茹、生苡仁各三钱煎汤下。

治霍乱转筋，肝火内炽，或吐青绿苦水者。

石草散（《松峰说疫》）

石膏煅　炙草等分

共末，浆水调服二钱。

治湿瘟多汗妄言烦渴。

平胃散（引《重订霍乱论》）

茅术去粗皮，米泔浸，五两　紫厚朴去皮，姜汁炒　陈皮去白，各三两二钱　甘草炙，二两

四味为末，每服二钱，水一盏，姜一片，煎七分服。

治湿盛于中，霍乱吐泻。

归柴饮（《松峰说疫》）

当归一两　柴胡五钱　炙草八分

流水煎，或加姜三五片，或加陈皮一钱，或加参。

治营虚不能作汗，及真阴不足，外感寒邪难解者。

归葛饮（《松峰说疫》）

当归　葛根

水煎，冷水浸凉，徐服，得汗即愈。

治阳明瘟暑，大热渴。

四苓散（引《重订霍乱论》）

茯苓　猪苓　泽泻　橘皮

水煎服。

治湿盛霍乱，胸闷溺涩而渴者。

四虎饮《疫痧草·汤药章》

大黄　黄连　犀角　石膏　知母　元参　生地　青黛　马勃

泻火通便，解毒发表。

治痧虽透而喉烂极盛，脉象弦数，目赤便闭，神烦舌绛，疫火盛者。

四逆汤（引《重订霍乱论》）

生附子一枚　干姜两半　甘草炙，二两

水三升，煮取一升二合，去滓，分温再服。强人可用大附子一枚，干姜三两。

治阴寒霍乱，汗出而四肢拘急，小便复利，脉微欲绝，而无头痛口渴者。

生地黄汤（《松峰说疫》）

生地二三钱　干漆一钱，炒烟尽　生藕汁一小盅。如无，以大蓟一二钱代之　蓝叶钱半　大黄一二钱，生熟酌用　桃仁一钱，去皮，研　归尾二钱，酒洗　红花六分，酒洗

水与藕汁同煎。

脐下小腹手不可近，此汤主之，或再加枳实、苏木，用者酌之。

生姜益元煎（《松峰说疫》）

益元散三钱　生姜三钱，捣

黄酒、水各半盅，煎三滚，温服即愈。

除瘟解毒。

生犀饮（《松峰说疫》）

黄土五钱　犀角二钱，镑　苍术泔浸油炒　川连　芥山茶一撮

流水煎，入金汁和服，日三夜二。

白英丹（《松峰说疫》）

大黄三钱　芒硝一钱　炙草一钱　枳实一钱炒　厚朴钱半，姜汁炒　元参二钱　麦冬四钱去心　丹皮二钱　芍药二钱　生地三钱

流水煎大半杯，热服。

治阳明腑病，谵语腹满，潮热作渴。

白虎人参汤（引《重订霍乱论》）

白虎汤原方加人参三两

治暑热炽盛为霍乱，而元气已虚者。

白虎加元麦汤（《松峰说疫》）

石膏三钱，煅　知母一钱　甘草一钱　粳米一撮　元参二钱　麦冬三钱去心

取大半杯，热服。

治瘟疫太阳经罢，烦热燥渴。

白虎汤（引《重订霍乱论》）

石膏一斤　知母六两　甘草炙二两　粳米六合

水一斗，煮米熟汤成，去滓温服一升，日三服。按治霍乱粳米须用陈仓者，或用生苡仁亦妙。

治暑热炽盛，而为霍乱者。

白药散（《松峰说疫》）

白药子出江西，叶似乌旧子，如绿豆

末，空腹，水顿服，即仰卧一食时，候心头闷乱或恶心，腹内如车鸣刺痛，良久或吐利数次，皆勿怪，服冷粥一碗止之。

治瘟疫。

立效丹（《重订霍乱论》）

砂仁三两　明雄黄　蓬砂各一两八钱　梅冰　当门子各九钱　火硝六钱　荜茇　牛黄各三钱

八味共研细，瓷瓶紧收，勿令泄气，每用分许，芦管吹入鼻内，若卒倒气闭重证，则七窍及脐中均可放置，立苏。凡暑月入城市，抹少许于鼻孔，可杜秽恶诸气。

治诸痧中恶霍乱五绝，诸般卒倒急暴之证。

半夏厚朴汤（一名四七汤）（引《重订霍乱论》）

半夏一升　厚朴三两　茯苓四两　干苏叶二两　生姜五两

水七升，煮取四升，分温四服。

治情志不舒，痰湿阻气，而成霍乱者。

加味六一顺气汤（《伤寒瘟疫条辨方》）

白僵蚕酒炒，三钱　蝉蜕十个　大黄酒浸，四钱　芒硝二钱五分　柴胡三钱　黄连　黄芩　白芍　甘草生，各一钱　厚朴一钱五分　枳实一钱

水煎去渣，冲芒硝，入蜜、酒和匀冷服。

温病壮热烦躁，头沉面赤，咽喉不利，或唇口颊腮肿者，此方主之。

加味凉膈散（《伤寒瘟疫条辨方》）

白僵蚕酒炒，三钱　蝉蜕全，十二枚　广姜黄七分　黄连二钱　黄芩二钱　栀子二钱　连翘去心　薄荷　大黄　芒硝各三钱　甘草一钱　竹叶三十片

水煎去渣，冲芒硝，入蜜、酒冷服。

解温毒，如大头瘟、瓜瓤瘟等。

加减复脉汤（《温病条辨》）

炙甘草六钱　干地黄六钱　白芍药六钱　麦冬五钱　阿胶三钱　麻仁三钱

水八杯，煮取八分三杯，分三次服。

热邪深入，或在少阴，或在厥阴，均宜复脉。

加减羚羊角散（《松峰说疫》）

羚羊角末　防风　麦冬去心　元参　知母酒炒　黄芩　牛蒡子研炒　甘草节　金银花　淡竹叶十余片

煎服。

加减葛根汤（《疫痧草·汤药章》）

葛根　牛蒡　香豉　桔梗　枳壳　薄荷　马勃　防风　荆芥　蝉衣　连翘　焦栀　赤芍　甘草

疏风清热，透疹利咽。

治无汗痧隐，舌白脉郁，喉烂不盛者。

发汗方（《松峰说疫》）

朱砂一钱

水三盅，煎一盅，去砂饮之，盖被取汗。忌生血物。

发汗散（《松峰说疫》）

雄黄四分　辰砂二钱　火硝四分　麝香一分　金箔五张

共研极细末，收瓷瓶内，无令出气。遇时疫，男左女右点大眼角，盖被即出汗。

治一切瘟疫伤寒。

六画

夺命饮（《疫痧草·汤药章》）

川连　石膏　犀尖　羚羊角　原地　丹皮　赤芍　鲜沙参　青黛　甘中黄　马勃　大贝　连翘　元参　金汁

清热养阴，利咽透疹。

治疫火极盛，津液干涸，舌绛口渴，神烦喉烂，脉象弦大，痧点云密者宜之。

回阳膏（《重订霍乱论》）

生香附或用吴茱萸亦可，一两八钱　母丁香一两二钱　上桂心八钱　倭硫黄五钱　当门子四钱

五味共研极细，瓷瓶密收，每二三分安脐中，以膏药封之，一时即愈。孕妇忌贴。

治阳虚中寒腹痛，吐泻转筋，肢冷汗淋，苔白不渴，脉微欲绝者。

竹叶石膏汤（引《重订霍乱论》）

竹叶二握　生石膏一斤　半夏半升　人参三两　麦冬一升　粳米半斤　甘草炙，二两

水一斗先煮六味取六升，去滓内粳米，煮米熟汤成，去米温服一升，日三。治霍乱宜用地浆煎更妙。

治中虚暑热霍乱及霍乱已定，而余热未清，虚羸少气者。

竹沥解疫煎（《松峰说疫》）

黄连　黄芩　栀子　胆草　僵蚕泡，焙　胆星　蒌仁去油研　川贝去心研　橘红　半夏制

流水煎熟，和竹沥、姜汁兑服，总以竹沥为君。

行军散（《重订霍乱论》）

西牛黄　当门子　真珠　梅冰　蓬砂各一两　明雄黄飞净，八钱　火硝三分　飞金二十页

八味各研极细如粉，再合研匀，瓷瓶密收，以蜡封之，每三、五分、凉开水调下。

治霍乱痧胀，山岚瘴疠及暑热秽恶，诸邪直干包络，头目昏晕，不省人事，危急等证。并治口疮喉痛，点目去风热障翳，搐鼻辟时疫之气。

冰硼散（《松峰说疫》）

天竺黄　硼砂各二钱　朱砂　冰片各二分　元明粉八厘

共为细末，瓷瓶贮，蜡封口。患者吹喉中。

治痧症咽喉肿痛。

异功散（引《重订霍乱论》）

人参一钱至三钱　白术炒黄，一钱至二钱　茯苓一钱至钱半　甘草炙，六分至一钱　橘红一钱

水煎服，肝风动而身痛肢浮者，加木瓜、姜、枣。

治霍乱后中虚主剂。

观音求苦丹（《松峰说疫》）

火硝一两　白矾四两　黄丹二两　朱砂　明雄各五分

共细研，勺化开，候稍冷，搓成小锭，瓷器收贮听用。勿出气。磨点眼角二三次，兼治咽喉诸症，含麦大一块化咽。一切肿毒、恶疮、蛇蝎伤，津研擦患处。

专治阳痧。

观音救苦散（《松峰说疫》）

川芎　藿香　藜芦各三钱　丹皮去心　元胡索　朱砂各二钱　雄黄　白芷　牙皂各四钱

七味草药共为细末，朱雄另研，调入收贮。用时先噙水在口内，次以药吸入两鼻孔，吐水取嚏。未病者吹之不染。

专治伤风伤寒，并疫气所侵，稍觉头昏脑闷，项背拘急，吹鼻取嚏，毒气随散，永不染着，仙方也。

红雨丹（《松峰说疫》）

柴胡二钱　黄芩一钱　芍药一钱　甘草一钱　丹皮一钱　元参钱半　生姜二钱

流水煎大半杯，热服，覆衣取微汗。

治少阳胸胁疼，耳聋，口苦咽干。

七画

麦门冬汤（引《重订霍乱论》）

麦门冬一两　制半夏一钱五分　人参一钱　甘草炙，六分　粳米半合　大枣四枚，擘

水煎，温分四服。

治霍乱后，余热未清，神倦不饥，无苔而渴，或火升气逆干咳无痰。

苍霖丹（《松峰说疫》）

浮萍二钱　生地四钱　芍药二钱　当归二钱, 酒洗　丹皮二钱　甘草钱五　生姜二钱

流水煎大半杯，热服，覆衣取汗。

治厥阴烦满囊缩，发热作渴。

芳香饮（《伤寒瘟疫条辨》）

元参一两　白茯苓五钱　石膏五钱　蝉蜕全, 十二个　白僵蚕酒炒, 三钱　荆芥三钱　天花粉三钱　神曲炒, 三钱　苦参三钱　黄芩二钱　陈皮一钱　甘草一钱

水煎去渣，入蜜，酒冷服。

温病多头痛身痛，心痛胁痛，呕吐黄痰，口流浊水，涎如红汁，腹如圆箕，手足搐搦，身发斑疹，头肿舌烂，咽喉痹塞等证。

苏羌饮（《松峰说疫》）

紫苏三钱　羌活二钱　防风一钱　陈皮一钱　淡豉二钱　葱白数段

水煎服。

治四时寒疫。

杏苏散（《温病条辨》）

杏仁　紫苏叶　橘皮　半夏　生姜　枳壳　桔梗　前胡　茯苓　甘草　大枣

燥伤肺脏，头微痛，恶寒，咳嗽稀痰，鼻塞，嗌塞，脉弦，无汗。

杨氏一字散（《松峰说疫》）

雄黄水洗　蝎稍　枯矾　藜芦　牙皂炙焦, 各等分

上共为细末，用一豆大纳鼻中，搐之立效。

来复丹（引《重订霍乱论》）

太阴元精石　舶上硫黄　硝石各一两, 用硫黄为末, 微火炒, 结成砂子大　橘红　青皮去白　五灵脂澄去砂, 炒令烟尽, 各二钱

六味为末，醋糊丸豌豆大，每服三十丸，白汤下。

治上盛下虚里寒外热，伏暑夹阴，霍乱危证。

连朴饮（《霍乱论》）

制厚朴二钱　川连姜汁炒　石菖蒲　制半夏各一钱　香豉炒　焦山栀各三钱　芦根二两

水煎温服。

治湿热蕴伏而成霍乱，兼能行食涤痰。

连梅丸（《松峰说疫》）

川连五钱　乌梅肉三钱, 焙

共末，蜡蜜丸桐子大。服二十丸，日三。

噤口。

吴茱萸汤（引《重订霍乱论》）

吴茱萸一斤, 洗　人参三两　生姜六两, 切　大枣十二枚, 擘

水七升，煮取二升，去滓，分三服。

治少阴吐利，厥逆烦躁，及厥阴寒犯阳明，食谷欲呕。

冷香饮子（《重订霍乱论》）

甘草　附子　草果仁　橘红各一钱　生姜五片

水煎，冷服。

治阴寒霍乱，腹痛脉沉细，或弦紧，无汗恶寒，面如尘土，四肢厥逆，阳气大虚之证。

羌活升麻汤（《景岳全书·大头瘟证治共三条》）

羌活　升麻　葛根　人参　白芍　黄芩　黄连　石膏　甘草　生地　知母

清热解毒，发表祛邪。

适用于暑月时行瘟热。

沙参麦冬汤（《温病条辨》）

沙参三钱　麦冬三钱　玉竹二钱　桑叶一钱五分　生甘草一钱　天花粉一钱五分　生扁豆一钱五分

水五杯，煮取二杯，日再服。

燥伤肺胃阴分，或热或咳。

沈氏头瘟汤（《沈氏尊生书·瘟疫源流》）

羌活　柴胡　前胡　枳壳　茯苓　荆芥　防风　桔梗　川芎　甘草　黄芩　黄连

清热解毒，解表透邪。

附子粳米汤（引《重订霍乱论》）

附子姜汁炮，切　半夏姜汁炒　甘草炙，各三钱　大枣十枚　粳米半斤

水五升，煮米熟汤成，去滓，温服一升。

治中寒霍乱，肢冷腹痛，吐少呕多者。

八画

青蒿鳖甲汤（《温病条辨》）

青蒿二钱　鳖甲五钱　生地四钱　知母二钱　丹皮三钱

水五杯，煮取二杯，日再服。

夜热早凉，热退无汗，热自阴来者。

青黛饮（《松峰说疫》）

青黛五分　甘草二钱　银花五钱　瓜蒌半个

水酒煎服。

治两腮肿，头颐。

抽薪饮（《松峰说疫》）

黄芩　石斛　木通　炒栀　黄柏　枳壳麸炒　泽泻盐水炒　甘草

水煎冷服。

取汗方（《松峰说疫》）

苍术　羌活　白矾

等分，生姜汁为丸，弹子大。每用一丸，男左女右，紧攥对前阴处。再吃葱汤

取汗。

苦参酒（《松峰说疫》）

苦参一两，黄酒一壶煮半壶，饮尽当吐则愈。诸毒病服之，覆取汗即愈。

治瘟疫欲死，并治热毒气欲死。

茅花汤（《松峰说疫》）

茅花尖一把

水三盅，煎一盅服。

治衄不止。

松花散（《松峰说疫》）

松花二三钱

煎薄荷滚汤，入蜜调服，以愈为度。

治瘟毒热痢。

松峰审定五瘟丹（一名凉水金丹，一名代天宣化丹）（《松峰说疫》）

甘草制，甲己年为君　黄芩乙庚年为君　黄柏丙辛年为君　栀子丁壬年为君　黄连戊癸年为君　香附去净细毛苏叶凤头者　苍术米泔浸　陈皮　明雄另研细　朱砂另研细

于冬至日，将甘草等九味，共为末，雄朱另研，以一半入甘草等药末中为丸，留一半为衣，再用飞金为衣。大人服者，丸如梧子大，小儿服者，丸如黍米。雪水生蜜为丸，面东服五十丸。

专治时症瘟疫，发热头身腹痛，谵语无汗，日久不愈。或发黄斑疹与痧，或二便五六日不行等症，并暑月一切热症。又解痘疹毒。

卧龙丸（《重订霍乱论》）

西牛黄　飞金簿各四分　梅花　冰片　荆芥　羊踯躅各二钱　麝香　当门子五分　朱砂六分　牙皂角一钱五分　灯心炭二钱五分

九味共研细，瓷瓶密收毋使泄气。以少许搐鼻取嚏。垂危重症，亦可以凉开水调灌分许。并治痈疽发背，蛇蝎蜈蚣咬伤，用酒涂患处。按羊踯躅俗名闹阳花，辛温大毒，不入汤剂，入酒饮能杀人，近目即昏翳。今肆中卧龙丹，以此为君药，又去牛黄，而加蟾酥，减轻灯心炭，而冰麝不过略用些须耳，故药力大逊，甚不可恃，好善者必须自配制也。

治诸痧中恶霍乱五绝，诸般卒倒急暴之证。

昌阳泻心汤（《重订霍乱论》）

石菖蒲　黄芩酒，炒　制半夏各一钱　川连姜汁炒，五六分　苏叶三四分　制川朴八分　鲜竹茹　枇杷叶刷，各二钱　芦根一两

天雨水急火煎，徐徐温服。小便秘涩者加紫菀。

治霍乱后，胸前痞塞，汤水碍下，或渴或呕。

金豆解毒煎（《松峰说疫》）

金银花三钱　绿豆皮，二钱　生甘草一钱　陈皮一钱　蝉蜕去足翅，八分

井毕水清时晨首汲煎。或再加僵蚕浸去涎一钱

解瘟疫之毒。

育阴煎（《疫痧草·汤药章·救液之剂》）

元武版　鳖甲　原地　鲜沙参　麦冬　知母　花粉　大贝母　犀角　金汁

清热养阴。

治痧透肌燥，舌绛液干，喉烂便闭，脉弦无神。

治瘟方（《松峰说疫》）

用红糖入罐内，封固，蜡塞口，腊月浸粪坑中，二月取出，遇瘟疫，用水调服。

治瘟疫并大头方（《松峰说疫》）

大力子　防风各等分

共为末，每用五钱，黄酒一盅，水一大盅，同煎，空腹温服，盖被出汗。

治瘟疫秘方（《松峰说疫》）

麦冬三钱，去心　灯心三十寸　芫荽梗三十寸　枣三枚，劈　竹叶三十片

流水煎，热服。

宝花散（《松峰说疫》）

郁金一钱　细辛三钱　降香三钱　荆芥四钱

共为细末，清茶凋三匙，冷服。

治痧仙剂。

驾轻汤（《霍乱论》）

鲜竹叶　生扁豆各四钱　香豉炒　石斛各三钱　枇杷叶刷，二钱　橘红盐水炒　陈木瓜各一钱　焦栀一钱五分

水煎温服。

治霍乱后余邪未清，身热口渴及余热内蕴，身冷脉沉，汤药不下而发呃者。

参连散（《松峰说疫》）

人参　黄连共为细末，等分　麝香　冰片各少许

四味再共研，黄酒调服。外以透骨草、黄龙尾，煎水洗之。

厚朴生姜半夏甘草人参汤（引《重订霍乱论》）

厚朴去皮，炙　生姜切，各半斤　半夏洗，半升　甘草炙，二两　人参一两

水一斗煮取三升，去滓，温服一升，日三。

治虚人寒湿霍乱。

姜梨饮（《松峰说疫》）

大梨一个　生姜一块

同捣汁，人童便一盅，重汤顿服。

治久汗不出。

姜糖引（《松峰说疫》）

白糖一两　生姜五钱，捣烂

滚水和服，不应，再服。

治瘟疫，兼治伤寒。

九画

荆防败毒散（《松峰说疫》）

荆芥　防风　羌活　独活　柴胡　前胡　桔梗　枳壳麸炒　川芎酒洗　茯苓　人参　甘草

姜、葱煎，食远服。发冷倍用葱。

荆芥银花汤（《松峰说疫》）

荆芥　银花　红花　茜草　丹皮　赤芍各一钱　白蒺藜去刺研末，八分　乌药五分　香附三分捣

水二盅，煎七分，微温服。

此治血滞之剂。

栀子豉汤（引《重订霍乱论》）

栀子十四枚　香豉四合，绵裹

水四升，先煮栀子得二升半，内豉，煮取升半，去滓分二服。

治温热暑疫，转为霍乱之主剂。

点眼取汗方（《松峰说疫》）

冰片一分　枯矾一钱　粉草钱半

共为细末，蘸无根水点眼角，先饮百沸水一二碗，点后，两手紧搬两肩，屈膝片时即汗。二三次，汗透即愈。

胃脾汤（《松峰说疫》）

白术土炒　茯神　陈皮　远志去心　麦冬去心　沙参　五味子研　甘草节

虚弱自汗者，去沙参，加参、芪。

香豉散（《疫痧草》）

香豉　桔梗　牛蒡　荆芥　连翘　焦栀　马勃　大贝　干中黄

疏风解热，养阴解表，利咽透疹。

治痧隐脉郁，喉腐舌干，症虽乍起，津液不足，神虽清爽，邪火内伏等症。

香薷饮（引《重订霍乱论》）

香薷一斤　厚朴姜汁炒　白扁豆各半斤

三味为粗末，每五钱至一两，水煎冷服。

治暑月乘凉饮冷，阳气为阴邪所遏，头痛发热，恶寒烦躁，口渴腹满之霍乱。

便蜜饮（《松峰说疫》）

童便一盅　白蜜二匙

共搅，去白沫，顿服取吐，碧绿痰出为妙。

瘴疠诸症，无问新久。

炼雄丹（《重订霍乱论》）

极明雄黄一分，研极细　提净牙硝六分，研细，同入铜勺内微火

熔化拨匀，候如水时，急滤清者于碗内，粗渣不用，俟其凝定收藏。

治暑秽痧邪，直犯包络，神明闭塞，昏聩如尸及霍乱初定，余热失清，骤尔神昏，如醉如寐，身不厥冷，脉至模糊者。

洋糖百解饮（《松峰说疫》）

白糖五钱

阴证，葱汤下。阳证，百沸汤下。暑症并中热、中暍，新汲水下。虚证，米汤下。实证，陈皮汤下。伤食，山楂汤下。结胸，淡盐汤下。蛔厥，乌梅花椒汤下。紧痧腹痛，新汲水下。血崩，锅脐煤汤下。

治瘟疫并伤寒。

宣白承气汤（《温病条辨》）

生石膏五钱　　生大黄三钱　杏仁二钱　瓜蒌皮一钱五分

水五杯，煮取二杯，先服一杯，不知再服。

阳明温病，喘促不宁，痰涎壅滞，右寸实大，肺气不降者。

神仙祛瘟方（《松峰说疫》）

抚芎八钱五分　苍术三钱三分三厘，米泔浸，炒　甘草一钱六分六厘　干葛一钱三分六厘　生姜三片　葱三棵

连根水二碗，煎八分，空心服。病急者即当急服，勿拘空心之说。服后已病者即痊，未病者不染。

神曲煎（《松峰说疫》）

神曲五钱，炒　青皮一钱　葛根一钱　枳实钱五　红曲钱五　芫荽根，七条，鲜者更妙

此方治瘟疫初起。或瘟疫由食积而发者。

神柏散（《松峰说疫》）

用庙社中西南柏树东南枝，用嫩枝带叶者。晒干研末。

新汲水下二钱，日三次。

治瘟疫。

神香散（引《重订霍乱论》）

丁香　白豆蔻各七粒

二味研末，清汤下。小腹痛者加砂仁七粒。

治霍乱因于寒湿凝滞气道者。

神解散（《伤寒瘟疫条辨方》）

白僵蚕酒炒，一钱　蝉蜕五个　神曲三钱　金银花二钱　生地二钱　木通　车前子炒研　黄芩酒炒　黄连　黄檗盐水炒　桔梗各一钱

水煎去渣，入冷黄酒半小杯，蜜三匙，和匀冷服。

温病初觉，憎寒体重，壮热头痛，四肢无力，偏身酸痛，口苦咽干，胸腹满闷者，此方主之。

除湿达原饮（《松峰说疫》）

槟榔二钱　草果仁五分，研　厚朴一钱，姜汁炒　白芍一钱　甘草一钱　栀子五分研　黄柏五分酒炒　茯苓三钱

姚氏蟾酥丸（引《重订霍乱论》）

杜蟾酥火酒浸烊，如无杜酥，可以东酥加倍　明雄黄研　朱砂飞，各一二两　木香晒　丁香晒　茅术炒　滑石飞，各四钱　当门子一两

八味各研极细和入蟾酥杆匀，丸黍米大，每药丸就四两，以火酒喷湿，盖在碗内，加入飞净朱砂六钱，极力摇播，以光亮为度。

治暑月贪凉饮冷，食物不慎，兼吸秽恶成痧胀腹痛，或霍乱吐泻。

绛雪（一名八宝红灵丹）（《重订霍乱论》）

朱砂　牙硝各一两　明雄黄飞　蓬砂各六钱　礞石煅，四钱　梅片　当门子各三钱　飞真金五十页

八味择吉日净室中各研极细，再研匀，瓷瓶紧收，熔蜡封口，毋使泄气，每一分凉开水送下，小儿减半。以药佩带身上，可避疫气。牛马羊瘟，以此点其眼即愈。

治霍乱痧胀，肢厥脉伏，转筋昏晕，瘴疠时疫，暑毒下痢等证。并治喉痹牙舌诸病，汤火金刃诸伤，均擦患处。

十画

蚕矢汤（《霍乱论》）

晚蚕砂五钱　生苡仁　大豆黄卷各四钱　陈木瓜三钱　川连姜汁炒，二钱　制半夏　黄芩酒炒　通草各一钱　焦栀一钱五分　陈吴萸泡淡三分

地浆水或阴阳水煎，稍凉徐服。

治霍乱转筋，肢冷腹痛，口渴烦躁，目陷脉伏，时行急证。

桂苓甘露饮（引《重订霍乱论》）

桂去皮　白术　猪苓各五钱　茯苓去皮　泽泻各一两　寒水石　石膏　甘草炙，各二两，一方甘草一两五钱　滑石四两

九味为末，每三钱，温水或新汲水，或生姜汤，量证调下。小儿每服一钱。按：此方一名桂苓白术散。一方不用猪苓，或云去猪苓加人参，名桂苓白术散。

治暑热夹湿之霍乱。

桂枝汤（引《重订霍乱论》）

桂枝去皮　芍药　生姜切，各三两　甘草炙 二两　大枣十二枚，擘

水七升，微火煮取三升，去滓，适寒温，服一升，须臾啜稀热粥一升余，以助药力。

治寒霍乱后，身痛不休。

栝蒌汤（《松峰说疫》）

大栝蒌一个

取瓤锉，置碗中，热渴一碗沃之，盖良久，去渣。不拘时服。

治热病头痛发热。

桃仁红花汤（《松峰说疫》）

桃仁去皮尖　红花　苏木各一钱　青皮八分　乌药四分　独活六分　白蒺藜去刺，捣末，

一钱二分

水煎服。

治血凝结。

桃仁承气汤（《温病条辨》）

大黄五钱　　芒硝二钱　桃仁三钱　　芍药三钱　　丹皮三钱　　当归三钱

水八杯，煮取三杯，先服一杯，得下止后服，不知再服。

少腹坚满，小便自利，夜热早凉，大便闭，脉沉实，蓄血者。

桃叶浴法（《松峰说疫》）

桃叶三四两

熬水，日五六遍浇淋之。再用雄鼠屎微烧，取二枚，研，水和服。

桃枝浴法（《松峰说疫》）

取东南桃枝煎汤，趁热浴之。

治瘟疫初感，发热恶寒、无汗者。

速效丹（《重订霍乱论》）

北细辛　牙皂各三钱五分　朱砂二钱五分　广木香　陈皮　桔梗　贯众　薄荷叶　防风　制半夏　甘草各二钱　枯矾一钱五分　白芷一钱

十三味共研细末，瓷瓶紧装，每用三分，吹入鼻孔。寒湿内盛，而病重者，开水调服一钱，加入苏合香二钱尤妙。（按痧药方，药品珍贵者多，惟此价廉，用以搐鼻，颇亦有效，故人徐君亚枝。尝合大料，交余在淳溪施送累年，乡人无不感颂。）

治诸痧手足麻木，牙关紧急，目闭不语，胸背有红点，或咽肿心痛及风餐露宿，寒暑杂感，危急之证。

逐疫七宝丹（《松峰说疫》）

人粪尖七枚，约枣栗大，烧红色，取出即入冷水中，研细，再顿服。

治时疫热毒，口鼻出血等症。兼治诸热毒并蛊毒。

逐瘟方（《松峰说疫》）

地黄八两　巨胜子一升，研，再同地黄捣烂　牛膝四两　　五加皮四两　地骨皮四两　官桂　防风 各二两　仙灵脾三两

用牛乳五两，同甘草汤浸三日，以半升同乳拌仙灵脾，放磁瓶内，饭锅中蒸之，待牛乳尽出。方以温水淘切，同前药锉细，袋装，浸于二斗酒中数日，药味全下后去渣，十月朔饮至冬至。

致和汤（《霍乱论》）

北沙参　生扁豆　石斛　陈仓米各四钱　枇杷叶刷　鲜竹叶　麦冬各三钱　陈木瓜六分　生甘草一钱

水煎服。

治霍乱后，津液不复，喉干舌燥，溺短便溏。

柴胡白虎煎（《松峰说疫》）

柴胡　黄芩　麦冬各二钱　石膏三钱　甘草七分　引用竹叶

治阳明温热，表邪不解等症。

柴葛煎（《松峰说疫》）

柴胡　干葛　黄芩　连翘_{去隔}　白芍_{酒炒}　甘草

水煎服。

治瘟毒表里俱热，能散毒养阴，并治痘疹。

浆水散（引《霍乱论》）

甘草　干姜　附子　桂各五钱　良姜　半夏俱醋炒，各二钱

浆水煎，去滓，冷服。

治阴寒霍乱，暴泻如水，汗多身冷，气少腹痛，脉沉或脱者。

资生丸（引《霍乱论》）

人参酌用　白术各三两　橘红　楂肉　神曲各二两　茯苓一两五钱　甘草炙，五钱　川连姜汁炒　白蔻仁各三钱五分

九味研细末，炼白蜜捣丸，弹子大，每食后细嚼一丸，开水下，严寒时或用淡姜汤下。

调和脾胃，运化饮食，滋养营卫，消除百疾，可杜霍乱等患。

凉膈散（《松峰说疫》）

连翘_{去隔}　大黄_{酒浸}　甘草　栀子_{炒黑}　黄芩_{酒炒}　薄荷

加竹叶，生蜜煎。

益胃汤（《温病条辨》）

沙参三钱　麦冬五钱　细生地五钱　玉竹一钱五分　冰糖一钱

水五杯，煮取二杯，分二次服，渣再煮一杯服。

阳明温病，下后汗出，当复其阴，益胃汤主之。

消毒丸（《松峰说疫》）

大黄　牡蛎煅　僵蚕泡去涎，炒。各一两

共为末，炼蜜丸，弹子大。新汲水化下一丸，无时。

治时疫疙瘩恶症。

涂脐散（《松峰说疫》）

井底泥　青黛　伏龙肝

共末调匀，涂脐上。干再换大豆黄煎．大黄豆六十粒，水二盏，煎一盏，取汗。病重再一服。

浮萍黄芩汤（《松峰说疫》）

浮萍三钱　黄芩一钱　杏仁二钱，泡去皮、尖　甘草二钱灸　生姜三钱　大枣二枚劈

流水煎大半杯，温服，覆衣。

浮萍葛根半夏汤（《松峰说疫》）

浮萍三钱　葛根二钱　元参一钱　芍药一钱　生姜三钱　半夏二钱，制　甘草五分

流水煎大半杯，热服。

治阳明经呕吐。

浮萍葛根芍药汤（《松峰说疫》）

浮萍三钱　葛根三钱　石膏一钱，煅　元参一钱　甘草一钱　芍药二钱

流水煎大半杯，热服。

治阳明经泄泻。

浮萍葛根汤（《松峰说疫》）

浮萍三钱　葛根二钱　石膏二钱，煅　元参二钱　甘草一钱　生姜三钱

流水煎大半杯，热服。

治阳明经证，目痛鼻干，烦渴不卧。

诸葛行军散（《松峰说疫》）

绿豆粉一两　麻黄末，八钱

共研烂，和匀。每服一钱，用无根水调服，汗出即愈。

调胃承气加芍药地黄汤（《松峰说疫》）

大黄二钱　甘草一钱　芒硝一钱　芍药二钱　生地五钱

流水煎一杯，去渣，入芒硝，火化温服。

通圣消毒散（《增订通俗伤寒论·大头伤寒》）

荆芥　防风　川芎　白芷　银花　连翘　牛蒡　薄荷　焦栀　滑石　风化硝　酒炒生锦纹　苦桔梗　生甘草　犀角尖一钱　大青叶　鲜葱白　淡香豉　活水芦笋　鲜紫背浮萍

用腊雪水煎汤代水，重则日服二剂，夜服一剂，药须开水略煎。

辛凉发散，宣气解毒。

通灵万应丹（《重订霍乱论》）

杜蟾酥九钱，烧酒化　锦纹大黄晒干，六两　朱砂飞　明雄黄飞　明天麻焙干　麻黄去节，焙、各三六钱　甘草去皮微炒，二两四钱　丁香六钱　当门子三钱　茅术米泔浸，切，焙，三两

十味各为细末，以糯米粥浆和杵，丸萝菔子大，朱砂为衣，每七丸纳舌下，少顷阴阳水下。若研细吹鼻，亦可取嚏。

治暑月贪凉饮冷，食物不慎，兼吸秽恶成痧胀腹痛，或霍乱吐泻，而力较峻。

通脉四逆加猪胆汁汤（引《重订霍乱论》）

四逆汤方加入猪胆汁半合和服，如无猪胆以羊胆代之。

治阴寒霍乱愈后，四肢拘急，脉微欲绝者。

桑杏汤（《温病条辨》）

桑叶一钱　杏仁一钱五分　沙参二钱　浙贝母一钱　豆豉一钱　山栀一钱　桑皮一钱

水二杯，煮取一杯，顿服之。

秋感燥气，右脉数大，伤手太阴气分者。

桑菊饮（《温病条辨》）

薄荷八分　连翘一钱五分　桔梗二钱　杏仁二钱　芦根　桑叶二钱五分　菊花一钱　甘草八分

水二杯，煮取一杯，日二服。

太阴风温，但咳，身不甚热，微渴者。

十一画

理中丸（引《重订霍乱论》）

人参　甘草　白术　干姜_{各三两}

四味捣筛为末，蜜和丸，鸡黄大，以沸汤数合为一丸，碎研温服之，日三夜二，腹中未热，益至三四丸。然不及汤。汤法：以味依两数切，用水八升煮取三升，去滓温服一升，日三。

治伤寒霍乱，口不渴者。

黄芩加半夏生姜汤（引《重订霍乱论》）

黄芩汤原方加半夏半升，生姜三两。

治温病转为霍乱，中虚饮聚，而伏邪乘之者。

黄芩汤（引《重订霍乱论》）

黄芩三两　炙甘草　芍药_{各二两}　大枣十二枚

水一斗，煮取三升，去渣温服一升，日再，夜一服。

治温病变霍乱之主方。

黄芩定乱汤（《重订霍乱论》）

黄芩_{酒炒}　焦山栀　香豉_{炒，各一钱五分}　原蚕砂三钱　制半夏　橘红_{盐水炒，各一钱}　蒲公英四钱　鲜竹茹二钱　川连_{姜汁炒，六分}　陈吴萸_{泡淡，一分}

阴阳水二盏煎一盏，候温徐服，转筋者加生苡仁八钱，丝瓜络三钱，溺行者用木瓜三钱，湿盛者加连翘、茵陈各三钱。

治温病转为霍乱，腹不痛而肢冷脉伏，或肢不冷而口渴苔黄，小水不行，神情烦躁。

黄连阿胶汤（《温病条辨》）

黄连四钱　黄芩一钱　阿胶三钱　白芍一钱　鸡子黄二枚

水八杯，先煮三物，取三杯，去滓，纳胶烊尽，再纳鸡子黄，搅令相得，日三服。

少阴温病，真阴欲竭，壮火复炽，心中烦，不得卧者。

黄连香薷饮（引《重订霍乱论》）

香薷饮原方加姜汁、炒黄连四两

治暑月乘凉饮冷，阳气为阴邪所遏，头痛发热，恶寒烦躁，口渴腹满之霍乱。

黄酥丹（《松峰说疫》）

浮萍三钱　生地四钱　炙草一钱　丹皮_{二钱，酒洗}　芍药二钱　生姜三钱

流水煎大半杯，热服。

治太阴腹满嗌干，发热作渴。

一方去芍药加枣，名浮萍地黄汤。治同。

萝卜子汤吐法（《松峰说疫》）

萝卜子捣碎，温汤和搅，徐饮之。

凡邪实上焦，或痰食气逆不通等症，皆可吐。

治疗瘟疫。

梅花丸（引《重订霍乱论》）

绿萼白梅花蕊三两　飞滑石七两，以粉丹皮八两，煎汁制透，去丹皮晒干　四制香附三两　甘松　蓬莪术各五钱　山药　茯苓各三钱五分　人参潞参、洋参、高丽参皆可因人酌用　嫩黄芪　益智仁　砂仁勿见火，各三钱　远志肉甘草水制，二钱五分　木香不见火，一钱五分　桔梗一钱　甘草七分

十五味各研细末，合研匀，炼白蜜捣丸。每丸重一钱，白蜡匮之，每一丸，去匮开水调服。

治体虚多郁，血热气惫，木土相乘，呕泻腹痛，易感痧秽霍乱者，久服可杜外患，兼除宿恙，亦主肝胃久痛，消症调经带，催生种子。孕妇忌之。

梓皮饮（《松峰说疫》）

生梓白皮切

水煎服。

治时气瘟病，头痛壮热，初得一二日者。瘟疫复感寒邪，变为胃脘，治同。

救苦丹（《松峰说疫》）

枳实　萝卜子各一两　乌药　连翘各八钱　郁金二钱

共末，清茶稍冷下。

治痧气郁闷之剂。

救苦汤（《松峰说疫》）

桂枝　连翘去隔　红花　细辛　归尾　甘草各一钱五　苍术泔浸焙　胆草各七分　羌活　黄芩　麻黄　柴胡　防风　藁本　黄柏各一钱　黄连五分　生地　知母炒，各一钱　白芍二钱

食远服。

银翘散（《温病条辨》）

银花一两　连翘一两　牛蒡子六钱　生甘草五钱　竹叶四钱　淡豆豉五钱　荆芥四钱　薄荷六钱

上杵为散，每服六钱，鲜苇根汤煎，香气大出，即取服，勿过煎。

太阴风温、温热、温疫、冬温，初起，但热不恶寒而渴者。

梨甘饮（《松峰说疫》）

梨树皮　大粉草各一两　黄秫谷一合，为末　百草霜一钱

共为细末，每服三钱，白汤日二服。

通治瘟疫。

盖救五瘟丹（《松峰说疫》）

冰片六分　牛黄一钱　麻黄二钱四厘　琥珀一钱五厘　生甘草三钱五分

共为细末，瓷瓶收贮。用水蘸药点两眼角一次，不汗再点，必汗出。

专点伤寒，瘟疫。

清化汤（《伤寒瘟疫条辨方》）

白僵蚕酒炒，三钱　蝉蜕十个　金银花二钱　泽兰叶二钱　广皮八分　黄芩二钱　黄

连　炒栀　连翘去心　龙胆草酒炒　元参　桔梗各一钱　白附子炮　甘草各五分

水煎去渣，入蜜、酒冷服。大便实加酒大黄四钱，咽痛加牛蒡子炒研，一钱，头面不肿去白附子。

温病壮热，憎寒体重，舌燥口干，上气喘吸，咽喉不利，头面猝肿，目不能开者，此方主之。

清肺饮（《疫痧草·汤药章》）

桑叶　鲜沙参　羚羊角　连翘壳　桔梗　生甘草　川贝母　杜橘红

清热养阴，利咽透疹。

治痧点已足，喉烂渐减，神爽热淡而咳嗽未平者。

清咽三黄汤（《疫喉浅论》）

元参　黄连　小生地　麦冬　连翘　生山栀　大黄绞汁　竹叶　黄芩　生石膏

水二钟，煎八分，兑大黄汁服。

治疫喉腐烂痧绝，神烦，灼热，口渴，脉实，便闭等证。

清咽化痧煎（《疫喉浅论》）

鲜银花　粉丹皮　元参　紫丹参　鲜生地　人中黄　麦冬　白茅根　莲房　赤芍　连翘　犀角

竹叶二十片，水二钟，煎八分，兑陈金汁二两、地骨露二两，温服。金汁易童便亦可。

治疫痧红绝，颗粒无分，灼热无汗，神烦口渴，脉数，肤燥，舌绛，喉烂，营血热极等症。

清咽甘露饮（《疫喉浅论》）

鲜生地　西茵陈　黄芩　鲜石斛　乌犀角　石膏　枳壳　麦冬　人中黄　马勃　鲜枇杷叶三片，蜜炙，绢包

水二钟，煎服。

治疫喉腐烂或黄或白，神烦，痧赤，口渴，脉数，苔燥而厚，溲赤而涩，唇舌破烂等症。

清咽白虎汤（《疫喉浅论》）

元参　羚羊角　马勃　麦冬　软石膏　生地　犀角　生甘草　知母

竹叶二十片，粳米三钱，水二钟，煎八分服。

治疫喉腐烂，痧绝，口渴，舌绛少津，神烦，脉洪，内火大炽，毒壅阳明者。

清咽汤（《疫喉浅论》）

荆芥　防风　桔梗　苦杏仁　苏薄荷　甘草　枳实　鲜浮萍　牛蒡子　前胡　白僵蚕　青橄榄

水二钟，煎八分，温服取汗。

统治疫喉初起寒热，咳嗽，咽喉肿痛已破、未破者，并宜服之。

清咽导赤散（《疫喉浅论》）

鲜生地　元参心　麦冬　甘草梢　连翘　青黛　细木通

灯心二十寸，竹叶二十片，水二钟，煎六分服。

治疫喉痧透，舌燥，脉数，溲涩不通者。

清咽导痰汤（《疫喉浅论》）

苏薄荷　苦杏仁　桔梗　整栝蒌　大贝母　化橘红　牛蒡子　川郁金　赤茯苓　白苏子　枳实　鲜竹茹　陈白萝卜缨

水二钟，煎八分，温服。

治疫喉红肿白腐，身热有汗，痧见不透，咳嗽痰壅，神呆，气粗，苔黄粘厚，脉滑兼数，心烦少寐者。

清咽泻白散（《疫喉浅论》）

桑白皮　地骨皮　牛蒡子　蒌皮　甘草　连翘壳　鲜枇杷叶去毛，绢包　大贝母

鲜芦根代水煎服。

治疫喉红肿，痧见不透，咳嗽气喘，肺热太重等症。

清咽栀豉汤（《疫喉浅论》）

山栀子　香豆豉　香银花　苏薄荷　牛蒡子　粉甘草　乌犀角　白僵蚕　连翘壳　苦桔梗　马勃　蝉衣

芦根一两，灯芯二十寸，竹叶一钱，水二钟，煎八分服。

治疫喉红肿白腐，壮热汗少，痧隐不齐，心烦懊侬，口渴，舌干，脉数，邪郁未透，内火已炽等证。

清咽复脉汤（《疫喉浅论》）

西洋参　小块牡蛎　炙鳖甲　败龟板　干生地黄　炙甘草　杭白芍　火麻仁　贡阿胶　元参　麦门冬　天门冬　鸡子黄　童便

水四钟，煎六分，去渣，入阿胶上火烊化，内鸡子黄搅令相得，再冲童便一大钟温服。

治疫喉腐烂，痧透热留，舌干少津，脉数而细，五液干涸，虚风鼓舞等证。

清咽养荣汤（《疫喉浅论》）

西洋参　大生地　抱木茯神　大麦冬　大白芍　嘉定花粉　天门冬　元参　肥知母　炙甘草

水四钟，煎六分，兑蔗浆一钟温服。

治疫喉痧透，舌绛无津，脉数，少寐，筋惕肉瞤等证。

清咽凉膈散（《疫喉浅论》）

天花粉　山栀　元参　大贝母　苏薄荷　黄芩　黄连　银花　川大黄　风化硝　犀角　连翘

竹叶二十片煎，加蜜一匙和匀服，或加人中黄。

治疫喉腐烂，痧点红赤，神烦，气促，口渴，脉数，灼热谵言，便闭，热痰壅于膈上者。

清咽消毒饮（《疫喉浅论》）

鲜银花　连翘壳　乌犀角　山栀　黄连　牛蒡子　元参心　人中黄　马勃　薄

荷 绿豆衣 板蓝根

水二钟，煎八分，频服。

治疫喉腐烂，灼热汗少，神烦，痧隐，脉象弦数，苔色干黄，口渴面赤项肿等症。

清咽润燥汤（《疫喉浅论》）

苦杏仁 霜桑叶 丹皮 连翘壳 粉甘草 天花粉 象贝母 软石膏 牛蒡子

水二钟，煎八分，兑青橄榄汁半酒盅，温服。

治疫蒸气分，咽喉红肿，上有细碎白点，身热有汗，口渴，唇燥，脉数，心烦，或秋燥熏蒸致咽喉燥痛者。

清咽救肺汤（《疫喉浅论》）

霜桑叶 羚羊角 元参 北沙参 川贝母 鲜石斛 连翘壳 麦冬 海粉

水二钟，煎八分，兑枇杷露二两，温服。

治痧透热留，肺伤咳嗽，脉数，舌干，津液成痰等证。

清咽渗湿汤（《疫喉浅论》）

粉葛根 枇杷叶绢包 大豆黄卷 西茵陈 苏薄荷 蝉蜕 牛蒡子 茯苓皮 白通草 滑石 连翘壳 马勃

上药用地浆水二钟，煎八分，温服。

治疫喉红肿白腐，微汗身热，痧隐，心烦，苔色灰潮而黄，脉濡带数，脘痞溲少，上喘下利者。

清咽葛根汤（《疫喉浅论》）

粉葛根 荆芥 鲜银花 白僵蚕 苏薄荷 牛蒡子 桔梗 蝉衣 枳壳生用 甘草 楂肉 赤芍

水二钟，煎八分，温服无汗加香豆豉，热甚加连翘、山栀。

治疫喉肿痛微腐，身热汗少，痧隐，神清，舌白，脉郁不起者，以此达之。

清咽奠阴承气汤（《疫喉浅论》）

元参 麦冬 大生地 甘草生用 知母 马勃 大黄 犀角 风化硝 北沙参

水三钟，煎八分，兑童便一钟温服。

治疫喉腐烂，灼热，痧赤，谵语，神烦，舌干绛或干黑，脉数，便闭，瘛疭，抽搐，内火大炽，津液已伤等证。

清宫汤（《温病条辨》）

犀角尖磨冲，二钱 玄参心三钱 莲子心五分 连心麦冬三钱 竹叶卷心二钱 连翘心二钱

温病神昏谵语者。

清络饮（《温病条辨》）

鲜荷叶边二钱 鲜银花二钱 丝瓜皮二钱 西瓜翠衣二钱 鲜扁豆花一枝 鲜竹叶心二钱

水二杯，煮取一杯，日二服。

暑伤肺经气分之轻证。

清热解毒汤（《松峰说疫》）

川连酒洗　黄芩酒洗　生地　白芍酒洗　石膏煅, 研　知母盐、酒炒　人参　甘草　升麻　葛根　羌活

日服三，夜二服。姜煎。

清凉救苦散（《增订通俗伤寒论·大头伤寒》）

桑叶　白芷　白及　白蔹　生军　川连　川柏　腰黄　乳香　没药　杜赤豆　草河车　制月石

共为末，蜜水调，肿处频扫之。

清营汤（《温病条辨》）

犀角三钱　黄连一钱五分　丹参二钱　生地五钱　麦冬三钱　玄参三钱　银花三钱　连翘二钱　竹叶心一钱

水八杯，煮取三杯，日三服。

手厥阴暑温。脉虚夜寐不安，烦渴舌赤，时有谵语，目常开不闭，或喜闭不开。

绿糖饮（《松峰说疫》）

绿豆不拘多少，白糖酌加。

将绿豆煮酽汤，取出，加洋糖与饮，冷热随病者之便，以此代茶，渴即与饮，饥则拌糖，并食其豆。

解瘟疫之毒。

十二画

斑黄双解散（《松峰说疫》）

茵陈　猪苓　茯苓　泽泻盐水洗, 焙　炒栀　生地　甘草　白芍　当归酒洗

葛根汤（《疫痧草·汤药章》）

葛根　牛蒡　荆芥　蝉衣　连翘　郁金　甘草　桔梗

疏风清热，解表透疹

治身热神清，痧隐稀疏，舌白，脉郁而喉不甚腐者。

葛根淡豉汤（《松峰说疫》）

葛根五钱　淡豉三钱

煎服，入姜汁少许。

治四时感冒。

葛犀汤（《疫痧草·汤药章》）

葛根　犀角　牛蒡　桔梗　连翘　焦栀　马勃　荆芥　蝉衣　楂炭　甘中黄　桔梗

清热疏风，解表透疹，利咽。

治灼热神烦，喉腐脉弦，痧隐成片不分颗粒，无汗舌垢者。

葱头粳米粥（《松峰说疫》）

白粳米一碗　葱头连须, 二十根

加水煮粥，煮一滚，滚服取汗。曾出汗者不用。

治时瘟取汗。

葱豉汤（引《重订霍乱论》）

葱白一握　香豉三合

水煎入童子小便一合，日三服。

治霍乱发斑。

紫玉丹（《松峰说疫》）

浮萍三钱　生地四钱　知母二钱酒洗　元参三钱　炙草一钱　天冬二钱去心　生姜三钱

流水煎大半杯，热服，覆衣。

治少阴口燥舌干，发热作渴。

一方加丹皮、花粉，去知母、甘草，名浮萍天冬汤。治同。

紫朴汤（《松峰说疫》）

厚朴姜汁炒　山楂　莨子研　三棱　莪术　枳实麸炒　连翘去隔　青皮　陈皮　细辛

等分，水煎，冷服。

治痧有食气壅盛者。

紫雪（《重订霍乱论》）

黄金百两，石顽云须赁金铺中炼过叶子，煮之方有性味，而只用十两。薛公望云不用亦可，洄溪云如用飞金万页研入尤妙　寒水石石顽云如无真者，以元精石代之　磁石醋煅　石膏　白滑石各三斤　石顽只用各五两

四石共捣碎，用水一斛石顽一斗，连金煮至四斗石顽五升。去滓入下药：

犀角屑　羚羊角屑　青木香切　沉香　研，各五斤，石顽止用五钱，按："斤"字恐是"两"字之伪。丁香一两，石顽止用一钱。洄溪曰可用二两　元参切　升麻各一斤，石顽用一两六钱　甘草八两，石顽用生者八钱，洄溪用炙　八味入前药汁中煮取一斗五升，石顽一升五合。去滓入下药：

朴硝十斤，石顽用芒硝一两　焰硝四斤，石顽用三两，洄溪云余制此二硝止用十之一　二味入前药汁中，微火上煎，柳木蓖搅不住手，候有七升，石顽七合半。木盆中半日，欲凝，入下药：

朱砂研细水飞净三两，石顽五钱　当门子研，一两二钱五分，石顽一钱二分

二味入前药中，搅匀勿见火，寒之二日，候凝结成霜、紫色，铅罐密收，每服三四分至一钱量用新汲水调灌。

按《鸡峰方》无磁石、滑石、硝石，二角止用各十两，丁、沉、木香各五两，升麻六两，朴硝二斤，麝香却用三两，余六味分两同。

治痧胀秽毒，心腹疼痛，霍乱火炽，躁瞀烦狂及暑火温热，瘴疫毒疬诸邪，直犯膻中猝死，温疟发斑，狂易叫走，五尸五疰，鬼魅惊痫，急黄蛊毒，麻痘火闭，口舌生疮，一切毒火邪火，穿经入脏，蕴伏深沉，无医可治之证。

掌中金（《松峰说疫》）

苍术　姜瘟病用生者，伤寒用干者　白矾飞　银朱

等分为末。先饮热绿豆浓场，次将药末五分男左女右，摊于心内，搦紧，夹腿腕侧

卧，盖被取汗。

瘟疫初觉，葱白数根生捣，能饮者用黄酒，不饮者滚水冲服。

治伤寒、瘟疫，不论阴阳，已传经与未传经。

黑膏（《松峰说疫》）

生地二两　淡豆豉三两

以猪油半斤合煎之，至浓汁，次入雄黄末五分，麝香六分，丸弹子大，白汤化一丸，未见效，再服。

治瘟毒发斑如锦纹。

解毒承气汤（《伤寒瘟疫条辨》）

白僵蚕酒炒，三钱　蝉蜕全，十个　黄连一钱　黄芩一钱　黄柏一钱　栀子一钱　枳实麸炒，二钱五分　厚朴姜汁炒，五钱　大黄酒炒，五钱　芒硝三钱，另入。甚至痞满燥实坚结非常，大黄加至两余，芒硝加至五七钱始动者，又当知之。

温病三焦大热，痞满燥实，谵语狂乱不识人，热结旁流，循衣摸床，舌卷囊缩，及瓜瓢、疙瘩温，上为痈脓，下血如豚肝等证，厥逆脉沉伏者，此方主之。

犀角升麻汤（《景岳全书·大头瘟证治共三条》）

犀角　升麻　防风　羌活　白芷　白附子　黄芩　甘草

清热利咽，发表透毒。

适用于时毒或风，头面肿痛，咽喉不利。

犀豉饮（《疫痧草·汤药章》）

犀角　香豉　牛蒡　连翘　焦栀　马勃　荆芥　蝉衣　大贝　赤芍　桔梗　甘草

清热疏风，解表透疹，利咽。

治喉烂痧隐，脉弦神烦，热盛汗少，舌绛口渴，症虽乍起，而疫火燎原有内陷之势。

犀羚二鲜汤《疫痧草·汤药章》

犀角　羚羊角　鲜沙参　鲜生地　连翘　黑山栀　甘中黄　人中白　马勃　大贝母　金银花　陈金汁　元参　生石膏　川黄连

清热养阴，利咽透疹。

治痧点虽透而喉烂极盛，脉弦大，口渴神烦，舌绛唇干，火炽液涸者。

塞鼻手握出汗方（《松峰说疫》）

麝香　黄连　朱砂各三分　斑蝥一分

共为细末，枣肉为丸，银朱三分为衣，作两丸，用绢包，一塞鼻内，男左女右。一握手中，出汗即愈。

谵语，循衣摸床，形如醉人，且如猴像，呃逆目赤。俗云猴症，实阳毒也。

十三画

蒿柳汁（《松峰说疫》）

黄蒿心七个　柳条心七个

入碗内捣烂，或少加水亦可。滤去渣，用鸡子一个，飞金三贴，和汁搅匀，令病人一口吸尽，随即炒盐半碗，研细罗下，用手蘸盐，将病人胸腹并前后心遍擦，再速用黄蒿、柳条熬滚水，将病人周身烫之。照方如是者三次，立时发汗而痊。

治瘟疫伤寒，不论日之多少。

椿皮煎（《松峰说疫》）

生椿皮一升，切

水二升半，煎，每服八合。

治瘟疫头痛壮热，初得二三日者。

罨熨法（《松峰说疫》）

生葱　生姜　生萝卜如无，以子代之

用各数两，共捣微烂，过烂则成水难包。入锅炒热住火，用布包出一半，熨患处。冷则将锅中热者再包出熨之，轮流更换，觉透为度，无不开通，汗出而愈。

治疗瘟疫。

罩胎散（《松峰说疫》）

嫩卷荷叶晒干，宜平时收贮。临时急用则烘干，五钱　蚌粉二钱五分

上共为末，每用新汲水入蜜，调服三钱，再作一剂，涂腹上。

孕妇瘟疫，恐伤胎气。

解毒活血汤（《重订霍乱论》）

连翘　线瓜络　淡紫菜各三钱　石菖蒲一钱　川连吴萸水炒二钱　原蚕砂　地丁　益母草各五钱　生苡仁八钱　银花四钱

地浆水或阴阳水，煮生绿豆四两取清汤煎药，和入生藕汁，或白茅根汁，或童便一杯，稍凉徐徐服。

治温暑痧邪，深入营分，转筋吐下，肢厥汗多，脉伏溺无，口渴腹痛，面黑目陷，势极可危之证。

新加香薷饮（《温病条辨》）

香薷二钱　鲜扁豆花三钱　厚朴二钱　金银花三钱　连翘二钱

水五杯，煮取二杯。先服一杯，得汗止后服；不汗再服；服尽不汗，再作服。

手太阴暑温，但汗不出者。

十四画

碧雪（《重订霍乱论》）

寒水石　石膏　硝石　朴硝　芒硝　牙硝　青黛　甘草

八味等分，先将甘草煎汤去滓，纳诸药再煎，以柳木篦不住手搅，令消熔得所，却入青黛和匀，倾入砂盆内候凝成霜，研细密收，每钱许凉开水下。上焦病以少许含化咽津，不能咽物者，芦筒吹喉中，齿舌病抹患处。

治热极火闭，痧胀昏狂及霍乱误服热药，烦躁瞀乱及时疫溃乱，便闭发斑，一切积热，咽喉肿痛，口糜龈烂，舌疮喉闭，水浆不下等证。

漏芦升麻汤（《景岳全书·大头瘟证治共三条》）

漏芦　升麻　黄芩　生甘草　玄参　牛蒡子　苦桔梗　连翘

清热解毒，利咽消肿。

适用于时毒头面红肿咽嗌堵塞，水药不下，若脏腑素有积热，发为肿毒疙瘩，一切红肿恶毒。

缪氏资生丸（引《重订霍乱论》）

人参人乳浸，饭上蒸、烘干　白术米泔水浸，山黄土拌蒸九次，去土，切片焙干，各三两　楂肉蒸　橘红略蒸，各二两　白茯苓细末水澄，蒸，晒干，入人乳再蒸，晒干　怀山药切片炒　白扁豆炒　湘莲肉炒　芡实粉炒黄　薏苡仁炒，各一两五钱　麦芽炒，研磨取净面一两　藿香叶不见火　甘草去皮、炙　桔梗米泔浸，去芦，蒸，各五钱　泽泻切片，炒　白蔻仁勿见水，各三钱五分　川连如法炒七次，三钱

十七味如法修制细末，炼白蜜捣丸，每丸二钱，饭后白汤或橘皮汤砂仁汤嚼化下。

调和脾胃，运化饮食，滋养营卫，消除百疾，可杜霍乱等患。

十五画及以上

增损三黄石膏汤（《伤寒瘟疫条辨方》）

石膏八钱　白僵蚕酒炒，三钱　蝉蜕十个　薄荷二钱　豆豉三钱　黄连　黄檗加水微炒　黄芩　栀子　知母各二钱

水煎去渣，入米酒、蜜冷服。腹胀且燥结加大黄。

表里三焦大热，五心烦热，两目如火，鼻干面赤，舌黄唇焦，身如涂朱，燥渴引饮，神昏谵语，服之皆愈。

增损大柴胡汤（《伤寒瘟疫条辨方》）

柴胡四钱　薄荷二钱　陈皮一钱　黄芩二钱　黄连一钱　黄檗一钱　栀子一钱　白芍一钱　枳实一钱　大黄二钱　广姜黄七分　白僵蚕酒炒，三钱　全蝉蜕十个　呕加生姜二钱

水煎去渣，入冷黄酒一两，蜜五钱，和匀冷服。

温病热郁腠理，以辛凉解散，不至还里而成可攻之证，此方主之。

增损双解散（《伤寒瘟疫条辨方》）

白僵蚕酒炒，三钱　全蝉蜕十二枚　广姜黄七分　防风一钱　薄荷叶一钱　荆芥穗一钱　当归一钱　白芍一钱　黄连一钱　连翘去心，一钱　栀子一钱　黄芩二钱　桔梗二钱　石膏六钱　滑石三钱　甘草一钱　大黄酒浸，二钱　芒硝二钱

水煎去渣，冲芒硝，入蜜三匙，黄酒半杯，和匀冷服。

解郁散结，清热导滞，两解温病表里之热毒。

增损普济消毒饮（《伤寒瘟疫条辨方》）

元参三钱　黄连二钱　黄芩三钱　连翘去心　栀子酒炒　牛蒡子炒研　蓝根如无，以青黛代之　桔梗各二钱　陈皮　甘草生，各一钱　全蝉蜕十二个　白僵蚕酒炒　大黄酒浸，各三钱

水煎去渣，入蜜、酒、童便冷服。

大头瘟。初觉憎寒壮热体重，次传头面，肿盛目不能开，上喘，咽喉不利，口燥

舌干。

增液汤（《温病条辨》）

玄参一两　麦冬八钱　生地黄八钱

水八杯，煮取三杯，口干则与饮令尽。不便，再作服。

阳明温病，津亏便秘证。大便秘结，口渴，舌干红，脉细数或沉而无力者。

增液承气汤（《温病条辨》）

玄参一两　麦冬八钱　生地黄八钱　大黄三钱　芒硝一钱五分

水八杯，煮取二杯，先服一杯，不知，再服。

热结阴亏证。燥屎不行，下之不通，脘腹胀满，口干唇燥，舌红苔黄，脉细数。

燃照汤（《霍乱论》）

飞滑石四钱　香豉炒三钱　焦栀二钱　黄芩酒炒　省头草各一钱五分　制厚朴　制半夏各一钱

水煎去滓，研入白蔻仁八分，温服。苔腻而厚者，去白蔻加草果仁一钱，煎服。

治暑秽夹湿，霍乱吐下，脘痞烦渴，苔色白腻，外显恶寒肢冷者。

霜连散（《松峰说疫》）

百草霜　川连

等分，共末。黄酒下二钱，日三。

治夹热下利脓血。

藕蜜浆（《松峰说疫》）

生藕

捣取汁一盏，入蜜一合，和匀，分作两服。

治时气瘟症。

藿朴夏苓汤（《医原》）

藿香二钱　淡豆豉三钱　姜半夏钱半　赤苓三钱　蔻仁一钱　厚朴一钱　杏仁三钱　生薏苡仁四钱　猪苓三钱　泽泻钱半

水煎服。

湿温初起，身热恶寒，肢体倦怠，胸闷口腻，舌苔薄白，脉濡缓。

藿香正气散（《太平惠民和剂局方》）

藿香三两　紫苏一两　白芷一两　桔梗二两　白术二两　厚朴二两　半夏曲二两　大腹皮一两　茯苓一两　橘皮二两　甘草二两半

上为细末，每服二钱，水一盏，姜三片，枣一枚，同煎至七分，热服。如欲汗出，衣被盖，再煎并服。

外感风寒，内伤湿滞证。霍乱吐泻，恶寒发热，头痛，脘腹疼痛，舌苔白腻，以及山岚瘴疟等。

蟾酥丸（《重订霍乱论》）

杜蟾酥火酒化　朱砂飞，各五钱。　明雄黄飞　茅山苍术土炒焦，各一两。　丁香　牙皂各三钱　当门子一钱七味各研极细，蟾酥打丸，风仙子大，辰砂为衣，放舌底化下，重者二三丸。

治暑月贪凉饮冷，食物不慎，兼吸秽恶成痧胀腹痛，或霍乱吐泻。

鳖甲煎丸 (引《温病条辨》)

炙鳖甲十二分　鼠妇三分　乌扇（烧）三分　黄芩三分　桂枝三分　干姜三分　大黄三分　石苇三分　厚朴三分　紫葳三分　阿胶三分　蜣螂六分　芍药五分　赤硝十二分　炙蜂房四分　柴胡六分　丹皮五分　炒䗪虫五分　炒葶苈子一分　半夏一分　人参一分　瞿麦二分　桃仁二分

上二十三味，为细末。取煅灶下灰一斗，清酒一斗五升，浸灰候酒尽一半，着鳖甲于中，煮令泛烂如胶漆，绞取汁，内诸药，煎为丸，如梧桐子大。空心服七丸，日三服。

疟母。疟久不解，胁下成块。

霹雳散 (《重订霍乱论》)

附子浓甘草汤煎去毒　吴茱萸泡去第一次汁，盐水微炒，各三两　丝瓜络烧酒洗，五两　陈伏龙肝二两，烧酒一小杯，收干　木瓜　络石藤七钱煎汁，炒干，一两五钱　丁香蒸、晒，一两

六味共为极细末，分作十九服，外以醋半酒杯，盐一钱五分，藕肉一两五钱，煎滚，瓦上炙，存性，研，每服加三厘，止须用半服，参汤下。

治阳虚中寒腹痛，吐泻转筋，肢冷汗淋，苔白不渴，脉微欲绝者。